2020

中原战『疫』

中共河南省委宣传部 编著

中原出版传媒集团
中原传媒股份公司
大象出版社
·郑州·

图书在版编目（CIP）数据

2020中原战“疫”/中共河南省委宣传部编著.—郑州：大象出版社，2020.10（2020.10重印）
ISBN 978-7-5711-0777-2

Ⅰ.①2… Ⅱ.①中… Ⅲ.①日冕形病毒-病毒病-肺炎-疫情管理-工作概况-河南 Ⅳ.①R563.1

中国版本图书馆CIP数据核字（2020）第195478号

2020中原战“疫”
2020 ZHONGYUAN ZHAN “YI”
中共河南省委宣传部　编著

出 版 人　汪林中
策　　划　董中山　李亚楠
责任编辑　方　敏　王晓媛
责任校对　毛　路　牛志远　安德华　张迎娟　万冬辉　李婧慧
美术编辑　杜晓燕
书籍设计　刘　民

出版发行　大象出版社（郑州市郑东新区祥盛街27号　邮政编码450016）
发行科　0371-63863551　总编室　0371-65597936
网　　址　www.daxiang.cn
印　　刷　河南新华印刷集团有限公司
经　　销　各地新华书店经销
开　　本　720 mm×1020 mm　1/16
印　　张　40.5
字　　数　423千字
版　　次　2020年10月第1版　2020年10月第2次印刷
定　　价　136.00元

印厂地址　郑州市经五路12号
邮政编码　450002　　　电话　0371-65957865

给支援湖北武汉的河南医疗队队员的慰问信
（代序）

各位支援湖北武汉的河南医疗队队员：

在习近平总书记亲自指挥、亲自部署下，我们共同经历了一场抗击新冠肺炎疫情的严峻斗争。在樱花盛放的日子，看到你和你的战友们圆满完成驰援任务，泪别武汉这座英雄的城市，陆续平安凯旋，每一个河南人都无比欣慰自豪，每一个家乡人的内心都充满深深敬意！

疾风知劲草，板荡识诚臣。在党和人民最需要的时候，你们积极响应习近平总书记的号召，在寒风凛冽中，从黄河岸边奔赴抗疫前线，与武汉人民一道，同时间赛跑，与死神较量。在辞别家乡的日子里，我们每天都在新闻媒体中找寻你们，记住了你们脸上重重的口罩压痕，记住了你们铠甲上“我是党员”的醒目签名，记住了你们绚丽绽放的青春背影，记住了方舱医院里你们亲手为患者制作的千纸鹤。你们用最美逆行定格了国家记忆，用英勇无畏展现了医者仁心，用辛勤汗水延续了豫鄂浓浓深情，用刚健有为诠释了黄河文化精神，你们是党和国家的好儿女，是人民生命安全和身体健康的敬佑者，是新时代最可爱的人，是“我的同乡英雄”！

你们的家国情怀深深感动了家乡人民。在你们鏖战江城的日子里，党的旗帜在中原大地抗疫一线高高飘扬，全省20多万个基层党组织全面应战，500多万党员挺身而出，86万医护人员、17.7万民警辅警全员在岗，300多万志愿者日夜坚守，1.35万驻村第一书记提前返岗，筑牢了全民战“疫”的中原防线。从“隔空拥抱”的感人瞬间，到生死淬炼中成长起来的青春故事；从卫材企业不计代价紧急复工复产，到农民兄弟自发采摘新鲜蔬菜星夜运往武汉，正是你们和无数个像你们这样的平凡英雄，“聚是一团火、散是满天星”，用大义大爱组合成新时代出彩河南人的闪亮列阵。

这场疫情防控的人民战争、总体战、阻击战是一次大考、一场大课。我们一路风雨同行、一道并肩战斗、一起送走严冬迎来春光烂漫，对以习近平同志为核心的党中央坚强领导体会更深，对我国社会主义制度的显著优势体会更深，对以人民为中心的发展思想体会更深，对黄河文化强大的凝聚力体会更深。只要我们进一步树牢“四个意识”、坚定“四个自信”、做到“两个维护”，把这场战“疫”中凝聚起来的万众一心、共克时艰、守望相助、团结奋斗的宝贵精神财富转化为前进动力，任何困难都压不垮我们，中华民族走向伟大复兴的步伐一定会更加坚定，新时代黄河大合唱的强音一定会响彻中原大地。

到家了，新的考验还在面前。为了所有人的安全，你们征尘未洗就又选择了隔离，甚至见不到翘首以盼的亲人，但英雄不会孤独。在郑州的街头，一个个灯箱正为你们亮起来，一座座屏幕正为你们动起来，你们白衣执甲的形象温润着大河两岸。历史会记住你们，省委、省人大、省政府、省政协和全省人民向你们致以崇高的敬意！

最后，真诚感谢你的家人对疫情防控工作的大力支持、无私奉献，衷心祝愿你在今后的工作中再创佳绩、再立新功！

中共河南省委书记
河南省人大常委会主任　王国生

河南省人民政府省长　尹弘

河南省政协主席　刘伟

2020年3月20日

目　录

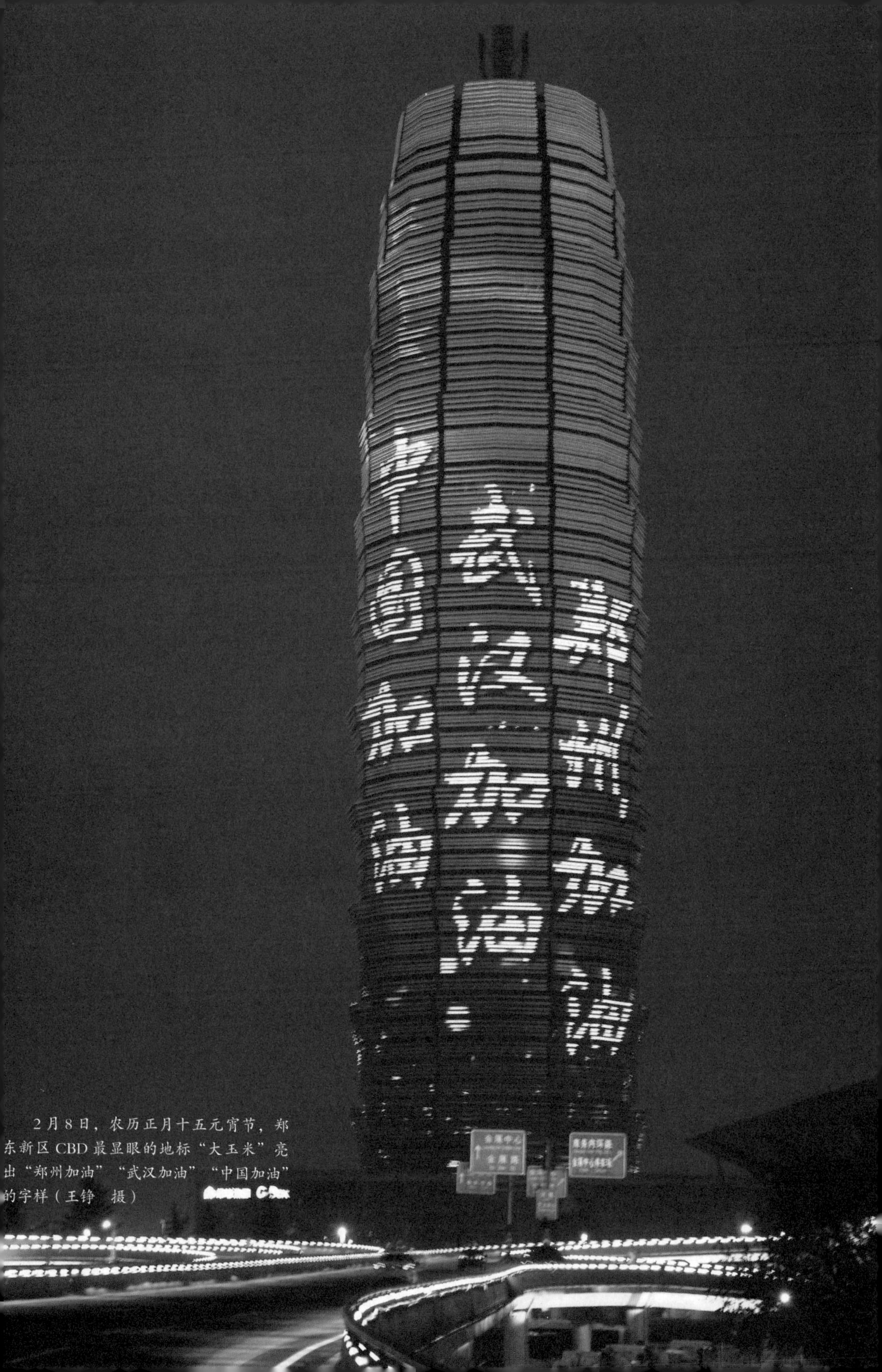

2月8日，农历正月十五元宵节，郑东新区CBD最显眼的地标“大玉米”亮出“郑州加油”“武汉加油”“中国加油”的字样（王铮　摄）

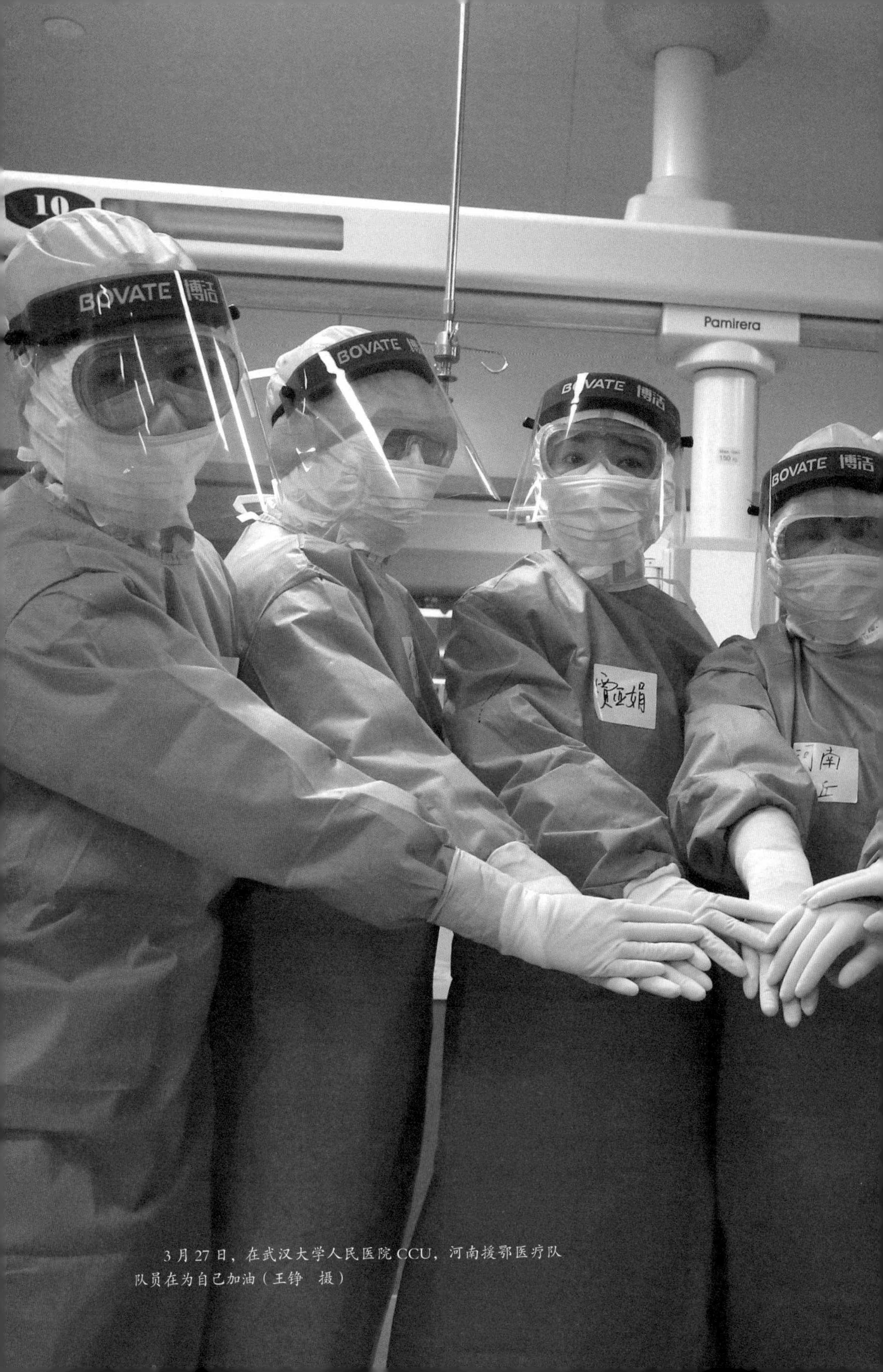

3 月 27 日，在武汉大学人民医院 CCU，河南援鄂医疗队队员在为自己加油（王铮　摄）

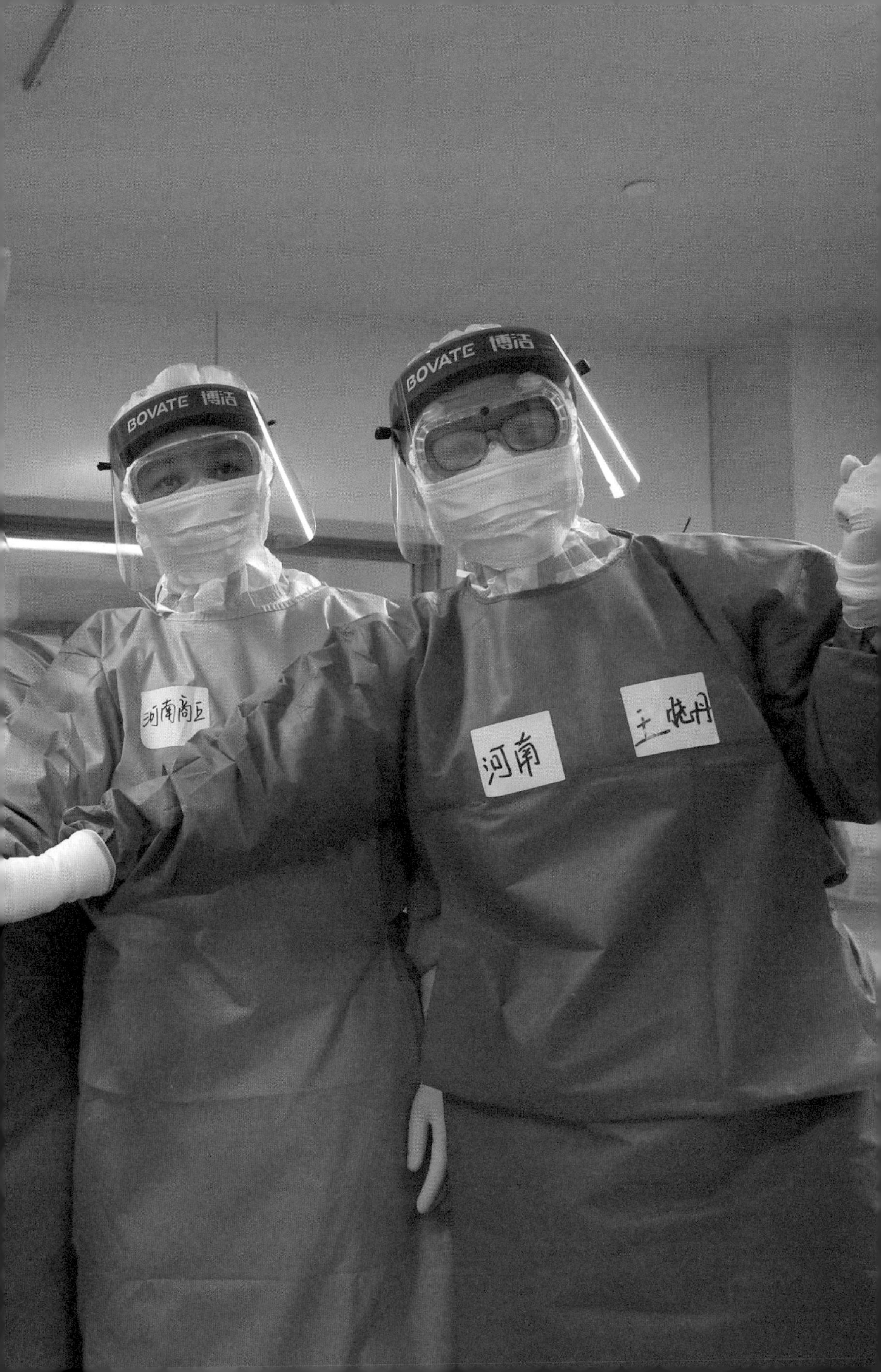
BOVATE 博洁
BOVATE 博洁
河南商丘
河南
王晓丹

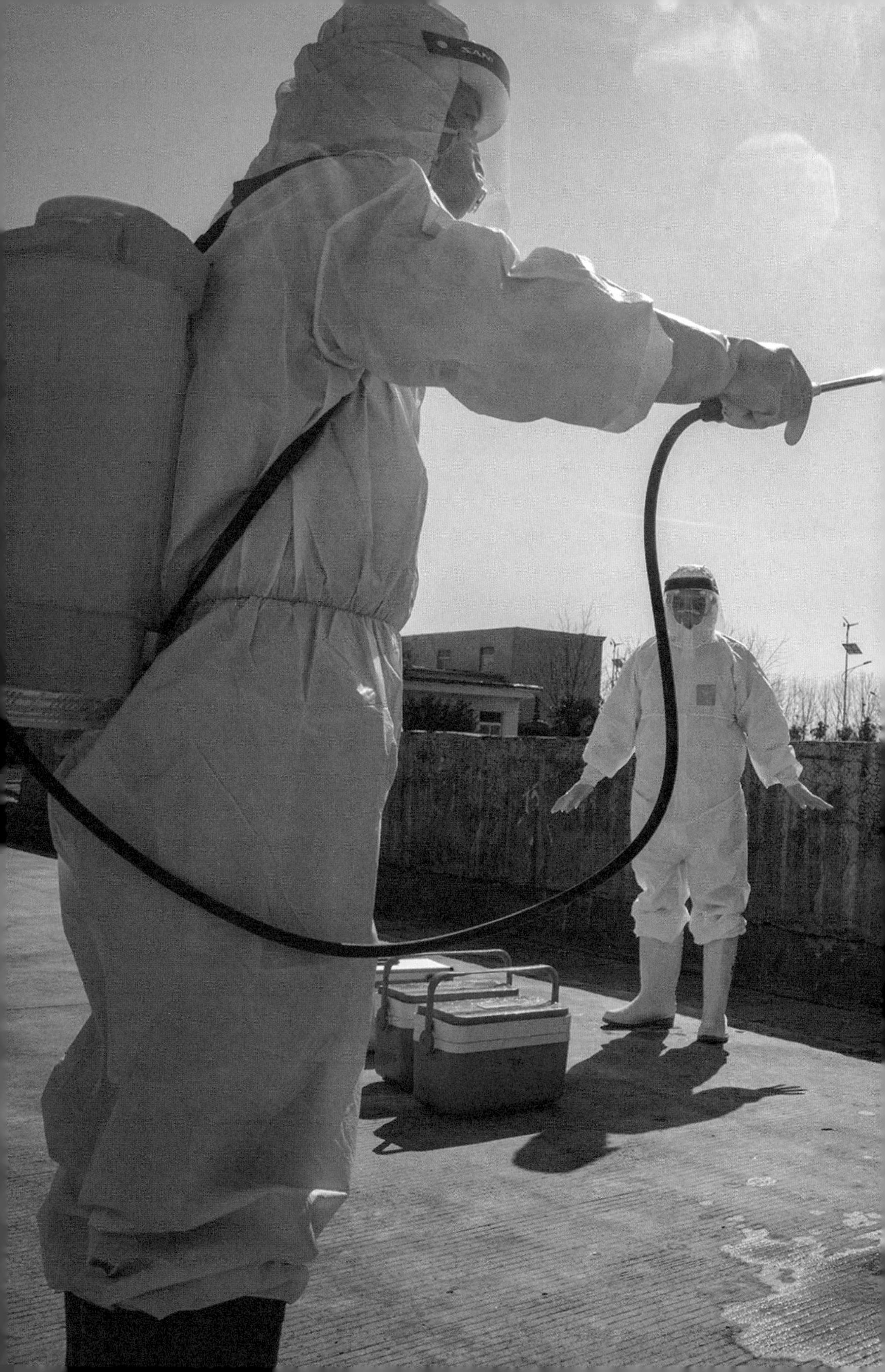

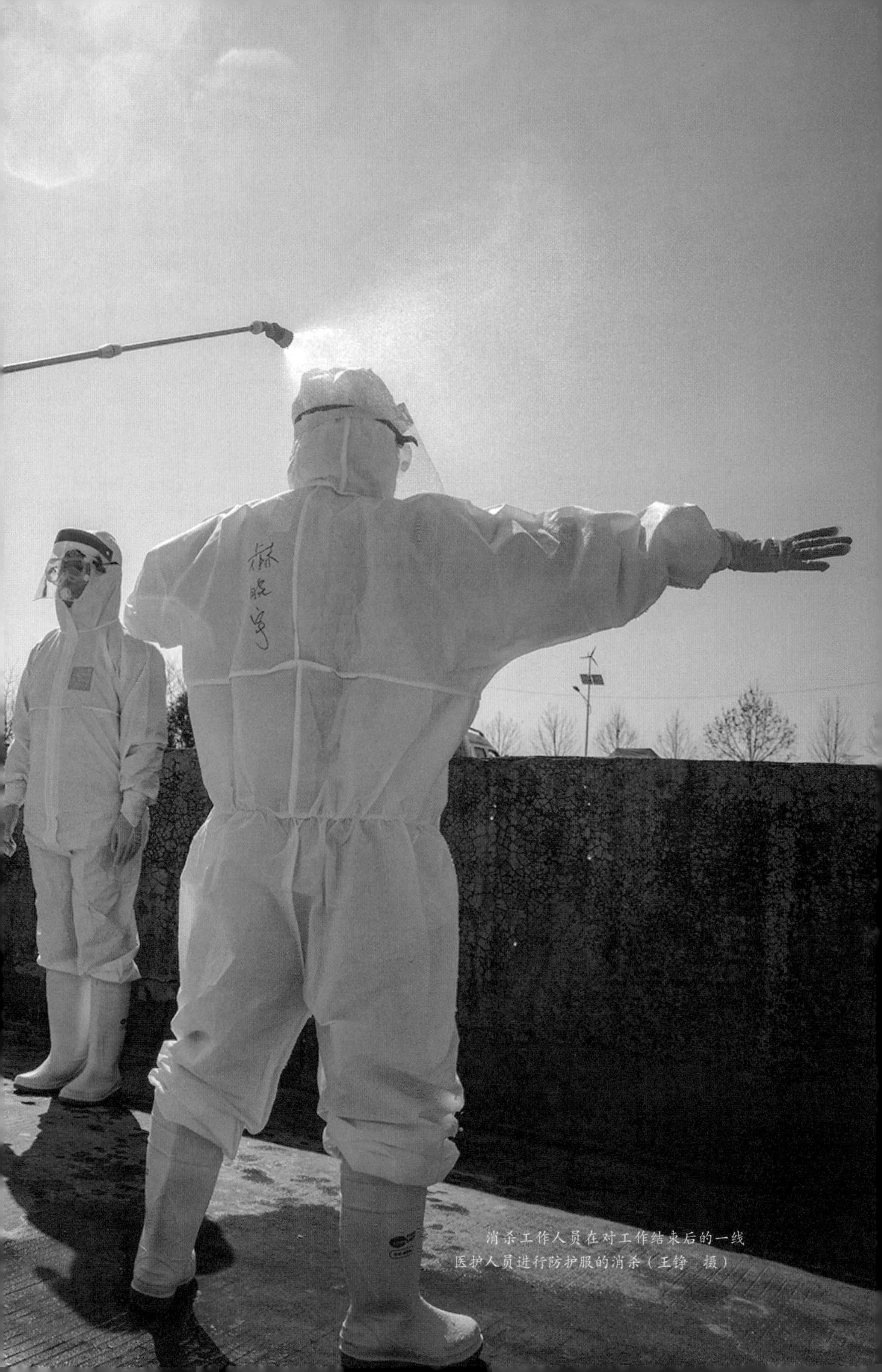

消杀工作人员在对工作结束后的一线
医护人员进行防护服的消杀（王铮　摄）

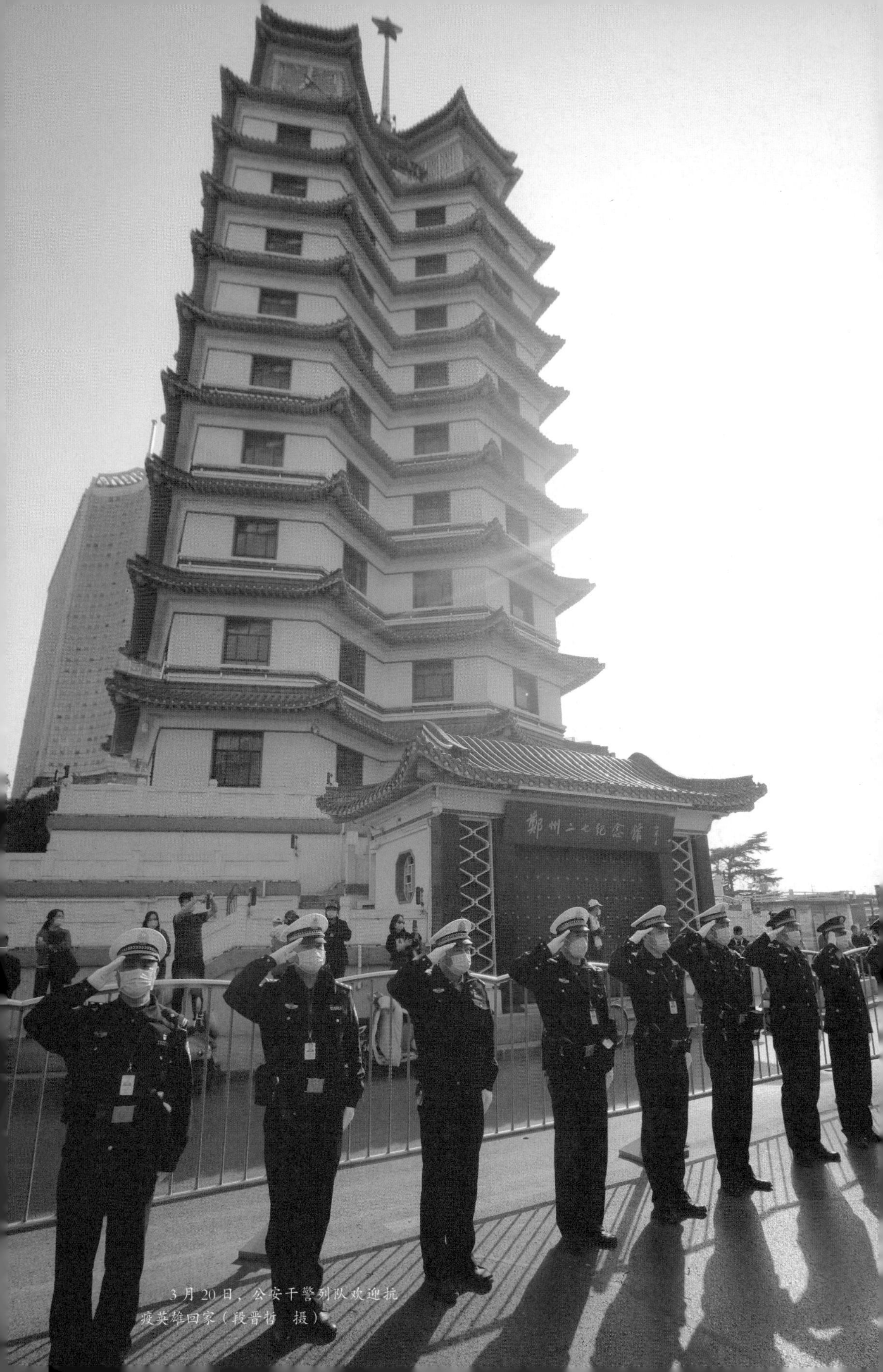

3月20日，公安干警列队欢迎抗疫英雄回家（段晋哲　摄）

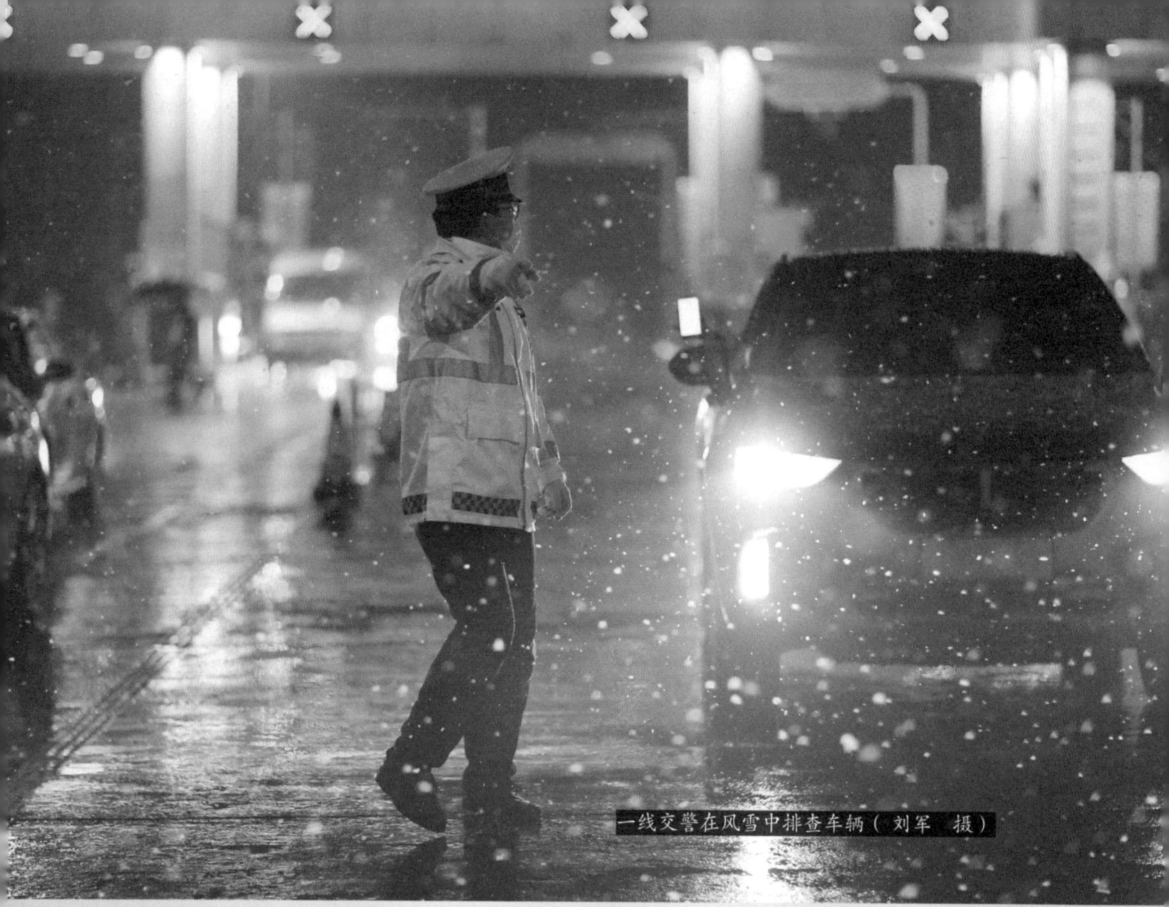

一线交警在风雪中排查车辆（刘军　摄）

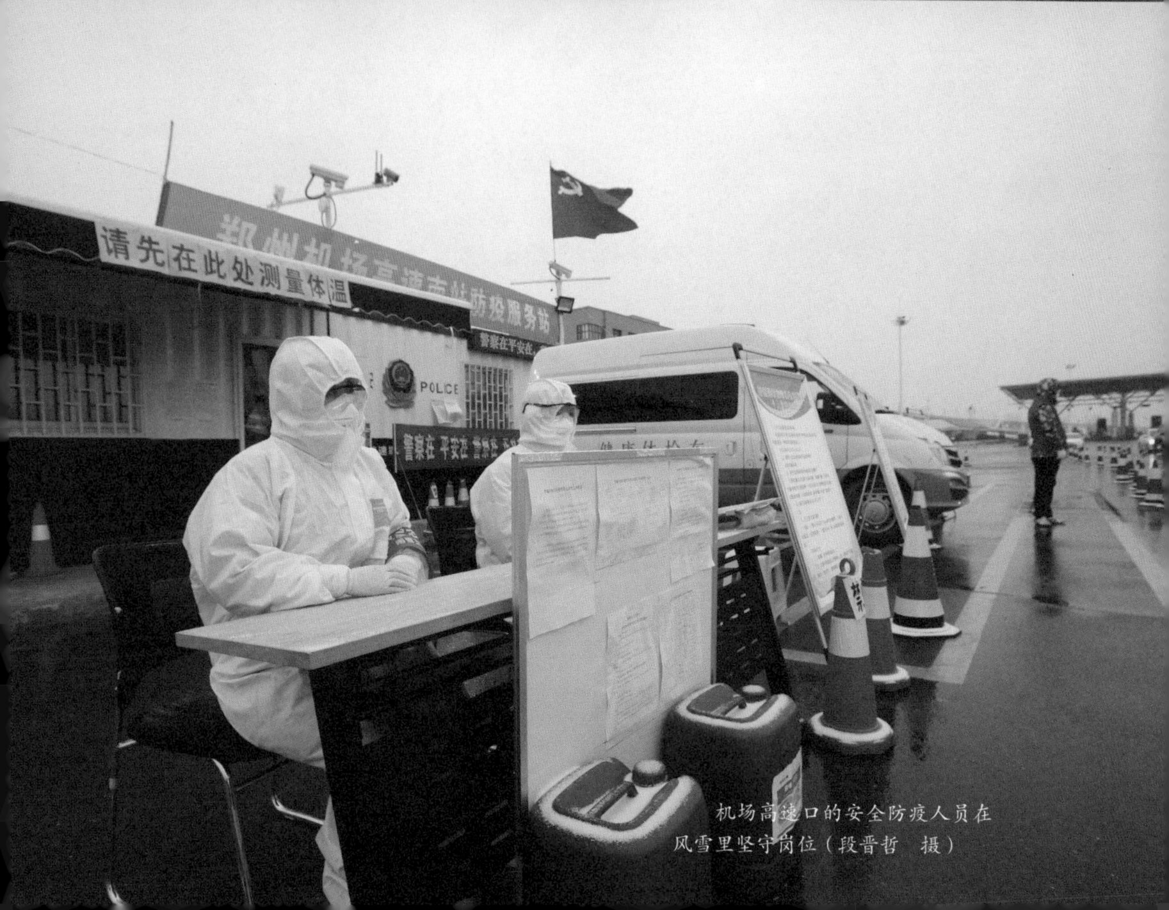

机场高速口的安全防疫人员在
风雪里坚守岗位（段晋哲　摄）

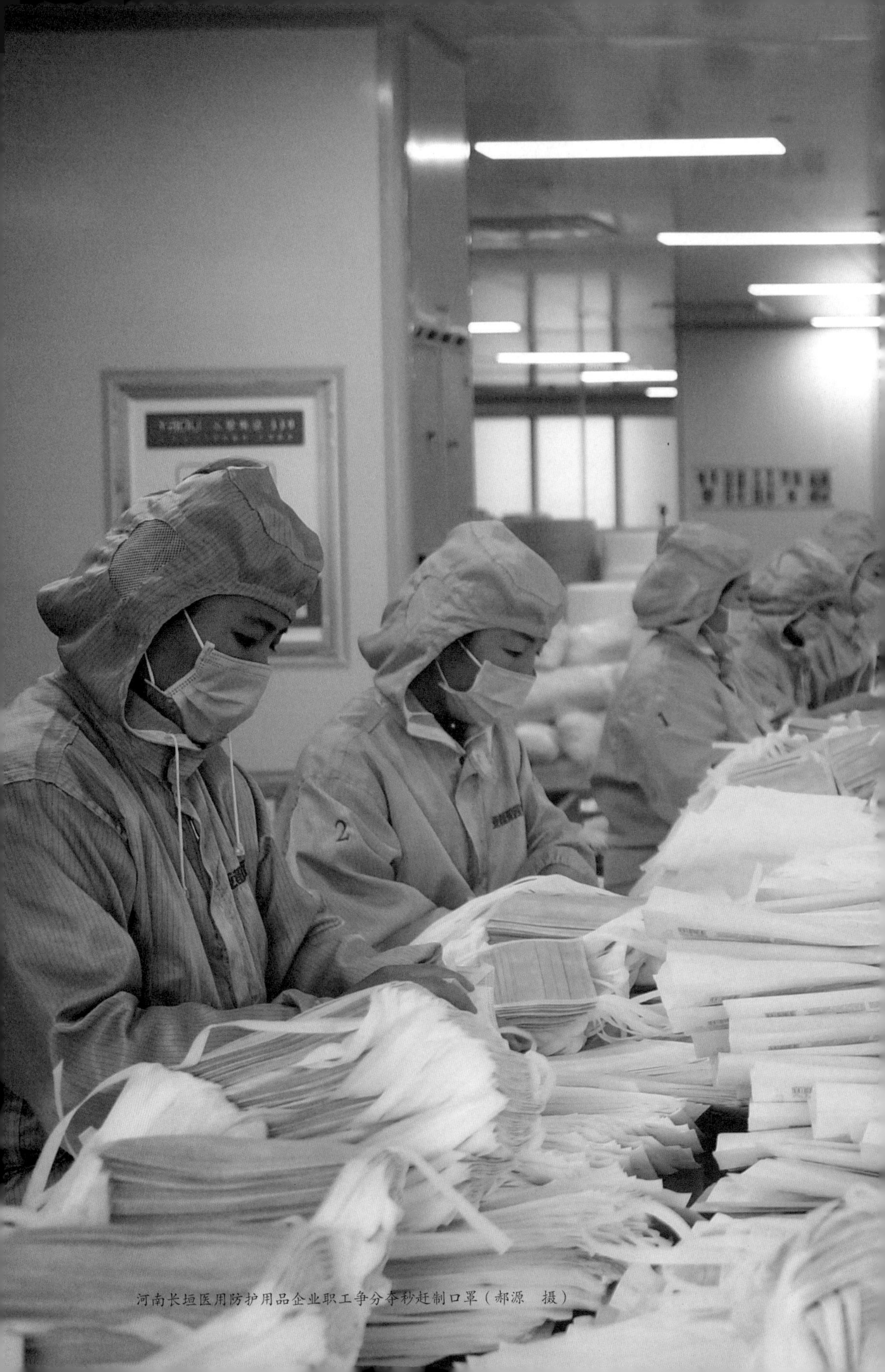

河南长垣医用防护用品企业职工争分夺秒赶制口罩（郝源　摄）

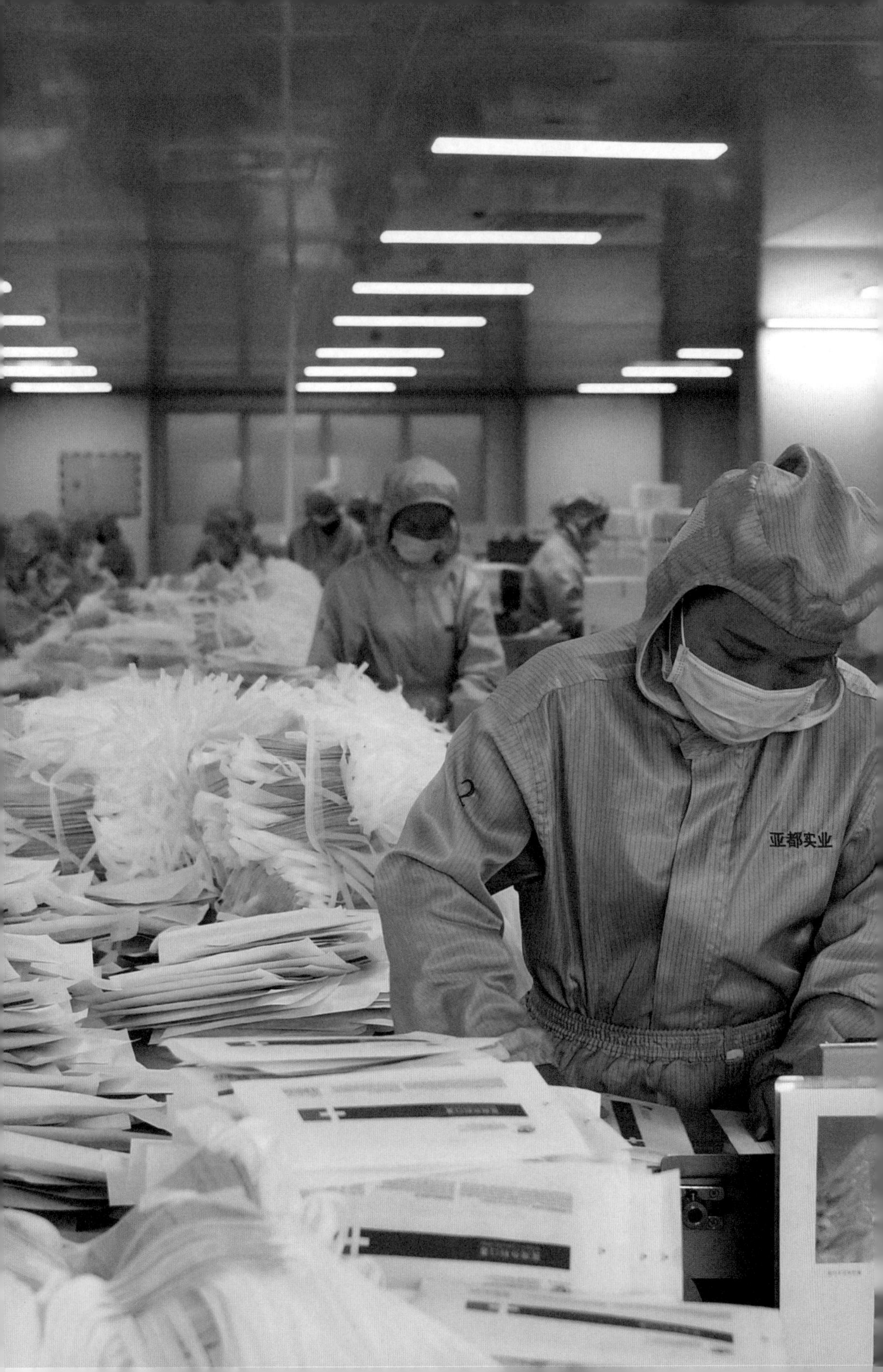
亚都实业

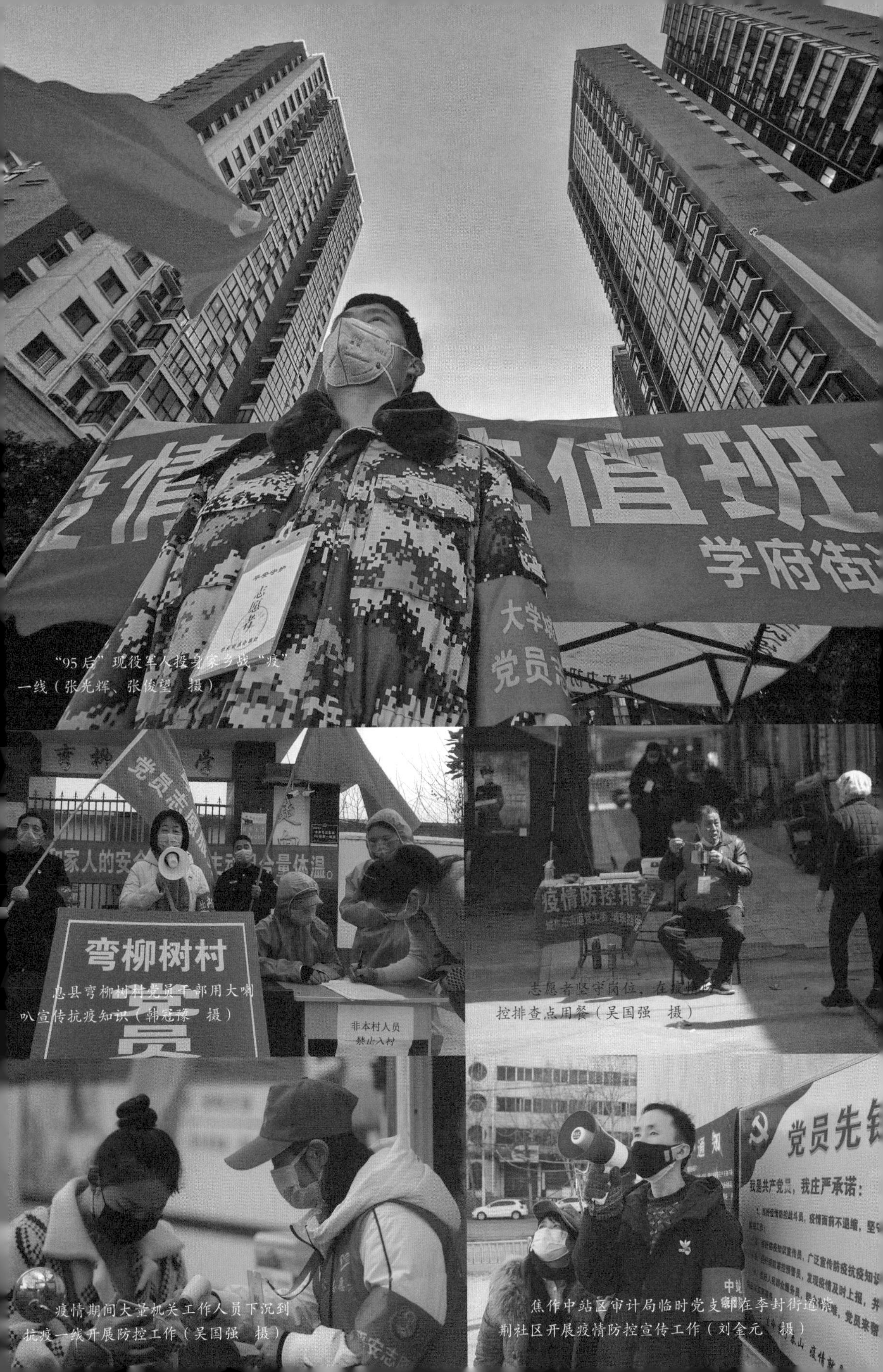

"95后"现役军人投身家乡战"疫"一线（张光辉、张俊望　摄）

息县弯柳树村党员干部用大喇叭宣传抗疫知识（韩冠豫　摄）

志愿者坚守岗位，在疫情防控排查点用餐（吴国强　摄）

疫情期间大量机关工作人员下沉到抗疫一线开展防控工作（吴国强　摄）

焦作中站区审计局临时党支部在李封街道常荆社区开展疫情防控宣传工作（刘金元　摄）

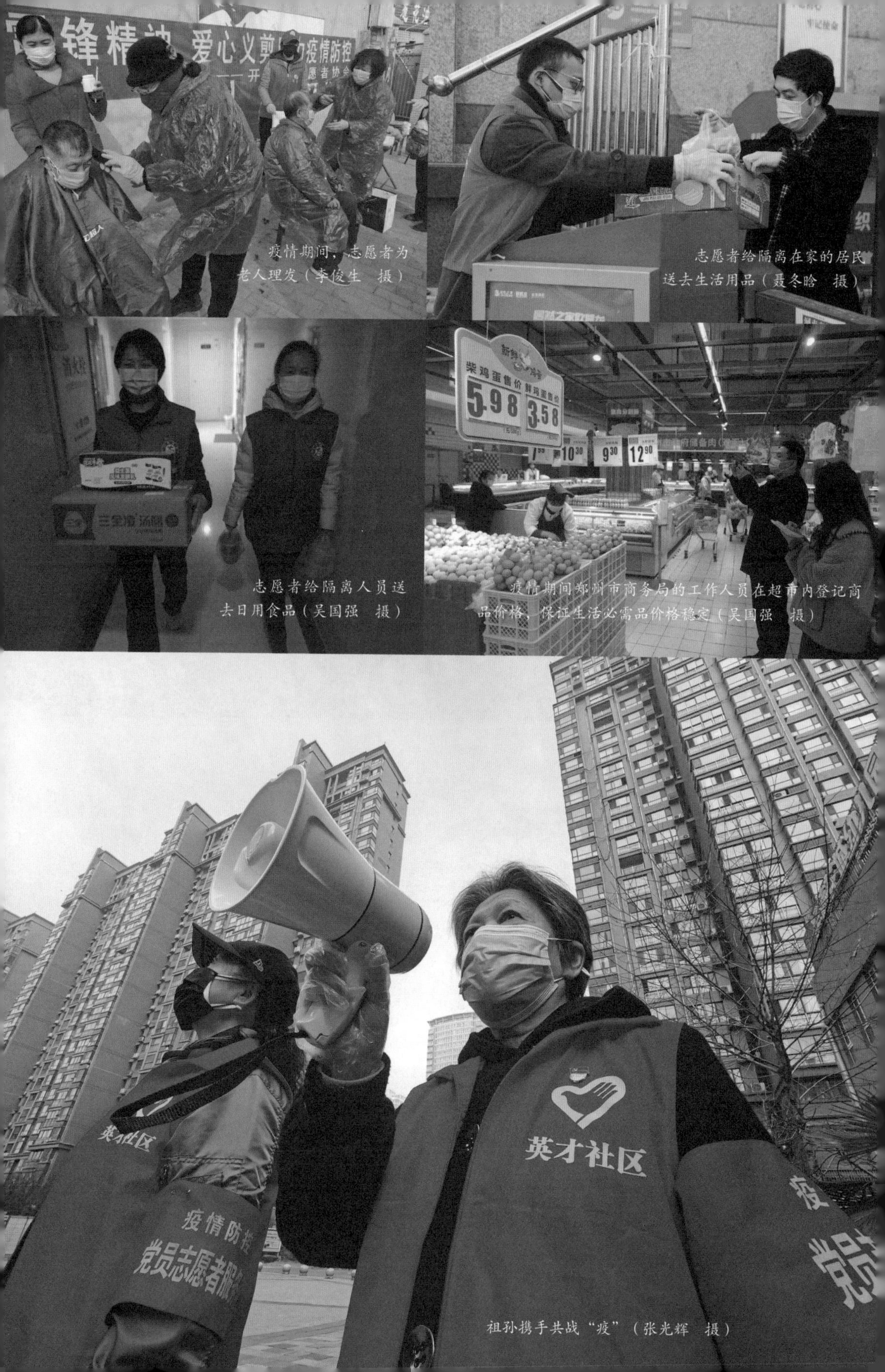

疫情期间，志愿者为老人理发（李俊生　摄）

志愿者给隔离在家的居民送去生活用品（聂冬晗　摄）

志愿者给隔离人员送去日用食品（吴国强　摄）

疫情期间郑州市商务局的工作人员在超市内登记商品价格，保证生活必需品价格稳定（吴国强　摄）

祖孙携手共战“疫”（张光辉　摄）

昼夜兼程 支援武汉
河南沈丘赴湖北武汉蔬菜捐赠队

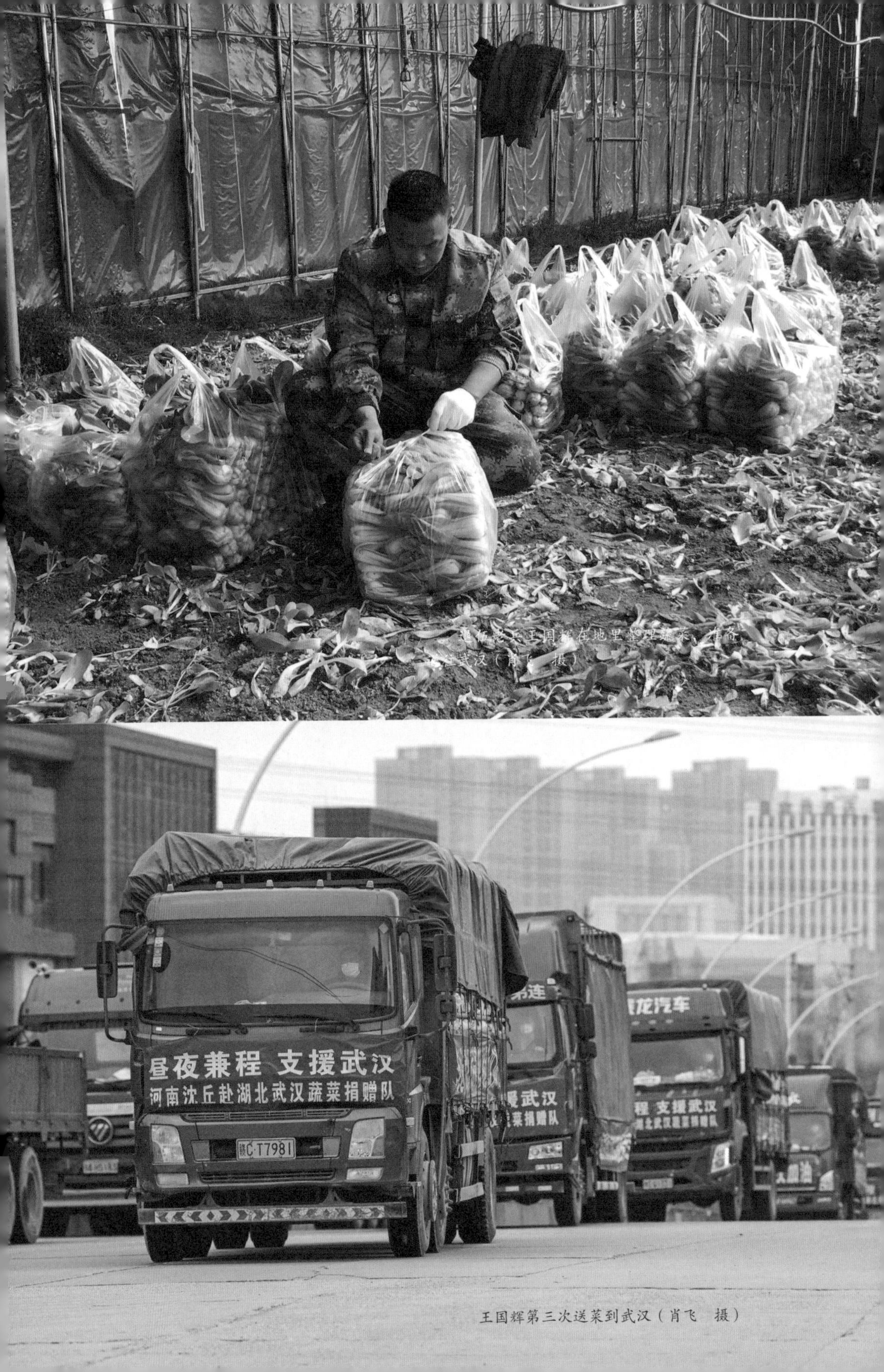

退伍老兵王国辉在地里整理蔬菜，准备送往武汉（肖飞 摄）

王国辉第三次送菜到武汉（肖飞 摄）

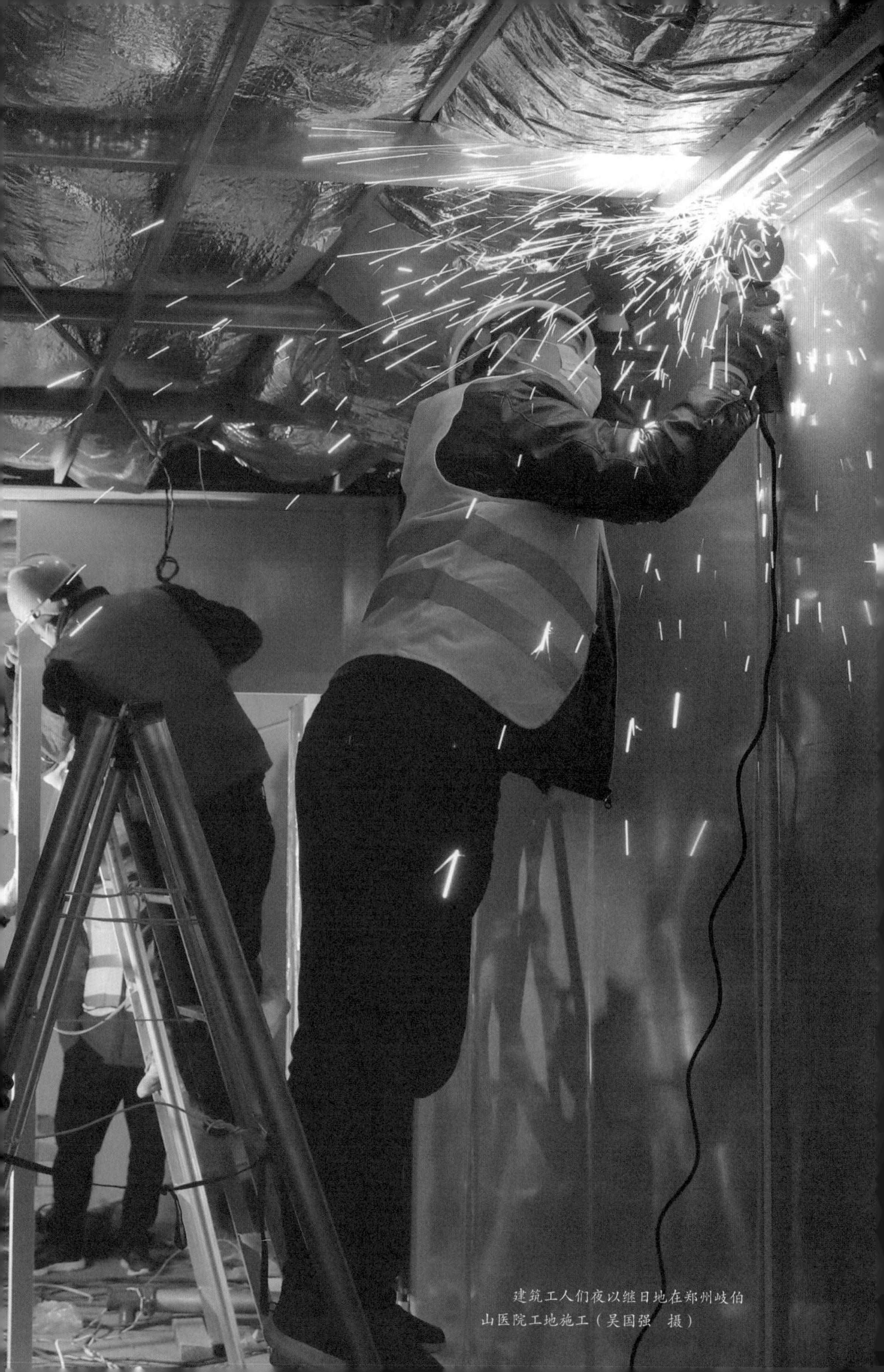

建筑工人们夜以继日地在郑州岐伯山医院工地施工（吴国强　摄）

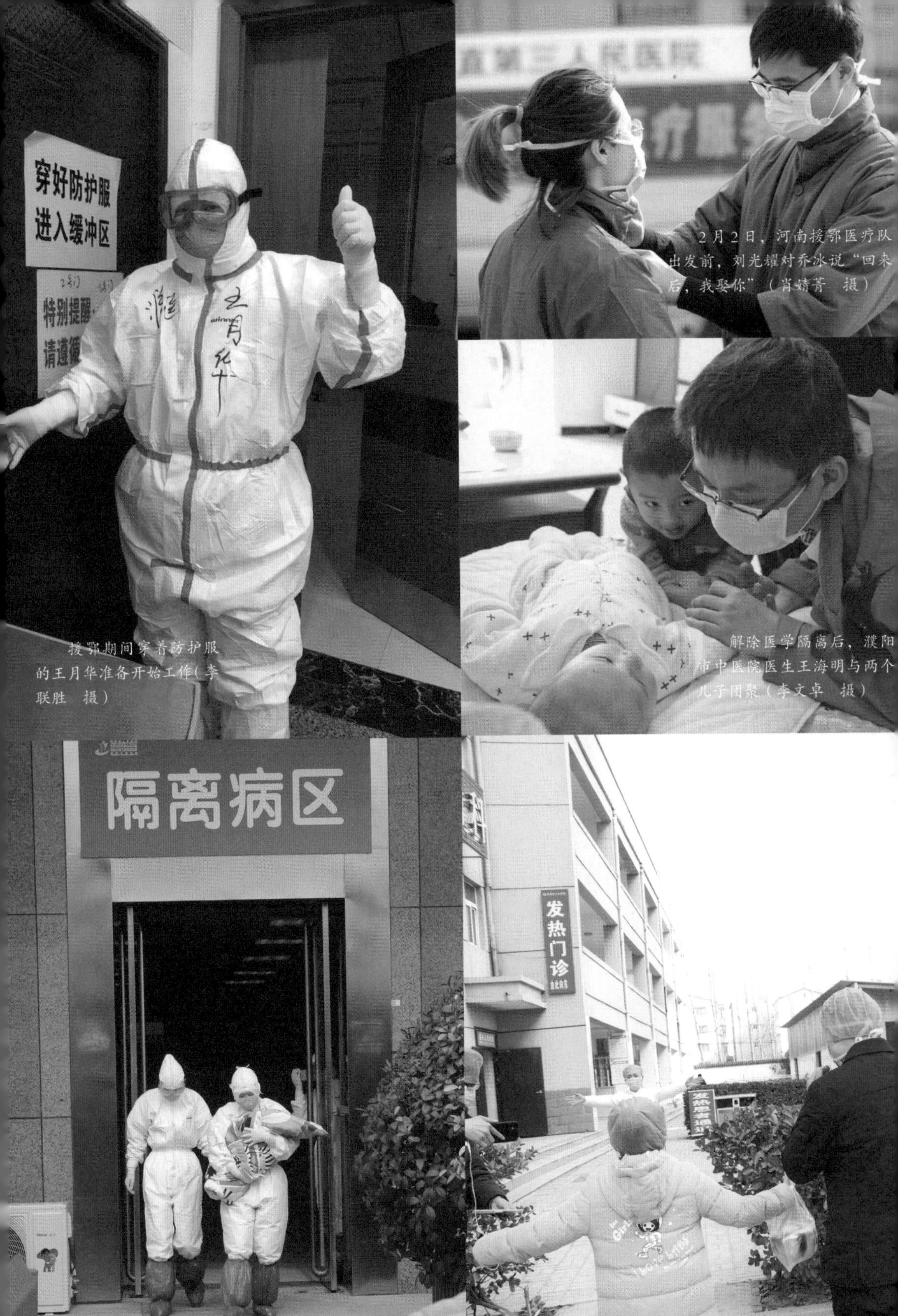

援鄂期间穿着防护服的王月华准备开始工作（李联胜　摄）

2月2日，河南援鄂医疗队出发前，刘光耀对乔冰说“回来后，我娶你”（肖婧菁　摄）

解除医学隔离后，濮阳市中医院医生王海明与两个儿子团聚（李文卓　摄）

全省最小新冠患儿小沐恩出院（吴国强　摄）

周口扶沟县人民医院护士刘海燕在隔离区门口与女儿隔空拥抱（王素贞　摄）

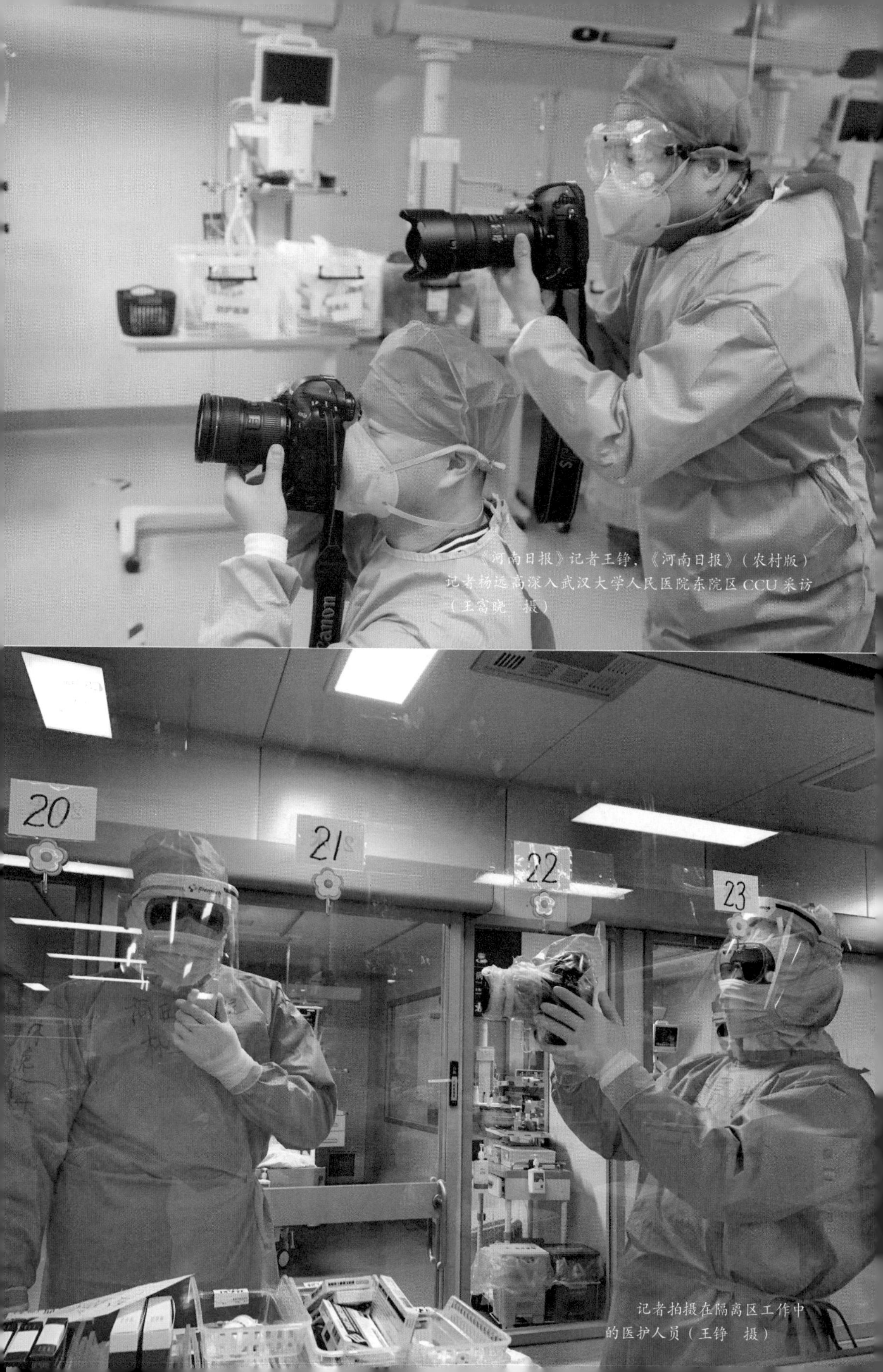

《河南日报》记者王铮，《河南日报》（农村版）记者杨远高深入武汉大学人民医院东院区 CCU 采访（王富晓　摄）

记者拍摄在隔离区工作中的医护人员（王铮　摄）

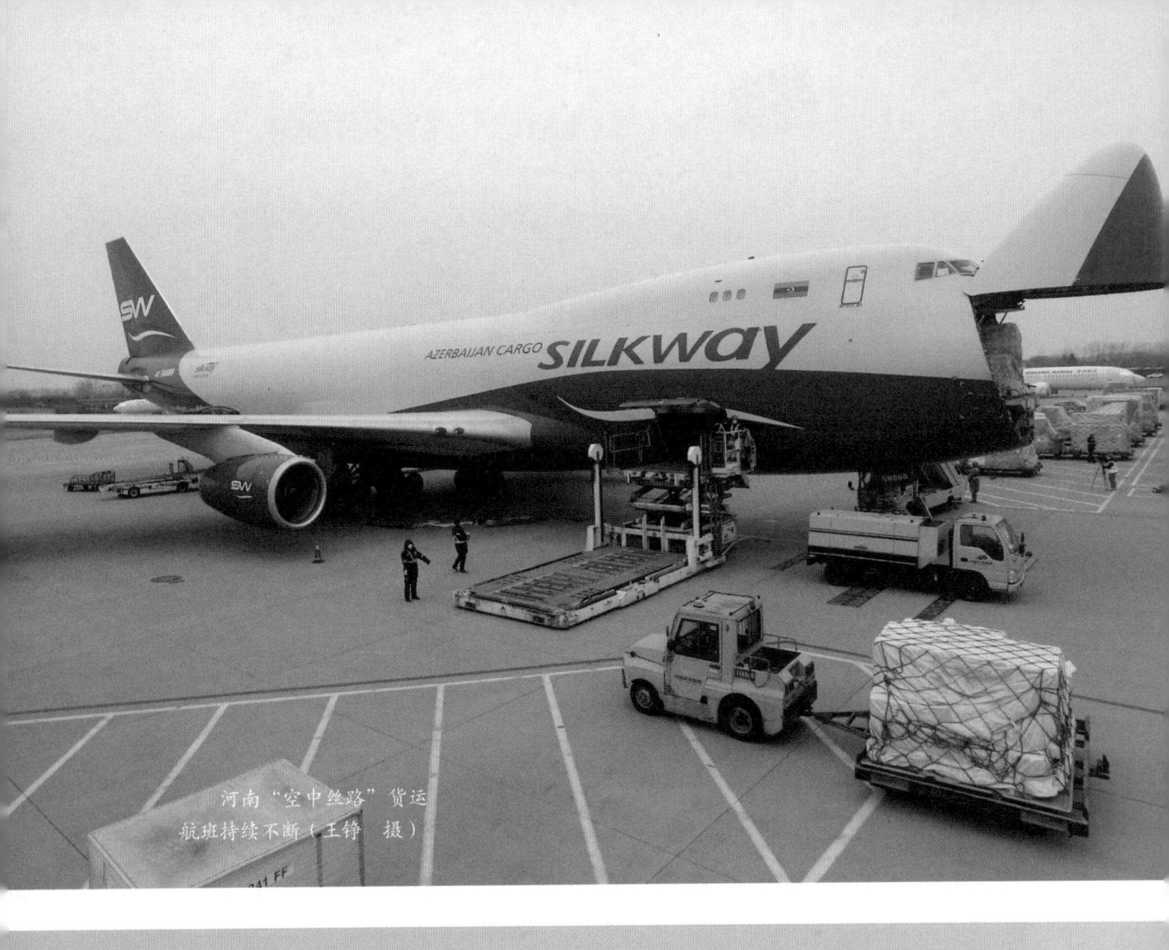

河南“空中丝路”货运航班持续不断（王铮　摄）

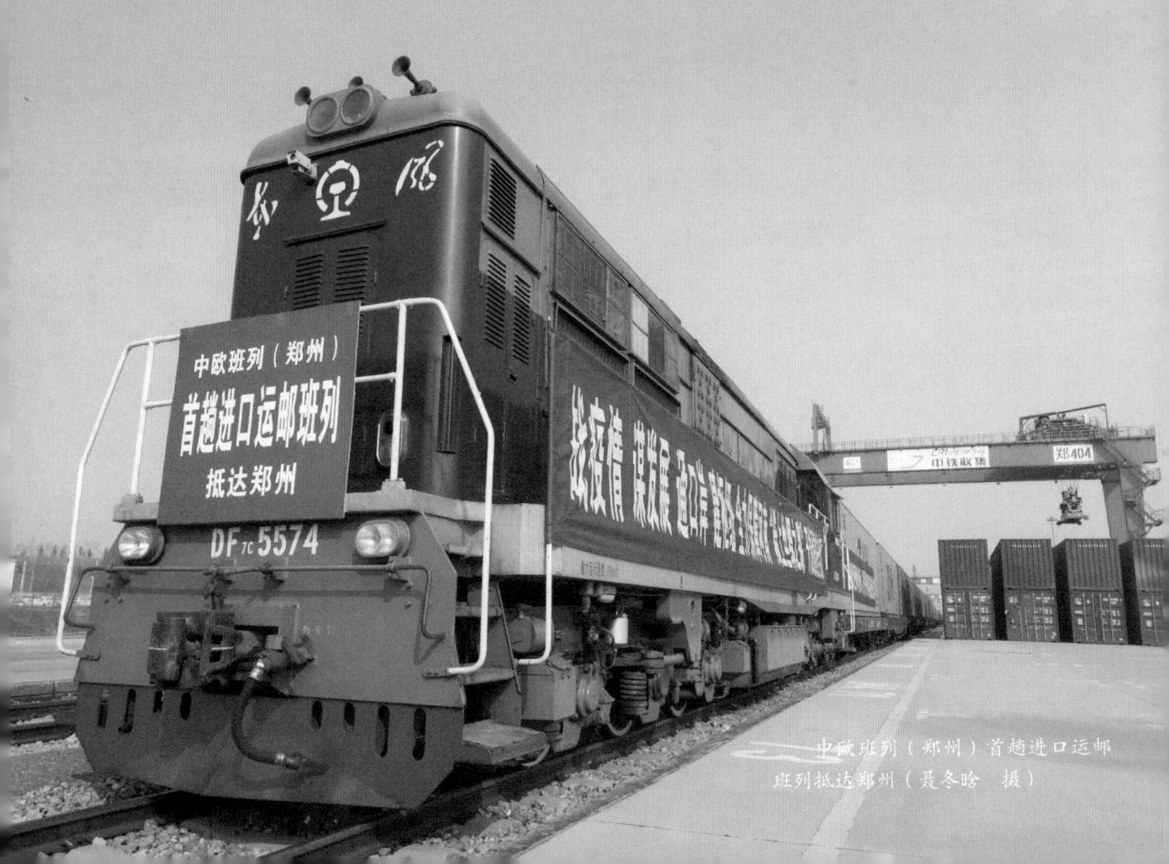

中欧班列（郑州）首趟进口运邮班列抵达郑州（聂冬晗　摄）

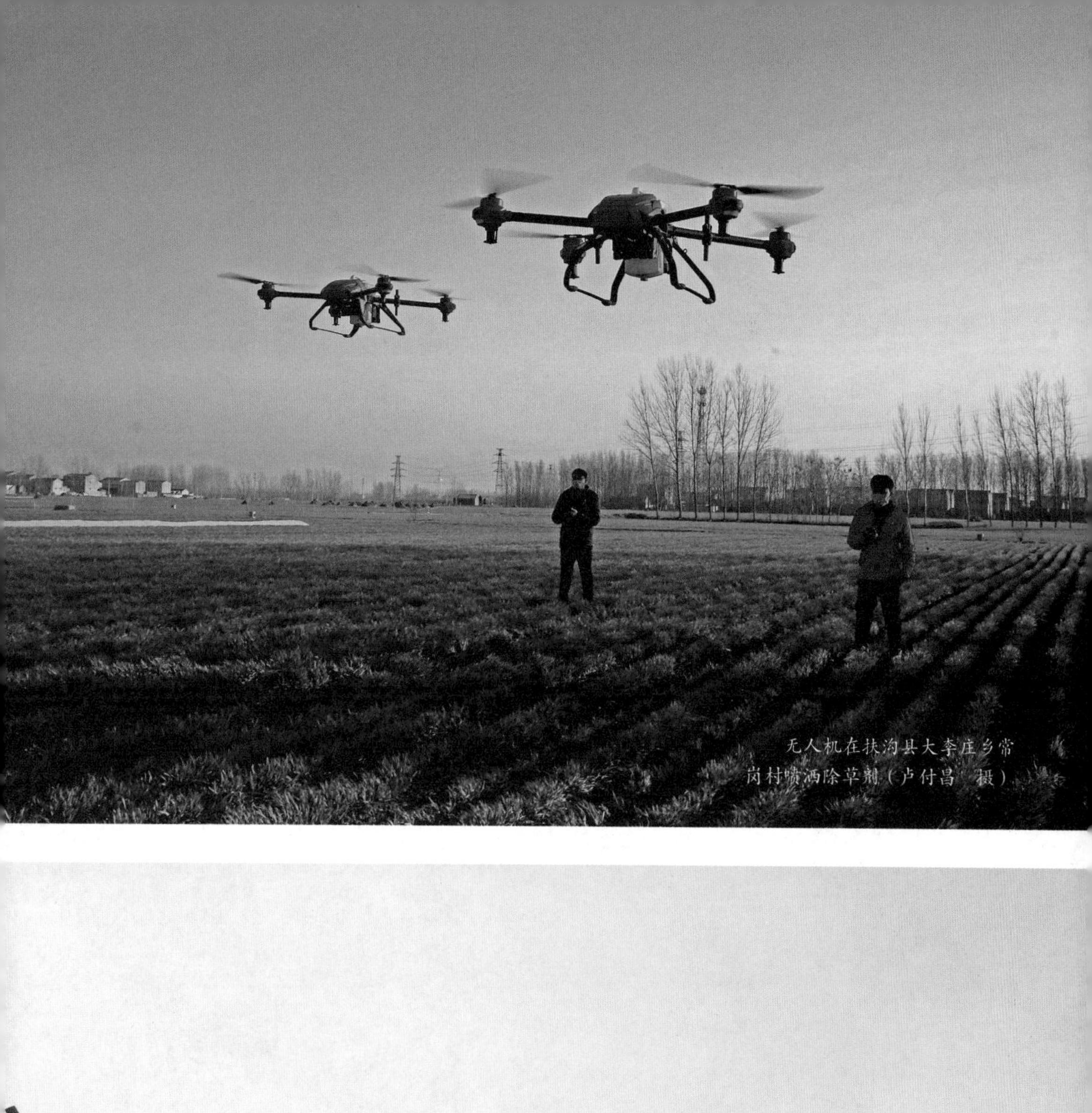

无人机在扶沟县大李庄乡常岗村喷洒除草剂（卢付昌　摄）

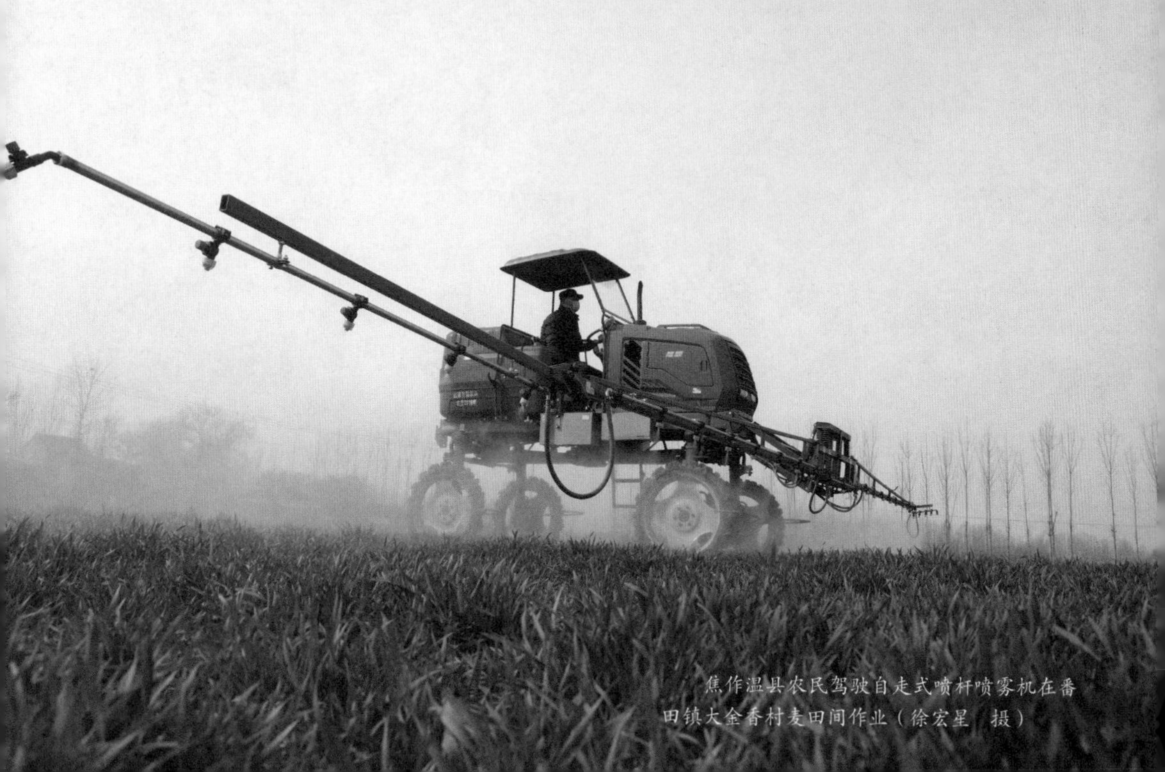

焦作温县农民驾驶自走式喷杆喷雾机在番田镇大金香村麦田间作业（徐宏星　摄）

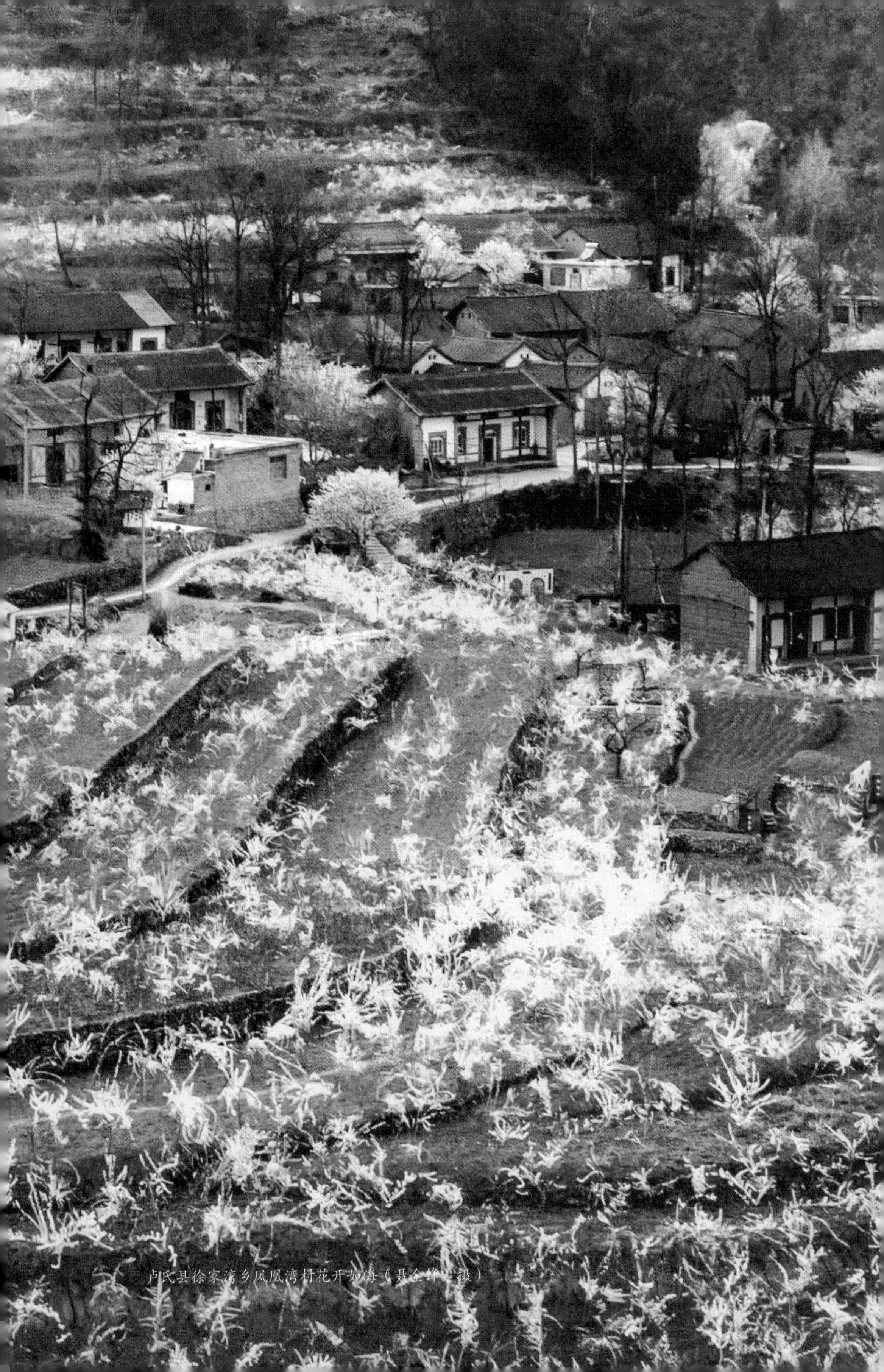

卢氏县徐家湾乡凤凰湾村花开如海（聂金锋 摄）

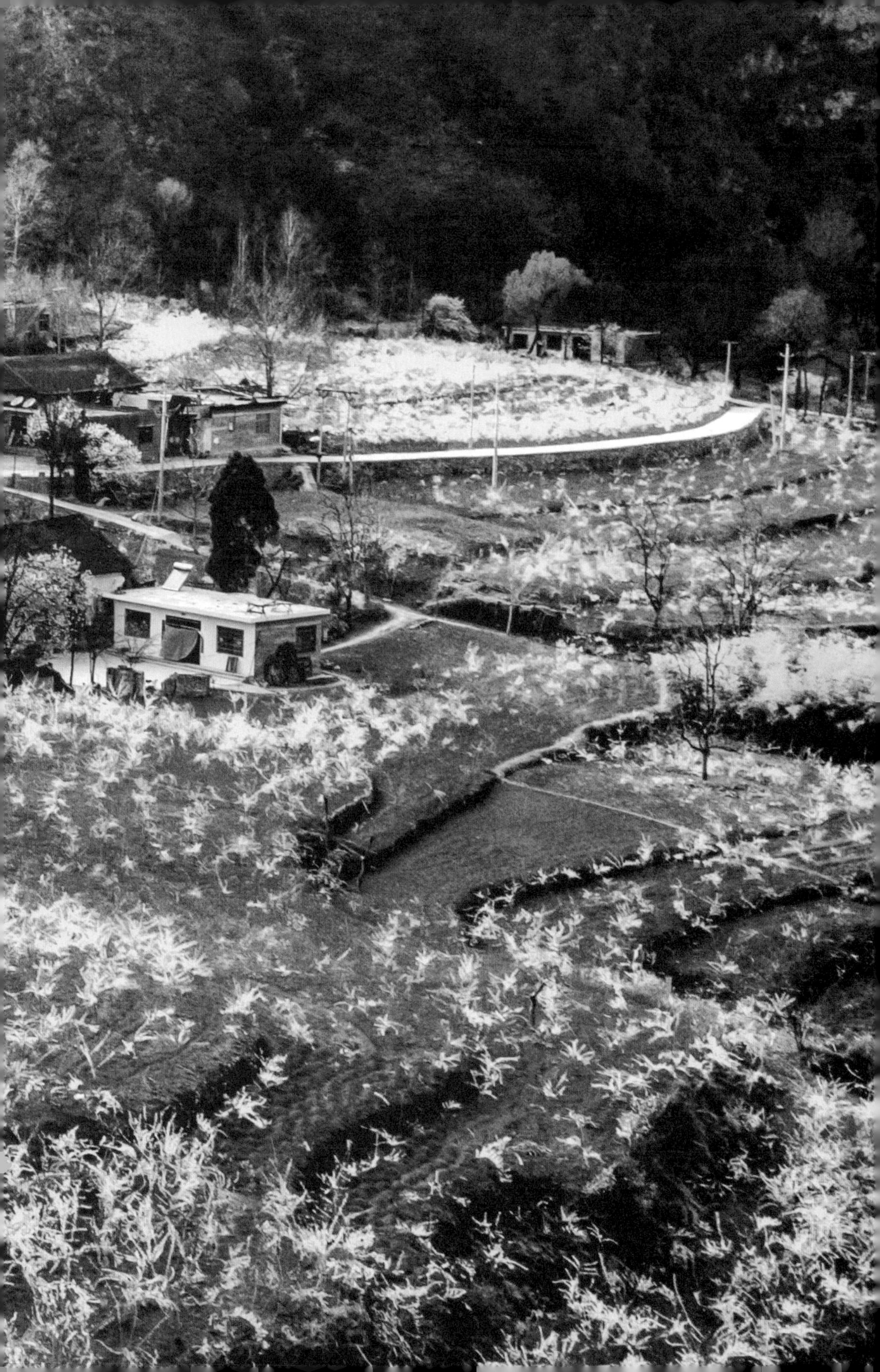

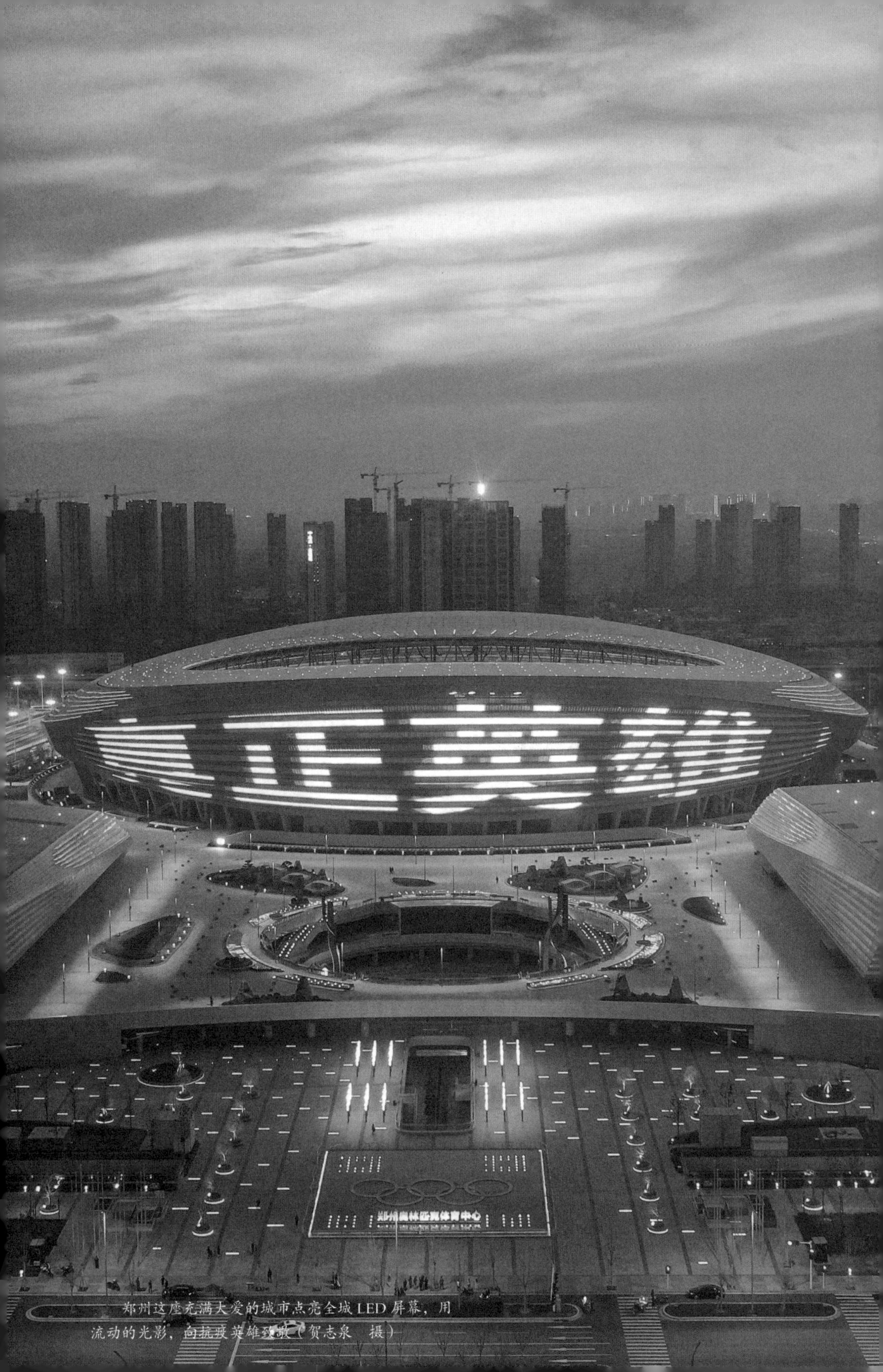

郑州这座充满大爱的城市点亮全城 LED 屏幕，用流动的光影，向抗疫英雄致敬（贺志泉　摄）

第一章

以习近平总书记重要讲话精神为统领，坚决打赢疫情防控阻击战

己亥岁杪，庚子新逢，一场突如其来的新冠肺炎疫情不期而至。

疫情发生后，以习近平同志为核心的党中央对形势判断准确，工作部署及时，采取举措有力，防控工作有效，习近平总书记时刻关注着疫情防控工作，每天都做出口头指示和批示，为疫情防控工作指明了方向、提供了遵循，再次彰显了中国共产党领导和中国特色社会主义制度的显著优势。

河南省始终牢记总书记嘱托，充分发挥基层党组织的战斗堡垒作用，党的旗帜始终在抗疫斗争第一线高高飘扬。

紧跟中央听号令

大河滔滔，砥柱中流。中国共产党领导是中国特色社会主义最本质的特征，是中国特色社会主义制度的最大优势。只有在党的坚强领导下，集中力量办大事，才能克服各种艰难险阻，成功应对重大风险挑战。中央有号令，河南雷厉风行；全国一盘棋，河南披坚执锐。疫情发生后，河南省紧跟中央听号令，动员全省上下坚定必胜信念、保持昂扬斗志，以顽强的拼劲韧劲打赢两场硬仗，向党和人民交上合格答卷。

王国生尹弘在省委省政府专题会议上强调

认真贯彻落实习近平总书记重要指示精神
以对群众健康高度负责态度抓好疫情防控

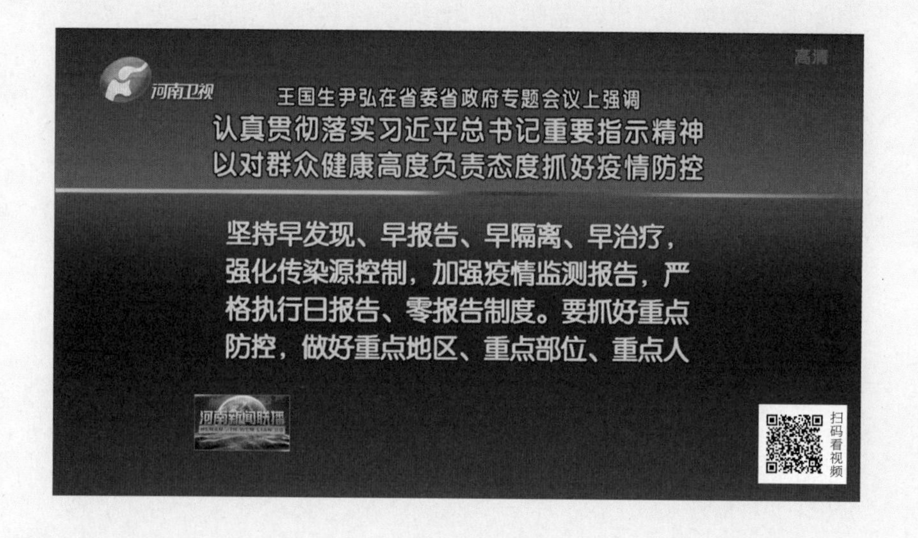

1 月 22 日，省委书记王国生主持召开省委省政府专题会议，深入贯彻落实习近平总书记对新型冠状病毒感染的肺炎疫情做出的重要指示精神，全面落实李克强总理批示和国务院常务会议精神，听取疫情防控工作情况汇报，研究部署我省防控工作。省长尹弘出席会议。

会议指出，习近平总书记高度重视新型冠状病毒感染的肺炎疫情，对做好疫情防控工作做出重要指示，体现了以人民为中心的发展思想，为我们做好工作指明了方向。要站在全面贯彻落实党中央、国务院决策部署的高度，以对人民群众健康高度负责的态度，全力抓好疫情防控工作，坚决遏制疫情发生蔓延。要抓好全面排查工作，坚持早发现、早报告、早隔离、早治疗，强化传染源控制，加强疫情监测报告，严格执行日报告、零报告制度。要抓好重点防控，做好重点地区、重点部位、重点人群防控工作，明确定点医院，强化药品供应、检测设备等保障措施。要抓好责任落实，落实属地防控责任，落实联防联控机制，落实节日值班值守，落实基层医疗机构防控责任，真正做到守土有责、守土尽责。要抓好舆论引导，及时准确发布疫情信息，宣传防控知识，解读政策措施，坚决维护社会大局稳定，确保人民群众度过一个安定祥和的新春佳节。

穆为民、江凌、戴柏华出席会议。

（记者：李铮。原载于《河南日报》2020 年 1 月 23 日 01 版）

省新型冠状病毒感染的肺炎疫情防控指挥部召开现场调度会

王国生主持　尹弘出席

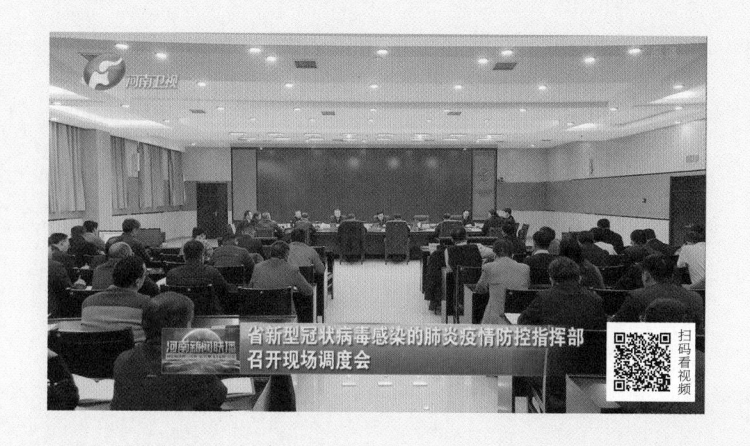

1月24日，省委书记王国生主持召开省新型冠状病毒感染的肺炎疫情防控指挥部现场调度会，深入贯彻落实习近平总书记对新型冠状病毒感染的肺炎疫情做出的重要指示精神，研究分析疫情防控形势，进一步部署我省疫情防控工作。省长尹弘出席会议。

省卫生健康委、省委宣传部、省人力资源和社会保障厅、省公安厅、省教育厅、省通信管理局、省疾控中心等汇报了疫情防控工作情况。

会议指出，疫情防控工作事关人民群众健康，事关社会大局稳定。要把做好疫情防控工作作为当前的头等大事，坚决扛牢疫情防控政治责任，切实把思想和行动统一到习近平总书记的重要指示和党中央决策部署上来，认清春节期间人员流动高峰对疫情防控带来的不利影响，认清外出务工人员大省和全国交通枢纽应对疫情的困难挑战，强化风险意识，坚持底线思维，以对人民极端负责的态度，扎实做好疫情防控各项工作。

会议强调，要突出重点、科学防控，不断提升防控工作的科学性、有效性和针对性。要排查重点人群，坚持早发现、早报告、早隔离、早治疗，用好网格化管理功能，强化传染源控制，守牢疫情防控第一道防线。要紧盯重点区域，紧盯机场、车站、公交等交通设施和门户，紧盯旅游景点、集贸市场、商场影院等人员密集场所，加强公共卫生管理，落实落细疫情防控举措。要抓好重点环节，组织好救治工作，落实好日报告、零报告制度，安排好防控物资生产供应，营造共抗疫情、共克时艰的浓厚氛围。

会议强调，要坚持联防联控、群防群控，全力打好疫情防控阻击战。省指挥部要加强领导、统筹协调，各职能部门要各司其职、密切配合，不断完善高效有序的联防联控机制，凝聚做好防控工作的强大合力。各级党委政府要高度重视、主动作为，充分发挥基层党组织的战斗堡垒作用，把责任落实到每个岗位，把担当体现在每个细节，以坚决遏制疫情发生蔓延的实际行动，巩固主题教育成果、检验基层治理能力。

穆为民、戴柏华参加会议。

（记者：李铮、曹萍。原载于《河南日报》2020年1月25日01版）

我省启动重大突发公共卫生事件一级响应

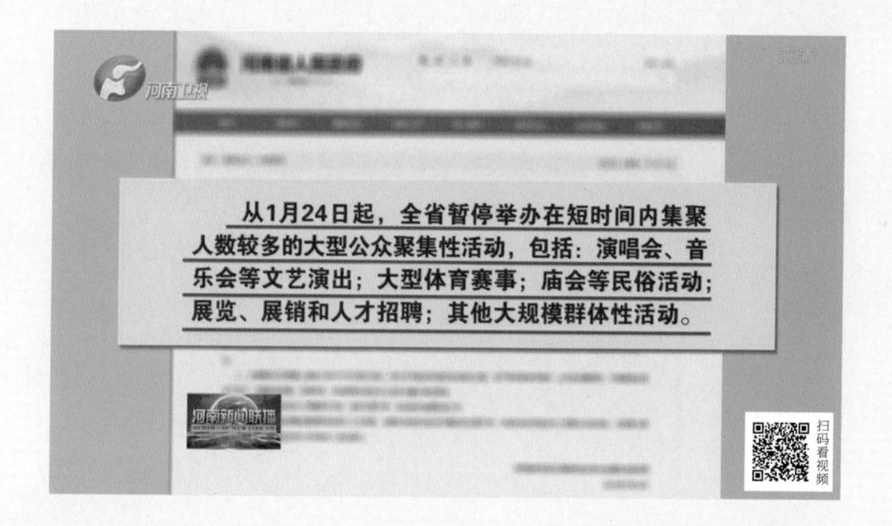

1月25日，针对我省当前新型冠状病毒感染的肺炎疫情防控形势，根据《河南省突发公共事件总体应急预案》，河南省启动重大突发公共卫生事件一级响应。

据悉，按照《国家突发公共卫生事件应急预案》，根据突发公共卫生事件性质、危害程度、涉及范围，突发公共卫生事件划分为特别重大（Ⅰ级）、重大（Ⅱ级）、较大（Ⅲ级）和一般（Ⅳ级）四级。而按照突发公共卫生事件的影响范围、危害程度等，突发公共卫生事件应急响应也分为Ⅰ级、Ⅱ级、Ⅲ级、Ⅳ级四个等级。

根据要求，全省各地、各部门要以对人民群众健康高度负责的态度，采取最严格的举措，细化落实各项联防联控措施，全力抓好疫情防控工作，坚决遏制疫情发生蔓延，切实保障全省人民健康。

（记者：曹萍、王平。原载于《河南日报》2020 年 1 月 26 日 01 版）

王国生到郑州市检查新冠肺炎疫情防控工作

1 月 25 日，省委书记王国生到郑州市检查新型冠状病毒感染的肺炎疫情防控工作，分析疫情发展态势、研究部署防控具体措施。

在郑州市疾控中心，王国生现场检查了防控物资准备等情况，看望慰问奋战在防控一线的干部职工。他说，在万家团圆的日子里，为了守护人民群众的生命健康，大家坚守岗位、忘我工作，践行了共产党人的初心使命，我向大家表示崇高敬意。他叮嘱有关负责同志，要关心关爱一线防控救治工作人员，落实好他们的自我防护措施。

在郑州市疾控中心应急指挥中心，王国生听取郑州市防控工作汇报，逐一分析新型冠状病毒感染的肺炎病例发生与传播情况，研究部署下一步防控工作。他指出，要深入贯彻落实习近平总书记重要指示精神，坚持把人民群众生命安全和身体健康放在第一位，扛牢政治责任，提升治理能力，全力以赴抓好防控工作。要把排查抓细，用好大数据技术，发挥基层党组织作用，开展网络化排查、全方位排查，把底数准确摸清，把重点人员逐一落实。要把漏洞找准，密切关注疫情发展态势，坚持问题导向，杜绝麻痹大意，不断反思工作是否还有漏洞，查找防控是否还有短板，及时查漏补缺，提升工作质量。要把细节抓实，严格控制传染源不漏一人、不少一处，把防控责任落实到每个岗位、每个环节，确保不留死角、不留隐患。要把引导做好，向群众通报好疫情信息，宣传好防疫知识，解读好防控政策，充分赢得群众理解支持，依靠群众、发动群众，打好群防群治疫情防控阻击战。

王国生说，除夕之夜，央视春晚郑州分会场的精彩节目展现了母亲河的强大凝聚力，引发了中原人民的强烈精神共鸣。要大力弘扬黄河文化，以百折不挠的刚健风骨、克难攻坚的斗争精神，坚定信心，直面挑战，凝聚共克时艰、共抗疫情的强大动力，在全力做好疫情防控工作中彰显新时代黄河儿女的精神风貌。

穆为民、徐立毅参加调研。

（记者：李铮。原载于《河南日报》2020 年 1 月 26 日 01 版）

尹弘在南阳驻马店检查指导疫情防控工作时强调

压实责任群防群控坚决遏制疫情扩散

1月26日，省长尹弘深入南阳、驻马店检查指导新型冠状病毒感染的肺炎疫情防控工作，慰问一线工作人员，召开部分省辖市疫情防控工作会议。他强调，要坚决贯彻落实习近平总书记在中央政治局常委会会议上的重要讲话精神，把疫情防控工作作为当前最重要的工作来抓，坚定信心、全力以赴，压实责任、群防群控，坚决打赢疫情防控阻击战。

春运中的高铁南阳东站秩序井然，尹弘现场详细了解疫情防控举措、春运客流等情况，在体温检测点认真查看。尹弘说，春运期间车站客流集中、人员密集，必须全力以赴、把好关口，确保春运平安顺畅，严防疫情输入扩散。在南阳市疾控中心，尹弘走进疫情监测室、应急值班室、疫情会商室、PCR实验室，听取疫情监测、疫情研判、病毒检测、物资储备等工作介绍，鼓励大家发挥技术优势，为疫情防控提供有力保障。在唐河县毕店镇张心一村，尹弘深入了解人员排查、体温检测等措施落实情况，叮嘱基层干部要积极主动排查，加强宣传引导，做好做足应对准备。来到沪陕高速泌阳下路口，尹弘仔细询问监测点工作流程，要求严格落实防控措施，坚决遏制疫情传播扩散。

在驻马店召开的部分省辖市疫情防控工作会议上，尹弘听取了洛阳、平顶山、漯河、三门峡、驻马店、南阳6市防控工作汇报。他强调，要进一步提高政治站位，坚决贯彻落实习近平总书记重要讲话和中央政治局常委会会议精神，把疫情防控工作作为全省当前头等大事，坚定不移把党中央决策部署落到实处。要坚持群防群控，既要重视运用大数据等科技手段，更要充分发挥基层党委政府、卫生系统作用，做到定人定时定点查访。要把困难估计得更充分一些，做好打硬仗打持久战的准备，强化定点医院力量配备，确保物资供应充分及时。要正确认识疫情防控形势，压实市、县、乡干部三级责任，坚定信心，科学防治，切实保障人民群众生命安全和身体健康。

李亚、戴柏华出席会议。

（记者：张海涛。原载于《河南日报》2020年1月27日01版）

省委常委会召开扩大会议强调

深入学习贯彻习近平总书记重要讲话指示精神
全面加强党的领导坚决打赢疫情防控阻击战

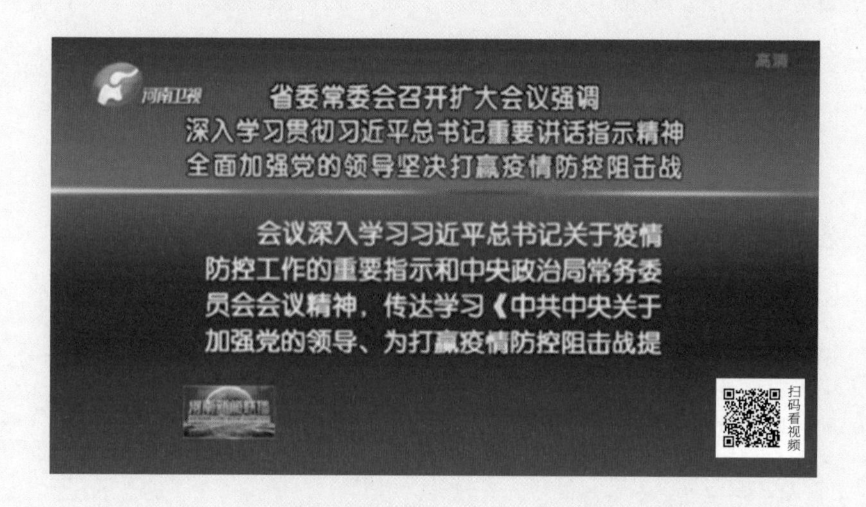

1月29日，省委常委会召开扩大会议，深入贯彻落实习近平总书记关于新型冠状病毒感染的肺炎疫情防控工作重要讲话指示精神，安排部署下一步疫情防控工作。省委书记王国生主持，省长尹弘出席，省政协主席刘伟列席。

会议深入学习习近平总书记关于疫情防控工作的重要指示和中央政治局常务委员会会议精神，传达学习《中共中央关于加强党的领导、为打赢疫情防控阻击战提供坚强政治保证的通知》，听取我省疫情防控工作汇报和郑州市、南阳市、信阳市防控工作汇报，分析研判疫情发展态势，研究防控工作具体措施。

会议指出，疫情发生以来，习近平总书记亲自指挥、亲自部署，多次召开会议研究安排防控工作，多次做出重要指示，为做好疫情防控工作指明了方向、提供了遵循。李克强总理也对疫情防控工作做出批示、提出要求。我们要深入学习和领会习近平总书记重要讲话指示精神，认真贯彻党中央、国务院重要部署，深刻体会总书记把人民群众生命安全和身体健康始终放在第一位的为民情怀，准确把握坚定信心、同舟共济、科学防治、精准施策的重大要求，充分认识做好疫情防控工作的重要性和紧迫性，把做好疫情防控工作作为当前的重大政治任务，不忘初心、牢记使命，坚定信心、保持清醒，以对党和人民高度负责的精神坚决打赢疫情防控阻击战。

会议强调，要全面加强党对疫情防控工作的领导，充分发挥党的政治优势、组织优势、密切联系群众优势，让党旗在防控疫情斗争第一线高高飘扬。要把基层抓得更牢，发挥基层党组织战斗堡垒作用、共产党员先锋模范作用，当好群众的贴心人和主心骨，充分依靠群众、发动群众，用好网格化管理功能，打好群防群控人民战争。要把重点盯得更紧，坚持联防联控，持续落实机场、车站、商场、市场等重点部位防控措施；坚持分类指导，以更集中的力量、更严格的措施抓好重点地区防控工作。要把漏洞找得更准，坚持底线思维，杜绝麻痹大意，以问题为导向不断查找防控短板，确保不留死角、不留隐患。要把保障做得更强，全力做好疫情防控物资、日常生活必需品的生产供应，严厉打击哄抬物价、囤积居奇等投机行为。要把责任压得更实，各级党政领导干部特别是主要领导干部要坚守岗位、靠前指挥，各级指挥部要充实力量、主动作为，强化属地管理，确保守土有责、守土尽责；加大督导力度，力戒形式主义、官僚主义，对工作不力、敷衍塞责的坚决查处问责。要把信心鼓得更足，坚持正确的舆论导向，科学把握疫情防控舆论引导工作的时度效，回应好社会关切，宣传好防疫知识，解读好防控政策，报道好防控一线感人事迹，凝聚起众志成城、共克时艰的强大正能量。

（记者：李铮。原载于《河南日报》2020 年 1 月 30 日 01 版）

中共河南省委印发《关于深入贯彻落实习近平总书记重要指示精神切实加强党的领导紧紧依靠人民群众打赢疫情防控阻击战的通知》

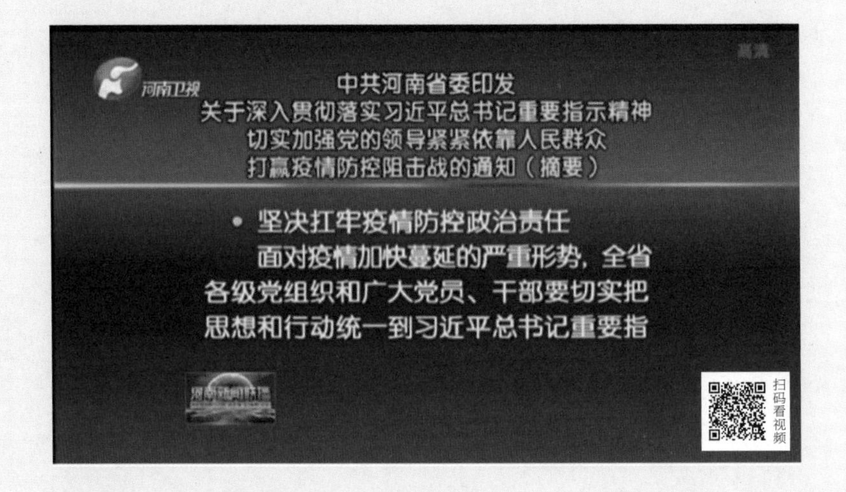

近日，中共河南省委印发了《关于深入贯彻落实习近平总书记重要指示精神切实加强党的领导紧紧依靠人民群众打赢疫情防控阻击战的通知》。全文如下：

为深入贯彻落实习近平总书记重要指示精神和党中央决策部署，切实加强党的领导，充分发挥基层党组织战斗堡垒和党员先锋模范作用，紧紧依靠人民群众打赢疫情防控阻击战，根据《中共中央关于加强党的领导、为打赢疫情防控阻击战提供坚强政治保证的通知》要求，结合我省实际，现将有关事项通知如下。

一、坚决扛牢疫情防控政治责任。新型冠状病毒感染的肺炎疫情发生以来，以习近平同志为核心的党中央高度重视，习近平总书记多次做出重要指示、主持召开会议，对疫情防控工作进行研究部署，提出明确要求。1 月 27 日，习近平总书记就各级党组织和广大党员、干部要在打赢疫情防控阻击战中发挥积极作用做出重要指示。习近平总书记的重要指示，充分体现了我们党对人民高度负责的情怀与担当，为我们做好疫情防控工作提供了强大思想武器和科学行动指南。疫情就是命令，防控就是责任。面对疫情加快蔓延的严重形势，全省各级党组织和广大党员、干部要增强“四个意识”、坚定“四个自信”、做到“两个维护”，切实把思想和行动统一到习近平总书记重要指示精神上来，把打赢疫情防控阻击战作为当前的重大政治任务，把人民群众生命安全和身体健康放在第一位，按照坚定信心、同舟共济、科学防治、精准施策的要求切实做好工作，把党的政治优势、组织优势、密切联系群众优势转化为疫情防控的强大政治优势，让党旗在防控疫情斗争第一线高高飘扬。

二、各级党委（党组）要统一领导、统一指挥、统一行动。加强省疫情防控指挥部组织领导，增派省级领导干部强化值班调度，现场办公、高效工作，统筹做好遏制疫情蔓延、救治疫病患者、整合医护力量、应急值班值守等各项工作。省指挥部各成员单位要强化“一盘棋”思想，在协同作战、落实落细上下功夫，避免多头指挥、打乱仗。派出由省领导牵头的工作指导组，与各地一起做好疫情防控工作。对物资保障、教育工作、宣传引导、社会维稳、市场供应等出现的新情况新问题，组建由省领导牵头的工作专班，及时研判、科学调度、妥善处置。各地要严格落实属地责任，各级疫情防控指挥部要充实力量、主动作为，健全日研判日调度和专题研究制度，结合各自实际及时查找问题、完善举措，切实增强工作针对性有效性，把基层抓得更牢、重点盯得更紧、漏洞找得更准、保障做得更强、责任压得更实、信心鼓得更足，确保各项措施落实到位。

三、各级领导干部特别是主要负责同志要深入一线、靠前指挥。要把疫情防控工作作为考验党性观念、检验初心使命的试金石和磨刀石。各级领导干部特别是主要负责同志要既当“指挥员”、又当“战斗员”，带头执行领导分包责任制、带队值守重要卡点重点部位、24小时领导带班制度，带头深入疫情防控一线，及时发声指导、及时掌握疫情、及时采取行动、及时回应群众关切。要坚持问题导向，统筹解决防控工作中的重大事项、重大问题，针对基层医疗资源短缺问题，加快建设、改造专业医院、发热门诊和留观场所，采取对口支援、专家团队下乡、远程诊疗等方式下沉防疫资源；针对排查中专业化水平不足问题，编制统一的工作规范手册印发到村组，推广简便易学防护措施；针对基层防护物资不足问题，帮助应急物品生产企业迅速复工复产，统一调配医疗物资优先支持重点地区；针对市场经营秩序波动问题，抓好市场应急稳价保供，依法打击哄抬物价等行为。要严格政治纪律和工作纪律，力戒形式主义、官僚主义，决不允许有令不行、有禁不止，决不允许推诿敷衍、拖沓应付。要加强督导检查，对工作不力、失职渎职影响疫情防控的，要严肃追责问责。对漏报、瞒报、迟报疫情信息的，要依法依规严肃查处。

四、以基层党组织为引领构筑群防群治的严密防线。各基层党组织要拓展运用大抓基层大抓支部的有效做法，充分发挥战斗堡垒作用，严格按照“外防输入、内防扩散”的要求，落实以城市社区和行政村防控为主的综合防控措施，形成“党政牵头、社区（村）动员，群防群控、稳防稳控”的工作格局。以农村和社区党组织为主，包村干部、村警、村医、村民联动，组织开展网格化、地毯式排查，城区排查到社区、到楼栋、到房号，农村排查到乡镇、到村组、到家庭，做到县不漏乡、乡不漏村、村不漏户、户不漏人，不留空白、不留死角，构建以村保乡、以乡保县和以小区保社区、以社区保城区的防控体系。各级医疗卫生机构单位党组织要组织广大党员和医护人员，织密织牢预检分诊和发热门诊“两张网”，对发热病人第一时间进行检测，可疑病人第一时间隔离观察，严把疫情传播第一道防线。机关、企事业单位和学校、科研院所等党组织要认真履职尽责，提前研究上班、复工和开学后的防控措施，制定工作预案和防护要求，扎实做好本部门、本单位、本行业的防控工作。

五、充分发挥广大党员先锋模范作用。广大党员要冲锋在前、战斗在前，坚决服从党组织分配的工作任务，坚定站在疫情防控第一线。各级党委（党组）要会同卫生健康等部门和单位，动员和选派专家和医护人员中的党员、干部勇挑重担、迎难而上，在医疗救护、科研攻关、基础预防等岗位发挥模范作用。在疫情防控期间，抽调人员临时组建的工作班子都要成立临时党组织，做到哪里任务险重哪里就有党员当先锋做表率。广泛设置党员“先锋岗”“示范岗”“责任区”，引导广大党员亮明身份，在疫情斗争中经受考验。要组织广大农村、社区党员，当好进村入户排查员、疫情防控宣传员、居家隔离服务员，做好群众工作，稳定情绪、增强信心，不信谣、不传谣，当好群众的贴心人和主心骨。

六、激励引导各级党组织和广大党员、干部担当作为。要把疫情防控一线作为历练干部、培养干部的重要战场，把领导班子和领导干部在疫情防控斗争中的实际表现作为考察其政治素质、宗旨意识、全局观念、驾驭能力、担当精神的重要内容，对表现突出的，要表扬表彰、大胆使用。要关心关爱奋战在疫情防控斗争一线的党员、干部和医务工作者，加强思想政治工作、心理疏导和人文关怀，配备必要的防护设施，提供必要的工作生活保障，帮助解决实际困难，解除后顾之忧。要弘扬友爱、奉献、互助的人文精神，对来自疫区的群众伸出温暖之手，在做好监测排查的同时，积极提供关怀帮助。

七、凝聚全社会众志成城、共克时艰的强大合力。各级党组织和广大党员要广泛动员群众、组织群众、凝聚群众，引导群众积极支持、主动参与疫情防控工作。要充分运用新媒体技术、融媒体渠道，科学把握疫情防控舆论引导工作的时度效，切实做到发布疫情信息及时有效，宣传防疫知识生动管用，报道一线做法真实可信，提振全社会抗击疫情的信心决心。要充分利用农村“大喇叭”、社区“小喇叭”、短信提醒、微视频等，制作通俗易懂、接地气的标语、一封信和明白卡，主动解读疫情防控措施、宣传防疫知识，做到家喻户晓、人人皆知。要积极动员各群团组织和社会力量参与疫情防控，及时总结宣传在疫情防控斗争中涌现出的先进典型和感人事迹，凝聚强大精神力量，紧紧依靠人民群众坚决打赢疫情防控阻击战。

各级党委（党组）动员党组织和广大党员、干部在防控疫情斗争中发挥作用的情况，要及时报告省委。

（原载于《河南日报》2020 年 1 月 30 日 01 版）

省委省政府召开专题会议部署下一步疫情防控工作

全面贯彻落实党中央国务院部署要求
扎实做好节后复工复学疫情防控工作

王国生主持　尹弘出席

2月2日，省委、省政府召开专题会议，传达党中央、国务院部署要求，研究部署节后复工复学疫情防控等工作。省委书记王国生主持，省长尹弘出席。

会议传达学习了中央应对新型冠状病毒感染肺炎疫情工作领导小组有关疫情防控工作的安排部署。会上，省委直属机关工委、省人社厅、省工信厅、省教育厅、省交通运输厅、省生态环境厅、省住建厅、省商务厅、省机关事务管理局、省卫健委、中国铁路郑州局集团有限公司、郑州市等单位和部门有关负责同志先后发言，围绕做好下一步疫情防控工作提出意见建议。

会议强调，当前正处于打好疫情防控阻击战的关键时期，节后人员返程高峰将对疫情防控带来新的挑战与考验。要深入贯彻落实习近平总书记关于疫情防控工作的重要讲话指示精神，全面落实党中央、国务院部署要求，充分认识疫情防控的复杂性和严峻性，坚持战时标准、保持战斗状态，严守阵地不麻痹、持续作战不松懈，高效有序做好复工复学疫情防控和服务保障工作，全力打赢疫情防控阻击战、持久战。

会议要求，要落实分类指导、错峰返程要求，有序安排人员流动，在严格落实疫情防控措施的同时，抓好保安全、保畅通、保服务工作；持续做好重点部位防控检测工作，认真落实交通工具消杀措施，严防疫情通过交通工具蔓延传播。

会议要求，要坚持分类集中、直达输送，科学制定运送方案，引导农民工有序返岗；加强政策引导，强化服务保障，促进农民工就地就近就业，积极扶持返乡农民工创业，减少人员流动，缓解运输压力。

会议要求，要做好机关事业单位人员返岗工作，加强疫情监控，强化日常防护，筑牢疫情防控防线；落实错峰到岗，推广网上办公，保证各项工作正常有序运转。要抓好高校和中小学、幼儿园学生有序返校，错峰安排返校时间，做好工作预案，做细防疫规范，做实防控措施，扎实做好校园疫情防控工作。

黄强、穆为民、江凌、舒庆参加会议。

（记者：李铮。原载于《河南日报》2020 年 2 月 3 日 01 版）

王国生到新乡市检查疫情防控农业生产等工作时强调

加强领导堵塞漏洞筑牢疫情阻击防线
牢记嘱托注重统筹扛稳粮食安全责任

2月10日，省委书记王国生到新乡市检查疫情防控、农业生产等工作。

在京港澳高速公路原阳站，交警王新连、防疫人员黄振中与同事们正在对出站车辆进行逐一检测。王国生认真查看入境车辆排查措施，现场了解人员流动情况。他叮嘱大家在守牢疫情防线的同时，切实抓好保安全、保畅通、保服务工作。一辆载着“河南版小汤山医院”施工者的车辆驶下高速，王国生与刚刚完成建设任务的同志们亲切地打招呼，询问沿途交通保障情况，感谢他们为疫情防控做出的贡献。

在原阳县原兴街道前八里村，王国生向驻村干部牛丽敏、村医张国有详细了解检测点值守、重点人员检测等情况，听取一线人员对疫情防控工作的意见建议。他指出，随着复工复产与返程高峰的到来，农村疫情防控形势也在发生变化，要把风险想在前、准备做在前、工作干在前，把应对预案做好，把漏洞短板找准，把工作细节抓实，为父老乡亲筑牢生命健康防线。

一年之计在于春。目前，全省小麦种植面积保持在8500万亩以上，小麦苗情长势如何？王国生十分关心。在原阳县小吴庄的大田里，王国生现场查看土壤墒情和小麦苗情长势，询问病虫害防治、田间管理等情况。在新乡县茹振钢小麦基地，王国生详细了解小麦新品种的播量、产量、抗倒伏性能等情况，听取农业专家关于农业生产的意见建议。王国生说，今年我省小麦苗情长势总体较好，但麦播以来气温偏高，存在旺长情况和发生病虫害的风险，要牢记嘱托，坚决扛稳粮食安全政治责任，在做好疫情防控工作的同时，密切关注苗情长势，以防旺长、防病虫、防冻害为重点，做好春季麦田管理，为全年粮食丰收、农业高质量发展打好基础。

在听取当地疫情防控、脱贫攻坚、农业生产工作汇报后，王国生指出，当前是疫情防控的关键时期，要切实把思想和行动统一到习近平总书记关于疫情防控工作的重要讲话指示精神上来，时刻保持强烈的问题意识，密切关注疫情发展态势，全面深入地找差距、补短板、堵漏洞，坚决筑牢疫情防控坚固防线。要在思想认识上查短板堵漏洞，认清疫情发展严峻性复杂性，保持清醒不麻痹，保持定力不焦躁，保持斗志不松懈，坚定不移把疫情防控作为当前工作的重中之重。要在全面排查上查短板堵漏洞，控制传染源不漏一人、不少一处，阻断传播链不留死角、不留隐患，坚决把早发现、早报告、早隔离、早治疗要求落细落实。要在组织协调上查短板堵漏洞，深化细化联防联控责任，消除职责盲区，补强薄弱环节，建立健全无缝对接、高效有序的工作体系与防控链条。要在全力救治上查短板堵漏洞，落实“集中患者、集中专家、集中资源、集中救治”原则，聚焦危重病人，实施精准救治，最大力度提高治愈率、降低病死率，全力维护群众生命健康安全。

穆为民参加活动。

（记者：李铮。原载于《河南日报》2020 年 2 月 11 日 01 版）

全省统筹推进新冠肺炎疫情防控和经济社会发展工作电视电话会议召开

深入学习贯彻习近平总书记重要讲话精神
坚决打赢疫情防控经济社会发展两场硬仗

王国生讲话　尹弘主持　刘伟出席

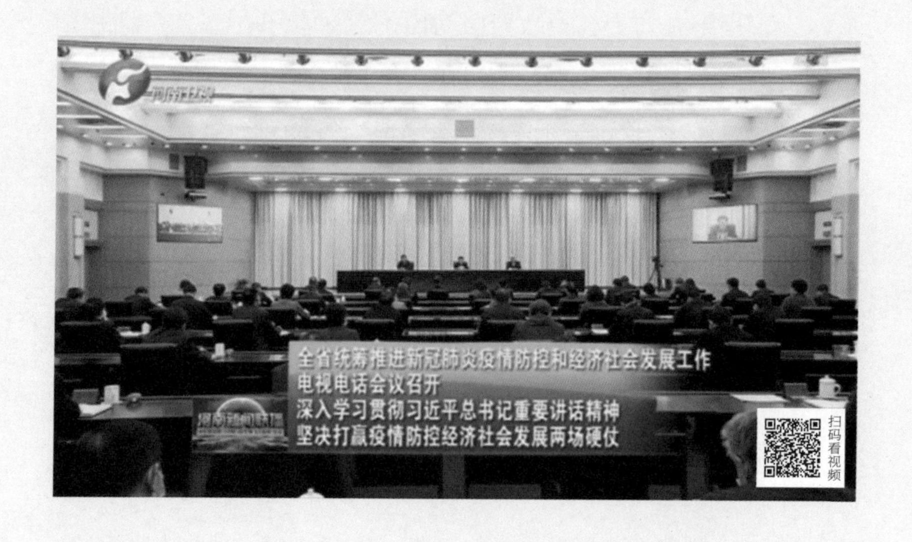

2 月 24 日，全省统筹推进新冠肺炎疫情防控和经济社会发展工作电视电话会议在郑州召开。会议深入学习贯彻习近平总书记重要讲话精神，动员全省上下坚定必胜信念、保持昂扬斗志，以顽强的拼劲韧劲打赢两场硬仗，向党和人民交上合格答卷。省委书记王国生出席会议并讲话，省长尹弘主持会议并讲话，省政协主席刘伟出席会议。

会议指出，新冠肺炎疫情发生以来，习近平总书记时刻把人民群众的生命安全和身体健康挂在心上，亲自指挥、亲自部署，多次发表重要讲话、做出重要指示，及时提出坚定信心、同舟共济、科学防治、精准施策的总要求，明确了坚决遏制疫情蔓延势头、坚决打赢疫情防控阻击战的总目标，带领全党全军全国各族人民，同时间赛跑、与病魔较量，打响了疫情防控的人民战争、总体战、阻击战，经过艰苦努力，目前疫情防控形势积极向好的态势正在拓展。

会议指出，省委、省政府坚持以习近平总书记重要讲话和指示精神为根本遵循，认真贯彻党中央、国务院决策部署，把疫情防控当作一次治理能力的大考，全面加强党的领导，严密防控疫情，全力救治患者，加强应急保供，维护社会稳定，防控工作取得明显的阶段性成效，呈现出新增确诊病例下降、疑似病例下降、聚集性疫情下降等趋势特点。我们这样一个有 1 亿多人口且紧邻湖北，外出务工人员多、综合交通枢纽地位突出、人口流动性强的大省，疫情防控取得这样的进展十分不易。在这一过程中，我们树牢“一盘棋”意识，自觉服从服务全国防控大局，以高度的政治责任感筑牢“中原防线”，力保疫情不向京津冀和周边省份扩散，倾情倾力驰援武汉、驰援湖北，展现了河南担当，为保障国家大局做出了应有贡献。

会议强调，大战尚未结束，大考还在继续。当前，疫情防控正处在最吃劲的关键阶段，基数和存量仍然较大，风险和隐患正在增多，我们一定要保持高度清醒，对我省疫情防控形势的严峻性、复杂性有更充分的思想准备和工作准备。同时，还要看到我们所面临的经济发展压力、社会稳定压力也在增大，统筹推进“两手抓”的任务相当艰巨。自古华山一条路。我们只能向前、不能后退，必须以战斗姿态、必胜信念推动经济社会发展。

会议指出，在这次疫情防控中，不仅全省广大党员干部经受了淬炼、得到了成长，我们对加强党的领导的极端重要性体会也更加深刻。最大的优势还是制度优势，只有在党的坚强领导下，集中力量办大事，才能克服各种艰难险阻、成功应对重大风险挑战。最大的底气还是植根群众，在抗疫过程中，我们充分相信群众、宣传群众、组织群众、依靠群众，激发出了打赢人民战争的深厚伟力。最大的支撑还是基层基础，干在平时才能用在战时，正是这些年我们持续大抓基层基础工作，才在抗击疫情中赢得了更多主动。最强的精神还是勇于斗争，敢于挺身而出，真正豁得出去，以过硬作风争当守护群众的排头兵、凝聚群众的主心骨、服务群众的贴心人。最强的力量还是人心凝聚，通过持续营造学的氛围、严的氛围、干的氛围，全省上下争做出彩河南人，中原大地所汇聚起的正能量愈加强劲，这成为我们抗击疫情的强大软实力。

会议指出，要加强党的领导，坚定抓牢疫情防控不放松，坚定推动高质量发展不动摇，坚持有序推进不忙乱，坚决夺取疫情防控和经济社会发展双胜利。要科学精准防控疫情，把干部带头、依靠群众、全面排查、堵塞漏洞、精准救治坚持始终，严防聚集性疫情发生，严防疫情输入，严防社区传播，不断巩固成果、扩大战果。要有序推进复工复产，坚持专题研究、专班推进、专项突破，有效解决务工人员返岗难、交通物流不畅通、防疫物资缺口大、产业链上下游不配套、企业流动资金短缺等问题；加快推进重点项目建设，做好春耕备耕，促进畜牧水产养殖业全面发展。要坚决打好三大攻坚战，优先安排贫困劳动力劳务输出，优先安排带贫企业复工复产，加快建立健全防止返贫监测和帮扶机制，突出抓好大别山革命老区等“三山一滩”地区脱贫攻坚，夺取脱贫攻坚全面胜利；坚持“治”“建”并重，持续实施污染防治攻坚；超前预判、主动出手，有效防范化解重大风险。要着力优化营商环境，加大企业帮扶力度，提供高效政务服务，与企业共克时艰。要妥善化解社会矛盾，加大民生托底保障力度，绷紧安全生产这根弦，强化舆论引导，维护社会大局稳定。

会议要求，要大抓基层大抓基础。充实基层力量，推动防控资源和力量下沉，坚持在疫情防控和经济社会发展一线考察、识别、评价、使用干部。做实基础工作，坚持党建引领，把区域治理、部门治理、行业治理、基层治理、单位治理有机结合起来，切实提高疫情防控的科学性和有效性。减轻基层负担，创新疫情数据报送机制，防止多头重复向基层要表格，确保基层干部集中精力战疫情、抓发展。

会议要求，要转变工作方式。增强工作的主动性，把事情想在前、干在前，敢于担当、积极作为；提高工作的科学性，掌握专业知识，增强综合能力、驾驭能力、专业能力，把本领锻造得更加高强；提升工作的时效性，健全上下通达的快速反应机制，做到一事一令、直达一线，确保党中央决策部署快速落地见效。

会议对统筹推进疫情防控和经济社会发展进行具体安排部署，强调要保持清醒认识，继续把疫情防控作为当前工作的重中之重，毫不放松抓紧抓实抓细各项防控工作，不忽视任何一个地方，不轻视任何一个环节，坚决打赢疫情防控的人民战争、总体战、阻击战。要科学精准施策，持续提升疫情防控工作水平。强化分区分级精准防控，突出抓好郑州、信阳、南阳等重点地区防控，严格交通管控，有序复工审慎开学，同时完善其他地区差异化防控策略；针对社区、公共交通、公共场所、农村等不同区域，落实落细防控措施，增强防控工作的科学性、精准性、有效性；加强救治危重病人，做好流行病学调查，规范医院感染防控流程，提高治愈率、降低病亡率；全力保障医疗物资供应，支持企业扩大产能，优先保障重点地区、重点行业需要，有序保障市场投放，不断提高疫情防控物资保障水平；关心关爱保护医务人员等防控一线工作者，加强安全保障、生活保障和人文关怀，解决好他们的后顾之忧。要坚持目标导向，统筹做好经济社会发展各项工作。建立与疫情防控相适应的经济社会秩序，有序推动复工复产，抓好农业生产，畅通交通运输，稳妥做好开学准备；精准落实企业纾困解难政策，加大财税金融支持力度，落实社保免减缓政策，降低企业用能成本，持续为市场主体排忧解难；积极扩大有效需求，发挥有效投资关键作用，促进消费回补和潜力释放，为经济平稳运行提供有力支撑；抓好民生各项工作，着力促进返乡农民工、高校毕业生等重点群体就业，兜牢民生保障底线，维护社会稳定，努力实现全年经济社会发展目标任务，确保全面建成小康社会和完成“十三五”规划。

（记者：李铮、张海涛、冯芸。原载于《河南日报》2020年2月25日01版，节选）

省委常委会召开会议

深入学习习近平总书记重要讲话精神 研究统筹推进疫情防控和经济社会发展等工作

3月9日，省委常委会召开会议，深入学习贯彻习近平总书记重要讲话指示和中央会议精神，研究我省贯彻落实意见。省委书记王国生主持会议，省长尹弘出席会议，省政协主席刘伟列席会议。

会议深入学习贯彻习近平总书记在决战决胜脱贫攻坚座谈会、中央政治局常务委员会会议和在北京考察新冠肺炎防控科研攻关工作时的重要讲话精神，强调要深入领会总书记重要讲话精神深刻内涵，准确把握加快建立同疫情防控相适应的经济社会运行秩序的重大要求，坚持疫情防控和经济社会发展两手抓，在双重考验中锤炼作风能力，在真抓实干中砥砺初心使命，以高度的思想自觉和行动自觉，坚决打赢两场硬仗，向党和人民交上合格答卷。

会议指出，我省近期疫情防控形势持续向好，生产生活秩序加快恢复，但疫情境外输入和复工复产之后人员流动带来的双重风险不容忽视。要慎终如始抓实抓细防控工作，坚持对疫情警惕性不降低，防控要求不降低，严格落实“四早”措施，密切关注人员密集的企业、场所等重点部位，持续抓好社区、单位防控工作，落实口岸疫情防控措施，完善应急预案，坚决防止疫情反弹。

会议强调，要以推动企业复工达产为重点，统筹推进经济社会发展各项工作。要精准有序推动复工达产，落实落细援企稳岗政策，打通服务企业的最后一公里，实现人财物有序流动、产供销有机衔接、内外贸有效贯通。要扩大内需拉动，稳定居民消费，加快释放新兴消费潜力，着力推进重大项目和基础设施建设。要坚持开放带动，稳住外贸外资，创新招商方式，转变外贸发展方式，做好优进优出文章。要优化经济结构，坚定不移贯彻新发展理念，深化供给侧结构性改革，持续优化产业结构、需求结构、城乡结构、动力结构，推动经济高质量发展。

会议听取我省春季农业生产和脱贫攻坚工作汇报，指出要全面落实习近平总书记关于春季农业生产和脱贫攻坚工作的重要讲话指示精神，坚决扛稳国家粮食安全政治责任，以防治病虫害和冻害为重点抓好麦田管理，全力做好春耕春播生产，努力夺取夏粮丰收。要聚焦“三山一滩”，攻克深度堡垒，抓好重点县村挂牌督战，推进脱贫攻坚和乡村振兴战略有机衔接，确保高质量完成脱贫攻坚任务。

会议听取我省教育系统疫情防控工作情况的汇报，指出要压实工作责任，抓细防控措施，筑牢校园防控阵地；抓好网上教学，确保停课不停教、停课不停学，以疫情防控倒逼学校公共卫生标准体系建设和信息化教学，全面提升教育现代化治理能力和水平。

会议学习贯彻中央书记处关于群团工作的重要指示精神，强调要坚持正确政治方向更加坚定，服务中心大局工作更加有力，推进群团深化改革更加有效，服务群众更加主动，为夺取疫情防控和经济社会发展双胜利做出更大贡献。

（记者：李铮、冯芸。原载于《河南日报》2020 年 3 月 10 日 01 版）

雄　关

突如其来的新冠肺炎疫情肆虐湖北武汉、蔓延华夏大地，成为新中国成立以来传播速度最快、感染范围最广、防控难度最大的重大突发公共卫生事件。生命重于泰山，疫情就是命令，防控就是责任，一场力度空前的疫情防控人民战争、总体战、阻击战全面打响。长江向北是黄河，湖北向北是河南。一亿河南人民勠力同心，筑起一道坚不可摧的中原防线，筑起一座不可逾越的巍巍雄关。中共河南省委宣传部指导河南广播电视台拍摄制作了《雄关》电视专题政论片，讲述疫情防控中先进典型、英雄人物不畏艰险、牺牲奉献的故事，讲述“90 后”“00 后”在疫情中历练成长的故事，揭示故事背后中国共产党的坚强领导、中国特色社会主义制度的优越性、人民是创造历史的英雄等基本原理，引发社会各界广泛共鸣。

第一集　河南力量

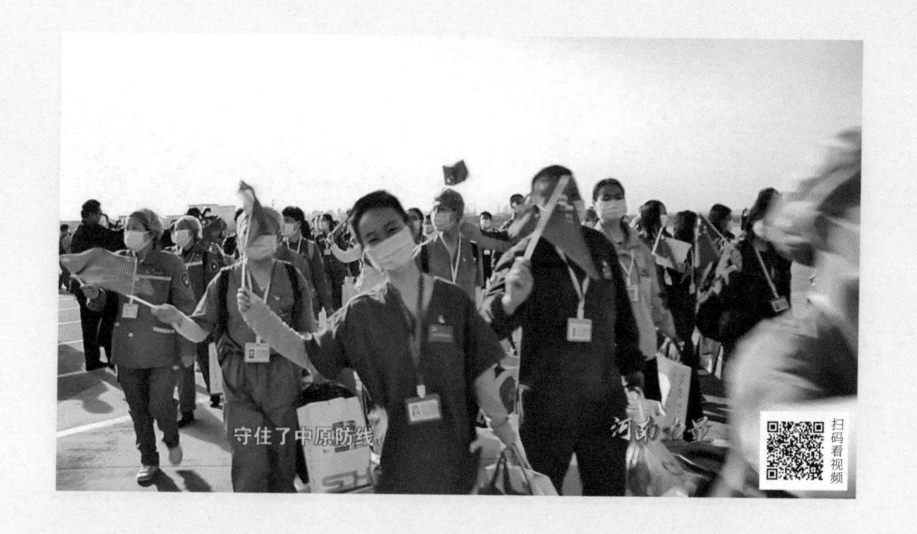

河南有 1 亿人口，望北向南、承东启西，做好河南的疫情防控工作，确保疫情不向京津冀和周边省份扩散，关乎全国战“疫”大局。河南省委、省政府坚决扛稳扛牢重大政治责任，第一时间部署、动员、落实，全省 20 多万个基层党组织全面应战，500 多万名党员挺身而出，86 万名医护人员、17.7 万名民警辅警、1.35 万名驻村第一书记、300 多万名志愿者请战一线，各社区路口及村口设置疫情防控卡点，各级党组织书记及工作人员入户排查，用“大数据 + 网格化”科技手段精准阻断疫情传播链条，分类分批推动企业复工复产、学校复课复学，守住了中原防线，展示了河南力量。

第二集　中流砥柱

相传是大禹治水时留下的镇河石柱
扫码看视频

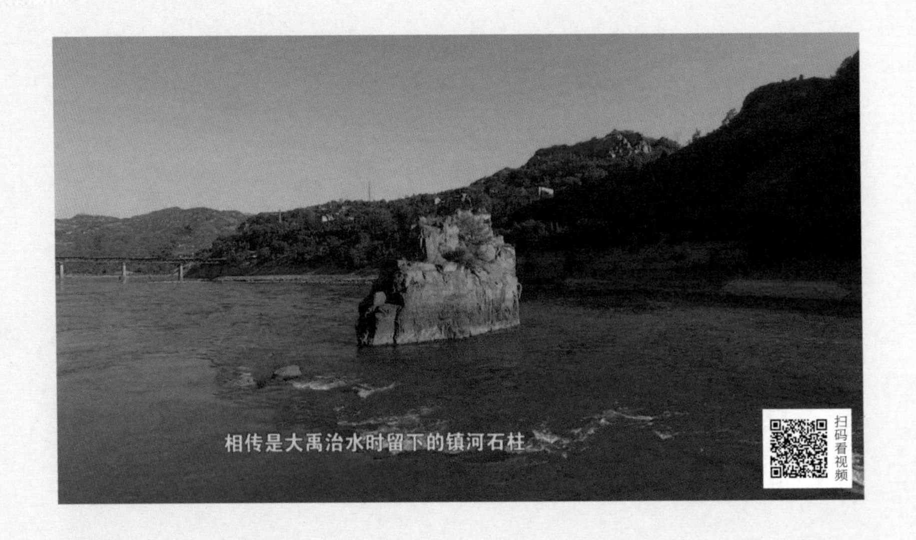

每逢国家危难、民族危亡，中流砥柱就成为一种绝不屈服、绝不低头、绝不妄自菲薄的精神坐标。在抗击新冠肺炎疫情的伟大斗争中，“中流砥柱”再一次成为一种群体人格的写照。各级党组织发挥强大凝聚力战斗力，构筑抗击新冠肺炎疫情一线坚实堡垒。党员干部发挥先锋模范作用，不怕牺牲、攻坚克难，坚守自己的阵地，带着“我是党员我先上”的锐气，书写新时代“中流砥柱”的历史丰碑。

第三集　江河同心

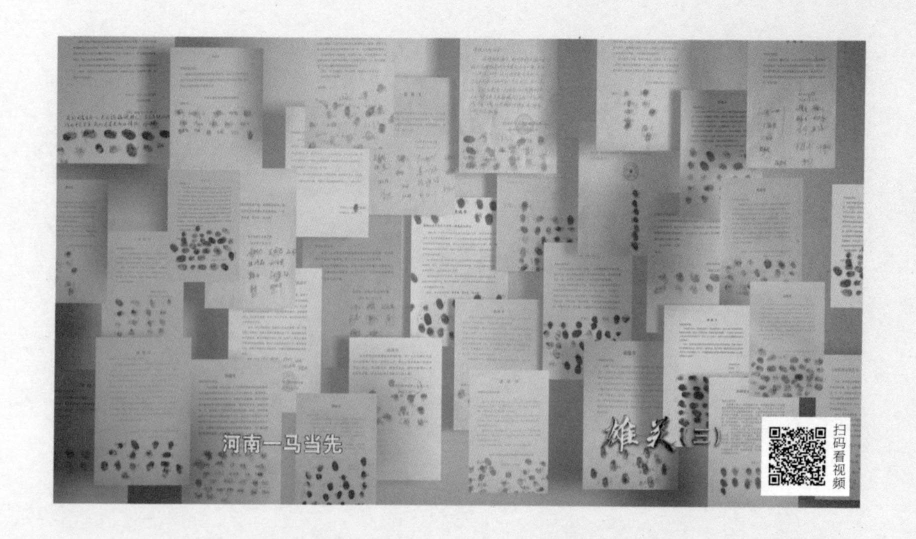

面对来势汹汹的新冠肺炎疫情，河南省委紧跟习近平总书记和党中央号令，树牢“全国一盘棋”思想，倾情倾力驰援武汉，15批共1281名医护人员奔赴湖北，身处与患者“零距离”接触之险、用手掏粪石之脏、丧父之痛……河南医疗企业争分夺秒抢生产，九成以上医用防护服、六成以上医用口罩发往湖北，速冻食品、方便食品、蔬菜源源不断运往武汉……精心照顾滞留河南的湖北籍隔离人员、全力救治湖北籍病患……黄河长江血脉相连，河南湖北心手相牵，奏响了守望相助、共克时艰的“江河同心”曲。

第四集　平凡英雄

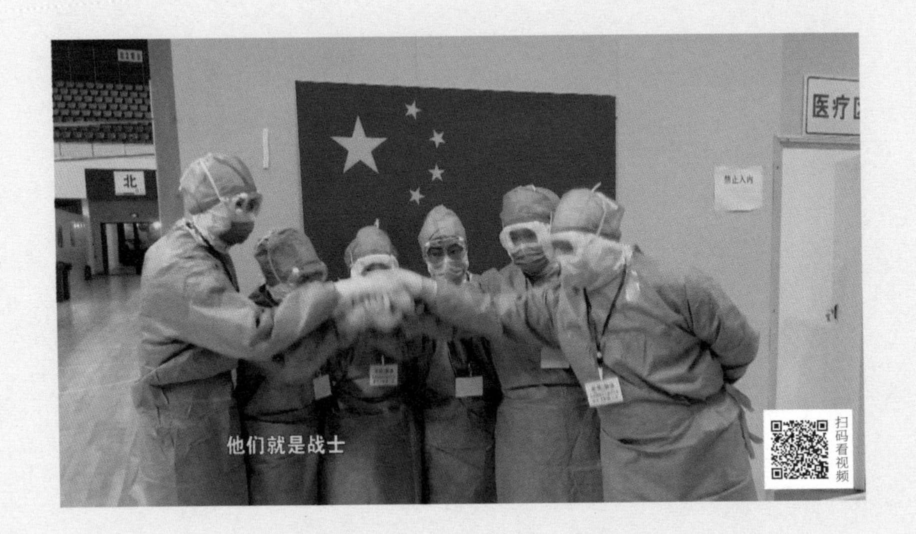

伟大出自平凡，英雄来自人民。新冠肺炎疫情带给中华民族巨大伤痛的同时，也使伟大的民族精神在危难中迸发、在磨难中锻造，千千万万个平凡的中国人挺身而出，不分昼夜奋战在抗击疫情的战场。医护人员、人民警察、货车司机、快递小哥、创业青年，都用自己不同的方式发光发热，用平凡之躯演绎着逆行者、坚守者、奉献者不平凡的动人故事，焕发出夺目的英雄光辉。

第五集　青春战歌

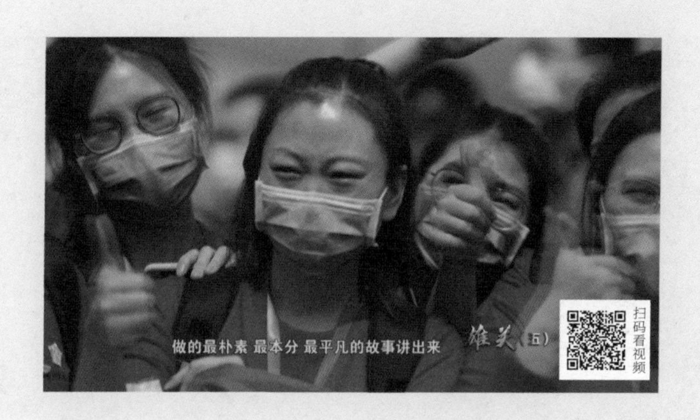

面对突如其来的疫情，“90后”“00后”能否扛住风雨？能否担起责任？能否成为值得信赖和托付的新生力量？疫情阻击战，他们用行动做出了回答。从一名还没毕业的大学生到奋战在战“疫”一线的病毒检测员；从家人眼中的孩子到瞒着父母奔赴武汉的“黑眼圈”护士；从想为武汉出一份力的19岁医院保洁志愿者，到向全世界介绍郑州抗疫经验的博士生，再到投身家乡战“疫”、助力脱贫攻坚的大学生服务团，和深入战“疫”一线报道的记者……“90后”“00后”在磨砺中成长，用行动回答了“什么才是最好的青春”，展现了中国明天的国家力量。正如习近平总书记回信勉励北京大学援鄂医疗队全体“90后”党员中所指出的，他们不畏艰险、冲锋在前、舍生忘死，彰显了青春的蓬勃力量，交出了合格答卷。

第六集　向阳而生

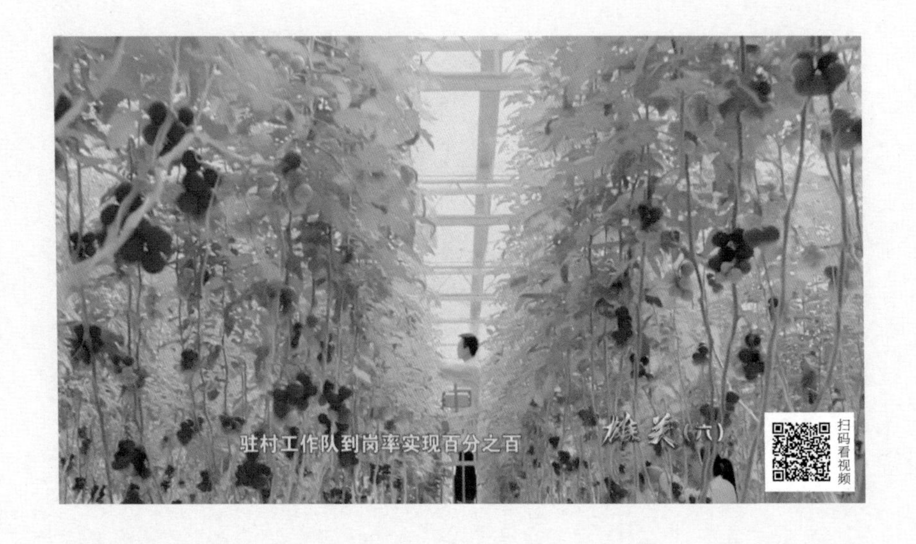

面对新冠肺炎疫情对经济社会的冲击，河南省委、省政府按照党中央部署，一手统筹推进疫情防控，一手抓经济社会发展，努力实现全年经济社会发展目标任务。复工复产有序进行，复学复课稳妥推进，对外开放从未停步，脱贫攻坚决胜收官。疫情带来苦难，但也带来历练。河南的企业家、个体经营者在政府政策扶持下，转危为机，砥砺前行，新产业、新业态、新模式快速成长。2600 多万学生在教育部门统筹安排下，安全有序复学复课。脱贫攻坚各项工作马力全开，驻村工作队到岗率百分之百，扶贫项目开工率 94% 以上。中原儿女以舍我其谁的担当与力量战胜了疫情。在广袤的中原大地上，城市，复苏繁荣；生活，向阳而生。

全力战“疫”

河南，位于大河中流，华夏中土，天然的地理区位，璀璨的千年文明，注定她要在重大的历史关头，承担起击楫中流、奋战中坚的光荣使命。在这场抗疫的人民战争、总体战、阻击战中，河南省委、省政府带领全省人民，以中坚力量，顶住了疫情攻势，守住了中原防线，展现了大省担当、河南力量，为全国抗疫大局做出了贡献。全省人民携手并肩，共同融汇成一条不屈不挠、勇往直前的大河，一条雄伟壮阔、生生不息的大河。

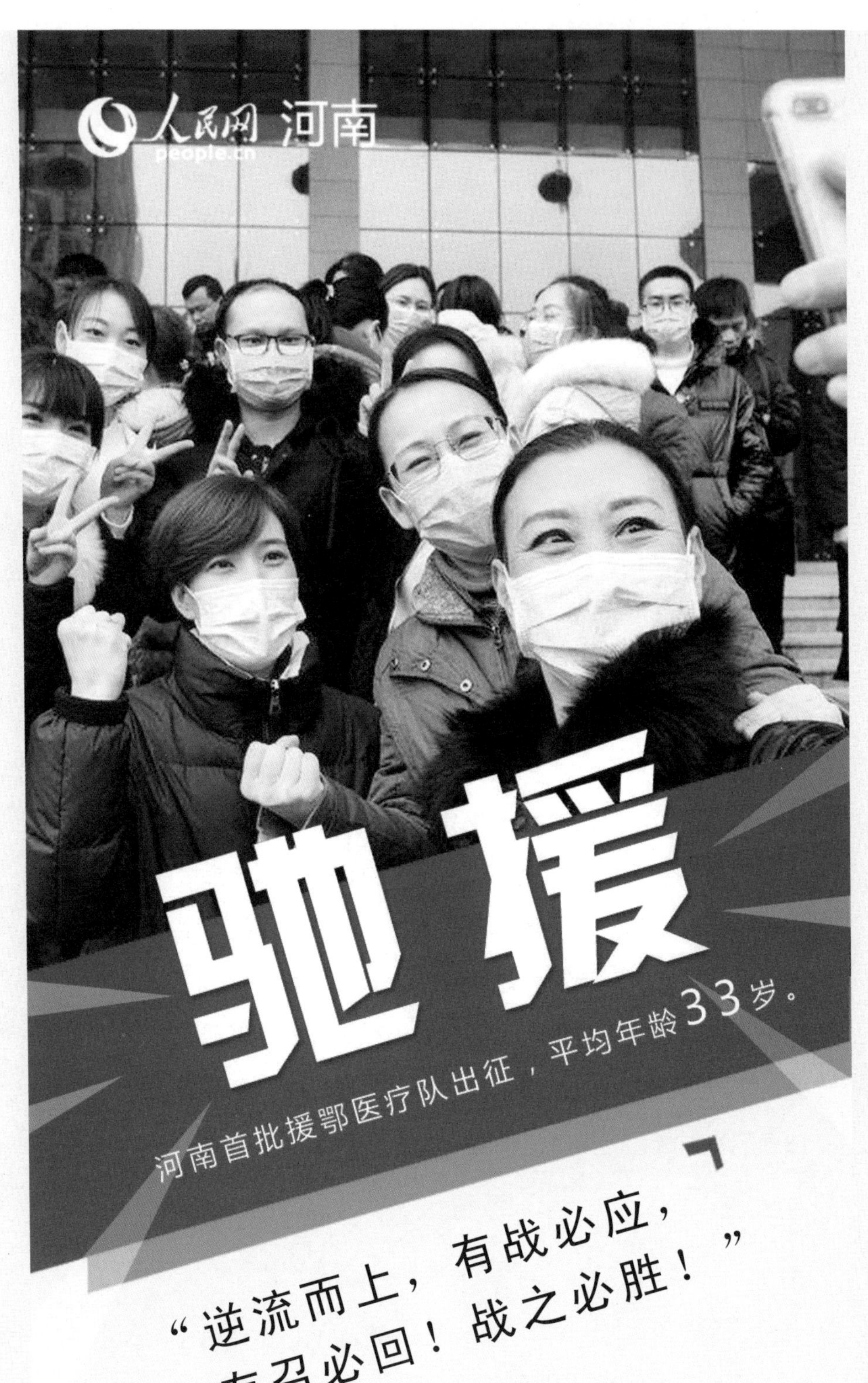
人民网 河南
people.cn
驰援
河南首批援鄂医疗队出征，平均年龄33岁。
“逆流而上，有战必应，
有召必回！战之必胜！”

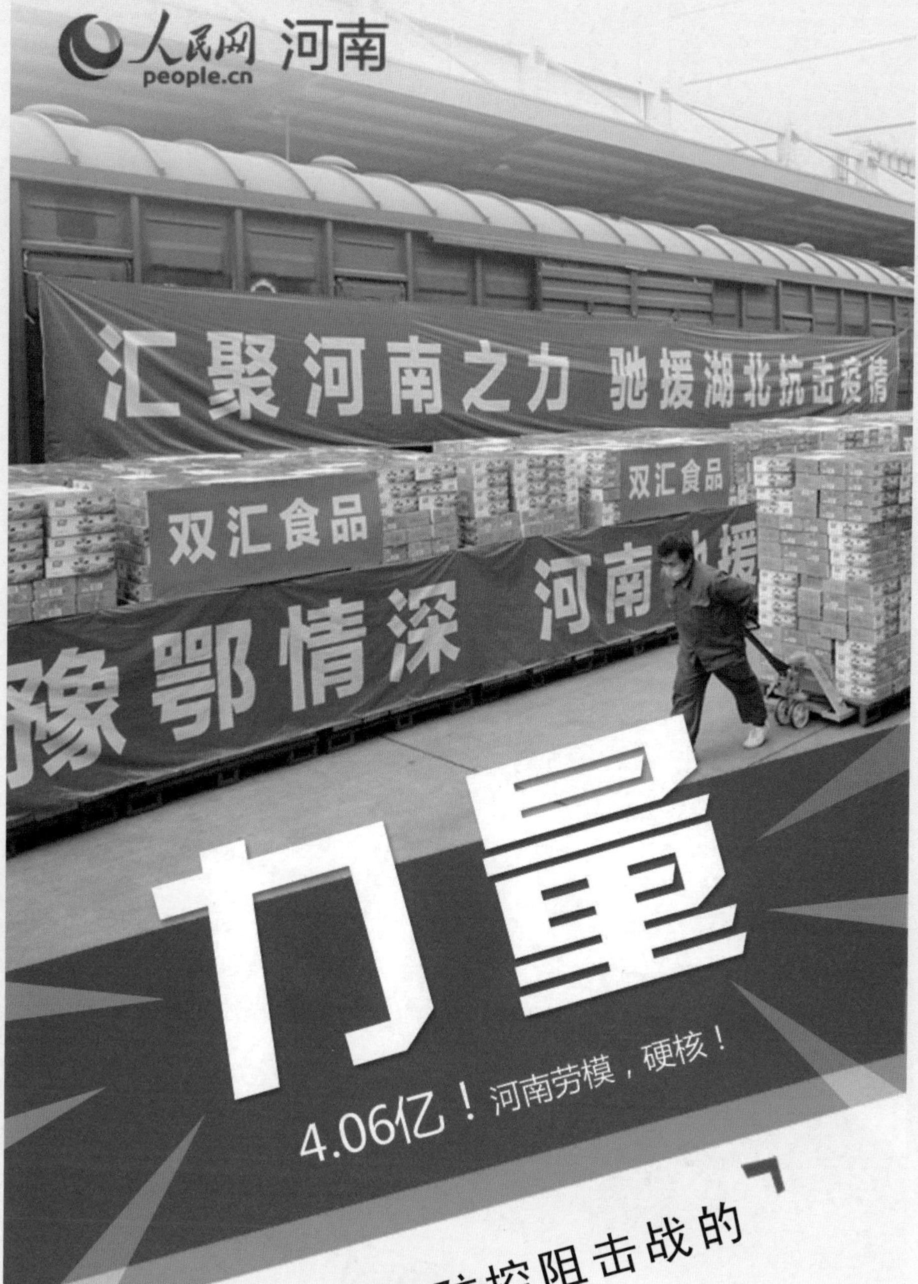

人民网 河南
people.cn

力量

4.06亿！河南劳模，硬核！

汇聚打赢疫情防控阻击战的
“河南力量”。

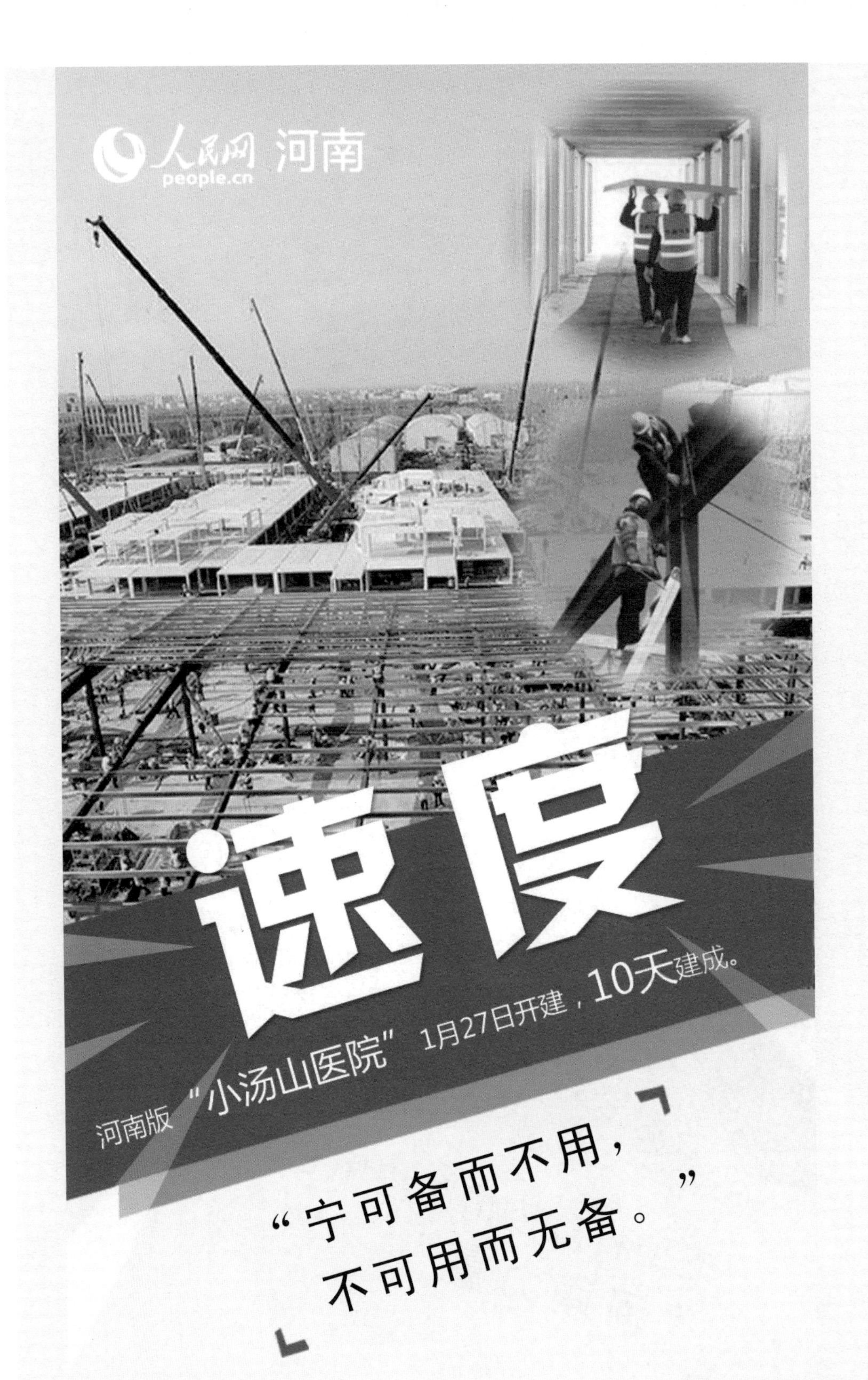
人民网 河南
people.cn
速度
河南版"小汤山医院"1月27日开建，10天建成。
"宁可备而不用，
不可用而无备。"

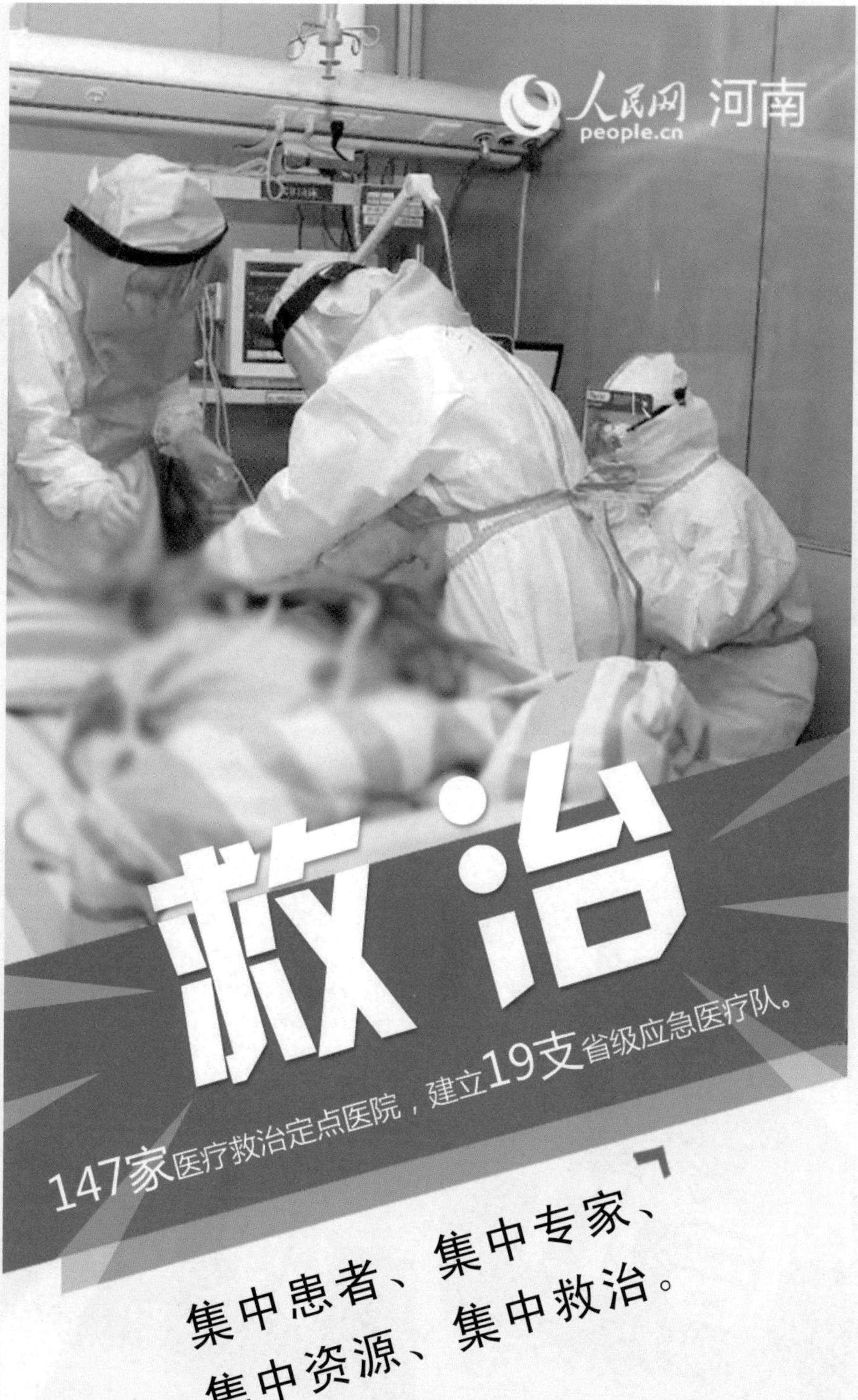

人民网 河南
people.cn

救治

147家医疗救治定点医院，建立19支省级应急医疗队。

集中患者、集中专家、
集中资源、集中救治。

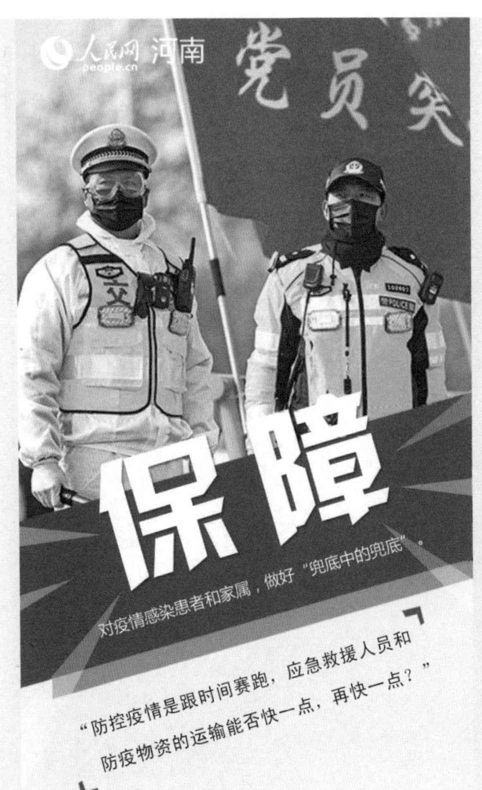
人民网 河南
people.cn
保障
对疫情感染患者和家属，做好"兜底中的兜底"。
"防控疫情是跟时间赛跑，应急救援人员和防疫物资的运输能否快一点，再快一点？"

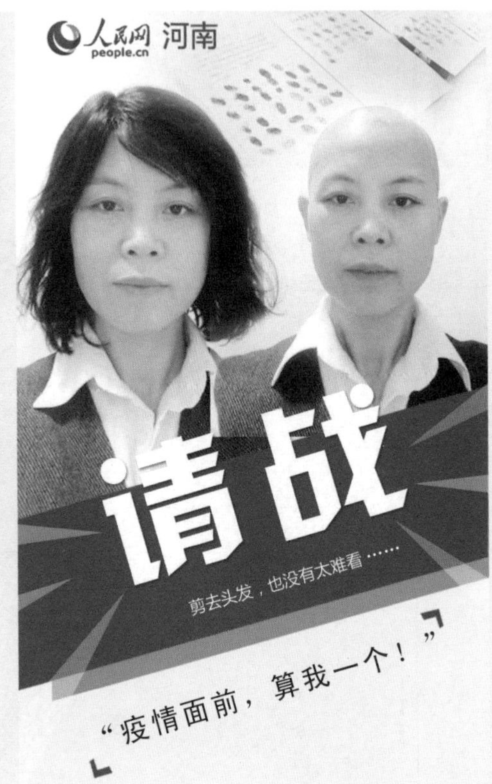
人民网 河南
people.cn
请战
剪去头发，也没有太难看……
"疫情面前，算我一个！"

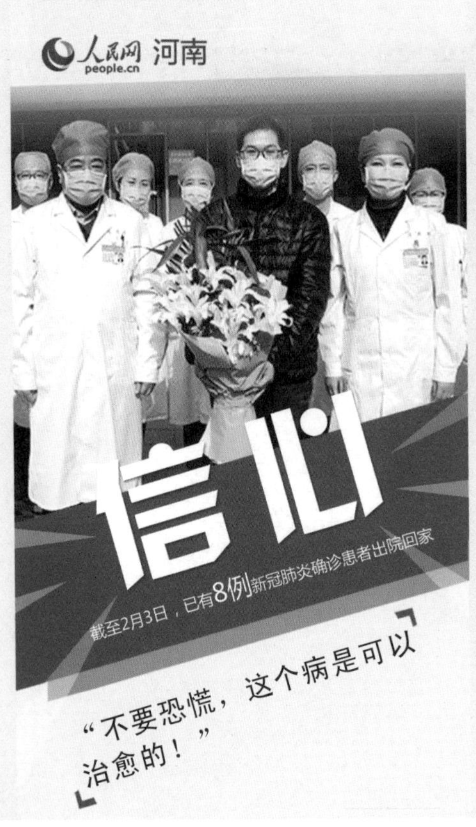
人民网 河南
people.cn
信心
截至2月3日，已有8例新冠肺炎确诊患者出院回家
"不要恐慌，这个病是可以治愈的！"

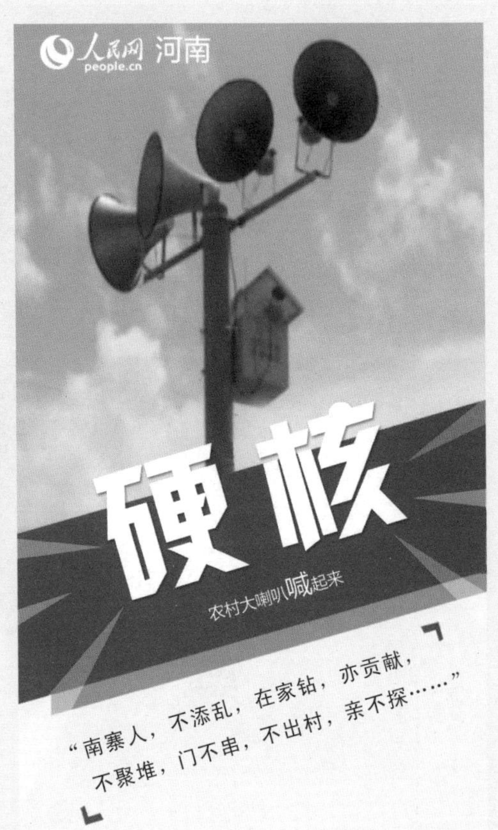
人民网 河南
people.cn
硬核
农村大喇叭喊起来
"南寨人，不添乱，在家钻，亦贡献，不聚堆，门不串，不出村，亲不探……"

北京、湖南、河南、江苏等地加强社区联防联控

织密防控网　防疫保健康

防控疫情，口罩的需求猛增，由此产生大量废弃口罩。如何防止二次污染?

1月31日上午10点，郑州市二七区长城康桥华城社区门口，一名居民刷卡出门，来到黄色垃圾桶旁。桶上写着几个大字——“废弃口罩专用”。只见她摘掉口罩，用塑料袋包裹，掀开桶盖，扔了进去。旁边背药桶的垃圾分类督导员上前，对着垃圾桶内喷雾消毒。一小时后，一辆厢式货车驶来。车上两人，身穿蓝色防护服，面戴口罩。

“他们是废弃口罩收运员。为防止交叉感染，人员专门指定，负责全区，不再换班。”二七区垃圾分类办公室负责人吕春林介绍说。二七区共设758个废弃口罩回收点，1月28日以来，收集废弃口罩3288个，消杀垃圾分类容器10866个。

1月27日，郑州市下发紧急通知，要求在居民小区、机关企事业单位等，增设专门垃圾容器，用于收集废弃口罩。废弃口罩的收集运输采取专车专用，不得在垃圾中转站与其他垃圾混合压缩。规范分类后，废弃口罩运送至焚烧发电厂，进行无害化焚烧处理。

（记者：王君平、何勇、马跃峰、姚雪青。原载于《人民日报》2020年2月1日04版，节选）

抗击疫情·河南时刻：创新机制　密织乡村防控网

新型冠状病毒肆虐，疫情并没有因为“年”的到来而放缓脚步。作为与湖北省相邻的省份，河南省与湖北省向来交往密切，河南更有过亿人口，是全国排名靠前的劳务输出大省，春节期间返乡人员多、流动量大、动态管理难。防止新型冠状病毒在乡村扩散，河南能担当起责任吗？

1月25日农历正月初一，河南率先启动防控新型冠状病毒肺炎疫情一级响应。当日，与湖北接壤的南阳市、信阳市对全市高速公路和普通公路实行交通管制，并加强疫情排查和重点管控……

外防输入、内防扩散　党员干部领头干

“决不能让疫情从咱这个卡点突破！”

在339省道信阳市商城县余集镇迎水村路段，由党员带头的值勤人员24小时驻守。他们戴着防护口罩，一边清理路面积雪，一边对车辆进行消毒、检测人员体温，对外来车辆进行劝返。

疫情发生以来，各地基层党组织和党员身先士卒，哪里有疫情有群众，哪里就体现着党员的先锋模范作用。

河南省委常委、组织部部长孔昌生在信阳市指导疫情防控工作时表示，党员干部要把防控疫情作为砥砺初心的“磨刀石”，带头冲在最前沿，在防疫工作中发挥重要作用，为广大群众营造踏实安定的生活环境。

辉县市张村乡裴寨村党支部书记裴春亮是全国劳动模范、全国道德模范，他同时以春江集团党委书记身份，向新乡市红十字会捐款500万元。这是新乡市红十字会自成立以来收到的最大单笔捐款。裴春亮动情地说："在危及生命健康的关键时刻，我想到的第一个问题就是入党为了啥，党员该干啥。"

42岁的周口市沈丘县白集镇田营行政村党支部书记王国辉是一名老兵，大年三十晚上，他组织村民在基地采收了5吨蔬菜，只身一人开车运往武汉火神山医院工地，帮卸完蔬菜后又驾车赶回沈丘。"去武汉前，我和车都进行过全面消毒，并在大棚里准备了基本生活用品。要对父老乡亲负责！"王国辉说。回去后，他在蔬菜大棚已自我隔离十来天。

前几天，本是商丘市民权县孙六镇女干部卢倩的婚期，不少亲朋好友问询，卢倩直截了当回复："不给国家添乱，更是工作需要。等疫情走了，我们再结婚！"没空结婚的卢倩，却不停为工作忙碌：进村入户排查全镇武汉返乡务工人员、宣传新型冠状病毒肺炎预防知识、参加全镇疫情防控紧急会议……"急事难事面前，党员干部就得冲到一线！"卢倩说。

哪里有险情，哪里就有党员身影；哪里有需要，哪里就有党旗飘扬。"我是党员，我先上！"河南省20余万个基层党组织500多万名党员主动亮身份，为前驱、做表率，彰显了党员的初心使命，起到了中流砥柱的作用。

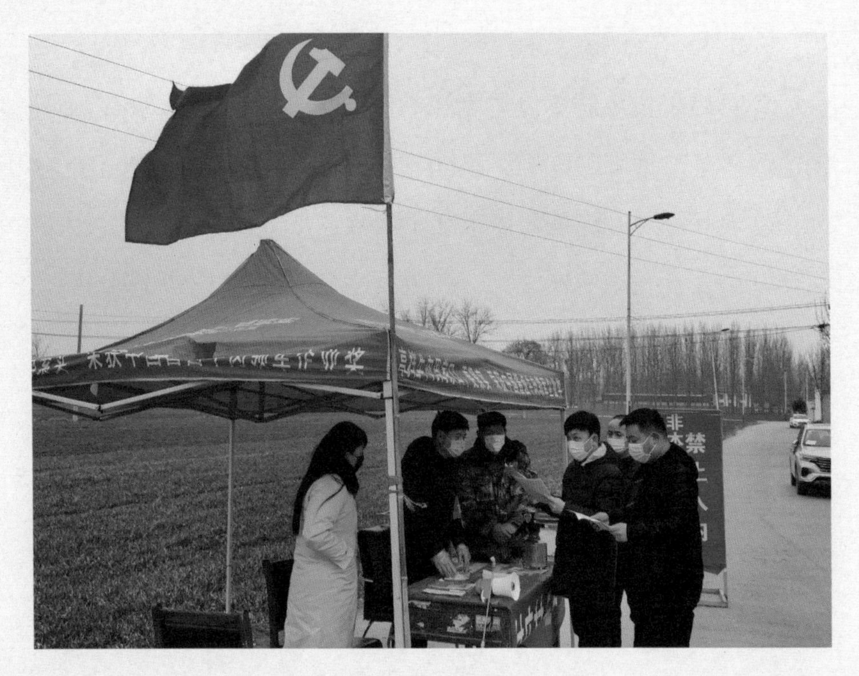

党旗在田间飘扬（张增峰　摄）

从“断路”到“保通”　依靠群众防疫力量大

大年初二，驻马店市上蔡县一段小视频全网热传。视频里，一条村路被挖掘机连夜挖断，以阻止村民走亲访友。村民说：“乡里开过动员会，必须严格落实登记制度。”“断路”做法，在河南不是孤例。

对此，公安部、交通运输部和农业农村部很快发布通知，表示“对未经批准擅自设卡拦截、断路阻断交通等违法行为”，要“依法稳妥处置，维护正常交通秩序”，要求各地不得以防疫为由，违规拦截仔畜雏禽及种畜禽运输车辆、饲料运输车辆和畜产品运输车辆，不得关闭屠宰场，不得封村断路……

与此同时，驻马店市做出快速反应：以党群力量为基石，迅速建立起市、县、乡、村四级联动机制。通过积极展开拉网式排查，对重点人员摸底，在重点场所内和公共交通工具上进行通风、消毒、测体温操作，确保了疫情及时发现，有效处置。驻马店市公安局等相关部门，一方面强化道路管控，严防疫情输入扩散，一方面规范卡点勤务，科学调配警力，确保各项工作有序开展。

相比驻马店，南阳市和信阳市疫情防控更加严格。1 月 25 日，南阳邓州市暂停运营了辖区内公交车、班线客车、通村客车、旅游包车，同时禁止外籍营运性客运车辆进入本市，市内各汽车客运站暂时关闭。桐柏县公安局则组织警力，在 312 国道豫鄂界月河公安检查站进行布防，两天内就检查进入车辆 500 余辆，劝返 80 余辆。

信阳市的设卡站点，包括信阳火车站、信阳东站、沪陕高速信阳新区站、国道 107 豫鄂交界等 10 个卡点，对湖北方向进入信阳市境内的车辆和人员一律劝返，每个设卡站点由 1 名处级干部带队，所有抽调人员第一时间到位。仅仅两天，信阳境内客流量最大的高速收费站沪陕高速信阳新区站劝返湖北籍车辆 41 辆。

有“堵”还得有“疏”。而能不能依靠群众，会不会发动群众，则是做好疫情防控工作的关键所在，也是对各级领导干部社会治理能力、群众工作能力的考验。对此，河南省委书记王国生指出：“要在密切监控疫情发展的同时，发挥自身优势，加强对群防群控工作的业务指导，积极推动疫情防控知识走进千家万户。”

大年初一当天，河南 4 万名公安交警、辅警，迅速返回工作岗位，全力投入疫情防控阻击战。以“通路”为目标，不断守牢防控疫情的“红线”，把好交通安全的“底线”，畅通保障民生的“生命线”。

截至2月3日，河南省交通运输系统累计投入干部职工28万余人次，全力保障公路大通道通行，配合市县人民政府和公安、卫健部门检测司乘人员238万余人次，移送就医173人。同时，全省高速公路399个收费站共开通645条应急绿色通道，累计办理应急运输车辆通行证173个，运输口罩、医疗药品、医疗耗材、消毒液等物资共计1894.67吨。

选组长、派代购　创新办法机制织密防疫网

安阳滑县大寨乡段寨村老党员段彦京，这两天刚被推举为前后10户邻居“组长”。跟平时坐班不同，他每天要在微信群里跟组员聊天。

“我们按照乡里的要求，把相邻10户组建了一个微信群。每天群成员线上汇报各自家里的情况，互相监督，互相打气，共同抗击疫情。”段彦京说。

按照“群防群治、联防联控”的原则，大寨乡以10户为单位，1065个组长将全乡44个行政村编成联防单元，统一实施宣传发动、监督监管、动态监测、组织关爱等工作，几天就排查出4户重点地区返乡人员。

不仅是大寨乡，自新型冠状病毒肺炎疫情发生以来，河南各地城乡按照属地管理原则迅速行动，结合实际创新防控思路，确保党中央各项决策部署落细落实，竭尽全力阻止疫情蔓延。

前几天，南阳市唐河县苍台镇多个村用大喇叭告知村民，“大家家里缺啥少啥，麻利报到村里集中采购”。为啥帮村民集中采购？原来，苍台镇毗邻湖北省枣阳市，疫情防控任务格外重。截至2月2日，唐河县9例确诊病例中，苍台等3个相邻镇就占了5个。实行镇、村、组三级集中隔离后，部分村民年货不多“坐吃山空”，纷纷向村里求援。

为解决部分群众米、面、油临时短缺问题，苍台镇指挥部安排新苍台超市派出意向“便民服务车”，挨个儿到各村平价供货。“几天里，超市为村民们平价供货8车，服务群众近400人，大伙儿米、面、油、调味品等日常用品得到了保障，群众主动在家隔离。”苍台镇党委书记邢松说。

在焦作市武陟县，针对社区防控人手少、村街力量薄弱的问题，该县启动“疫情吹哨、党员报到”重大紧急工作党建应急机制，一夜之间抽调74个县直单位的1070名党员，下沉到4个街道12个社区的178个楼院，将347个行政村的8938名青壮党员编织到村，联系到户，全县1万余名党员战斗在农村、街道、社区、楼道疫情防控一线，严防死守，不留死角，构筑起了群防群治抵御疫情的严密防线。

…………

找准症结对症下药，结合实际分类施策，在“精准”上下功夫；针对疫情相应问题，疏通堵点、化解痛点、消除难点。河南正不断织密乡村疫情防控网，筑牢疫情阻击战的“中原堡垒”。

（记者：郭健、张毅力、时岩。来源于人民网－河南频道2020年2月14日）

记者手记：中原农村防“疫”记

“村喇叭一天三响”“五户一保、十户一联”“划片划区、责任到人”。河南与湖北接壤，防疫形势严峻，如今，在河南农村一场没有硝烟的战“疫”全面打响，一个个用心良苦的“土”办法，透着乡村党员干部遏制疫情蔓延的决心与努力，省、市、县、乡、村五级联防联控，中原农村正扎牢基层防“疫”篱笆。

不漏一户、不漏一车、不漏一人

正月初九上午，河南省开封市尉氏县水坡镇苏桥村街道上空空荡荡，没了往日三五成群聚集聊天的景象，即使有人也是戴着口罩，打了招呼，匆匆而过。

苏桥村村西头乡道旁的疫情监测点，村“两委”负责人都在全村唯一的出入口值守。“村里 15 条街道，封堵了 14 条，只留了这一个出入口，进出村登记，入村车辆消毒。”苏桥村村委会主任孙群安说，村里严密防控，不漏一户、不漏一车、不漏一人。

记者看到疫情监测点两侧放置着值班帐篷和留观室帐篷。“现在村里是 24 小时值班，一旦发现疑似病例，先安置在留观室，然后上报，由镇卫生院派救护车免费送到县医院诊断。”苏桥村党支部书记张磊说。

在河南省驻马店市上蔡县邵店镇十里铺村，村里的路口都被一一封住，仅留下应急车道，并在应急车道旁设置了疫情防控点，对来往车辆人员下车登记、测量体温。

“出门戴口罩，人多处别去凑热闹”“武汉返乡人员无论有无发热、干咳症状，请自觉在家隔离满 14 天，并随时与社区卫生室保持联系”……记者在十里铺村看到多幅宣传横幅，街道上行人不多，基本都戴着口罩。

在河南省驻马店市西平县宋集镇，记者看到村干道有疫情监测点，值班人员佩戴党徽，党旗飘扬。宋集镇党委书记杨永刚介绍，全镇每个疫情监测点都是一个临时党支部，疫情面前党员先上，党组织就在身边。

党员干部带头，全村心往一处使

“戴口罩、勤洗手，测体温、勤消毒，少聚餐、勤通风”，在河南南阳市方城县小史店镇彭楼村，72 岁老党员彭万珍每天早上手拿喇叭在村里宣传防疫知识，然后到监测点值班。

在上蔡县十里铺村，村干部张来付经常开着防疫宣传车在村里巡逻，车顶喇叭宣传的内容根据实际情况而变化，从呼吁不走亲戚到宣传不聚集扎堆儿。

十里铺村党支部书记尼桂荣说，想不让村民走街串巷、聚堆儿，仅靠几位村干部的力量远远不够，关键要依靠群众的力量，党员干部带头，全村心往一处使。

除了宣传动员群众，党员干部主动带头。大年初一，河南洛阳市洛宁县兴华镇沟门村党支部书记白光武，一早接到妻子的电话，得知正月初二妻子要回来。高兴之余，他转而又坚决地对妻子说：“现在疫情正是高发期，广播天天吆喝不能随意走动，你从上海回来，咱作为一名党员，就是破坏了规矩。”

在白光武的耐心劝说下，他妻子退了车票没回家过年。而这个阻止媳妇返乡的“狠心”村支书在当地出了名，也赢得了群众认可和对防疫工作的拥护。

妻子不回来，白光武又是做饭又是忙村里的事。早上七点半他就准时坐在村里的疫情监测点前，登记外来车辆、测体温、消毒，抽空还要回家做饭，一刻也闲不住。

讲起在外过年的妻子，白光武动容地说：“当前防疫形势严峻，咱当村干部的，就要带头做表率，才能做好群众工作。”

防疫没漏了农村

河南与湖北接壤，农村人口众多，加上春节假期，大量外出务工人员返乡，并且多数农村有走亲访友、文艺演出等活动，人员聚集程度高，防疫管理难度大。如何防范疫情在农村扩散，是一场严峻考验。

尉氏县水坡镇党委干部张书轩告诉记者，除夕夜镇里连夜开会部署排查全镇范围内返乡人员，通过各村主动申报、村喇叭宣传、村干部入户登记等举措，迅速基本掌握了全镇返乡人员信息，同时加强防疫知识宣传，并配套采取一系列行之有效的防疫措施，控制传染源，切断传播途径。

作为全省农村防疫工作的一个缩影，开封市 1 月 28 日专门印发了加强农村疫情联防联控的文件，明确严格排查、设立留观室、实施联防联控、喇叭宣传、禁止聚集活动等九条措施，文件正文只有 3 页，都是实实在在的具体举措。

驻马店市在农村监测站点成立临时党支部，实行“三班倒”，党员干部带头，群众积极参与。上蔡县十里铺村驻村第一书记宋发启介绍，村里成立了由党员、干部、退伍军人、村小组组长为成员的领导小组，下设有疫情宣传组、村医服务组、路口管控组、夜间巡逻组等6个工作组，并成立了由10名党员组成的“十里铺村党员突击队”。

在省、市、县、乡、村五级联防联控下，一张纵向到底、横向到边的防疫工作网已铺向河南农村，中原农村正扎牢基层防“疫”篱笆。

（记者：孙清清、冯大鹏、牛少杰、张浩然。来源于新华网2020年2月2日）

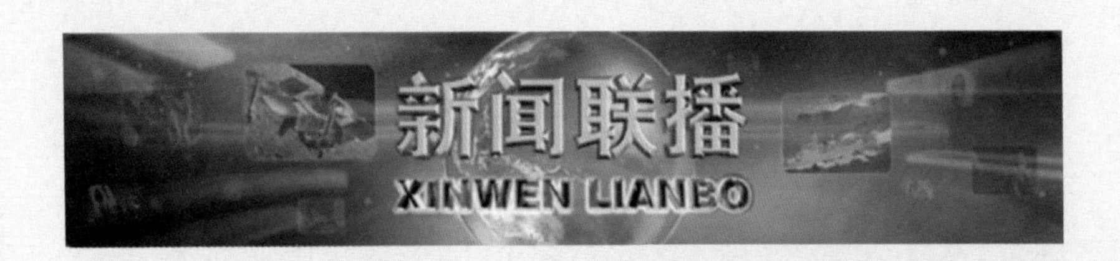

1月26日，中央广播电视总台《新闻联播》报道《坚定信心　坚决打赢疫情防控阻击战》：我省医用防护品生产线马力全开，春节不休息。

1月27日，中央广播电视总台《新闻联播》报道《应对疫情　各地在行动》：河南各级医疗卫生机构建立新型冠状病毒感染肺炎疫情防控工作机制，指导社区做好疫情发现、防控和应急处置工作。

1月28日，中央广播电视总台《新闻联播》报道《各地坚决打赢疫情防控阻击战》：河南郑州铁路部门对发往武汉的货品特事特办、开辟货物装卸绿色通道，确保安全运达。

2月2日，中央广播电视总台《新闻联播》报道《共战疫情　各地在行动》：疫情发生后，河南投资1000万搭建了远程医疗会诊中心，把全省87名医疗专家集中起来，为基层医院治疗危重患者提供技术指导。

（来源于央视网）

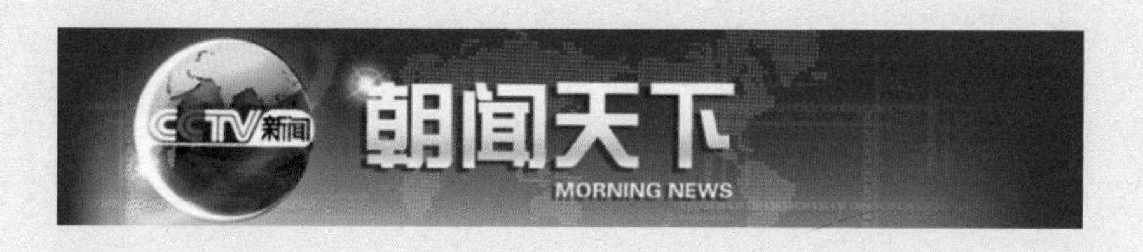

2月2日，中央广播电视总台《朝闻天下》报道《应急广播响起来　打赢防疫攻坚战》：疫情发生以来，河南汤阴县利用近千个“村村响”应急广播，将疫情防控信息及时传递到农村的千家万户。

2月12日，中央广播电视总台《朝闻天下》报道《火箭军改造医院　支援地方抗击疫情》：应河南省洛阳市政府的请求，日前火箭军某部派出应急救援专业力量，用一周的时间将一所闲置了两年的地方医院大楼完成改造，目前该医院具备发热患者的接收条件。

（来源于央视网）

2月2日，中央广播电视总台《新闻直播间》报道《战疫情　多措并举　做好返程高峰防控》：疫情发生以来，河南全省

交通运输部门积极配合卫生健康、公安交警等部门，全力做好疫情防控工作。

2 月 4 日，中央广播电视总台《新闻直播间》报道《战疫情　河南开通 645 条绿色通道　确保应急物资运输》：为确保应急物资的运输，河南省高速公路开通了 645 条绿色通道，确保应急物资运输车辆优先通行、快速通行。

（来源于央视网）

全国各地全力做好疫情防控救治工作

连日来，新型冠状病毒感染的肺炎疫情肆虐，全国各地反应迅速、高度重视，多措并举全力做好防控救治工作。

在河南新乡，市、县、乡镇、村四级党组织，医院、企业、学校等社会各界，广大党员、干部放弃假期，纷纷走上工作岗位。1月26日深夜10时，新乡市卫滨区中同街道办党工委书记姜国辉还在社区排查疫情。大年二十九那天，一年没有回山东老家的他，已经买好了礼物准备探望父母。接到上级打来的电话后，他转身返回了工作岗位。3天来，他带领办事处、社区68名党员干部，深入辖区排查疫情、宣传疫病防控知识、开展消杀等。大年初一深夜，接到上级指令，新乡医学院第一附属医院党委仅用了不到1个小时，便组建了驰援湖北抗击疫情医疗队，成立了临时党支部。26日晚7时，经过近8个小时“逆行”，由9名共产党员共计27名医护人员组成的战队顺利抵达武汉。在有着“中国医疗耗材之都”的新乡长垣市，河南亚都集团向武汉捐赠290余万件医用防护类物品。而其他本已放假的企业一声号令，广大员工便纷纷返回工厂车间，加班加点，开足马力保供应。

（记者：王胜昔等。原载于《光明日报》2020年1月28日02版，节选）

河南：全力以赴做好疫情防控

“基层党组织充分发挥战斗堡垒作用，广大党员干部积极投身疫情防控第一线。卫生健康系统 86 万医护人员全员在岗，进入战时状态。河南全省上下万众一心、众志成城，有力有序推进疫情防控工作。”河南省副省长戴柏华 1 月 31 日在河南省政府新闻办新闻发布会上表示，新型冠状病毒感染的肺炎疫情发生以来，河南省委、省政府坚决贯彻落实习近平总书记重要指示精神和党中央、国务院决策部署，全力以赴做好疫情防控工作。

据介绍，在全面开展排查监测工作中，河南充分依靠群众、发动群众，落实落细“早发现、早报告、早隔离、早治疗”的工作要求，坚决打好疫情防控人民战争。按照“外防输入、内防扩散”的要求，以基层党组织为主，包村干部、“村警”、村医、村民积极联动，开展网格化、地毯式排查，城区排查到社区、到楼栋、到房号，农村排查到乡镇、到村组、到家庭，构建以村保乡、以乡保县、以小区保社区、以社区保城区的防控体系。加大监测力度，在车站、机场、高速公路出口以及城镇社区、居民小区、村庄入口等重点部位设置监测点，最大限度降低疫情传播。组织广大党员和医护人员，织密织牢预检分诊和发热门诊“两张网”，第一时间检测发热病人，第一时间隔离可疑病人，严把疫情传播第一道防线，坚决阻断病毒传播渠道。

此外，河南按照“集中患者、集中专家、集中资源、集中救治”的原则，全力以赴救治患者，统一调度救治工作，最大限度减少重症率、降低死亡率。疫情发生以来，河南分两批确定并公布省级定点医院 7 家、市级定点医院 25 家、县级定点医院 115 家，确保每个县、市都有 1 所定点医疗机构。各级定点医疗机构均设置有隔离病区、负压病房，严格执行首诊负责制，对患者一律无条件收治。成立省、市、县三级专家组，建立后备专家库，组建 19 支省级应急医疗队，根据省内疫情态势进行统一调配。严格落实国家新型冠状病毒感染肺炎诊疗方案，针对每一名患者制订个性化治疗方案，实行一人一案、精准救治；建设定点医院在线会诊系统，实施远程查房，对重症患者做到必报、必听、必看、必会商、必诊断，及时救治患者，提高救治质量。截至 1 月 31 日河南已有 3 例确诊患者治愈。河南还实行特殊保障政策，将治疗药品和医疗服务项目全部临时纳入医保基金支付范围，在基本医保、大病保险、医疗救助等按规定支付后，个人负担部分由财政给予补助，确保确诊患者不因费用问题影响就医。

“针对医用防护服、医用防护口罩、护目镜等物资紧缺的状况，我们积极协调解决生产企业用工紧张、原材料短缺、资金不足等问题，帮助尽快恢复产能，开足马力生产，全力保障紧急医用物资供应。”戴柏华介绍，河南简化查验手续和程序，提高查验效率，确保运输防疫物资、城市居民生活物资的车辆通行顺畅。开通鲜活农产品运输车辆绿色通道，确保优先通行。加大各类道路巡逻力度，加强交通疏导，保障道路畅通。要求各地大型市场、超市正常营业，鼓励各类便利店延长营业时间。严厉打击哄抬物价、囤积居奇等扰乱市场秩序行为，保障供应、稳定价格。

同时，河南还建立疫情日发布机制，通过官方网站、主流媒体动态发布疫情，及时主动发声，有效回应关切；印发宣传页，制作明白卡，利用农村“大喇叭”、手机短信、短视频等，解读防疫政策，普及防疫知识，提高老百姓自我防护意识和能力；针对群众关心的热点问题，组织权威专家答疑释惑，帮助群众科学理性认识疫情，坚定战胜疫情信心。

（来源于经济日报客户端 2020 年 2 月 2 日）

“医用耗材之都”河南长垣42家企业全部复工，以实际行动抗击疫情

口罩生产企业不惜亏本坚持供应不涨价

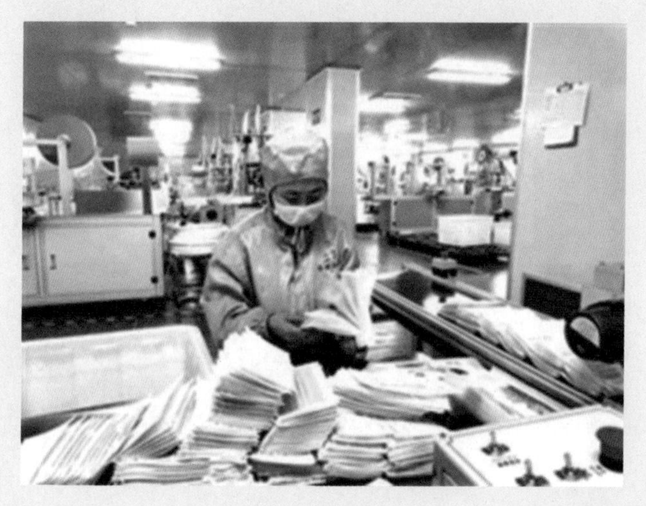

在河南长垣一家口罩生产车间内，工人在严格消毒环境下加工口罩（董君亚　摄）

河南长垣是国内三大卫材基地之一，该市42家医用防护用品生产企业目前全部复工。虽然原材料紧缺、价格上涨，物流和人工成本高企，但疫情面前，生产企业不惜亏本生产。

到厂提货的人几乎能站满一条街

作为国内三大卫材基地之一，长垣拥有各类卫材企业70多家，经营企业2000多家，生产医用品占据全国市场销量50%以上。

在该市丁栾镇“十里长街”上，短短5公里的道路两侧，就依次坐落着数百家医疗器械和物流仓储公司。

这个春节，长垣很多生产企业纷纷提前复工。一些公司用3倍到5倍工资请回工人，加班加点地生产口罩、防护服、消毒液等医疗防护用品。然而，奈何需求量大，口罩依然供不应求，市场需求订单量与企业现有产能还有几十倍的差距。“每天来自全国各地的订单像雪片一样多，到厂提货的人几乎能站满一条街，口罩出厂一箱就拉走一箱。”河南飘安集团党委书记陈广法说。

长垣市场监督管理局的数据显示，该市卫材总产能为医用外科口罩105万个/天，医用防护口罩3.5万个/天，一次性使用医用口罩56.2万个/天，医用一次性防护服2000套/天。

企业基本是生产一个亏一个

记者了解到，在目前口罩告急的情况下，企业的生产成本却持续走高。以口罩为例，主要原材料包括外侧无纺布、过滤用的熔喷布、塑料包装袋、包装纸箱等，其中无纺布和熔喷布尤为稀缺。原来口罩专用过滤材料熔喷布的市场价格是1.8万元/吨，现在涨到了2.9万元/吨，且都需要从外地采购。

“看似生产量很大，其实利润很薄。大多数生产口罩和防护服的企业不仅不向经销商涨价，而且要求经销商不准向医院涨价。”李明忠说，“长垣卫材企业基本是生产一个亏一个。”

除此之外，物流成本也有所增加。“一个纸箱大概能装2000个口罩，出厂价共计800元，我们发给客户一分钱没涨，但运费就要吃掉两三百元。”长垣市健琪医疗董事长田书增说，健琪医疗现在每天净亏损大概是 3 万至 5 万元。

多项政策叠加全力保障抗疫

一条条物资短缺的消息，一个个要口罩的电话，令人心急如焚。各界都关注着重点医疗物资的产能。

据悉，长垣提出了一个口号：企业围墙以外的事政府来解决，企业不要操心生产以外的事。

在长垣，卫材企业生产的物资已实现基本统一调配，长垣市市场监督管理局负责物资调配，长垣市科工信局负责运输，实行专人驻厂服务。

针对不少企业发出资金紧缺信号，河南省财政系统专门安排了 2000 万元专项财政资金，国开行河南省分行、工商银行河南省分行、中国银行河南省分行、农行河南省分行、长垣农商行等金融机构则在河南银保监局的支持下，简化程序，在最短时间内为长垣卫材生产企业授信合计 7.68 亿元，解决企业原材料、运输、人力等成本数倍增长的后顾之忧，最大限度支持企业满负荷生产。

（记者：余嘉熙；本报通讯员：董君亚。原载于《工人日报》2020 年 2 月 3 日 04 版，节选）

同心共筑安全屏障

——一个河南乡镇的疫情防控行动

自新型冠状病毒感染肺炎疫情出现以来，河南省虞城县稍岗镇第一时间开展行动，乡镇干部、基层党员、各村群众等纷纷投入这场疫情防控战之中。

拉网式摸排建立排查台账、返乡人员分包到人、“大喇叭”宣传引导……从镇到村，形成了人人争做疫情防控宣传员、引导员的氛围，同心共筑起阻断病毒蔓延的安全屏障。

“大喇叭”入村，“小喇叭”入巷

“乡亲们，现在播放稍岗镇抗击新型冠状病毒感染肺炎疫情指挥部2号令……”连日来，稍岗镇各村的“大喇叭”早上准时响起。

“少吃一顿饭，亲情不会断。”“勤洗手，多通风，少外出，重防范。”……在稍岗镇的大街小巷中，每天还能听到流动的“小喇叭”广播。这是稍岗镇组织人大代表、党员代表、乡贤代表、群众代表、企业代表等开展的工作，他们每天不间断巡逻，用“小喇叭”循环播放疫情防控信息。

自1月23日起，上午8时至下午6时，稍岗镇的“大喇叭”每天循环播放疫情防控相关知识和政府通告倡议，使疫情防控宣传到户，不留死角。“农村居住分散且大多是老年人，而且很多人不会使用智能手机，这个时候广播就成了很好的补充。”稍岗镇镇长杨保华说。

“‘大喇叭’广播的办法虽然‘土’，但效果却很好。”稍岗镇黑刘村党支部书记张智慧介绍，农村老人年龄大了视力也差，横幅、传单之类的，他们不容易看清、看懂，这时“大喇叭”就有了优势。

除了乡村“大喇叭”，“小喇叭”也起了大作用。从1月24日起，在不打扰居民休息的情况下，稍岗镇启动了90多个移动“小喇叭”，进入大街小巷开展地毯式宣传。“刚开始，很多老人不理解、不重视，有的出门不戴口罩，甚至还串门走亲戚。”稍岗镇冯庄村党支部书记冯保林介绍，“用上了广播‘小喇叭’宣传后，现在，大家防范意识都增强了，出门也自觉戴上了口罩，人员聚会聚集也杜绝了。”

稍岗镇党委书记毕道喜介绍，目前，全镇已在45个行政村所有自然村全部安装了户外“大喇叭”，广播喇叭响起来后，村民们走亲访友明显减少，还累计取消了25起600多桌宴席。

隔离病毒不隔爱，五保户带头战疫情

1月30日，稍岗镇韦店集村为全镇146名隔离人员送去了1000斤新鲜芹菜，并逐村发放到各隔离户门口。

为发展村集体经济，带动村里贫困户脱贫致富，韦店集村发展种植了20棚大棚蔬菜，并取得了大丰收。“为了疫情防控，很多人主动隔离，现在村里富了，关键时刻我们应该为社会做点贡献，为隔离人员送菜也是全村人的决定。”韦店集村党支部书记杜爱华戴着口罩，向隔离人员的家属提醒道，“要是还需要，随时联系，我们一定会竭尽全力帮助。”

在从武汉市及周边地区返乡人员居家隔离期间，稍岗镇党委、镇政府担心居家隔离人员生活上有困难，及时对全镇居家隔离人员需求进行了统计，以保障他们必需的生活物资，积极做好被隔离人员的服务工作。

一面是疫情防控的严峻形势，一面是爱心善举的滚滚而来。王建彪是稍岗镇王庄村的五保户，同时也是村里的建档立卡贫困户。当他听到村里的“大喇叭”广播宣传要做好新型冠状病毒感染的肺炎疫情防控后，主动找到疫情防控卡点，拿出了自己省吃俭用攒下的 400 元钱来支援疫情防控工作。

对返乡人员拉网式摸排并建立排查台账，对返乡人员采取“包保制”分包到每个党员干部……稍岗镇各村群众也以不同形式全力支持抗击新型冠状病毒感染肺炎疫情的战役。同时，多家企业购买了酒精、84 消毒液、红外线体温计、喷雾器等疫情防护物资，极大地缓解了全镇疫情防控物资紧张的状况。

抗击疫情党员先行，全民参与

为充分发挥党员战斗堡垒和先锋模范作用，稍岗镇党委要求全镇疫情防控卡点悬挂党旗，组织抗击在防疫一线的党员，佩戴党徽，面向党旗重温入党誓词，坚决打赢疫情防控阻击战。

稍岗镇冯庄村的党员冯红兵为支持抗击疫情，先后捐赠了价值 8 万多元的医疗物资。“现在是疫情防控的非常时期，作为一名党员，更要积极响应政府号召，当好基层的宣传员，将党和政府的声音传递给身边的人，用实际行动打赢疫情防控战，做出自己的一份贡献。”冯红兵说。

在冯红兵的带领下，佟庄村的孙建营和张留伟等人捐赠了价值3.6万元的喷雾器，王老家村的张欣捐赠了约180升酒精、300升消毒液等医疗防护物资，三庄集村的黄春英捐赠了热水壶、火腿肠、面包、八宝粥等救助物资，稍岗村的袁松磊捐助5000元用于购买防护物资……

一直以来，虞城金丰公社总经理赵万民致力于家乡的土地托管工作，面对此次疫情，赵万民自掏腰包购买了约500升84消毒液，利用金丰公社提供的无人机，免费到稍岗镇主干道进行飞防消毒，并对全镇武汉返乡人员区域集中消毒。

“现在积极防控疫情，响应国家当下最紧急、最紧迫的防疫抗疫工作的号召，尤其对于奋战在一线的医护人员、基层民警以及乡镇社区的工作人员来说，解了燃眉之急，这也是我们企业与全民联防联控的责任。”赵万民说。

打赢疫情防控阻击战是当前最重要、最紧迫的政治任务，也是每个公民应尽的义务和光荣使命。1月30日本是桃枢集村村民吴振的新婚大喜之日，突如其来的疫情打乱了他的婚礼计划。当天，在村干部的指导下，没有婚宴、没有亲朋的聚会祝愿，吴振一人开车将新娘接回了家。“为了疫情防控取消我们的婚礼没啥，那些孤身前往一线的医护人员才是我们的榜样。”吴振说。

（记者：张培奇、范亚旭。原载于《农民日报》2020年2月4日01版）

必胜！中原战“疫”

跨年之际，新型冠状病毒感染的肺炎疫情来势汹汹，一场全国总动员的疫情防控阻击战全面打响。作为与湖北省毗邻的人口大省、交通枢纽，河南的战况事关1亿人生命健康，事关阻击战全局走向。无论付出多少艰辛和努力，这一场遭遇战、攻坚战都必须拿下！

“善战者，无智名，无勇功。”中原战“疫”，始终都在有方、有序、有力中稳扎稳打，矢志不移。

总书记重要指示的坚决落实

农历新年第一天，北京中南海。

习近平总书记主持召开中央政治局常委会会议，专门听取新型冠状病毒感染的肺炎疫情防控工作汇报，对疫情防控特别是患者治疗工作进行再研究、再部署、再动员。

发生新型冠状病毒感染的肺炎疫情以来，习近平总书记始终高度重视，多次召开会议、多次听取汇报、做出重要指示。

“把人民群众生命安全和身体健康放在第一位，把疫情防控工作作为当前最重要的工作来抓”“分类指导各地做好疫情防控工作”“不断完善诊疗方案”“依法科学有序防控”……

总书记的重要指示，既是强大思想武器，更是科学行动指南。河南深入贯彻落实习近平总书记重要指示精神和中央各项部署，省委、省政府多次召开会议，多次部署安排。省委印发《关于深入贯彻落实习近平总书记重要指示精神　切实加强党的领导　紧紧依靠人民群众打赢疫情防控阻击战的通知》（以下简称《通知》），明确要求全省各级党组织和广大党员、干部增强“四个意识”、坚定“四个自信”、做到“两个维护”，切实把思想和行动统一到习近平总书记重要指示精神上来，把打赢疫情防控阻击战作为当前的重大政治任务，把人民群众生命安全和身体健康放在第一位，让党旗在防控疫情斗争第一线高高飘扬。

对于这场突如其来的疫情，河南始终认识到位，头脑清醒：人口多，路网发达，离病源地近，又恰逢春运人口流动高峰，这些都极大增加了河南疫情扩散的危险性。只有把问题看得更严重一些，把风险估计得更高一些，才能更好地落实总书记和党中央决策部署，采取最严格的措施进行防控，坚决杜绝任何侥幸和懈怠。

正是基于这样的认识，省委、省政府第一时间采取了一系列坚决果断的措施——去年 12 月底就停运郑州发往武汉班线；在全省范围内暂停举办大型公众聚集活动；启动重大突发公共卫生事件一级响应；市、县、乡、村全线动员，重点人群全面排查；全面禁止市场销售活禽；公布 130 所定点医院，成立省、市、县三级专家组……这样果决的雷霆手段受到全国网友的纷纷点赞，让“河南”上了热搜，《人民日报》官方微博特地转发了这些载满赞誉的截图。

领导干部的率先垂范

“各级领导干部特别是主要负责同志要深入一线、靠前指挥。”省委下发的《通知》第三条这样强调。

既当“指挥员”，又当“战斗员”。我们不妨还原一下这几天来省委主要领导的行动轨迹。

1月22日，省委书记王国生主持召开省委、省政府专题会议，听取疫情防控工作情况汇报，研究部署我省防控工作；

24日，主持召开省新型冠状病毒感染的肺炎疫情防控指挥部现场调度会；

25日，到郑州市疾控中心检查疫情防控工作，研究部署防控具体措施；

26日，冒着雨夹雪深入商丘市农村、车站、防疫机构等地实地检查，并召开六市防控工作会议；

27日，到省委办公厅、河南广播电视台等检查疫情防控有关工作，并视频连线南阳等地主要领导；

28日，深入中牟县农村、社区、疾控中心指导群防群控工作；

29日，主持召开省委常委会扩大会议，对防控工作再安排再部署；

30日，到郑州市机场、地铁、城际铁路和海关、出入境边防检查站检查防控工作，了解群众出行情况；

31日，赴省新型冠状病毒感染的肺炎疫情防控指挥部研究部署防控工作。

省长尹弘同样行程密集，征衣不解。除了参加省委、省政府专题会议、指挥部现场调度会、省委常委会扩大会议，1月21日主持召开省政府常务会议，安排部署新型冠状病毒感染的肺炎疫情防控工作；22日，赴省疾控中心看望慰问一线医护人员；24日，赴省公安厅和省应急管理厅亲切慰问节日期间坚守岗位的工作人员；25日，主持召开全省新型冠状病毒感染的肺炎疫情防控工作电视电话会议；26日，深入防疫重点地区南阳、驻马店检查指导，慰问一线工作人员，召开部分省辖市疫情防控工作会议；31日，到郑州大学第一附属医院，看望慰问奋战在一线的医护人员。

省四大班子其他领导同志也连续奔波在防疫一线。号令之下，中原战“疫”的作战图迅速铺开。市、县、乡各级党政主要领导干部取消休假，到岗带班，全力以赴投入战斗。这股关键时刻站得出来、顶得起来、豁得出去的劲头在全省各级党组织和党员干部当中燃烧如火，鼓荡成海。卫生健康、教育、工信、公安、交通运输、农业农村、商务、文化和旅游、林业、市场监管、医保、机场、铁路等部门和单位全面响应。誓师会、军令状、请战书，“严防死守”“披坚执锐”“守土尽责”……写在最上头的，是各级领导干部的名字；冲在最前头的，是各级领导干部的身影。

把疫情防控当作一次大考，当作讲党性的试金石和磨刀石，当作高质量党建成效的具体检验，河南广大党员干部尤其是各级领导干部，正在夺取“娄山关”、占领“腊子口”一样的实际战斗中书写着这张特殊答卷。

大抓基层的守土如山

疫情之下，每一个乡镇、每一个社区、每一个村、每一个街道、每一个网格，都是一个微型战场。这些微型战场的指挥官，就是最广大的基层党员干部。他们争当先锋，勇闯头阵，把鲜红的党旗插遍中原大地的各个角落。一个个战斗力"满格"的身影前赴后继，与病毒赛跑，构筑起疫情防控阻击战的"中原堡垒"。

省委组织部下发《关于充分发挥基层党组织的战斗堡垒作用和党员的先锋模范作用坚决打赢抗击新型冠状病毒感染的肺炎疫情防控攻坚战的通知》，要求各基层党组织带领群众打好疫情防控攻坚战。

作为"三农"大省的河南，重中之重的战场无疑是医疗资源薄弱、居住相对分散的广袤农村。"我们这里离湖北很近，防疫形势严峻。现在各村都在宣传尽量不要聚会，我作为村干部更要带好头。"邓州市刘集镇雷庄村党支部书记赵峰说，"本打算大年初六给儿子举办婚礼，现在已经电话通知各位亲戚，先推迟，等疫情过去了再定具体时间。"说完这话，赵峰就到村头的岗哨值班去了。他和村"两委"干部及党员的职责，就是24小时对来往车辆严格检查，对来走亲访友的人员一律劝返。

和赵峰一样，刘集镇乡、村两级干部这个春节一天都没有休息，逐门逐户下发疫情通知书，宣传进村、进组、进户；排查各村返乡人员并五户联保隔离，大小路口设立岗哨，由村干部、镇包村干部、卫生系统人员值班，并检查流动人口的体温特征，做到无遗漏、全覆盖。

"今天体温多少度？有没有感觉哪里不舒服？"在沁阳市王曲乡南孔村卫生室，村医王芳正在电话询问从武汉返乡的村民梁老汉的健康状况。"每天我会通过电话、微信等方式多次联系他，随时了解他的最新状况，直到隔离期结束。"

在梁老汉的家门口，有专人 24 小时值班。王曲乡按照班子成员、村干部、包村干部、包片民警、村医“五包一”责任制，对全乡 37 名返乡人员进行全天候监测，并帮助他们做好自我隔离。

在这个豫北小乡村里，村干部带头、党员奋勇争先、村医认真服务、村民大力支持，各司其职，防疫工作正在井然有序开展。

和南孔村一样，焦作市所有乡镇（街道）和村（社区）党组织全面动员起来，加强巡逻值守，乡镇（街道）班子成员、村（社区）“两委”干部，带头工作、分片包干，对辖区内人员来往情况进行全面摸排，及时报送信息。

郑州市公安局交警支队把党支部、党小组设在了疫情防控的“第一道关卡”上，各个执勤卡点成立临时党支部；中建七局的多支党员突击队、党员先锋队率先开进施工现场，在郑州市新型冠状病毒隔离病房建设中当好排头兵；濮鹤高速公路浚县东出入口，在此执勤的浚县善堂镇派出所的党员民警重温入党誓词后，投入紧张的排查工作当中……

面对疫情，河南 20 余万个基层党组织 500 多万名党员主动亮身份、为前驱、做表率，起到了中流砥柱的关键作用，彰显了党员的初心使命，也检验了河南近年大抓基层大抓支部的成色。

逆行驰援的人间大爱

宋姿轩是郏县人民医院透析室的一名普通护士，1 月 23 日，她发给护士长的微信内容被院长王银攀发现：“听说武汉重症的患者都是多脏器衰竭，医院如果有通知需要支援武汉透析方面技术人员，我愿意去。自己买票，自愿报名，不计报酬，无论生死。”“我一是没有孩子，二不是独生女。”

读着读着，王银攀的泪水夺眶而出。

1 月 26 日，别过不舍的至亲，带着家人的叮咛，由 137 名医疗卫生工作者组成的河南省首批支援湖北应对疫情医疗队正式出征。“因为武汉需要我，我们原定的婚期要往后推了，所以，对不起我的宝贝，我只有推迟把你娶回家了。放心吧，等疫情过后我们就结婚。”1 月 28 日 0 点 39 分，河南援鄂医疗队队员、新乡医学院第一附属医院急诊科护士邢德盛“隔空告白”未婚妻王茜雅。

“君行虽不远，为国赴武汉。我想记下每天对他的惦念，等他凯旋时，当作礼物给他一个惊喜。多年以后，也让孩子看看自己的爸爸当年是多么勇敢。”王茜雅这样对自己说。

若有战，召必应，战必胜！这样的逆行何其勇毅，又何其动人心魄。白衣战士们留给我们的，是和平年代最美丽的背影。

1 月 29 日，正月初五，晚上 8 点 30 分，当见到驻村第一书记宋瑞出现在村口的那一刻，息县路口乡弯柳树村党支部书记王守亮的眼睛湿润了。他知道，为了村里人，宋书记到底还是没能履行陪女儿在珠海过完春节的诺言。

“疫情这么严重，我在外地怎么能待得住。我必须回来，一天也不能耽搁。”当晚，站在村委会大院内，宋瑞戴着口罩召集村“两委”开起了碰头会。

除夕夜，正是万家团圆的时刻，沈丘县白集镇田营村党支部书记王国辉驾驶着一辆满载 5 吨“爱心蔬菜”的汽车驶入武汉市，送到了火神山医院建设工地。“武汉处于危难之中，这个时候武汉人民最需要我们。”为防止交叉感染，王国辉返回田营村后，主动向村里报备，把自己关进蔬菜大棚里进行自我隔离。

逆向而行的又何止宋姿轩、邢德盛、宋瑞和王国辉他们。长垣市70多家卫材企业的员工，腊月二十六就返厂复工，赶制武汉急需的医疗耗材；郑州铁路局成立应急物资运送小分队，为武汉开辟“绿色通道”运送应急物资；郑州机场海关快速验放了从日本启运的56箱96410只医用外科口罩，这批口罩为郑州某企业采购，全部捐赠给武汉市。“河南人厚道，在豫的湖北老乡受到的人文关怀令人感动。”河南省湖北商会常务秘书长邵运清说。河南日报报业集团驻马店记者站站长杨晓东正在武汉探亲，秒变“战地记者”，每天发来来自火线的“一线直击”；安阳市北关区盘庚中社区党总支书记郝艳宏和副书记索然帮助隔离群众卖水果，“病毒要隔离，爱不能缺席”；郑州鑫雅轻钢房屋有限公司十多名经验丰富的板房工人，星夜兼程赶赴武汉火神山医院建设一线，到达施工现场行李一撂，直接拿上工具，戴上口罩就干起活来……

“长江啊长江，我是黄河，再苦再难，我们一起扛着”，大河网网友原创的一曲《长江！长江！我是黄河！》“抗疫之歌”迅速红遍全国。不计回报，无论生死，义无反顾；守望相助，和衷共济，四海一心。这是在黄河文化滋养下，英雄的中原儿女最深沉的表达，至真的人间大爱最动人的篇章。

人民群众的无穷力量

清晨 6 点刚过，郑州市郑东新区龙子湖街道办事处办公大楼内，已经有了一串明亮的灯光。办事处工作人员在党工委书记张利刚的带领下，脚步急促，奔向点名处。

龙子湖办事处辖区内共有 28 个社区楼院点，从接到疫情通知开始，办事处就在各个楼院点设立人员进出排查岗。“排查岗是三班倒 24 小时值守，一是询问人员来地与去向，二是测量体温，三是消毒车辆。我们实施的是地毯式排查，目的就是早发现、早报告，坚决防止疫情蔓延。”张利刚说，“工作人员除了社区干部、小区物业人员，很多都是自愿报名加入的辖区党员。28 个楼院点每天都要跑一遍。”

与城市社区一样，河南的数万个乡村也火速行动起来，加强各项防控措施。“多消毒来勤洗手，出门就把口罩戴，切莫随意乱吐痰。发热症状及早看，自行隔离不传染。”像鹿邑县辛集镇李唐村的村头喇叭一样，各个村庄的“大喇叭”都成了“闲不住”的“话篓子”。其中传出来的有些话可能有些刺耳，却用心良苦，河南的乡村干部们正用最家常的表达，诠释对乡里乡亲的深爱。

在西安工作的周口太康人张树峰，几经考虑退掉了 1 月 24 日返回老家的车票。他本来要带着一家人回去，看看 70 多岁的父母，和一年没见的亲人把酒言欢，疫情形势的严峻，让他放弃出行计划，决定留在西安，跟老家的亲戚朋友视频拜年。

“咱个人做不了太多，至少不给国家添乱。”尽最大努力不被传染，不传染给他人，就是每个人应尽的责任，应该做到的底线。

市、县、乡、村全线动员，重点人群全面排查，守牢疫情防控的一道道防线。群众自觉宅在家中，自我隔离做好防护，阻断病毒传播的一个个可能。河南社会治理能力和水平的提升，因为这场疫情得以生动呈现。

“我们目前可以确定的是，在正月初七以前不能正常营业，但是，曼玉餐厅的各个门店在节前都有生鲜类食品的备货。我们决定把备货分成小份送给大家。如果您住在附近，家里刚好有需要，欢迎到就近门店领取。注意，只送不卖。”这则微信在网络上发布之后，立刻引发了网友的各种点赞，谭鸭血、阿海小馆等众多餐饮企业也纷纷跟进。这样有爱心的企业和个人的暖心之举比比皆是，数不胜数。有网友这样留言：“过个年变得脆弱了，一个镜头就鼻子发酸，一句话就红了眼眶，当下拥有的一切都值得珍惜。”

这是因为，疫情面前，每个人都不可能置身事外，人们结成了命运共同体，也结成了责任共同体。只有依靠千千万万人的风雨同舟，才能打赢这场没有硝烟的战争。

除夕晚上，南阳医专第一附属医院的大夫王威力与2岁的儿子视频聊天后，换上防护服，到隔离监护室值班。看到王威力因照顾自己与家人分离，确诊患者王女士眼圈红了，哽咽着说：“闺女，俺好好配合你们治病。俺早点好，你就可以早点回家团聚了。”

与王威力一样在隔离病区轮流值班的，还有护士长赵建兰和其他8名护士。从1月21日开始，她们就放弃阖家团圆的机会，日夜坚守在医院。病人康复出院后，她们仍要继续观察两周，身体状况良好，才能回家与亲人相见。

“冬天来了，春天不远了。我们信心满满地等待这一天的到来。”赵建兰说。

中原自古多磨难，愈是艰险愈向前。

疫情突起之时，首次设在黄河岸边的央视春节联欢晚会郑州分会场，以澎湃的黄河文化为主题，深深震撼了亿万观众。作为中华民族“根与魂”的黄河文明那百折不挠的刚健风骨，克难攻坚的斗争精神，人民利益大于天的初心使命，给人以深刻启示和无穷力量：万众一心，众志成城，这一场中原战“疫”必须胜利，也一定能够胜利！

（记者：董林、刘雅鸣、万川明、刘洋。原载于《河南日报》2020 年 2 月 1 日 01 版）

河南：打好群防群治疫情防控阻击战

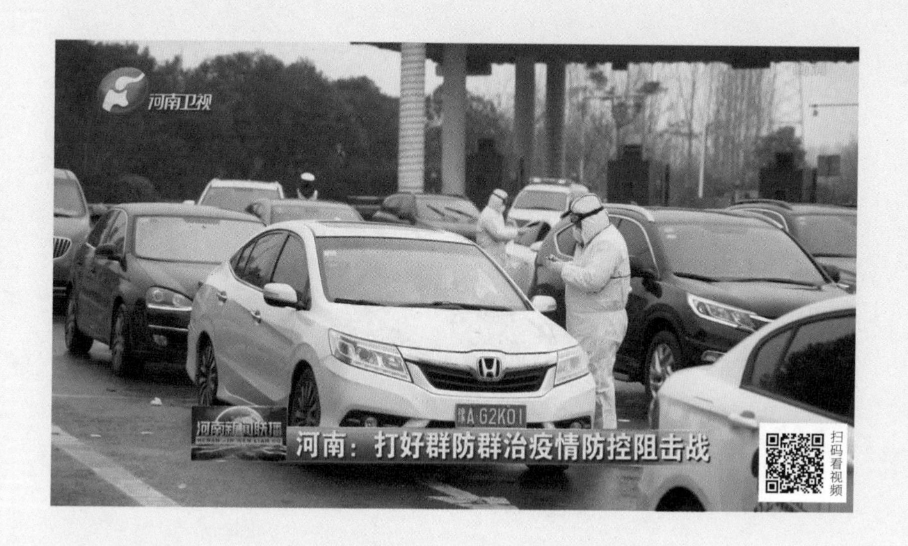

1 月 26 日，河南广播电视台《河南新闻联播》报道《河南：打好群防群治疫情防控阻击战》：连日来，全省上下快速行动，全力以赴防控新型冠状病毒感染的肺炎疫情。

（来源于河南广播电视台《河南新闻联播》2020 年 1 月 26 日）

河南：开足马力促生产　全力以赴抗疫情

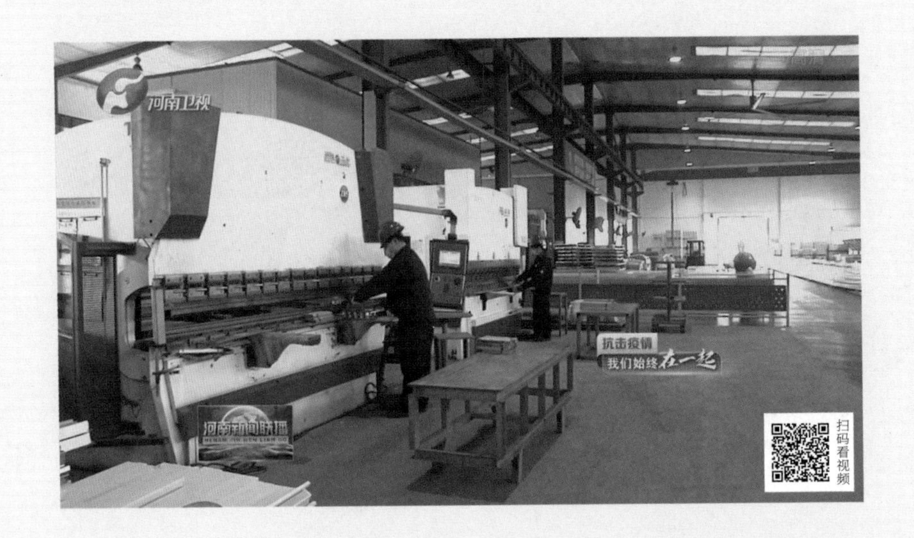

2月6日，河南广播电视台《河南新闻联播》报道《河南：开足马力促生产　全力以赴抗疫情》：连日来，河南各地生产企业复工复产，确保疫情防控期间物资保障。

（来源于河南广播电视台《河南新闻联播》2020年2月6日）

《我们一起战“疫”》系列短评

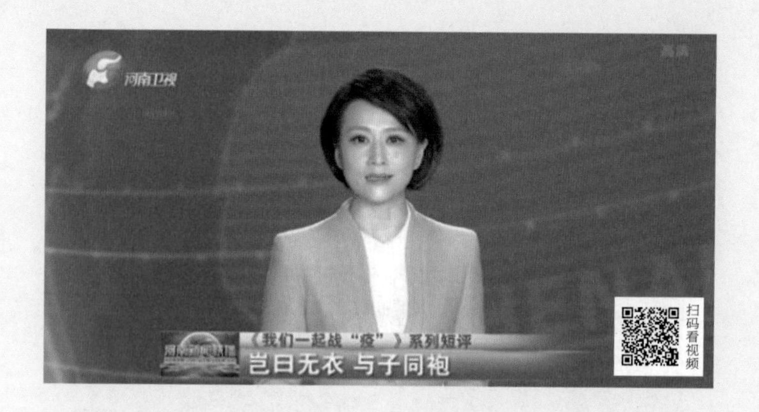

这是一个不一样的庚子之春，这是一场意料外的全民动员。

没有恐慌，没有混乱，我们看到更多的是从容和勇敢；没有抛弃，没有放弃，我们看到更多的是大爱和温暖。

我们看到，响应党中央对广大党员的号召，党的总书记为支持新冠肺炎疫情防控工作带头捐款，河南党员领导干部踊跃捐款。

我们看到，河南各地的爱心企业、社会组织为防疫一线的“逆行者”源源不断地捐款捐物。一笔笔捐款，凝聚着中国共产党心系人民的深情厚意；一份份爱心，见证着骨肉同胞血脉相连、同舟共济的磅礴力量。

疫情防控战役打响以来，全省20余万基层党组织严阵以待、全面应战，500多万名党员自觉亮身份、做表率，86万名医护人员、17.7万名民警辅警全员在岗，1.35万名驻村第一书记提前返乡，

300 多万名志愿者投身防疫一线。

总有一种力量百折不挠，总有一种责任夙夜在肩。

岂曰无衣，与子同袍，我们始终站在一起，干在一起！

（记者：顾海红、夏继锋。来源于河南广播电视台《河南新闻联播》2020 年 2 月 28 日）

河南卫视
《我们一起战“疫”》系列短评
带着脱贫攻坚的精神打硬仗
扫码看视频

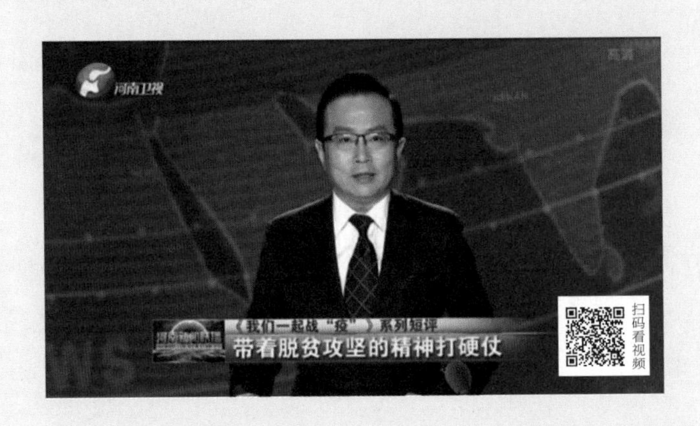

在全省疫情防控进入最吃劲阶段的关键时刻，河南再传好消息。卢氏等 14 个贫困县正式脱贫摘帽，至此，河南再无贫困县。

想想脱贫攻坚战打响之初，河南有贫困县 53 个，约占全国的 1/10；贫困人口 698 万，数量居全国第 3。在习近平总书记亲切关怀指导下，6 年来，河南上下同心，全省决战脱贫攻坚，向全国贡献了金融扶贫的“卢氏模式”、可持续发展的“兰考模式”、集中托养的“上蔡模式”等河南智慧，交出了一份出彩答卷。

这是中原大地千年未有的壮丽史诗，这是 1 亿人民更加自信的崭新起点。

曾经是一名贫困户的兰考县张庄村农民闫春光，现在脱贫致富了，不久前义卖5000斤鸡蛋，将善款全部捐赠给武汉防疫一线。

闫春光的变化，体现的是一种豪情、一种志气，体现的是面对疫情防控的众志成城。

我们相信，拿出脱贫攻坚中的那种“啃硬骨头”的精神，我们一定会打赢疫情防控阻击战。

（记者：顾海红、夏继锋。来源于河南广播电视台《河南新闻联播》2020年2月29日）

河南卫视
《我们一起战“疫”》系列短评
不让一个贫困户掉队
扫码看视频

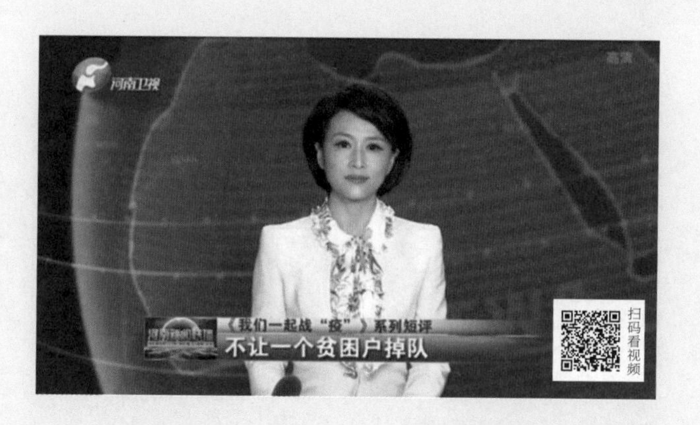

当前，疫情阻击战、脱贫攻坚战是必须打赢的两场硬仗，各级领导干部在两场战役中，始终不要忘了对群众的亲劲儿、抓工作的韧劲儿、干事业的拼劲儿，不能让一个贫困户掉队。

疫情防控之下，困难群众的生活如何保障？无子女的老人、孤儿等特殊群体谁来照顾？贫困户子女在家上网课有没有困难？复工复产后贫困家庭务工人员能否顺利出门打工？

时代的一粒灰尘，落到每个人头上都是一座山。这些现实生计问题每一个都需要抓细、抓实、抓落地。

凡事预则立，不预则废。河南贫困县数量刚刚清零，但是还面临着 35 万人尚未脱贫的“硬骨头”。既要防止“因疫返贫”，也要警惕“因疫致贫”。两场硬仗一起打，我们不能让一个贫困户掉队！

（记者：顾海红、夏继锋。来源于河南广播电视台《河南新闻联播》2020 年 3 月 1 日）

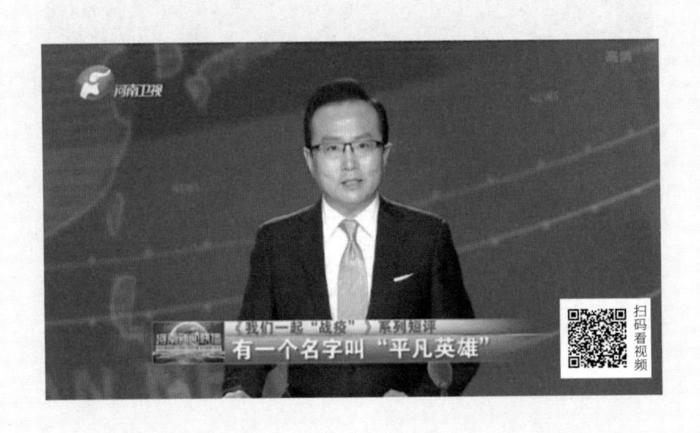

没有一种职业注定成为英雄，只是有人选择了迎难而上；没有一种岁月天然静好，只是有人为你负重前行。

在这场疫情防控战渐渐迎来曙光的时候，我们不应该忘记，中原大地上，有的人令人心痛地倒在了第一线，献出了生命。他们中有医生，有警察，有党员干部，有普通群众，有第一书记，有村委会干部。他们有同一个名字——“平凡英雄”。

当你身体痊愈离开医院回家时，当你结束隔离和家人拥抱时，当你摘下口罩举杯庆祝时，当你回到校园和同学欢聚时，当你端起碗喝上热乎乎的米粥时，当你从快递小哥手中接到包裹时，当你坐上地铁奔赴工作岗位时，当你背起行囊乘列车出门打工时，请对天堂的他们说声，谢谢你！

当这场战“疫”胜利的那一天，他们可歌可泣的英雄壮举会被铭记，那些直抵人心的温情故事会被书写。他们的名字也将永久地刻在许多人的心里，刻在历史里。

（记者：顾海红、夏继锋。来源于河南广播电视台《河南新闻联播》2020年3月4日）

河南广播电视台系列短评

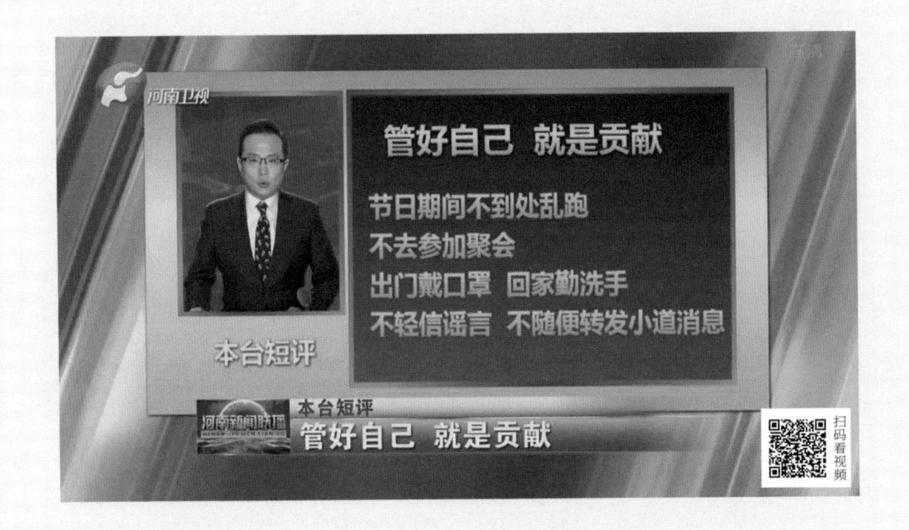

生命重于泰山，疫情就是命令，防控就是责任。

河南迅速坚决贯彻中央部署，从城市到乡村，高效动员，诠释了河南担当；137 名医护人员组成的医疗队连夜驰援武汉，抒写了河南大爱。华兰生物、国药河南等河南医药企业加班加点，展示了河南力量。

那么，作为普通人，又能为抗击疫情做点什么呢？

节日期间不到处乱跑，不去参加聚会，就是贡献；出门戴口罩，回家勤洗手，就是贡献；不轻信谣言，不随便转发小道消息，就是贡献；对所谓的“美味野食”敬而远之，就是贡献；未经允许不组织群体性集聚活动，就是贡献。

无论责任大小，每一个人都守好自己这一道关，就是对抗击疫情的最大贡献。

（记者：顾海红、夏继锋。来源于河南广播电视台《河南新闻联播》2020年1月27日）

河南新闻联播
本台短评
党员就是责任 党旗就是方向
扫码看视频

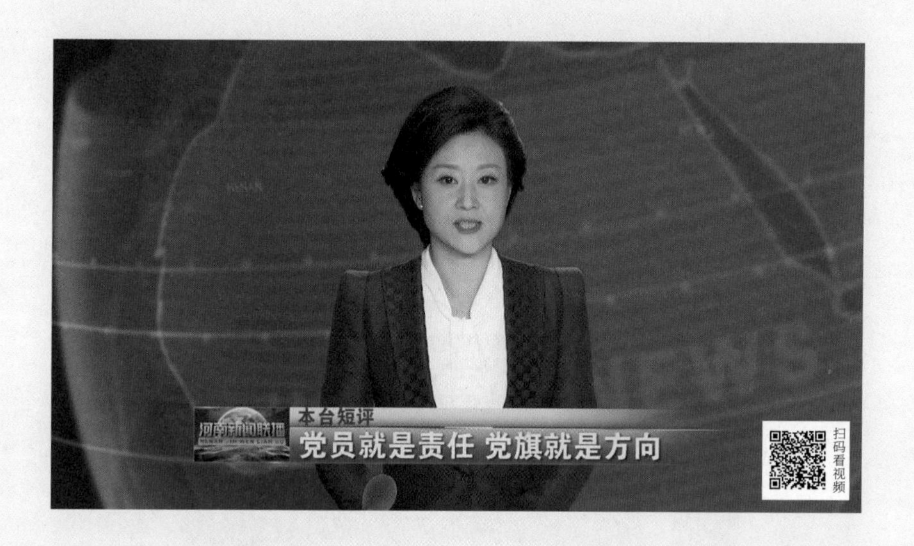

防控疫情是当前头等大事，从一个个村庄，到一个个社区，“我是党员，我先上”的宣言，在中原大地处处可闻。从党员菜篮子服务队到党员志愿者小分队，层出不穷的党员突击队涌现在河南各地，各个行业，他们用实际行动让党旗高高飘扬在防控疫情斗争的第一线。

这是全省20余万个基层党组织的紧急动员，这是全省500多万名党员的主动担当。

封丘县城关镇，一家八口上一线，其中七人是党员；党员夫妻王镇强、郭琪，17 年前就双双奋战在抗击非典一线，这一次，他们又挺身而出。

郑州市多个社区成立了党员“菜篮子”服务队，为社区居民提供平价蔬菜。

牢记初心，不忘使命，中原儿女中的党员群体，正在用他们的行动，交出一份重如泰山的历史答卷。

（记者：顾海红、夏继锋。来源于河南广播电视台《河南新闻联播》2020 年 2 月 1 日）

河南卫视
这，就是最“中”的加油
的骨肉同胞。因为，我们是
一家人。
一箱箱食物，一车车药
品，就是河南担当，就是硬
本台短评
河南新闻联播
扫码看视频

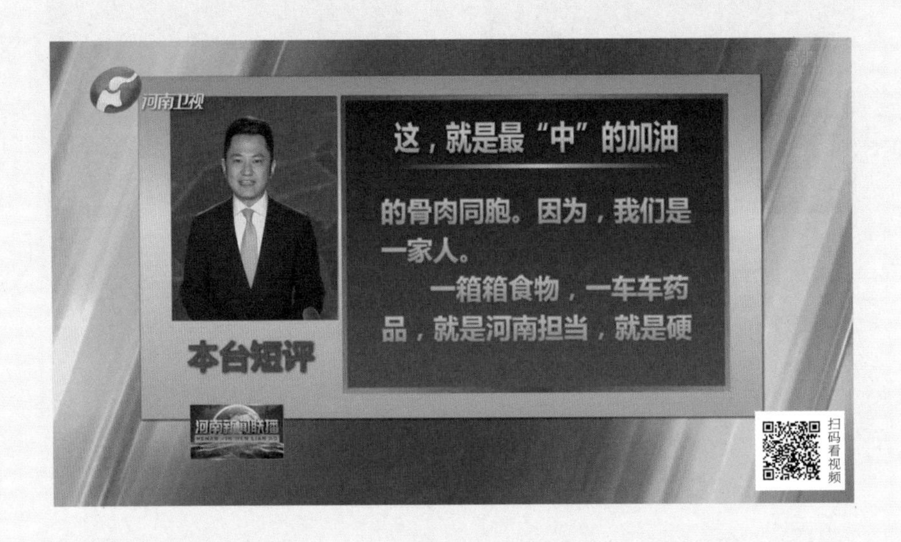

武汉疫情令人揪心！河南驰援让人动容！

2 月 3 日，习近平总书记指出，疫情防控要坚持全国一盘棋。

只有集中力量把重点地区的疫情控制住了，才能从根本上尽快扭转全国疫情蔓延局面。

就在这一天，河南省向武汉市捐赠火腿肠、速冻汤圆、速冻水饺等物资123.7吨，全力支持湖北省和武汉市疫情防控。

再往前看：

1月26日下午，河南省首批援助武汉医疗队正式出征；2月2日下午，河南省第二批支援湖北医疗队踏上征程；2月4日上午，河南省46位国家紧急医学救援队队员集结宣誓，驰援武汉……

有网友说，这是“黄河”对“长江”的牵挂；有网友说，这是“胡辣汤”对“热干面”的深情。省委书记王国生寄语河南医疗队成员，要带着中原儿女对湖北和武汉人民的深情厚谊，不辱使命、不负重托，体现人民利益高于一切的责任担当，体现救死扶伤、大爱无疆的职业精神，体现黄河儿女、出彩河南的精神风貌。

此时此刻，无论你是在湖北，在武汉，还是在河南，在郑州，我们都是守望相助的骨肉同胞。因为，我们是一家人。

一箱箱食物，一车车药品，就是河南担当，就是硬核援手，就是最“中”的加油！

（记者：顾海红、夏继锋。来源于河南广播电视台《河南新闻联播》2020年2月4日）

HENAN
本台短评
跑出决胜心 跑出新机遇
扫码看视频

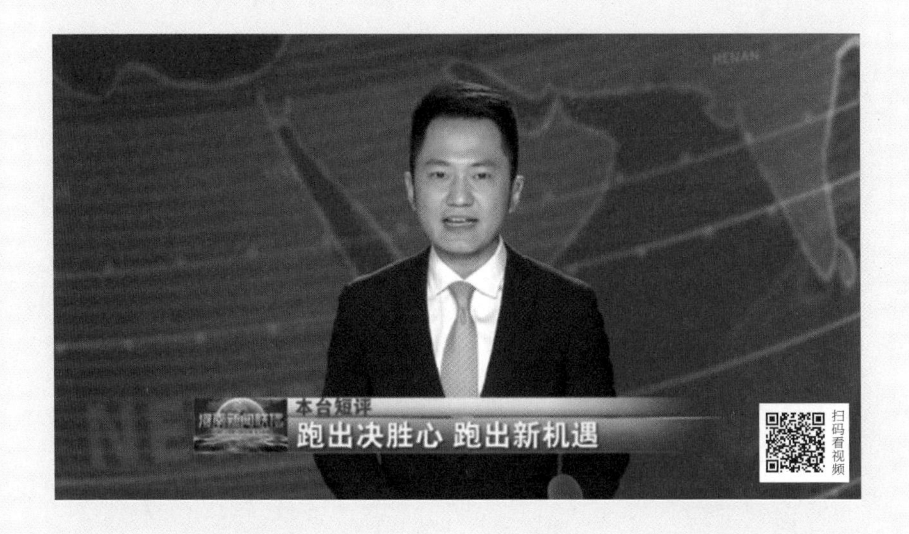

疫情防控要抓实抓细，复工复产要有序推动，就在新冠肺炎疫情防控进入最吃劲阶段的时候，今天上午，中欧班列（郑州）春季首发班列出发了，标志着中欧班列（郑州）开始恢复常态化运行。

这趟班列的开行，跑出了河南决战疫情防控的必胜心，跑出了河南加快构建内陆开放高地的新机遇，也跑出了河南持续积极融入“一带一路”建设的新担当。这一趟中欧班列满载着中国制造、河南制造，为乌兹别克斯坦和哈萨克斯坦送去急需物资，这将再一次擦亮全面开放、高质量发展的河南名片。

这趟班列，是疫情防控战役打响以来河南第一趟去程列车，它满载的不仅仅是新设备、新材料，更是河南做好疫情防控、快速恢复生产的信心，是河南牢记总书记“做好疫情防控，事关对外开放”嘱托的行动。

打好全省疫情防控这场硬仗，打好经济社会发展这场硬仗，河南一定赢！

（记者：顾海红、夏继锋。来源于河南广播电视台《河南新闻联播》2020年2月15日）

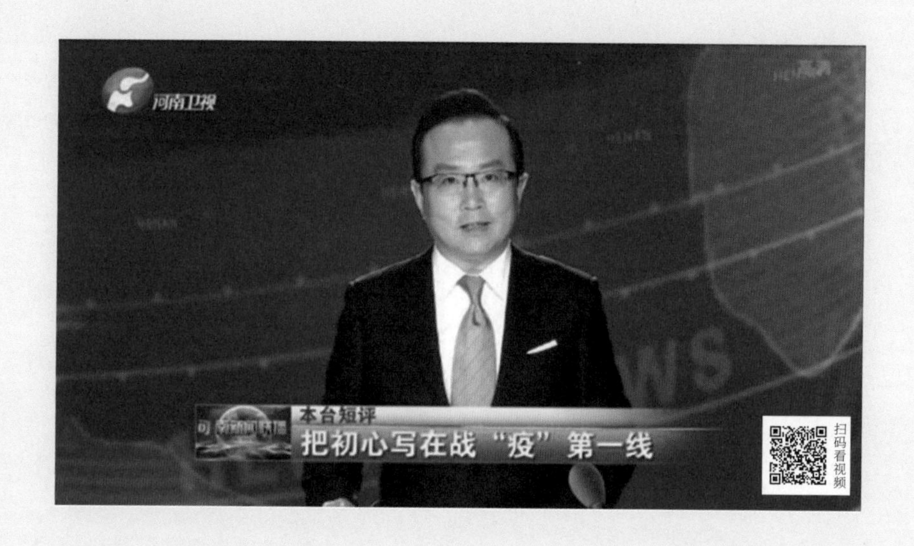

防控疫情攻坚战打响以来，从城市到农村，从医护人员到普通群众，河南处处都能看到“最美逆行者”的身影，时时都能听到“我是党员我先上”的声音。一个个共产党员，用实际行动，把初心写在了疫情防控第一线。越是危急关头，越是需要模范先锋。这是共产党员超越“小家”成就“大家”的精神境界，这是共产党员践行“一切为了人民”的使命担当。

近年，河南大抓基层大抓支部，基层党组织的战斗力显著提升，“不忘初心、牢记使命”主题教育成果在疫情防控一线得到充分检验。

在这次突如其来的疫情防控战中，基层党员成为战“疫”第一线的主心骨，“我先上”成为战“疫”第一线的最强音。看到了党旗飘飘，在家的人就安心；看到了党徽闪闪，出门的人就放心。平常时候看得出来，关键时刻站得出来，危急关头豁得出来，我是共产党员，我先上！

（记者：顾海红、夏继锋。来源于河南广播电视台《河南新闻联播》2020年2月17日）

龙都“疫”战

——写在濮阳“清零”之际

3月3日，迎着春天料峭的风，在众人的欢送下，濮阳最后一名新冠肺炎确诊患者治愈出院。至此，全市实现新冠肺炎“0”确诊、“0”新增、“0”疑似，死亡病例为“0”，医务人员感染为“0”。五个“0”的背后，有党和政府的坚强领导，有“疫”线勇士的无私付出，也有百姓的众志成城。

党和政府坚强领导　全市上下迅速响应

这是一次得益于党的坚强领导的阶段性胜利。2020年，疫魔的脚步紧随春节的步伐，威胁着濮阳400万人民的安全。战“疫”路上，濮阳党旗飘飘。1月19日，濮阳新冠肺炎疫情防控工作领导小组成立。随着疫情升级，全市迅速启动疫情防控一级响应，新冠肺炎疫情防控指挥部随之成立。市委书记宋殿宇任指挥部总指挥，市长杨青玖任第一副总指挥，副市长张宏义任常务副总指挥，市委常委、市政府副市长轮流到指挥部值班，靠前指挥，尽锐出战。从全市抽调精干力量，指挥部分成9个专项工作组，全市疫情防控工作大网全面展开。

（记者：王亚娟。原载于《濮阳日报》2020年3月6日03版，节选）

人民战“疫”　南阳必胜

——写在我市抗击新冠肺炎疫情关键期攻坚期

坚决遏制疫情蔓延势头！坚决打赢疫情防控阻击战！

去冬今春交替之际，突如其来的新型冠状病毒肺炎疫情从武汉暴发，迅速向全国蔓延。

疫情来势汹汹，南阳首当其冲。

南阳，接壤湖北，邻近武汉，人口超千万、返乡人员多，一下子就被推到了疫情防控阻击战最前沿。

南阳安，中原安。筑牢河南疫情防控“南部防线”，南阳责任大于天。

早！

疫情就是命令，时间就是生命。1 月 23 日，中共中央政治局常务委员会召开会议，部署疫情防控工作。省委、省政府高度关注南阳，并把南阳作为打赢防控战的前沿阵地，早部署、早安排。省委书记王国生、省长尹弘到南阳检查指导疫情防控，省领导孙守刚、甘荣坤、武国定分别坐镇南阳调度指挥，极大地鼓舞了全市人民战胜疫魔的决心和斗志。

快！

兵贵神速。抗击疫情，刻不容缓。1 月 24 日，南阳在全省率先启动重大突发公共卫生事件一级响应，全市上下闻警而动，迅速投入到这场没有硝烟的战斗中。

稳！

把人民群众生命安全和身体健康放在第一位，这是责任所在、使命所系。市委、市政府科学研判，积极应对，把疫情防控作为当前压倒一切的政治任务，第一时间成立了高规格的疫情防控指挥部。市委书记张文深任总指挥，市长霍好胜任第一副总指挥，建立起统一领导、统一指挥、统一行动的联防联控工作机制，为全市一盘棋、全民总动员、众志成城打硬仗奠定了坚实基础。

准！

非常时期，必有非常之策。关闭活禽市场，关闭公共场所，停运公交，城乡居民区封闭式管理，全城大消毒……极短的时间内，我市连发 20 多个公告，以最快的速度、最严的标准密集出台防控措施，一系列“硬核”举措，让人民群众看到了党和政府的战斗决心和能力，吃下“定心丸”。

好！

坚定信心、同舟共济、科学防治、精准施策，这是打赢这场硬仗的总要求、“定盘星”。我市主动对标对表，扎实做好防控。同时，充分发挥医圣故里中医药资源优势，不断完善中西医协同机制，合力抗击疫情。目前，我市确诊病例成功治愈率明显高于全国和全省水平。

（原载于《南阳日报》2020 年 2 月 19 日 01 版和 03 版，节选）

“2020 信阳抗击疫情备忘录”系列报道

新冠肺炎疫情牵动着每一个人的心。在这场严峻斗争中，举国上下众志成城，全力应对，采取了最彻底、最严格的防控措施，打响了一场疫情防控的人民战争、总体战、阻击战，用中国力量为世界筑牢了一道坚固的生命防线。作为河南的“南大门”，信阳的疫情防控战也异常激烈。为深入贯彻统筹推进新冠肺炎疫情防控和经济社会发展工作部署会议精神，进一步全景展示信阳“疫”战感人瞬间，全面讲述信阳“疫”战精彩故事，奋力凝聚信阳“疫”战磅礴力量，力夺双赢，《信阳日报》从今日开始，开辟“‘疫’战到底　决战决胜”专栏，陆续推出“2020 信阳抗击疫情备忘录”系列报道。

（来源于《信阳日报》2020 年 2 月 26 日—3 月 13 日）

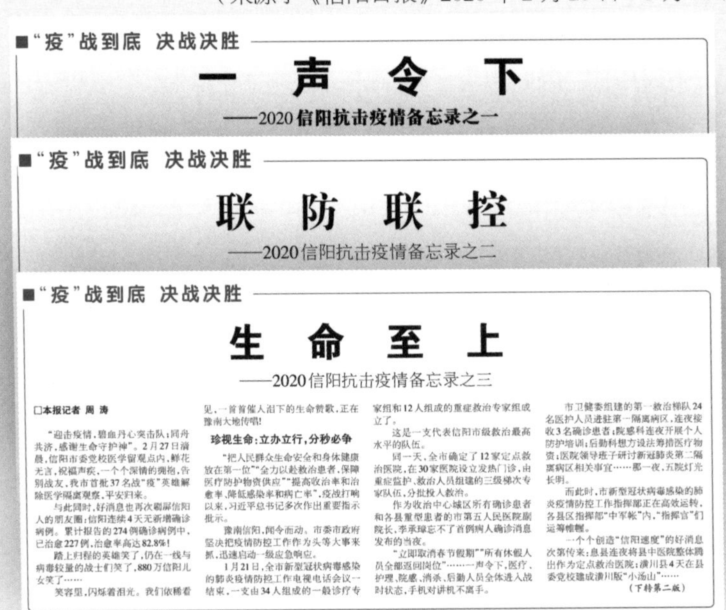

■“疫”战到底 决战决胜

一 声 令 下

——2020 信阳抗击疫情备忘录之一

■“疫”战到底 决战决胜

联 防 联 控

——2020 信阳抗击疫情备忘录之二

■“疫”战到底 决战决胜

生 命 至 上

——2020 信阳抗击疫情备忘录之三

□本报记者 周 涛

“迎击疫情，碧血丹心突击队；同舟共济，感谢生命守护神”。2 月 27 日清晨，信阳市委党校医学留观点内，鲜花无言，祝福声疾，一个个深情的拥抱，告别战友，我市首批 37 名战“疫”英雄解除医学隔离观察，平安归来。

与此同时，好消息也再次刷屏信阳人的朋友圈：信阳连续 4 天无新增确诊病例。累计报告的 274 例确诊病例中，已治愈 227 例，治愈率高达 82.8%！

踏上归程的英雄笑了，仍在一线与病毒较量的战士们笑了，880 万信阳儿女笑了……

笑容里，闪烁着泪光。我们依稀看见，一首首催人泪下的生命赞歌，正在豫南大地传唱！

珍视生命：立办立行，分秒必争

“把人民群众生命安全和身体健康放在第一位”“全力以赴救治患者，保障医疗防护物资供应”“提高收治率和治愈率、降低感染率和病亡率”，疫战打响以来，习近平总书记多次作出重要指示批示。

豫南信阳，闻令而动。市委市政府坚决把疫情防控工作作为头等大事来抓，迅速启动一级应急响应。

1 月 21 日，全市新型冠状病毒感染的肺炎疫情防控工作电视电话会议一结束，一支由 34 人组成的一般诊疗专家组和 12 人组成的重症救治专家组成立了。

这是一支代表信阳市级救治最高水平的队伍。

同一天，全市确定了 12 家定点救治医院，在 30 家医院设立发热门诊，由重症监护、救治人员组建的三级梯次专家队伍，分批投入救治。

作为收治中心城区所有确诊患者和各县重型患者的市第五人民医院副院长，李承璋忘不了首例病人确诊消息发布的当夜。

“立即取消春节假期”“所有休假人员全部返回岗位”……一声令下，医疗、护理、院感、消杀、后勤人员全体进入战时状态，手机对讲机不离手。

市卫健委组建的第一救治梯队 24 名医护人员进驻第一隔离病区，连夜接收 3 名确诊患者；院感科连夜开展个人防护培训；后勤科想方设法筹措医疗物资；医院领导班子研讨新冠肺炎第二隔离病区相关事宜……那一夜，五院灯光长明。

而此时，市新型冠状病毒感染的肺炎疫情防控工作指挥部正在高效运转，各县区指挥部“中军帐”内，“指挥官”们运筹帷幄。

一个个创造“信阳速度”的好消息次第传来：息县连夜将县中医院整体腾出作为定点救治医院；潢川县 4 天在县委党校建成潢川版“小汤山”……

（下转第二版）

■"疫"战到底 决战决胜

中　流　砥　柱

——2020信阳抗击疫情备忘录之四

□本报记者 王凌云

"辛苦了！""谢谢你们！"在夜巡卡点时，听到途经群众的问候，在辖区创新"舍小管大""定量进店"等管控方法的

级硬核的"红色战队"，在党委政府的统一指挥下，徐如林，疾如风，全线战斗，用奉献和大爱，谱写了一曲慷慨激昂的先锋赞歌……

挺身而出、勇敢逆行，他们是疫情

家，偷偷流泪也不言弃。我是党员，也是团队中最年长的，保护好他们是我的责任！"面对疫情，首批战斗在第五人民医院隔离区的市中心医院呼吸内科副主任易浩宇，面临插管治疗的感染高风

工作十几个小时，一口水都顾不上喝，人累到快要虚脱。26天连续作战，她用严谨的工作作风，为我市疫情防控提供了精确的数据支持。

"穿上防护服，所有的情绪都抛到

■"疫"战到底 决战决胜

全　民　战　"疫"

——2020信阳抗击疫情备忘录之五

□本报记者 马迎春

在市委市政府的坚强领导下，大别山精神融入血脉的信阳880万人民群众

疫情发生后，我市迅速行动，第一时间成立市新冠肺炎疫情应对宣传工作领导小组，高效有序推进疫情防控宣传工作，引导广大群众支持防控、参与

疫情发生后，光山县文殊乡方洼村党支部书记李信远当起了村里的"播音员"。他每天通过喇叭向村民播放"致全村父老乡亲的一封信"，随后和其他

台等主流媒体及其新媒体平台，及时对外发布权威信息，引导舆论，凝聚人心。并及时宣传抗击疫情的先进事迹和典型做法，向中央、省级主流媒体报

■"疫"战到底 决战决胜

英　雄　辈　出

——2020信阳抗击疫情备忘录之六

□本报记者 徐 冉

医者仁心——他们选择无畏逆行

■"疫"战到底 决战决胜

大　爱　无　言

——2020信阳抗击疫情备忘录之七

□本报记者 邹 乐

3月3日，又一架满载防疫物资的直升机抵达明港机场。

这组数字不仅饱含着社会各界的拳拳爱心和殷殷深情，更在抗疫战场上凝聚起众志成城、不屈前行的磅礴力量。

让大爱无疆精神得到了一次次真情演绎，为全市战"疫"倾注了坚实力量。

信阳本土企业率先行动——

1月27日，一则"西亚公司捐款

备有效抗病毒产品的复工复产；

2月6日，东方今典向我市定向捐赠300万元和10吨防疫物资；

2月13日，荣业集团向我市捐赠负压救护车等价值120多万元的抗疫

■"疫"战到底 决战决胜

民　生　为　本

——2020信阳抗击疫情备忘录之八

□本报记者 马依钒

庚子新春，大考不宣而至。一卷多题，皆关国计民生。

民心得安定。

关照疫情之下的信阳民生，其时、效、度无不指向"民生为本"。危中有机，凡事人为，这串民生答卷的背后，是立察

容一个多月前的自己。

信阳搂壤湖北，临近武汉，地缘相近、人缘相亲，春节前夕，信阳从湖北返乡人员近10万之多，疫情防控面临严峻

不去，外地车辆不进来，采购困难多，断档风险大。"

"菜篮子"空荡，还谈何民生。梳理出问题，市商务局火速上报市新冠肺炎

■"疫"战到底 决战决胜

复　工　复　产

——2020信阳抗击疫情备忘录之九

□本报记者 郭 靖

春寒虽料峭，毕竟春已到。

统筹谋划 吹响生产"集结号"

抓防疫不动摇，抓生产不松懈。

见》，成立复工复产工作专班，下设5个工作组。

分类指导，分区施策。根据疫情防控形势和工业发展实际，我市科学

范围项目等建设生产正忙；

在息县，实施复工前"6项措施"，复工后"5项措施"，排查返岗人员"4个暂缓"，大别山革命老区引淮供水灌

■"疫"战到底 决战决胜

曙　光　在　前

——2020信阳抗击疫情备忘录之十

□本报记者 向 炜

3月12日，清晨的阳光就像天使脸上的一抹微笑，纯净、空灵、温馨。

春风敲开了久闭的家门。当天上午9时许，省人大常委会副主任、市委书记乔新江，市长尚朝阳等来到淮河岸边的平桥区胡店乡易湾村义务植树基地，与近200名干部群众一起合力栽下一株株泡桐、一棵棵枫树，打造淮河生态廊道。

和煦的春风带给我们的好消息，接二连三——

3月11日，信阳已连续18天无新增确诊病例，连续13天无疑似病例，信阳疫情报告已拟好"休发键"；

同一天，总投资310.4亿元的116个省市重点项目集中开工，信阳加快复工复产步伐，按下发展"快进键"；

3月12日，我市下发分区分级精准防控全面有序恢复生产生活秩序、有序恢复道路客运及公共交通运营服务的通知，正式启动生产生活"恢复键"……

回望"疫"战岁月，信阳有着太多难忘的记忆和感动。880万英雄儿女，坚守信念，胸怀全局，团结奋进，勇当前锋，坚定地守护住了河南"南大门"。

阻击疫情 严管控强担当

迅速"关"、坚决"停"、严格"卡"、全面"查"，一项项"战时"指令密集出台。应对突如其来的疫情，信阳的响应速度和防疫措施一度引发全网刷屏。

2月7日至8日，省长尹弘在信阳检查疫情防控工作时，谆谆叮嘱信阳"守好河南'南大门'"。

把住信阳"城门"、守好自己"家门"、严控小区"大门"、管好单位"院门"、盯紧商超"店门"、扼守扩散"命门"，守"门"战"疫"，信阳当仁不让！

在这场没有硝烟的战场上，大别山精神融入血脉的每一个信阳人都是"战士"。

为战士者，遵从号令，各司其职，冲锋在前，担难担险。

10万名党员干部以志愿者和普通党员身份参与属住地社区防控工作，像一颗颗钉子一样，牢牢"钉"在全市每一个村口社区口。

3000多名医务工作者挺身而出，义无反顾冲上疫情防控第一线，同时间赛跑，与病魔较量。

境内2条高速公路、5条国道、2条省道和18条湖北连通的县乡道路口，全市广大交警夜以继日坚守防线，做好城市"守门人"。

信阳儿女战斗力"满格"，党员干部落实力"满格"，构筑起阻挡疫情蔓延的道道屏障，坚实而厚重。

战事紧张，信阳新增确诊病例数量多日排在全省首位，2月4日、5日，接连两日均新增确诊病例26例。几番交战后，虽略有波动，但一直稳定下降，2月10日起，新增确诊病例开始降至个位数。然而2月21日、22日，却又出现了"信阳新增0河南新增"的严峻局面。

面对连续多日的胶着状态，我市管控措施全面升级，先后出动2360人次，检查抽查单位(点位)3960个(处)，行程近2万公里，发现和纠正问题1196个，追责问责党员及公职人员1003人。

行百里者半九十。

非常时期当有非常之举，即便到了今天，我们依然没有丝毫松懈，守"门"战"疫"仍在继续，不获全胜，决不收兵！

从严管控，强化担当，成为我市坚决遏制疫情蔓延势头，坚决打赢疫情防控阻击战最重要的法宝。

共克时艰 传递爱相伴暖

信阳，从来没有想到会以这种方式引起全省、全国乃至世界的关注。

2月4日，河南日报记者率先发文呼吁：信阳告急！中央主流媒体纷纷跟进：人民日报记者2月10日在其客户端平台大声疾呼：求援！信阳部分物资撑不过今晚。中新社记者刊发《一山之隔 急若信阳》的文章，为信阳发声。

（下转第二版）

让党旗高高飘扬

最强的支撑是根植人民，最大的底气是党的领导。面对疫情蔓延的严重形势，全省各级党组织和广大党员、干部把打赢疫情防控阻击战作为重大政治任务，把人民群众生命安全和身体健康放在第一位，把党的政治优势、组织优势、密切联系群众优势转化为疫情防控的强大政治优势，党旗始终在防控疫情斗争第一线高高飘扬。

让党旗在防控疫情斗争第一线高高飘扬

挺在前，做表率，疫情面前党员干部不畏艰险、全力以赴。连日来，各地各部门充分发挥基层党组织的战斗堡垒作用、广大党员的先锋模范作用，推动各项工作落实落细，党旗在防控疫情第一线高高飘扬。

共克时艰，全力加强物资保障

“这批防疫物资来得太急了，大家提起精神，加油装，武汉急需啊！”河南郑州车站行包车间二班党员突击队队长孙国祎一边扛着防疫物资往 K157 次行李车上送，一边招呼大家一起加油装卸。1 月 31 日 0 时 30 分，行包车间决定将 1000 件防疫物资分别在 4 趟列车上进行装运。“快将物资卸到这 5 个拖车，马上进行过检。”0 时 45 分，孙国祎安排人员将运来的第一批防疫物资组织卸车，第二批防疫物资紧跟其后。过检、打票、贴标，一切工作流程有条不紊。2 时 30 分，发往武昌的最后一批防疫物资全部装运完毕。

“第一时间将防疫物资发送出去是党员突击队刻不容缓的责任。”孙国祎说。

（记者：姚雪青、毕京津等。原载于《人民日报》2020 年 2 月 1 日 02 版，节选）

河南南阳30万党员投入基层防控

“党员多跑腿，居民少出门”

春节前，14名返乡人员回到河南，住进南阳市西峡县某小区。该县要求莲花街道临时党委进驻管理该小区。办事处城建中心主任叶静丽主动请缨，到社区临时党支部值班。

南阳市号召全市30多万名党员走出机关，沉到基层，加强防控。以乡镇（街道）为战区，成立243个临时党委；以行政村（社区）为战斗单元，成立4954个临时党支部；以自然村、居民小区、“三无”楼院等防控卡点为战斗岗位，成立1万多个临时党小组。

“党员多跑腿，居民少出门”，在南阳市城乡一体化示范区，临时党小组设立居民生活必需品保障服务岗。党员挂牌上岗，既抓防控，又保民生。仅2月13日，该区就向城区居民供应蔬菜16880斤、鸡蛋20481斤、水果5100斤、面粉71吨。与此同时，南阳各级临时党组织广泛设置“示范岗”“突击队”“服务团”，鼓励党员在近4万个岗位上做表率、当先进。

疫情防控开始以来，南阳有456人次火线递交入党申请书。经党组织研究，确定400多名入党积极分子，发展36名预备党员。4000多名驻村第一书记、扶贫工作队员取消休假，转战防控第一线。

（记者：马跃峰。原载于《人民日报》2020年2月18日06版，节选）

河南滑县：农村疫情防控的“守夜人”

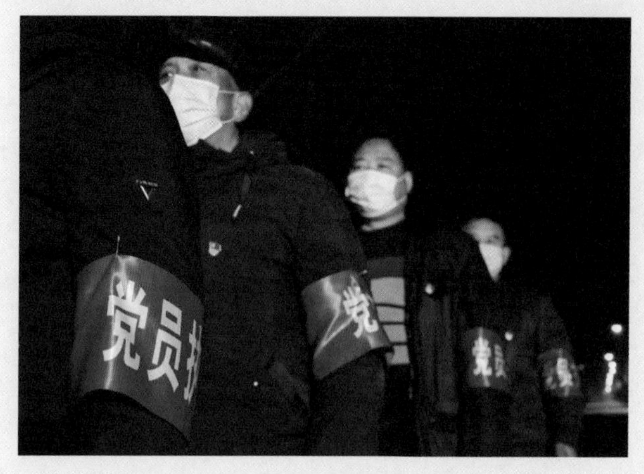

滑县四间房镇基层党员夜间坚守在疫情防控岗位上（王克伟　摄）

2 月 3 日晚，河南省滑县四间房镇大吕庄村、魏南呼村等 27 个村庄的疫情防控检测点聚集了前来轮流值守的“守夜人”。

据悉，新型冠状病毒感染的肺炎疫情发生以来，河南省滑县各乡镇坚持“一名党员就是一面旗帜、一个支部就是一座堡垒”的原则，形成了以各乡镇党委书记为“领头羊”，各基层党员勇当排头兵的疫情防控架构。按照“宁可十防九空，不可失防一例”的工作部署，对过往人员、进出车辆等实行 24 小时不间断排查和消毒。通过增设“守夜人”岗位，加强夜晚防控力度，进一步提升农村疫情防控能力，守护全县人民群众安全健康第一道防线。

（来源于新华网－河南频道 2020 年 2 月 4 日）

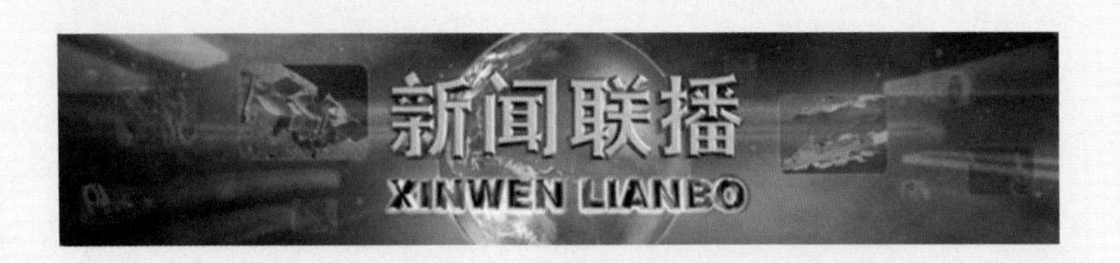

1月29日，中央广播电视总台《新闻联播》报道《抗击疫情　党员干部冲在一线》：河南充分发挥基层党组织战斗堡垒作用，实施网格化、地毯式排查，打通防控“最后一公里”。河南省郑州市二七区淮河路街道陇海社区党委书记路艳茹：落实习总书记的指示精神，组织群众、凝聚群众、联防联治，我们有信心、有决心坚决打赢疫情防控阻击战。

（来源于央视网）

河南：基层党员冲在前

“多消毒来勤洗手，出门就把口罩戴，切莫随意乱吐痰。发热症状及早看，自行隔离不传染……”近期，行走在河南省商丘市虞城县城郊乡张大楼村，不时可以听到疫情防控宣传车的播音声，远远地可以看到路两旁的宣传标语，很是显眼。

为防控新型冠状病毒感染的肺炎疫情，河南省各地采取了市县乡村全线动员，建立起疫情防控领导机构和联防联控工作机制，基层党组织引领，党员干部冲在前，确保各乡村不留死角、不留隐患，构建起了群防群治的严密网络。

包村干部、村警、村医、村民联动，自 1 月 23 日起，商丘市采取以村“两委”班子为主，逐村逐户登记从武汉返乡人员信息，实现县不漏乡、乡不漏村、村不漏户、户不漏人，真正摸清底数。

大喇叭宣传、逐户发宣传单、微信群督促、严查村头疫情防控卡点，在开封市通许县朱砂镇板张庄村，村党支部书记宗加民这几天忙得不可开交。“要让俺村人都知道疫情防控的重要性，引导群众加强疫情防范，不让走亲访友，不让聚众活动，提倡电话拜年。”宗加民戴着口罩说。

位于郑州市航空港区的郑州市新型冠状病毒隔离病房于 1 月 27 日正式开建，中建七局的多支党员突击队、党员先锋队纷纷开进了施工现场，在党员带动下有 1200 名建设者和 200 台（套）

施工机械设备同时奋战。中建七局相关负责人介绍：“当发出医院建设需要人员支援的消息后，许多正在家休假的党员也都纷纷请战，我们能坚决完成建设任务，为抗击疫情做出贡献！”

疫情出现，党员冲在前。在京港澳高速驻马店市确山县双河镇下路口疫情防控卡点，临时成立的卡点党支部依然坚守在这里。目前，确山县在各个域内国道、省道、高速下路口、车站等地设置了21个县级卡点，各卡点全部成立了临时党支部，各镇（街道）、村（居）也设置了数百个卡点，各卡点党员人数3人以上的也均成立了临时党支部。

（记者：张培奇、范亚旭。原载于《农民日报》2020年2月1日04版）

把党旗牢牢插在疫情防控第一线

——我省基层党组织和党员干部坚决打赢疫情防控阻击战

疫情就是命令，防控就是责任。

新型冠状病毒感染的肺炎疫情发生以来，在以习近平同志为核心的党中央坚强领导下，我省广大基层党组织和党员干部认真落实中央和省委部署要求，把疫情防控作为当前最重要的工作来抓，广泛发动群众、紧紧依靠群众，坚决打赢疫情防控阻击战。

闻令而动，统一思想和行动

“各级党委和政府必须坚决服从党中央统一指挥、统一协调、统一调度，做到令行禁止……”习近平总书记的重要讲话，为打赢这场疫情防控阻击战指明努力方向、提供重要遵循。

疫情发生后，省委书记王国生多次主持召开省委常委会（扩大）会议、党建领导小组会议、疫情防控工作专题会议，深入学习贯彻习近平总书记重要指示精神和中央决策部署，研究部署全省疫情防控工作，深入一线督导疫情防控，以实际行动给全省各级党组织和广大党员干部做出表率。

1 月 25 日，省委组织部发出通知，要求各基层党组织和广大党员深入贯彻习近平总书记重要指示精神，在“党政牵头、社区（村）动员，群防群控、稳防稳控”的工作格局中发挥作用。1 月 31 日，省委组织部再次下发通知，要求各级组织部门深入贯彻习近平总书记重要指示精神，推动各领域基层党组织带领群众发挥好第一道防线作用。

召开会议专题研究组织部门更好发挥职能作用、服务保障打赢疫情防控阻击战的具体措施；紧急下拨 2000 万元党费支持基层党组织开展疫情防控工作；就广泛动员全省非公经济组织和社会组织党组织、驻村第一书记发挥作用等事项进行研究部署……省委组织部机关率先行动，深入贯彻落实中央和省委决策部署。

在各级党委的领导和组织部门的推动下，各地各单位纷纷成立以党委书记为政委的疫情防控指挥部，加强统一领导，明确分工职责，落实落细举措，带领群众打好疫情防控阻击战。

一个党组织就是一座堡垒，一名党员就是一面旗帜。全省各级党组织和防疫一线 3600 多个临时党支部及时传达学习习近平总书记重要指示精神和中央要求，将全省 100 多万名疫情防控第一线党员的思想和行动迅速统一到中央精神和省委部署上来，全力开展疫情防控。

发挥优势，织密织牢防线

这是一场没有硝烟的战争，众志成城、团结奋战，是赢得战役的硬核力量。

我省各基层党组织充分发挥政治优势、组织优势和密切联系群众优势，严格落实“外防输入、内防扩散”要求，共同构建起群防群控、稳防稳控的疫情防控工作格局。

广泛组织发动，织密日常监控网络——

新密市向 4.9 万名党员发倡议，并以村（社区）党员干部为主，吸纳村民组长、村医、包村民警等组建党群突击队，当好政策宣传、疫情监控、群众劝导、服务代理、心理疏导“五大员”。

镇平县织密以431个村(社区)党组织为核心的疫情防控网络，建立村组干部包片、网格化管理机制，2203名村干部分包5323个村民小组，把网格巡查等工作落到实处。

注重宣传引导，凝聚防控强大合力——

济源示范区在525个村、24个社区设置983个大喇叭、371台移动音响，通过广播、标语等多种方式，重复播放疫情防控知识，引导群众增强自我防护意识。

西峡县组织82名驻村第一书记坚守疫情防控一线，带领村“两委”班子和党员群众联防联控，发放防护知识手册3万余册。

强化服务保障，化解群众后顾之忧——

省委高校工委组织省内42所高校发挥高校学科和专业优势，为群众免费提供网络心理辅导服务。

舞阳县侯集镇组织村“两委”干部、党员、村级后备干部、入党积极分子等成立“快递小分队”，主动帮助群众购买、运输、分发各类生活物资。

哪里有危险，哪里就有党旗在飘扬。全省各级党组织切实担负起属地防控重要责任，积极做好各项工作，织密织牢群防群控防线。

火线建功，砥砺初心使命

自1月26日以来，郑州市交通运输系统每天都有3000余名党员奋战在疫情防控第一线，维护社会稳定和群众安全。

面对疫情，无数党员挺身而出、英勇奋斗、扎实工作，以实际行动践行初心使命，以新担当、新作为为党旗增光添彩。

坚守，是一种精神。南阳市示范区白河街道党工委书记田红梅连续六天五夜奋战在疫情防控一线，累倒在工作岗位。荥阳市司法局社区矫正管理科科长郑凯、汝州市公安局基层大队大队长程建阳等人，更是用生命诠释了共产党员的责任和担当。

“逆行”，是一种勇气。郑州大学一附院、二附院、五附院，河南大学一附院等单位687名优秀医疗工作者迅速集结驰援武汉，成为“最美逆行者”。洛阳市支援湖北医疗队迅速成立临时党组织，在华中科技大学同济医院的中法新城院区参与救治确诊的危重症患者，打最硬的仗、啃“最硬的骨头”。

奉献，是一种力量。曾缴纳大额党费的新乡市98岁离休老党员申六兴，再次捐出5万元支持疫情防控。沈丘县白集镇田营村党支部书记王国辉得知武汉火神山医院蔬菜短缺的消息后，紧急组织村民采摘50吨的新鲜蔬菜，独自开车连夜送往武汉。

疫情防控既是没有硝烟的战场，也是检验党员、干部初心使命的考场。全省500多万名党员亮身份、迎浪头、做表率，构筑起疫情防控阻击战的“中原堡垒”。

创新方法，增强防控效果

疫情发展瞬息万变，防控工作十万火急。全省各地如何创新工作方式，推动疫情防控取得实实在在的效果？

延伸疫情防控臂膀。焦作市充分运用“焦作党建e家”视频会议系统，及时把任务直接安排到各村；沁阳市通过“学习强国”视频会议功能，第一时间传达疫情防控指挥部会议精神……各级党组织充分运用“互联网＋智慧党建”融平台的视频会议系统，直接高效地通过线上视频安排部署疫情防控工作。

提升疫情防控效能。疫情防控工作任务量大，涉及面广，各地坚持党建引领、部门协同、上下联动，积极有效开展工作。郑州市金水区成立临时党支部、设立党员先锋岗，组织党员、楼栋长等全天候把守辖区内各楼院入口，经八路街道党工委带领群众志愿者在楼院出入口设卡把守，为辖区 233 个楼院、3.7 万余户居民织密“防火墙”。漯河市源汇区马路街街道党工委建立“社区吹哨、党员报到”机制，动员党员、群众服从统一调度，参与疫情防控工作。

有效回应群众关切。各地牢牢掌握舆论的主动权，充分发挥党员教育信息化平台和各媒体平台优势，提升舆论引导效果。中牟县编排河南坠子《战“疫”在中牟》、戏歌《防疫情，我先行》等群众喜闻乐见、容易接受的艺术节目，鼓励群众增强战“疫”信心。潢川县拍摄制作了 5 集防疫指南微视频，引导广大党员、群众科学防“疫”、理智抗“疫”、同心战“疫”。

关键时刻，关键在党。在同时间赛跑、与疫魔较量中，全省基层党组织和党员干部众志成城、共克时艰，必将打赢疫情防控阻击战。

（记者：刘一宁。原载于《河南日报》2020 年 2 月 10 日 01 版）

“有事找党员！”

河南首批援助武汉医疗队成立“党员攻坚队”

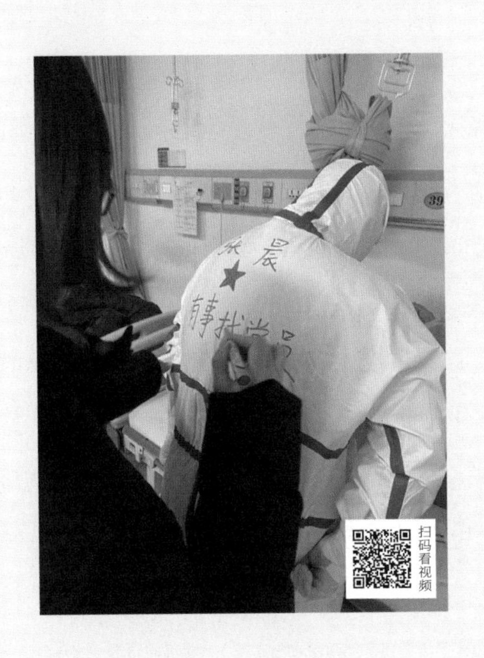

2月7日，河南首批援助武汉医疗队成立“党员攻坚队”，“党员攻坚队”由27名队员组成，其中有老党员，也有刚刚递交入党申请书的年轻人。在武汉四院隔离病区，“党员攻坚队”成员亮身份、树形象，在白色防护服上用红笔画上五角星，写上名字和“有事找党员”的字样。

（来源于河南广播电视台新闻广播《河南新闻》2020年2月9日）

让党旗在防控疫情斗争第一线高高飘扬

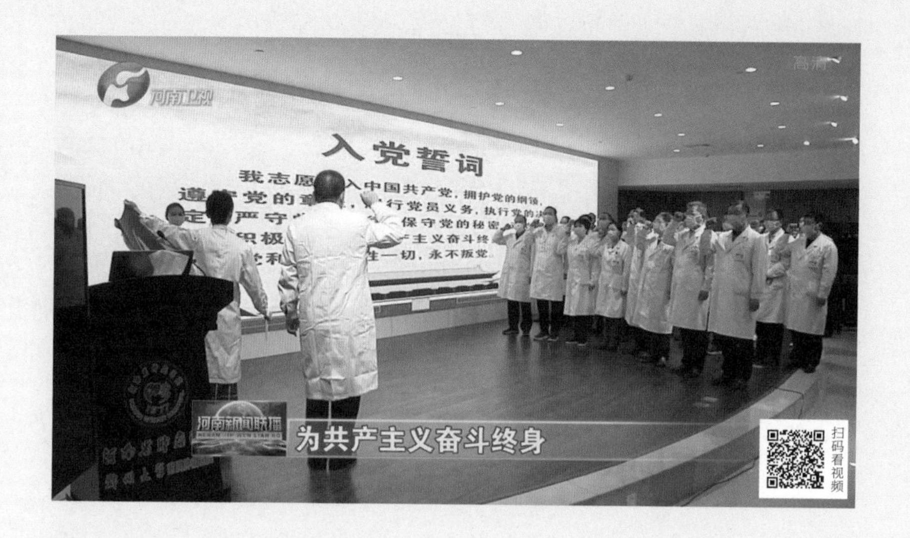

1 月 28 日，河南广播电视台《河南新闻联播》开辟“让党旗在防控疫情斗争第一线高高飘扬”专栏，报道《再次出征湖北　千名医护人员主动请缨》《平顶山：党员就要冲在第一线》《郑州：紧急运送疫情防控物资》：习近平总书记 1 月 27 日做出重要指示，要求各级党组织和广大党员干部团结带领广大人民群众坚决贯彻落实党中央决策部署，紧紧依靠人民群众坚决打赢疫情防控阻击战。在河南防控疫情一线，广大党员冲锋在前，让党旗在防控疫情斗争中高高飘扬。

1 月 30 日，河南广播电视台《河南新闻联播》报道《许昌：党员坚守防疫一线　守护社区居民健康》《周口：党员干部带

头　做好疫情防控》《长垣：企业加班加点生产疫情防控物资》：在防控新型冠状病毒感染的肺炎疫情的关键时刻，为了人民群众的生命安全和身体健康，我省各级党组织和广大党员干部不畏艰险、冲锋在前，让党旗在防控疫情第一线高高飘扬。

1 月 31 日，河南广播电视台《河南新闻联播》报道《郑州东站：“战狼”党员突击队　危难关头当先锋》《开封：临时党支部建在疫情卡点》《商丘：守好基层疫情防线　党员冲在第一线》：连日来，面对肆虐的疫情，河南各级党组织和广大党员迎难而上，勇挑重担，让党旗在疫情防控第一线高高飘扬。

（来源于河南广播电视台《河南新闻联播》）

郑州市发挥区域化党建优势形成联防联控强大合力

党群同心　筑起抗击疫情钢铁长城

“今日工作重点：所有小区请注意，外地返郑人员必须登记、测量体温、询问出行情况……” “收到，立即行动！”日前，在郑州市二七区淮河路街道陇海社区红色物业联盟工作群内，防控新型冠状病毒感染肺炎疫情工作正在紧张进行。

这是郑州市依托区域化党建开展联防联控、群防群治，坚决打赢疫情防控阻击战的一个缩影。

疫情就是命令，防控就是责任。疫情防控阻击战打响以来，郑州市充分发挥街道社区党组织轴心作用，统筹辖区内的机关事业单位、非公企业、社会组织、商务楼宇、自治组织、党员群众、楼院（栋）长等驻区单位资源和力量，落实联防联控措施，合力构筑群防群治抵御疫情的严密防线。

吹响行动集结号　各级党组织纷纷来报到

党建凝聚力量，旗帜引领方向。

关键时刻、危急时分。市委组织部下发通知，要求全市各级党组织和广大党员切实发挥战斗堡垒和先锋模范作用，全面落实联防联控措施，及时把党的政治优势、组织优势和群众优势转化为疫情防控斗争优势，让党旗在防控疫情第一线高高飘扬。

市委有号召，各级有行动。连日来，全市各级党组织把疫情防控作为践行初心使命的实际行动，通过建立区域化党建联盟、设立党员先锋岗、开展党员志愿服务等，落实防控措施，构筑坚固的防控战斗堡垒。

位于市委、市政府所在地的中原区林山寨街道，依托区域化党建，第一时间吹响了抗击疫情行动“集结号”，市委、市政府办公厅、市委组织部、市人社局等辖区党建共建单位迅速响应、积极行动；在社区防疫物资匮乏、盯守人员紧张、入户排查困难的情况下，市接待办、市文联、市博物馆、市勘测规划设计研究院等共建单位纷纷伸出援手，捐献酒精、口罩、消毒水、测温仪等防疫物资，送上牛奶、饼干、方便面等慰问物品，安排人员积极参与门岗值守、入户排查等工作，社区疫情防控的困难局面在最短时间得到了扭转。地处新密市城区南部的矿区办事处，主要是以郑煤集团企业单位办公所在地和职工家属居住地为主的工业、生活区。针对郑煤集团人员分布广、流动性大等客观因素，矿区办事处党工委积极发挥“大党委”作用，与辖区郑煤集团主动对接，借助企业后勤部、物业公司、保卫科力量等，共同建立联防联控机制，全力筑牢疫情防控“防火墙”。

郑东新区“两新”组织相对聚集，近日，在商都路办事处、龙子湖街道办事处等区域党委号召下，辖区“两新”党组织积极主动支持疫情防控工作，华之源生物科技有限公司向省红十字会捐赠 1 万套病毒检测试剂盒；恋指团信息科技集团向龙子湖街道捐赠蔬菜 1.8 万斤；稻香村食品集团捐赠了价值 10 万元食品……

织密筑牢疫情防护网

哪里任务险重，哪里就有党组织坚强有力的领导。

在抗击疫情过程中，全市各级党组织充分发挥战斗堡垒作用，依托网格化管理，采取乡镇（街道）、村（社区）党员干部带头分片包干、全覆盖登记排查、全方位服务引领等方式，构建市、县（区）、乡镇（街道）、村（社区）、居民小组五级防护网络，切实把党的组织优势转化为打赢疫情防控阻击战的工作优势。

“小孟，今天怎么样？”1月28日，中牟县大孟镇镇区社区网格员张俊来到村民孟某家中，例行探望从武汉大学放假回来的小孟。“我还有一天就结束隔离了，谢谢你们对我的关心！”小孟表示，对于镇村干部的到访，他十分感激，同时也积极配合。大孟镇共有32个村6.7万余人，为确保防控工作万无一失，镇党委派出200余名机关干部、220余名村干部对辖区32个村、56家企业实施五级网格管理，构建了横到边、纵到底的疫情防控网。

金水区经八路街道辖区有233个家属楼院、3.7万余户居民，为全面做好疫情防控工作，街道党工委探索建立了街道、社区、网格、楼院、临时党小组五级架构，实行“1+1+1+N”工作模式，即一个网格长、一个民警、一个医务人员，每个楼院、楼栋责任到人，同时在楼院成立临时党小组，由党员带领群众志愿者在楼院出入口设卡把守，临时党小组成员分组排班做好外来人员的登记工作、疫情防控政策的宣传工作和思想政治舆论的引导工作。

上街区充分发挥镇（街道）和村（社区）党组织统筹协调作用，由镇（街道）和村（社区）党组织统筹指挥参与疫情防控的各类人员，集中行使人员分派、任务分工、纪律考勤和工作督导等职权，确保疫情防控工作科学有序、衔接紧密。同时，在全区 8 个入市口疫情防控执勤点，规模大、人流量大的小区等地成立临时党支部 24 个，协调公安、医院、交运等部门党员干部轮班值勤。

今年年初刚成立的管城区二里岗街道东明路 29 号院“红色业委会”，是一个功能型党支部。面对突如其来的疫情，“红色业委会”主动请缨，请求加入疫情防控工作中来。经社区党组织同意后，“红色业委会”的 4 名志愿者当天便整装上阵，针对返程高峰期，业委会充分发挥群众优势、工作优势，积极配合社区做好三省五地市返郑人员的排查登记工作，并对小区内的电梯、楼道等公共区域进行消毒。

党群同心　汇聚磅礴力量

不期而至的防控疫情斗争，既是对党员干部的一次严峻考验，也是一场深刻的党性洗礼。面对急难险重任务，必须豁得出来，顶得上去。疫情发生后，全市广大党员干部冲锋在前，筑起了抗击疫情的钢铁长城——为遏制疫情扩散蔓延，保障人民群众健康安全，来自全市 70 余家市直单位的 250 余名机关党员干部组成志愿服务队，奔赴 42 个防疫服务站，协助做好疫情防控工作。在当前防护物资缺乏的情况下，党员志愿者自备手套、口罩等防护用品，不畏艰险、勇敢“逆行”，站在疫情防控第一线，用实际行动践行了党员的初心和志愿服务精神。

春节“返工潮”来袭，给疫情防控工作增加了新的难度。金水区未来大厦联合党委迅速向广大楼宇党组织和企业党员发出倡议，动员大家积极投身到疫情防控战役中来。截至目前，共招募了楼宇党组织、企业党员、企业代表、社区党员志愿者等共200余人。与此同时，各企业还主动在楼宇入口设立疫情监测站，由企业党员志愿者负责体温监测工作。楼宇实行24小时值班值守，确保一旦发生疫情，第一时间上报和隔离，全面做好防控应对。

高新区瑞达社区怡景花园小区是老旧小区，没有物业，属于典型的“无主楼院”。为切实做好疫情防控工作，辖区党员和志愿者，放弃春节假期，毅然投身到防控疫情这场没有硝烟的战争中去，为百姓健康安全贡献自己的力量。大家纷纷表示：“小区是我们的家，保护自己的家，义不容辞。”

为充分发挥辖区退役军人党员的先锋模范作用，构筑群防群治的严密防线，郑东新区博学路办事处党工委动员辖区退役军人，积极投身疫情防控工作中来。若有战，召必回！短短一天，有50余名退役军人踊跃报名参加，其中更有两名70岁以上老军人热血报名。

而此时，中原区秦岭路街道辖区的民兵志愿服务分队也主动请“战”，在辖区楼院设卡设点、开展消毒、测量体温、组织排查，努力当好守门员、消毒员、宣传员。“我们是人民的子弟兵，要时刻为人民服好务办好事。在疫情面前，我们要做好群众的宣传解释工作和消毒工作，做一些力所能及的事。”在西城一品小区门口，正在防控点值守的退伍军人、民兵志愿者刘进军说，能在疫情防控一线出把力，感到很自豪。

随着疫情防治工作的不断深入，来自惠济区社会各界的人士也正以不同的形式奉献着自己的力量。新城街道办事处弓寨村3组村民弓胜强把买来的1000多斤大白菜送到新城街道办事处楼下，由社区工作人员免费送给被隔离的42户家庭。“我能做的有限，真心希望辖区隔离的群众能吃上菜，吃好喝好，为抗击疫情贡献一点力量，我也在一直牵挂他们。”弓胜强说。

当前，疫情防控正处于关键期。全市党员干部群众正努力奋战在疫情的前沿一线，我们有信心打赢这场疫情防控阻击战，以实际行动践行初心使命，以担当作为给党旗增光添彩。

（记者：李娜；通讯员：徐克歌、康文峰。原载于《郑州日报》2020年2月5日01和02版）

“党派我来的”响彻开封大地

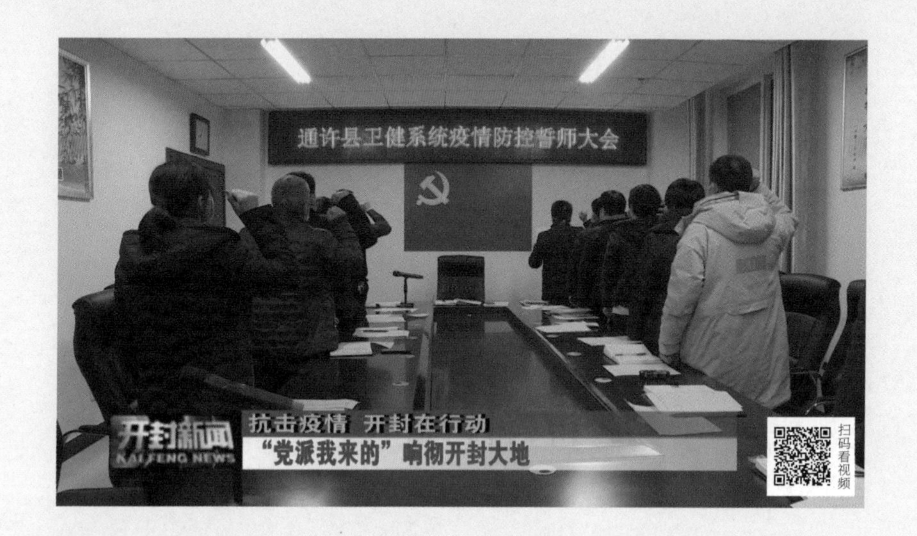

在疫情面前，我市各级党组织和广大共产党员不忘初心、牢记使命，以舍我其谁的勇气和担当，成为保卫人民群众生命安全和身体健康的坚强屏障，“党派我来的”之声响彻开封大地。

（记者：付琳。来源于开封广播电视台《开封新闻》2020年2月7日，节选）

让党旗在疫情防控第一线高高飘扬

——一论坚决打赢疫情防控阻击战

沧海横流方显英雄本色。在疫情防控阻击战的关键时期，更需要广大党员亮出身份、冲锋在前，当好防控知识的宣传员、群防群控的组织员、疫情阻击的战斗员，努力当好群众的贴心人和主心骨，让党旗在疫情防控第一线高高飘扬！

人不率则不从，身不先则不信。这场疫情防控阻击战是场党性大考，检验的是“不忘初心、牢记使命”主题教育成果，反映的是党员干部的担当作为。面对突如其来的疫情，我市广大党员充分发挥基层党组织的战斗堡垒作用和共产党员的先锋模范作用，把投身防控疫情第一线作为践行初心使命、体现责任担当的试金石和磨刀石，迅速进入战时状态，尽锐出战。

“作为一名老党员，我坚决响应党中央号召，自愿投身抗击疫情最前线。”市人民医院疼痛科副主任冯雷第一时间向医院递交了请战书。

“社区是最接近群众的地方，也是防控疫情的第一道防线，我知道可能存在一定的风险，但我是一名党员，这个时候就应该义无反顾地走到‘前线’。”最近，淇滨区华府天下小区居民每天都能看到党员志愿者赵婷忙碌的身影。

在疫情防控阻击战中，淇滨区在321个防疫卡点，共成立了

65个防疫一线临时党支部。浚县成立“党员铁军突击队”，抽调全县医疗机构的专家、医护人员中的党员骨干，充实到急诊、发热门诊、隔离病区等关键部门岗位，勇当“逆行者”。淇县桥盟街道七里堡村、董桥村党员心系群众，自发捐款捐物……

如今，全市3800多个基层党组织，9.5万余名党员在疫情防控工作中主动亮身份、当先锋、做表率，以坚定的信念和行动，彰显了“疫情就是命令，防控就是责任”的政治自觉，展现了当代共产党人的英雄本色，形成了战胜疫情的强大合力。

一个党员就是一面旗帜，一个支部就是一座堡垒。当前，疫情防控形势依然严峻复杂，特别是面对返校、返岗、返工带来的巨大防控压力，广大党员更要当先锋、做表率，让鲜红的党旗高高飘扬，让一枚枚党徽熠熠闪光。

让党旗在疫情防控第一线高高飘扬，要加强对疫情防控工作的统一领导、统一指挥、统一行动，做到哪里任务险重哪里就有党组织坚强有力的工作；要坚持党建引领，充分发挥基层党组织和广大党员战斗堡垒作用和先锋模范作用，真正做到“党旗插在最高处、堡垒建在最前沿、党员冲在第一线”。各级基层党组织要落实好联防联控措施，做好疫情监测、排查、预警、防控等工作，严防死守、不留死角，构筑群防群治抵御疫情的严密防线。广大党员要带头坚守岗位、带头站在防控斗争第一线、带头落实防控措施、带头做好群众思想工作，自觉经受政治考验和党性考验，为广大群众树榜样、做示范。

党员就是责任，党旗就是方向，党徽就是力量。只要我们不忘初心、牢记使命，众志成城、勠力同心，就一定能在市委坚强领导下夺取新型冠状病毒感染的肺炎疫情防控阻击战的全面胜利！

（原载于《鹤壁日报》2020年2月3日01版和02版）

“双报到”吹响冲锋号　党员一线勇担当

“作为一名党员，祖国需要，我必冲锋在前，抗击疫情，有召必应！我郑重向组织申请：本人自愿在任务最重、防控最难的卡点值守，为祖国为人民贡献微薄之力。”市接待服务中心郝河忠在请战书上写道。2 月 11 日，郝河忠向单位党组织递交了请战书。截至目前，市接待服务中心党支部已向郾城区沙北街道泰山社区党支部报到，开展疫情防控工作，支部 21 名党员还到居住地社区报到，参加了疫情防控工作。

疫情防控阻击战打响后，沙北街道存在社区疫情防控工作点多面广、任务繁重、人员不足的现实困难。为全力做好新冠肺炎疫情防控工作，充分发挥党组织战斗堡垒作用和广大党员先锋模范作用，根据市委组织部《关于进一步深化“双报到”做好新冠肺炎疫情防控工作的通知》要求，沙北街道党工委在近日明确了社区党支部书记“双报到”（即各机关事业单位党组织要到街道或社区报到，党员到居住地社区党组织报到）第一责任人职责，下发《沙北街道“双报到”抗疫命令书》300 余份，并通过大喇叭、流动宣传车、微信群通知辖区各机关事业单位党组织、在职党员“双报到”，到社区卡点开展疫情防控工作，为人民群众筑起坚不可摧的生命防线。

沙北街道泰山社区党支部书记李鹏展说，泰山社区的老旧小区和开放式小区较多，给疫情防控工作带来很大困难。截至目前，共有 31 个共建单位和 510 名在职党员到社区党支部报到，分包重要位置或卡点，参与报到的党员干部主动佩戴党徽，亮明党员身份，佩戴口罩做好自身防护，认真做好社区党组织分配的疫情防控任务。“双报到”党员到位后，解决了卡点值守人员不足的问题，而且党员冲锋在前，让社区居民对战胜疫情充满信心。

2 月 14 日，在沙北街道辖区的沙田锦绣天地小区门口，记者见到了正在卡点值守的孙超和白家琦夫妇。夫妻俩都是党员，丈夫孙超在市住房公积金中心工作，妻子白家琦在市军人退役事务局工作，他们响应市委组织部、郾城区委组织部和沙北街道的号召，到所居住的社区报到。孙超说：“疫情当前，党员就要冲锋在前，发挥先锋模范作用，为打赢疫情防控阻击战贡献力量。”

沙北街道党工委书记高永生说，目前，沙北街道辖区内 99 个共建单位党组织全部到社区进行了报到，辖区共有 8930 名在职党员，已报到的党员有 6000 多名，这 6000 多名党员分布在 196 个“三无”小区和 128 幢单栋楼，参与卡点值守、外来人员及车辆登记检查、防控物资分发、人员排查追踪、密切接触者管理、环境消毒整治、困难群众帮扶、疫情防控知识宣传等急难险重工作，引导群众正确理解、积极配合、有序参与疫情防控。他们在疫情防控的关键时刻勇于站出来、敢于豁出去，以“战斗者”的姿态肩负起责任，担当起使命，和社区干部组成了一个个党员先锋队，编织了一道道疫情防控网，展现出了共产党员的先锋模范形象。

（记者：左素莉。来源于《漯河日报》2020 年 2 月 16 日 01 版）

第二章

守望相助，长江黄河共战“疫”

巍巍大别，滋养豫鄂儿女；汉水丹江，哺育两省人民。

河南、湖北，山水相依相连，世代守望相助。

驰援湖北、武汉，是道义所在、感情所系，既是全国一盘棋抗击疫情的需要，也是一个负责任大省的使命担当。

疫情发生以来，河南15支援鄂医疗队和大批医疗防疫、生活保障物资源源不断发往湖北，白衣执甲，英雄逆行，最美中原儿女为浓浓豫鄂情、绵绵兄弟谊再添浓墨重彩！

出 征

长江黄河，血脉相连。河南在大河中流，湖北在大江中游，面对共同的新冠肺炎疫情，江河手挽手，人民心牵心。一批又一批白衣铠甲请缨援鄂，他们右手握拳，庄严宣誓，发扬一方有难八方支援的光荣传统，带着对湖北和武汉人民的深情厚谊，不辱使命、不负重托，充分体现出人民利益高于一切的责任担当，体现出救死扶伤、大爱无疆的职业精神，体现出黄河儿女出彩河南的精神风貌。

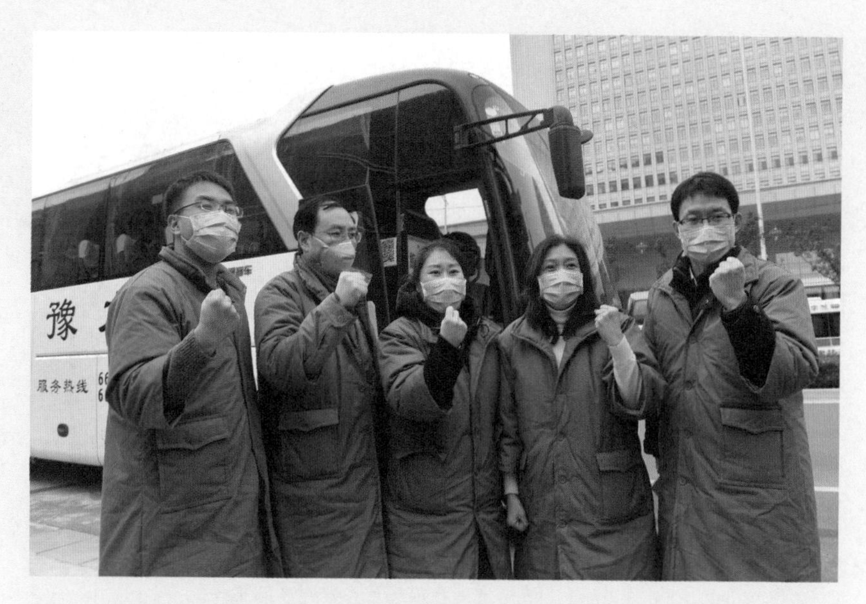

1 月 26 日，河南省医疗队队员在出发前为自己加油鼓劲

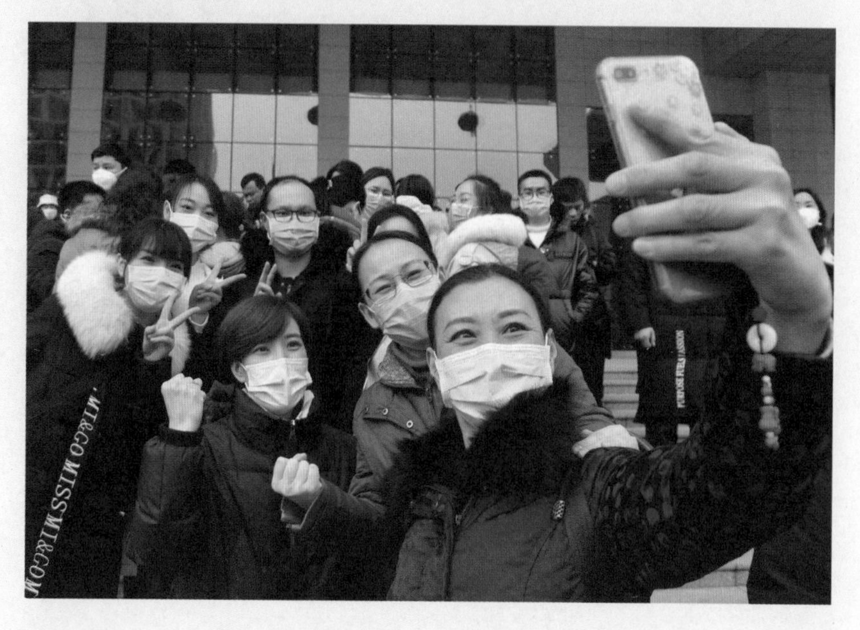

1 月 26 日，河南省医疗队队员在出发前自拍留影

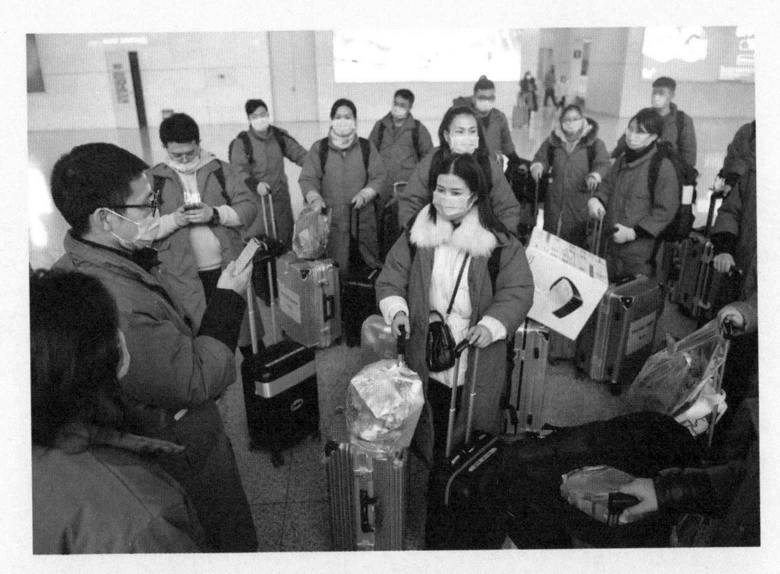

1月26日，河南省医疗队队员在郑州东站集合

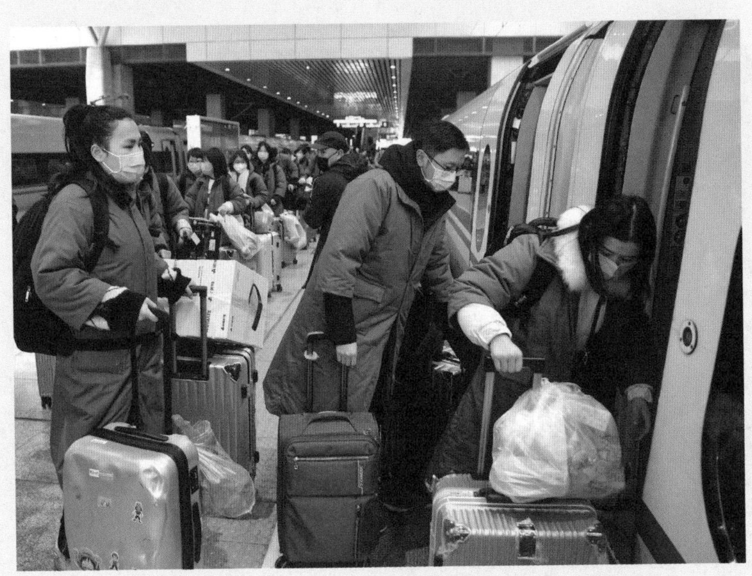

1月26日，河南省医疗队队员在郑州东站乘坐高铁前往武汉

（来源于新华社客户端2020年1月26日）

最美逆行医疗队，这支队伍叫“河南”

1 月 26 日下午，由 137 名医护人员组成的河南医疗队从郑州启程前往武汉，支援武汉抗击新型冠状病毒的肺炎疫情。

据了解，河南医疗队由来自郑州大学第二附属医院、郑州大学第五附属医院、河南大学第一附属医院、河南大学淮河医院、新乡医学院第一附属医院的专家和医护人员组成，涉及呼吸科、重症监护室、护理专科等多个科室。25 号晚上接到上级指令后，医院的专家、护士踊跃报名，当晚就挑选出政治素质高、年富力强、业务过硬的精兵强将组成医疗队。

据介绍，河南医疗队于今晚抵达武汉之后，将根据武汉方面的需求，参加到抗击新型冠状病毒的肺炎疫情工作中。

（来源于人民网－河南频道 2020 年 1 月 26 日）

党员冲在前

——河南省肿瘤医院等成立第二批赴湖北疫区医疗支援队

“疫情就是命令　旗帜彰显担当”，随着湖北新型冠状病毒感染的肺炎疫情逐渐严峻，第二批河南医疗支援队正在招募组建，一线医生纷纷主动请缨，集结待命，随时准备好奔赴湖北疫情一线。此前河南省 86 万医护人员返回岗位，137 人的河南首批医疗队已经在武汉开展工作。

1 月 26 日，河南第一批 137 名支援湖北抗击新型冠状肺炎疫情医疗队奔赴武汉。这支医疗队 26 日下午顺利抵达武汉，并正式进驻受援医院开展工作。河南省援鄂首批医疗队队长、河南省卫生健康委体制改革处处长王耀平说，医疗队已正式进入病区。“全部进驻武汉第四医院，目前已收治超 20 个病人。”

在河南，第二批支援湖北医疗队正在组建。“我志愿加入中国共产党，拥护党的纲领，遵守党的章程，履行党员义务，执行党的决定，严守党的纪律，保守党的秘密，对党忠诚，积极工作，为共产主义奋斗终身，随时准备为党和人民牺牲一切，永不叛党。”河南省肿瘤医院在场近 40 位党员重新宣读了中国共产党入党誓词，现场鼓掌加油。

据河南省肿瘤医院罗素霞副院长介绍，在前往抗击疫情第一线报名时，不到四个小时就收到了 900 多份请战书。

“我们从中挑选了25名经验丰富，特别是具有重症治疗和呼吸治疗经验的护士和7名普通组医生以及2名重症组医生，物资和人员都已经筹备完毕，随时准备听从卫健委的指挥到达疫区一线支援。”

医院职工庞红卫告诉记者：“接到通知后，大家不讲条件踊跃报名，得知名额有限，有些没选上的同事还多次找单位请求加入。现在人员招募已经完成，一声令下马上出发。”

华中阜外医院的千名医务工作者第一时间在微信群里积极报名，希望加入湖北抗疫一线。自1月26日下午在院内发出倡议书，截至晚上短短的几个小时，华中阜外医院就有超千名医护工作者主动报名要求投入到湖北抗击疫情一线的战斗中去。

华中阜外医院副院长高传玉告诉记者：“作为一名医务工作者我们责无旁贷，疫情就是命令，疫情就是责任。我们发出倡议书以后，据不完全统计，全院1300名职工到目前为止有1000多名职工自愿写了申请书。”

（记者：李凡。来源于央广网2020年1月29日）

河南医疗队再出征支援武汉

省委书记王国生参加仪式

2月2日，河南省援助湖北应对新型冠状病毒感染的肺炎疫情第二批医疗队出征仪式在省卫健委举行，120名医疗队员右手握拳，庄严宣誓。河南省委书记王国生参加仪式。

王国生代表省委、省政府向医疗队全体成员致以崇高敬意，并通过他们向奋战在疫情防控救治一线的广大医务工作者致以诚挚问候。他说，生命重于泰山。疫情就是命令，防护就是责任。作为全省医疗卫生工作者的优秀代表，大家即将奔赴湖北抗击疫情第一线开展工作。要深入贯彻落实习近平总书记重要讲话指示精神，坚持把人民群众生命安全和身体健康放在第一位，发扬一方有难八方支援的光荣传统，带着中原儿女对湖北和武汉人民的深情厚谊，不辱使命、不负重托，以高度的责任感、使命感认真做好救治工作，充分体现人民利益高于一切的责任担当，体现救死扶伤、大爱无疆的职业精神，体现黄河儿女、出彩河南的精神风貌。

王国生说，疫情防控阻击战是一场硬仗、持久仗，大家要在出色完成任务的同时，加强自我防护，确保自身安全。要加强前后方的沟通协调，省委、省政府和全省人民都是你们的坚强后盾。

据介绍，河南省第二批援鄂医疗队是危重症患者救治医疗队，共有120名技术骨干，由18名重症专业医师、100名重症专业护士和 2 名感控专家组成，分别来自 7 个省辖市和省直共 22 家医院。

河南省委常委、秘书长穆为民，省委常委、宣传部长江凌，副省长戴柏华等参加仪式。

（记者：王玉兴、时岩。来源于人民网－河南频道 2020 年 2 月 3 日）

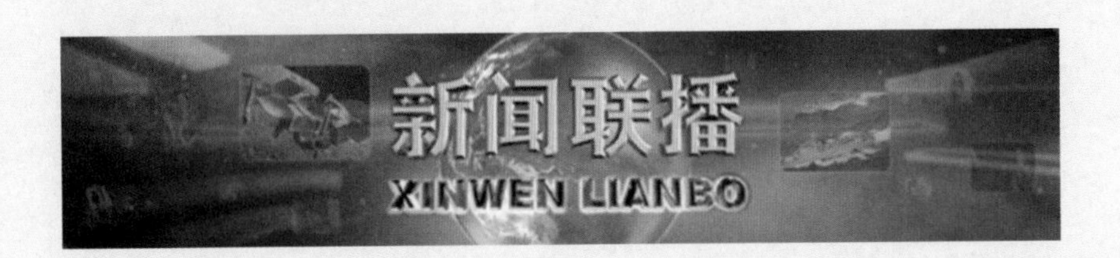

2月4日，中央广播电视总台《新闻联播》报道《坚定信心　坚决打赢疫情防控阻击战——习近平在中共中央政治局常务委员会会议上的讲话引发强烈反响》：今天，又有辽宁、吉林、河南、安徽等地的医疗队启程出发，驰援湖北。

2月25日，中央广播电视总台《新闻联播》报道《凝心聚力　共同抗击疫情》：24号，河南、陕西、广东派出首批心理援助医疗队伍前往湖北。

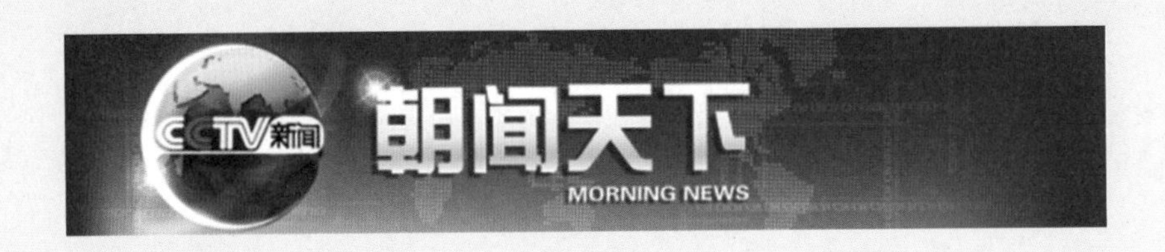

2月22日，中央广播电视总台《朝闻天下》报道《河南又有两批医疗队支援湖北抗疫一线》：21日下午，河南第十一批、第十二批共计209名医疗队员支援湖北抗疫一线。其中，第十一批医疗队由来自鹤壁、商丘和周口三市26家医疗机构的174名医务人员组成；第十二批医疗队有35名医护人员，全部来自河南

省中医院。这也是河南省派出的第二支中医医疗队，到武汉后将主要支援江夏方舱医院。

（来源于央视网）

聚焦河南第五批援鄂医疗队：“板寸”“光头”成男医护标配

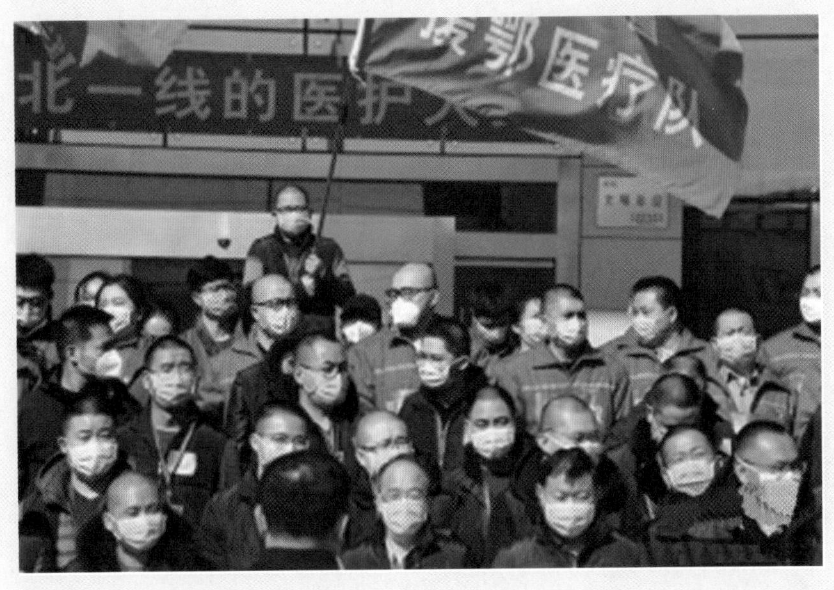

赴湖北的男医护人员几乎都剃了“板寸”发型（丁友明　摄）

2月9日，由300名医护人员组成的河南省第五批支援湖北医疗队在郑州集合向武汉出发。记者注意到，现场的男医护人员几乎都剃了“光头”或“板寸”，其中河南省人民医院一名男医生告诉记者，这是“打仗”的姿态，已做好十全准备去迎战。

记者了解到，河南省第五批支援湖北医疗队的300名成员分别来自郑州、洛阳、新乡三地的49所医院。在这支300人的队伍中，有医师 100 名，护士 200 名，医护人员年龄最大的 57 岁，年龄最小的 21 岁，涵盖呼吸、重症、心血管等专业。

河南省第五批支援湖北医疗队的组建过程可谓刷新了“河南速度”。2 月 8 日晚近 10 时，河南省卫生健康委接到国家卫生健康委紧急电话通知，要求河南省组派第五批医疗队援助武汉市，2 月 9 日即出发。

在如此短的时间内组建医疗队？完全可以！消息一经发出，立即得到河南省人民医院和郑州市、洛阳市、新乡市卫生健康委的全力支持。河南省人民医院选派了 30 名医护人员，郑州、洛阳、新乡市卫生健康委分别选派 120、90、60 名医护人员。从 2 月 8 日 22 时到 2 月 9 日 10 时，12 个小时的时间，300 人的医疗队组建完毕。

河南省人民医院重症科男护师彭胜伟告诉记者，昨晚他正在上夜班，11 点接到院里的通知，今日要去武汉。“夜班上到今天凌晨 4 点，下班后就赶紧回家收拾行李，甚至都没来得及告诉家人这个消息。”

对于集体剃光头发的行动，河南省人民医院急诊重症病房主任医师王龙安说，这是一种“打仗”的姿态，已做好十全准备去迎战疫情。

从 1 月 26 日至今，河南已派出五支援鄂医疗队，总计 687 名队员，为湖北一线医疗救治注入河南力量。

（来源于中国新闻网 2020 年 2 月 9 日，节选）

“我们把路线刻在心里”，河南派急救转运队驰援武汉

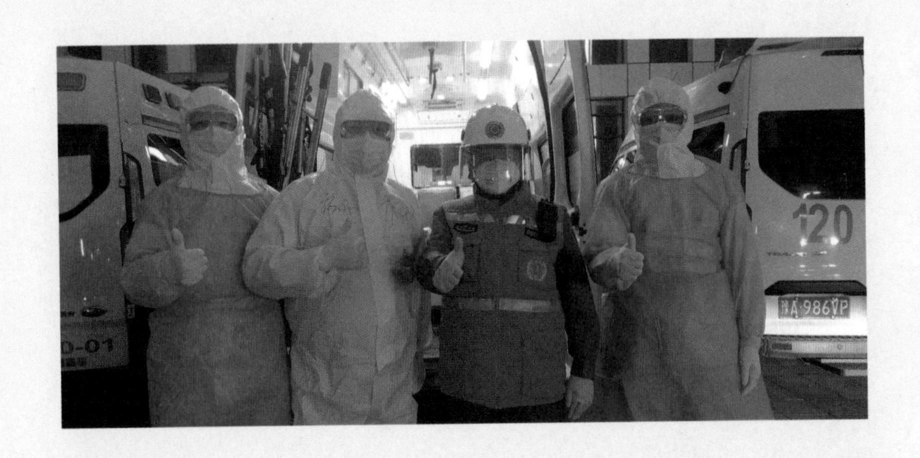

2月5日，由21辆救护车和81名救护队员组成的河南省支援湖北医疗急救运转队紧急出征，协助当地进行新冠肺炎危重患者的集中转运工作。

据了解，这是河南省派出的第四支支援武汉的医疗队，也是首批驰援武汉的外地救护车队。

郑州市紧急医疗救援中心主任、河南省支援湖北医疗急救转运车队队长乔伍营告诉记者，2月4日晚8时接到任务后，河南省卫生健康委员会便通过120急救指挥中心，集合了来自郑州、驻马店、漯河与平顶山等地的救护队员和21辆救护用车。

所有急救队员都经过严格挑选，有一半左右是党员，青年是

主力，“这是一支要打胜仗的队伍”，乔伍营介绍说。

抵达武汉的第二天，转运队队员褚迎辉、崔朝阳接到任务，需要从武汉市九院转运23名危重患者前往武汉协和医院。在队友李玉创和晓宁的帮助下，两人用最快的速度穿好防护服出发。一路上，小雨绵绵，6辆救护车风驰电掣。

很快，驾驶员崔朝阳护目镜里聚起雾气，视线变得模糊。为了确保行车安全，他一面尽力调整自己的呼吸，微微挪动护目镜的角度，一面瞪大眼睛，集中精力记住路线。6个小时后，任务结束，崔朝阳的鼻梁被护目镜生生磨出两个水泡，但他却很自豪地说，“我把路线刻在心里了”。

作为一位资深的急救专家，乔伍营曾在2008年汶川地震时赴川救援。经历过各种救援活动的他深知，“越是国家有难，我们就越要团结”。“往前上，对个人而言，体现的是作为人的价值；对集体而言，我们代表河南人民出征，体现着河南人民的大爱精神。”乔伍营说。

全天候待命的急救转运任务，紧张得让队员们几乎忘记了时间和空间。奔跑在转运任务路上，他们每个人脑子里只剩下一个最朴实的念头：“保护好自己，救更多病人。”

（记者：潘志贤；实习生：杨晓飞。来源于中国青年报客户端2020年2月9日，节选）

河南省第十五批援助湖北医疗队今日出发

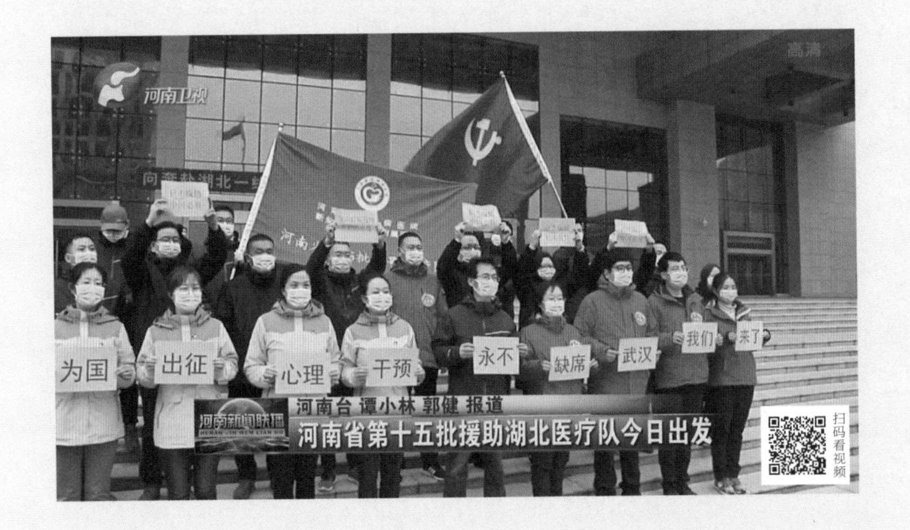

2 月 24 日，河南广播电视台《河南新闻联播》报道《河南省第十五批援助湖北医疗队今日出发》：24 日下午，我省第十五批援助湖北医疗队出征，这也是我省援助湖北的首批心理援助队伍。本批出征队员共 30 人，他们来自我省郑州、洛阳、驻马店等四家相关医疗机构，将协助武汉开展心理援助和心理危机干预工作。

（来源于河南广播电视台《河南新闻联播》2020 年 2 月 24 日）

我省赴武汉疫情防控宣传报道摄影小分队出征

2 月 24 日下午，河南省赴武汉疫情防控宣传报道摄影小分队出征仪式在郑州举行，队员在出征仪式后乘高铁前往武汉。他们将深入一线，用镜头定格武汉当地抗击疫情的震撼场面和感人瞬间。

据悉，此次摄影小分队共 12 人，由来自省摄影家协会、河南日报报业集团等单位的 10 名摄影记者和摄影工作者组成，另外还有 2 名司机，小分队由省摄影家协会副主席罗勇任组长。

《河南日报》摄影部记者王铮说：“我们要用手中的相机去记录非常时期的难忘场景，尤其是我省支援武汉人员的英勇表现，展现当地众志成城、共渡难关的信心与勇气。”

（记者：曹萍。原载于《河南日报》2020 年 2 月 25 日 03 版）

最美逆行

有一种逆行，比诗更动人；有一种背影，比画更美丽。面对汹涌而至的疫情，他们选择了逆风而行，不计报酬，不论生死。他们不是天生的英雄，只是在关键时刻选择了挺身而出。他们中有医务工作者，有基层干部，有人民警察，有新闻记者，有志愿者……他们是儿子女儿，是丈夫妻子，也是父亲母亲。他们挺起脊梁，用最美逆行，护佑山河无恙。

“你怕不怕？”
女护士出征前的悄悄话，比诗更动人

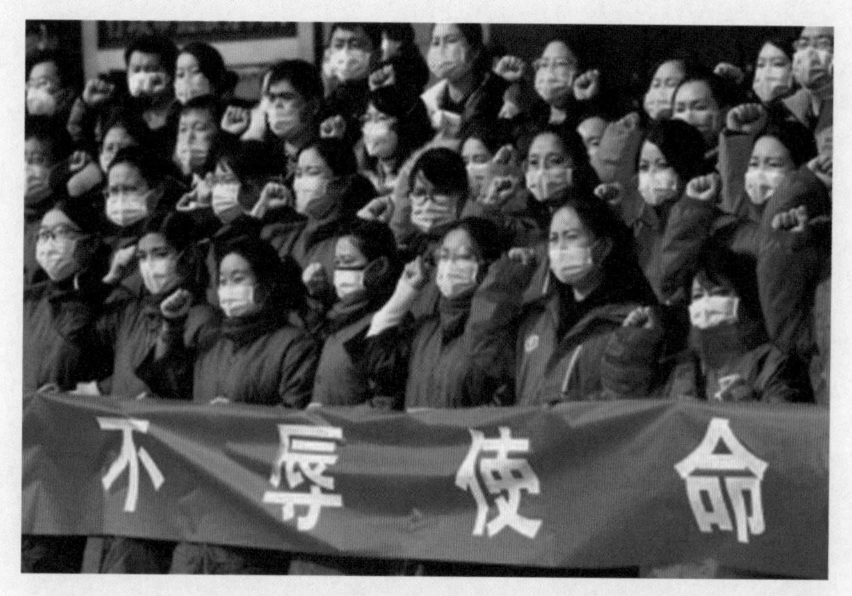

河南第二批支援武汉医疗队由122名医护人员组成，分别来自开封、焦作、洛阳、安阳、濮阳、平顶山等地医疗机构

今天下午，河南派出第二批医疗队，支援湖北。现场，122名医护人员举拳宣誓，令人激昂，可让记者忽然萌生泪意的，却是无意间听到的“悄悄话”。

那是两个戴着口罩的女护士。宣誓完，见有记者拥过来采访，她俩飞快地往后躲。个子稍高的一边躲一边说：“赶紧跑，可别照住了。我不想让俺妈看见我。”另一个也跟着躲：“我也不能让俺弟看见我……”

即将上车出发，这两个护士又躲在后面“说小话”：“你怕不怕？我有点怕。”“我也怕，咋会不怕？咱们该害怕。”“没事，咱俩离近点，你怕了，跟我说！我怕了，也跟你说。”“没事，咱们恁多人呢……”

两个护士大约20多岁，虽然戴口罩看不到脸，但也能辨出眉眼天真烂漫。记者忽然想起，她们，跟前两天看到人民网报道的人物，何其相似！

报道的名字叫《疫情如令！出征吧，95后》。文章写的是20多岁的单位新骨干，甚至还有一名来自甘肃省的“00后”——那个名叫曹园园的小姑娘，“发口罩、量体温、消杀毒，样样都冲在一线”。

这篇报道最好的，在于把这些人的工作照合成了一张图片。是的，也许没有工作时，她们就是那么可爱，像大多数同龄人一样，歪在沙发上看电视、玩游戏，跟父母撒娇讨红包，拍个大头照，卖萌朋友圈……

“遥怜小儿女，未解忆长安。”这是诗人杜甫的家国情怀。“我不想让俺妈看见我。”“你怕了，跟我说！我怕了，也跟你说。”这是两名普通医护人员的家国情怀。“女生悄悄话”美感不如诗，却比诗歌更动人。

有些劫难，我们躲不掉；但也正是这些劫难，让原本的家里宝贝变身豪杰之士。临别挥手，还没有多少凝重；抵达武汉，“战士”也必将无暇回味。她们将和第一批医疗队一样，“战”在疫情防控的第一线，将在疫情战争中“逞英豪”。

挥手作别，送走她们，祝愿由衷而起。这些稚气未脱的小儿女，一定会像人民网报道中写的那样——“战士，英勇无畏，顶天立地。孩子，稚嫩青涩，正在成长”。希望她们在战“疫”中保好自己、护好病患，高奏凯歌，平安归来！

（来源于人民日报客户端 2020 年 2 月 2 日）

“回来后　我娶你。”

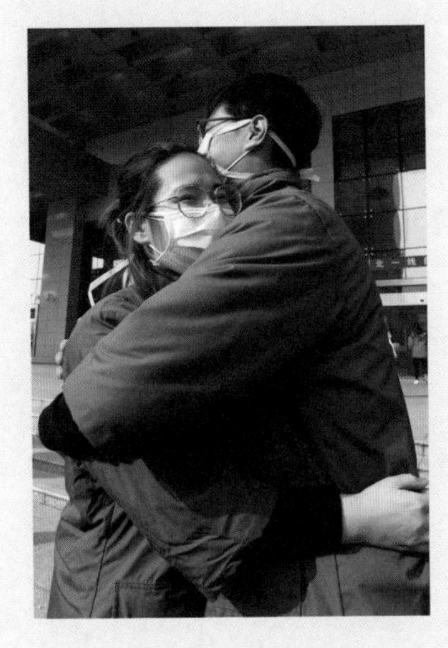

刘光耀和乔冰为河南第二批驰援湖北医疗队成员。出发前，两人拥抱，相互鼓励（李安　摄）

当日，河南省第二批驰援湖北抗击新型冠状病毒感染的肺炎疫情的医疗队出发。在医疗队中，来自河南省直第三人民医院的刘光耀和乔冰是一对“90后”情侣。相恋两年多的他们同在急重症医学科工作，当得知要组建医疗队时，他们就商量着一起报了名。医疗队出发前，两人拥抱着相互鼓劲。“回来后，我娶你。”刘光耀对乔冰说。

（来源于新华网2020年2月2日）

“抗击疫情，不计报酬，无论生死，逆风而行”

面对新型冠状病毒感染的肺炎疫情，有这样一群和死神赛跑的人，他们是父母，是妻子，是丈夫，是儿女……但在疫情面前，他们是身着白衣战袍的“天使”。中国之声《天使日记》第二篇，记录“白衣天使”们的工作日常，捕捉“战疫”最前线的点滴感动。

2020 年 1 月 29 日，武汉，晴，微风

我是河南省新乡医学院第一附属医院结核内科副主任医师崔俊伟。今天是我来到武汉四院支援的第四天，也是我投入到抗击新型冠状病毒疫情工作的第二天。此刻，我刚从隔离病区出来，已经和战友们交班。目前我们所在的武汉四院为我们河南医疗队共开设两个病区，共 60 张病床，已收治 30 名患者。

我们这群战友平均年龄 33 岁，来武汉的这些天，女同志们用剪刀剪去了长发，有一名战友手写了《入党申请书》，其中写道“抗击疫情，不计报酬，无论生死，逆风而行”。

我的两位战友，这两天是她们的生日，考虑到进入病区后工作紧张，于是队员们自发给她们做了个“生日蛋糕”，用小馒头和橘子做摆盘，火龙果皮拼出个笑脸。我们有信心打赢这场战争！等我们回家！

（来源于中央广播电视总台中国之声 2020 年 1 月 30 日）

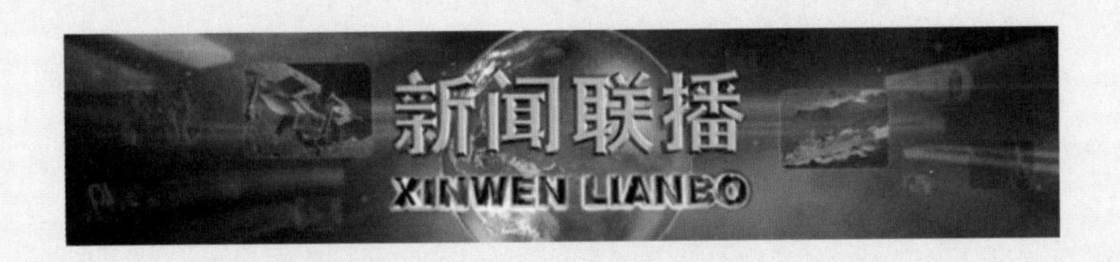

2月24日，中央广播电视总台《新闻联播》《新闻30分》《朝闻天下》《新闻直播间》等栏目报道《你们保护患者　我来保护你们》，记录了我省郑州大学第一附属医院感染科娄昊自2月4日随队到武汉后，承担河南国家紧急医学救援队一线医生的感染防控工作。

（来源于央视网2020年2月24日）

战“疫”的力量

编者按　1月29日，本报武汉一线报道组踏进了安静的武汉。此时，新型冠状病毒感染的肺炎疫情防控阻击战鏖战正酣，九省通衢的武汉，正拼尽全力！这，是一场没有硝烟的战斗，空寂的街巷，寥落的灯火下涌动的力量，我们清晰感知。这，是一股闯过难关的信念和决心，千万武汉人咬紧牙关，他们知道，闯关，武汉不是一个人在战斗！武汉更不是孤军奋战！本报今起推出“武汉闯关”系列报道，带你感知武汉闯难关的历程，聚焦这场攻坚战中千百万平凡人汇聚起来的非凡力量与宝贵精神。

再出发：初心使命在真刀真枪实干中体现

在这场战“疫”中，有许多故事让人动容。28日，在武汉抗击疫情一线的河南大学淮河医院护士王月递交了入党申请书。“我志愿加入中国共产党，全力以赴，抗击疫情。不计较个人报酬，无论生死，逆风而行，为保障人民的生命健康而奋斗！”

除她以外，还有其他4名医护人员也递交了入党申请书。这一次，在武汉支援抗击疫情的河南大学淮河医院医护人员共有26人，其中党员8人。组建医疗队后，他们首先建起了临时党支部。

王月是一名有着12年临床护理经验的护士，这一次，她利用休息时间，根据住处的实际情况，设计了房间污染区域分区图。这样一来，从病房回到住处，准确地将衣物鞋帽等放到规定处，降低房间的被污染程度。她已把这个分区图上交到河南医院武汉疫区指挥部，以便论证进行推广。

淮河医院党委副书记傅侃达说：“王月等 5 名同志关键时候能冲上去，业务能力都很过硬，思想上也积极向党组织靠拢。如果他们在此次抗击疫情战役中表现突出，我们就向学校党组织提交报告，希望批准他们火线入党。”

“疫情是魔鬼，我们不能让魔鬼藏匿。”如何不让魔鬼藏匿？是一封封请战书、一枚枚红手印，是共产党员的初心，是救死扶伤的职责，是消灭疫情的坚强斗志！

他们，已经到达武汉。而他们的担当精神，刚刚出发。战“疫”的力量从何而来？正如一位医护人员所言，初心使命不是说出来的，而是真刀真枪干出来的。

（记者：王胜昔等。原载于《光明日报》2020 年 1 月 31 日 01 版，节选）

疫情不散我们不退

“疫情不散，我们不退！”近日，河南省平顶山市两批援助湖北医疗队先后向上级医疗队递交“请战书”，连续奋战一个月的“白衣勇士”自愿放弃轮换休息机会，继续坚守在抗“疫”一线。

2月3日晚，平顶山市第一批援助湖北医疗队抵达武汉，进入华中科技大学同济医院中法新城院区，全力以赴开展新冠肺炎危重症患者救治工作。经过一个多月的日夜奋战，医疗队积累了丰富的经验。目前，武汉整体情况好转，按照国家有关要求，医务人员进入局部休整阶段。但武汉抗疫形势依然错综复杂，仍处于吃劲的关键时刻。近日，平顶山市援助湖北医疗队全体队员在“请战书”上签名并按下指印，宣誓“坚持到底，疫情不散，我们不退！”

“我们所在的病区还有部分患者在接受治疗，病人不出院，我们不撤离。”平顶山市第一批援助湖北医疗队临时党支部书记曹飞说，全体队员用使命和担当践行“敬佑生命、救死扶伤、甘于奉献、大爱无疆”的职业精神，精心诊疗护理每一位患者，“我们累计接诊危重症患者65人，目前已有19人康复出院、6人转出，接下来还将有患者陆续出院”。

平顶山市第二批援助湖北医疗队队长、临时党支部书记何卫斌介绍，第二批援助湖北医疗队由医疗专家、护理人员、司机、担架员等16人组成，其中平顶山市第一人民医院8人、平顶山市传染病医院4人、平煤神马医疗集团总医院4人，“抵达武汉以来，对口支援武汉市急救中心，负责患者转运工作，截至3月5日累计转运患者210人”。

（记者：夏先清；通讯员：王民峰。原载于《经济日报》2020年3月14日05版）

疫情面前，他们争当“逆行者”

“郑院长，省里还派不派医疗队了？我要报名！”1月29日，记者在郑州大学第五附属医院采访该院院长郑鹏远时，他的手机铃声不时响起。“尽管医疗队已经到达武汉开展工作了，但是很多自愿报名没有被选上的医生、护士仍然不甘心，不断打听是否组建新的援鄂医疗队，争取去救援前线。”大家踊跃报名的劲头，令这位出身临床一线的院长颇为感慨。

连日来，记者走进多家医院采访时，这样的事例早已不是个案。前线，我省首批支援湖北应对疫情医疗队137名队员紧张有序投入疫情防控战斗；后方，广大医护人员热情高涨，随时待命。“我报名，我愿意”，简单、纯粹、毫不犹豫的快速回应填满了每家医院的微信工作群；一份份“请战书”接连递交到医院领导的办公室……热情、踊跃、感动、坚守，无处不在。

1月27日早晨7点30分，华中阜外医院病区示教室已站满了人，一群“白衣天使”纷纷在“请战书”上按下红手印。“作为一名医务工作者，我请求到最需要的湖北省抗疫一线援助工作。”现场，该院副院长高传玉带领心内科、心外科、CCU等科室百余名医护人员庄严宣誓，主动请缨。今年已经75岁高龄的心外科主任医师崔始远教授也毅然表示要加入抗击疫情的队伍。老人说：“我长期坚持运动，身体没任何问题。疫情面前，医生不分年龄，能做贡献就该挺身而出。”

就在同一天，当河南省人民医院麻醉与围术期医学科护士长支慧在微信群里发出“征召令”后，数百条请战信息接连而来。“我是男护士，体力上会比女同志更有优势”“我没结婚，没孩子，没有家庭负担”……护士们以各种各样的理由要求加入疫情救援，令支慧这位在2008年主动请缨并参加汶川地震救援的护理工作者感触颇深。在大灾大难面前，每一个医护人员都毫不畏惧，争当“逆行者”。

1月28日，河南省肿瘤医院发出驰援湖北防控前线的倡议书后，短短4个小时，近千名医护人员主动报名，超过全院医护总人数的三分之一。

在河南省直第三人民医院的发热门诊，几名“90后”护士刚向医院递交了“请战书”，转身便剪掉长发、推迟婚期。平时爱美、爱撒娇的她们在这一刻，以干净利索的状态义无反顾坚守工作岗位，随时待命。

疫情就是命令，疫情防控就是战斗。一场突如其来的疫情彰显出广大医护人员救死扶伤的责任与担当；关键时刻，没有人比他们更能体会到抢救生命需要争分夺秒。致敬这些最美“逆行者”，致敬这群疫情防控主战场的生力军！我们坚信，万众一心，众志成城，这场疫情防控阻击战一定能打赢。

（记者：王平。原载于《河南日报》2020年1月30日03版）

“黄河”支援“长江”，背后还有这些催泪故事

湖北疫情形势严峻，医疗救治任务更是繁重。在接到上级通知之后，郑州人民医院迅速组织15人的医疗队，于2月9日下午跟随河南省第五批支援湖北医疗队出发前往湖北战“疫”一线。

这15名医疗队员由5名医生、10名护士组成。他们是父母的孩子，是孩子的父母。为了大多数人的“岁月静好”，他们选择在这一刻挺身而出。

这次出征湖北的心内科医生宋欢欢家里有两个年幼的孩子，老大四岁，老二还不到一岁。收到组建医疗队的通知，他第一时间就报了名。“之前我就报名去医院的隔离病区，这次收到驰援湖北的通知后就赶紧报了名，没什么，就是往前冲！家里人都很支持！”

同为医疗人员的爱人特意调了假来为他送行。“我们都是从事医务工作的，我必须支持他，就希望他在那边多注意自己的安全，我在家为他做好后盾！”宋欢欢的爱人说着说着就红了眼眶。出发这天正好是宋欢欢爱人的生日，他们在医院吃了简单的工作餐，这时候也许陪伴就是最长情的告白。

急诊科护士刘洋也是第一时间报了名，他的爱人是郑州人民医院肿瘤内科的护士长李明艳。

“其实我的爱人当时也报了名，但是考虑到家里还有孩子要照顾，我就义不容辞往前冲吧！不管是为国家、为医院，我都有责任去！”在回家收拾行李的时候，刘洋五岁的孩子知道爸爸要去一线对抗病毒，对他说：“爸爸，你就是我的大英雄。”说完还给他敬了个礼。

急诊科护士长邵青青是郑州人民医院的“郑医好人”，连续两次在路边救助深陷危难的儿童，成功挽救了两条鲜活的生命。在这次出征的队伍里，也有她的身影。

“最开始的时候我就递交了请战书，作为青年党员，我有责任、有义务到一线抗击疫情。”邵青青说，其间，她曾多次对自己的爱人提起这件事，爱人都非常支持。但是当她真正报名驰援湖北时，爱人嘴上虽然说着“等你回来，不用担心”，心里却很担心。

出门前，爱人给她做了荷包蛋，儿子扑在她怀里问：“妈妈，你今天能回家吗？”“宝贝，妈妈今天不回来了，妈妈要去给生病的小动物们打针。让爸爸给你买 30 颗巧克力，你每天吃一颗，等吃完了妈妈就回来了。”听完邵青青的话，儿子在她怀里大哭起来。

原来，过年前邵青青承诺孩子过年带他去长隆动物园，但是却因为疫情而搁浅，孩子每天都在问她为什么不去，她告诉孩子说：“动物园的小动物们生病了。”

（来源于河南经济广播微博 2020 年 2 月 10 日）

战“疫”中，白衣天使那些让人流泪的故事

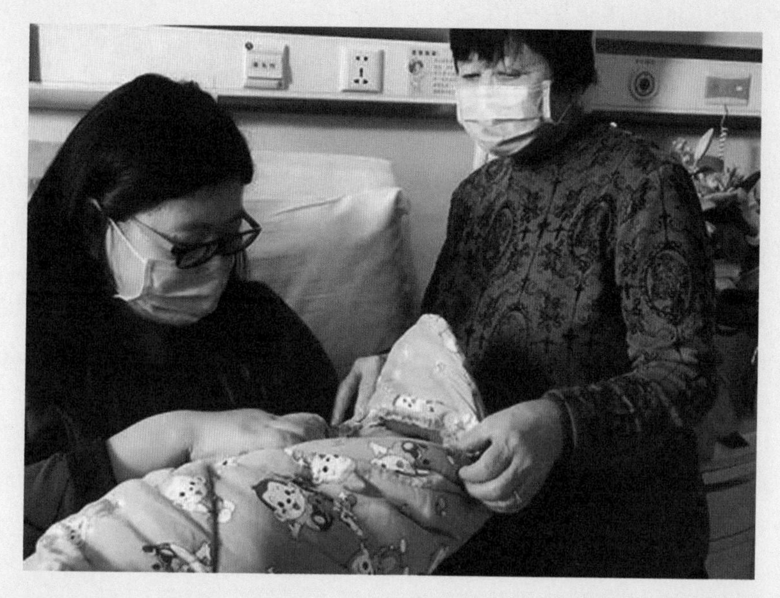

2月3日，一名男婴在濮阳市出生，他的爸爸王海明却已于前一天启程，奔赴湖北抗疫医疗前沿战场

一场没有硝烟的战争，让“防疫攻坚”成为全国人民的一致目标，抗击病毒中，一个个为战胜疫情奋不顾身的故事感动着千万人。

河南经济广播驻守武汉特约通讯员魏永祥用手机记录了河南白衣天使在武汉逆险而行、坚守使命的故事。

医生爸爸出征，新生宝宝成为“网红”

前不久，濮阳市一名出生不久的男婴成了全国人民关注的“网

红”。为何这个刚出生的宝宝如此受大家的关注呢？因为他的爸爸是濮阳市援鄂医疗队的医生。

2 月 3 日，一名体重 8.5 斤的男婴在濮阳出生，他的爸爸王海明却没能到场，因为这名男婴的爸爸已在前一天奔赴了湖北抗疫前线。王海明是濮阳市中医医院重症医学科的一名医生，报名参加支援湖北医疗队时，妻子的预产期临近，他本该守候在妻子的身边。但疫情就是命令，国家的需要是第一需要，他等不了孩子的出生，2 月 2 日和队员们集结从濮阳奔赴了武汉。就在他走后的第二天，他们的二胎孩子平安降生。王海明在与妻子视频通话时，妻子笑中带泪叮嘱丈夫：“我等你回来给咱们的儿子起名子……”

王海明医生的感人故事先后被多家媒体报道，他们的新生宝宝也成了全国人民关注和热议的对象。大家不仅留言点赞，还纷纷要为这个特殊时刻出生的宝宝起名。

经过与爱人简短的商量，并结合众多热心网友的建议，王海明决定给宝宝取名“王佑华”，取天佑中华之意，也寓意“敬佑生命，救死扶伤”，希望中华儿女团结一致战胜疫情。

如今，王海明在武汉的抗疫一线，必须全身心投入，他没有时间照料家人和宝宝，他说：“感谢大家的厚爱！作为丈夫，爱人临产，理应亲自陪伴；作为父亲，孩子出生，希望能亲自迎接孩子的到来。但作为党员和医务人员，响应号召与武汉人民同舟共济、共渡难关，更是我们的责任和义务！”

（来源于河南经济广播微信公众号 2020 年 2 月 15 日，节选）

河南电焊工打车 58 公里支援火神山医院建设

新型冠状病毒引发的肺炎疫情来势汹汹，不断攀升的确诊病例让不少人感到紧张，为了遏制疫情扩散，1 月 23 日，作为疫情中心的武汉进行了“封城”。在封城前的几个小时不少人离开了武汉，但也迎来了众多“逆行者”。来自河南平舆县的刘海龙是这些“逆行者”当中比较特别的一个，作为电焊工的他在看到武汉将要建设火神山医院的消息后，自费打车 58 公里赶到施工工地来支援建设。在接受《猛犸新闻·东方今报》记者采访时，这个朴实的河南汉子告诉记者，他是一个贫困户，在他困难时国家曾帮助过他，现在发生了疫情他也想出一份微薄之力。

春节回不了河南老家的他，主动支援武汉火神山医院建设

看不见的病毒伴随着春运大潮“流动”，新型冠状病毒感染的肺炎肆虐，迅速蔓延至全国，这场疫情的传播速度超出了大多数人的想象。

由于恰逢春节期间，人员流动量较大，被感染人数不断上升。作为此次疫情的中心，武汉确诊病例最多。为了控制疫情肆虐、病毒蔓延，武汉做出重大决定，用封一座城的壮举，去护一国人的平安。1 月 23 日上午 10 点，武汉全城公交、地铁、轮渡、长途客运暂停运营，机场、火车站离汉通道暂时关闭。原本计划当天从武汉回驻马店老家的刘海龙，在当天接到了车站的退票电话，被迫留在了武汉。

“我所住的地方就在我们工厂旁边，属于郊区，离市区还有一段距离。”刘海龙告诉记者，他在十多年前随着其他老乡一起，从老家来到武汉打工，在不少工厂都干过活，前几年他突遭一场车祸不能再干重活，目前，在武汉一个工厂里面做电焊工。

由于居住的地方位于武汉郊区，刘海龙一开始并未感受到此次疫情所引发的紧张情绪，滞留武汉后，在所居住的出租房里，通过不断刷新观看有关新型冠状病毒引发的肺炎疫情的报道，他了解到了此次疫情的严重。

据悉，为了加强对新冠肺炎患者救治、解决现有医疗资源不足的问题，参照北京小汤山医院模式，武汉开始争分夺秒建设面积达 2.5 万平方米、可容纳 1000 张病床的火神山医院。除夕夜，在新闻中关注到了这一消息后，刘海龙便当即决定到现场支援火神山医院建设。

打车近 60 公里赶到施工现场，“我在这里一个人都不认识”

“我是除夕晚上看到将要建设火神山医院的消息的，也是在这个晚上决定去支援建设。”刘海龙告诉记者，除夕那天晚上，他躺在床上翻来覆去睡不着觉，既想自己老家的亲人，也在担忧疫情的进一步发展。“我是一名电焊工，建设火神山医院肯定需要我这样的工种，就想着既然回不了老家，就来出一份力吧。”

大年初一，刘海龙早早地便起床了。在手机地图上，刘海龙查询到自己居住的地方到武汉蔡甸区知音湖畔火神山医院建设工地有 58.1 公里。在武汉“封城”后，市内公交、地铁也都暂停了运营，如何赶到现场让刘海龙犯了难。为了能尽快赶到现场，平日里省吃俭用的他这次很大方地叫了辆出租车，花费 173 元打车赶到了现场。

“我去之后就来到了工程部，给他们说我是名电工，想来支援火神山医院的建设。”刘海龙告诉记者，听完他的介绍，工程部的工作人员并没有拒绝他。在进行相关登记，办理完手续后，很快中建三局的一位工作人员便将刘海龙带走了，并给其安排了工作。

此时，自 23 日深夜紧急开工的火神山医院项目，经过工人们几十个小时的奋战，已经挖出 20 万方土方，基本完成了场地整平。就这样，在这场与时间赛跑的建设大战中，千名夜以继日奋战的建筑工人中，又多了一名成员。刘海龙也说：“我在这里一个人都不认识，但他们都是与我并肩作战的共有亲人。”

没敢告诉老母亲，怕她担心，以为戴着口罩别人认不出来

春节这几日，新型冠状病毒引发的肺炎疫情蔓延到了刘海龙的老家驻马店等城市，刘海龙很是担心在老家的母亲和其他亲人，以及在其他城市工作的儿子，多次打电话叮嘱亲人们要做好防护，尽量待在家里面不要乱跑。当电话那头母亲叮嘱他也待在屋里做好防护时，他却对母亲撒谎说自己也每天待在住处，不用担心他。

“我想着在这里别人都不认识我，我平常也都戴着口罩，没人能认出我来。”刘海龙告诉记者，父亲在几年前去世了，如今年迈的母亲在老家全靠大哥一个人照顾，“不想让他们担心我，所以就向他们撒了谎”。

虽然刘海龙想隐藏在数百名工人当中，但在1月26日，在施工现场一边吃着午饭一边看护施工定位旗的他被人无意中拍了下来，并发到了网上，由于正在吃午饭，刘海龙没有戴口罩。于是，很多人都知道了，在火神山医院建设现场，有一个河南人春节没有回家，而是自己打车来支援武汉火神山医院的建设。

在网上，很多人都在为这个有情有义的河南人进行点赞，却并不知道他的名字。当儿子联系到他时，他在电话里叮嘱儿子不要给奶奶说，免得为他担忧。

坦言自己是贫困户，受到过国家的帮扶，希望也能出份力支持国家

谈及为什么选择要来做志愿者支援火神山医院建设，刘海龙坦言自己并没有想太多，“就是觉得现在正是国家需要我的时候，能替家乡人出份力也是好的”。

刘海龙向记者坦言，自己之所以会决定来当一名志愿者，是因为自己曾受到过国家的帮扶。“我从出完事故后，为了治病，家里存的钱也都花光了，并且成为村里的贫困户，”刘海龙介绍说，“在我困难的时候国家帮助了我，去年还帮我在老家盖了几间房子，在这次疫情发生后我也应出份力，所以就义无反顾地跑过来了。”

由于火神山医院的建设工期很是紧张，为了医院能在既定工期建成投用，连日来，工人们都在昼夜不停地加紧施工建设，刘海龙每天大部分时间也都在工地上。交谈中，记者得知他在1月26日早上7点多到工地，一直干到了1月27日上午5点半下班，在回到宿舍休息几个小时后，他就又回到了施工现场。

记者与刘海龙连线时已经是1月27日晚10点多了。“这点辛苦不算啥，咱还能顶得住。”刘海龙说，“累点也没啥，因为这里工期不会久，再干几天就结束了，我希望能为帮助武汉人民贡献一份自己的绵薄之力，也为咱们河南人挣个好名声。”

“只希望疫情赶快过去，所有人都能够好起来。”刘海龙告诉记者，在火神山医院建成后如果武汉还有其他地方需要他去做志愿者，他还会义无反顾地前去。“希望年后疫情结束后，我能早点回老家一趟，去看看我的母亲和其他亲人们。”

（记者：米方杰。原载于《猛犸新闻·东方今报》2020年1月28日）

再难也要支援湖北

疫情肆虐，挡不住兄弟友谊。此时此刻，丹江水越发甘甜，豫鄂情更显深重。战“疫”期间，河南对湖北的支援，出于本能的同胞深情，出于真挚的亲人牵挂。河南在自身防疫任务艰巨、医疗资源紧缺的情况下，开辟绿色通道，举全省之力驰援湖北，一批批带着河南温度、河南速度、河南力度的医疗防疫物资和各类生活物资，源源不断地发往荆楚大地。

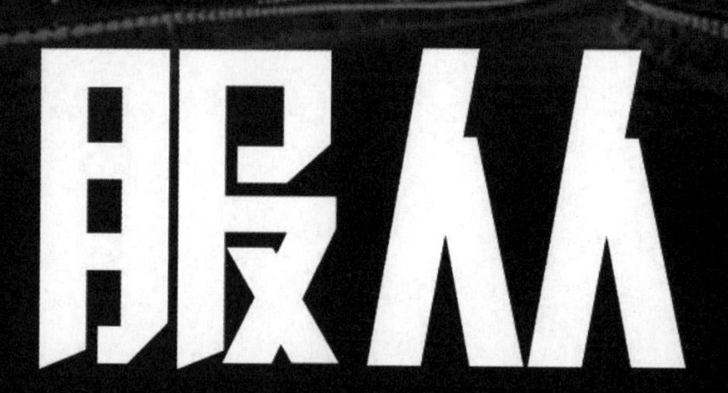

河南坚决服从战“疫”大局，
坚决服从党中央
统一指挥、统一协调、统一调度。

人民网河南频道编辑中心出品

1241人
并肩作战

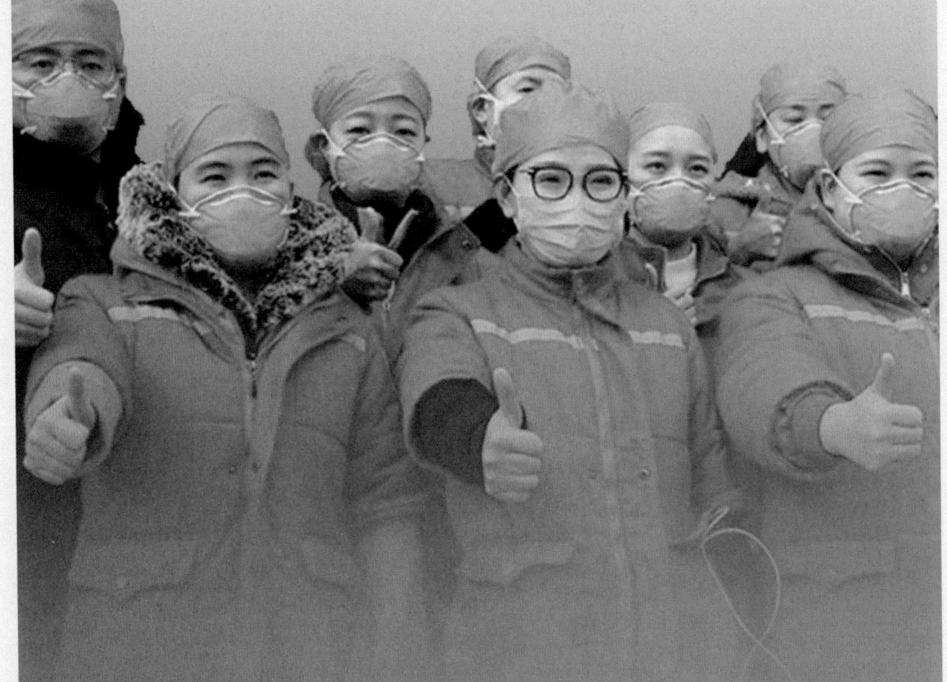

先后派出14批1241人的医疗队伍，

7批998人的医疗队、

46人的救援队、

82名医护人员及20辆救援车。

人民网河南频道编辑中心出品

用兵神速

6小时

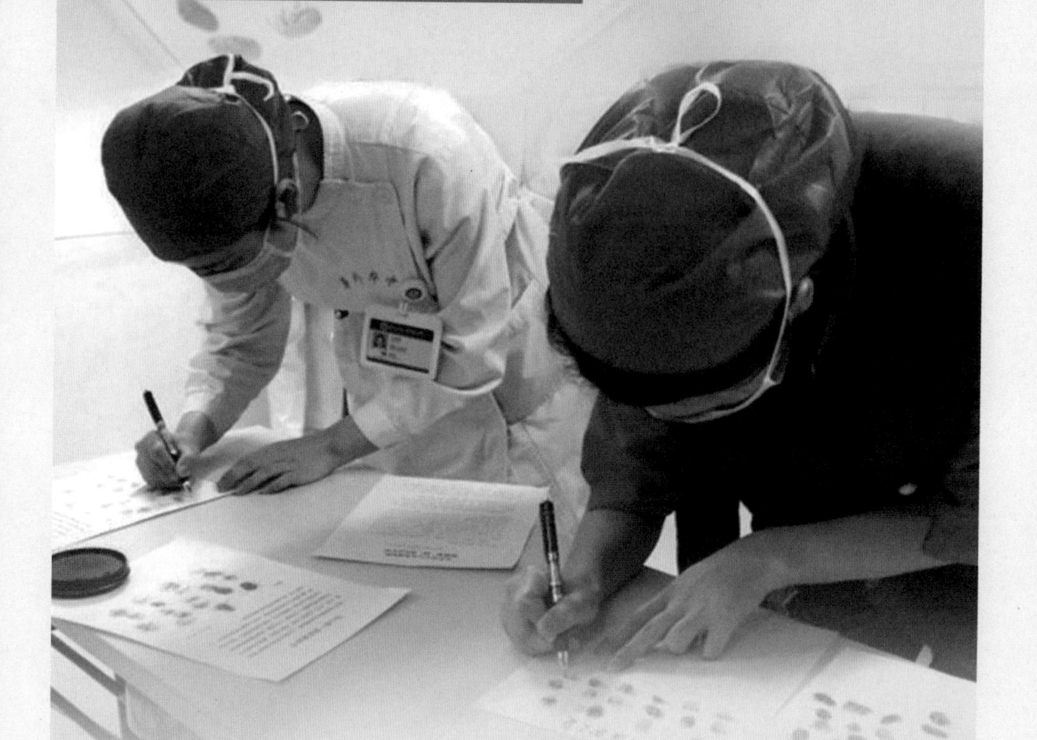

第一批医疗队6小时组建，当晚抵达。

第四批深夜得令早晨出征。

第五批12个小时从49所医院抽调300人组队。

人民网河南频道编辑中心出品

不负相托

276人

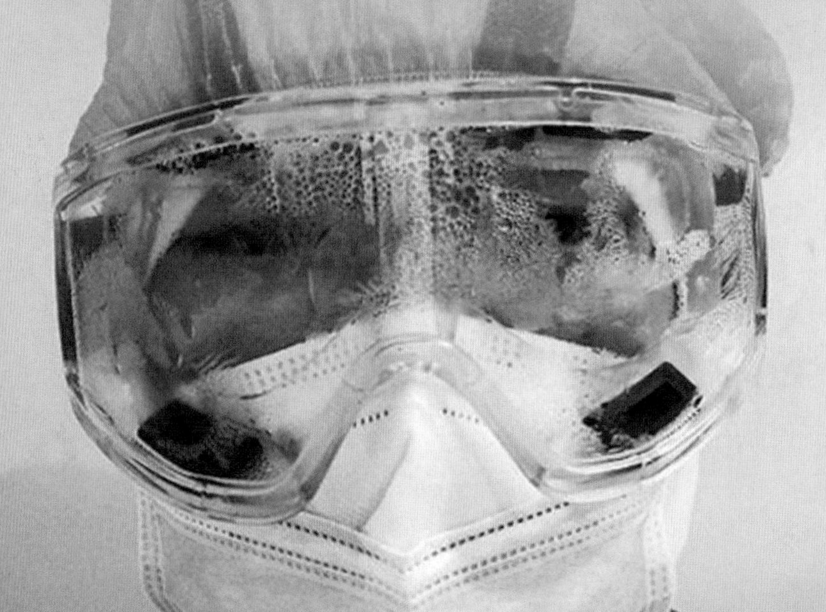

截至2月21日，

河南支援湖北医疗队负责管理床位1439张，

收治患者1622人、转运患者1131人，

累计治愈出院276人。

人民网河南频道编辑中心出品

河南制造

2.6万只

截至2月21日，

防护服、外科口罩、一次性口罩

日产量分别增长5倍、3.1倍、6.3倍；

N95口罩日产量达2.6万只。

人民网河南频道编辑中心出品

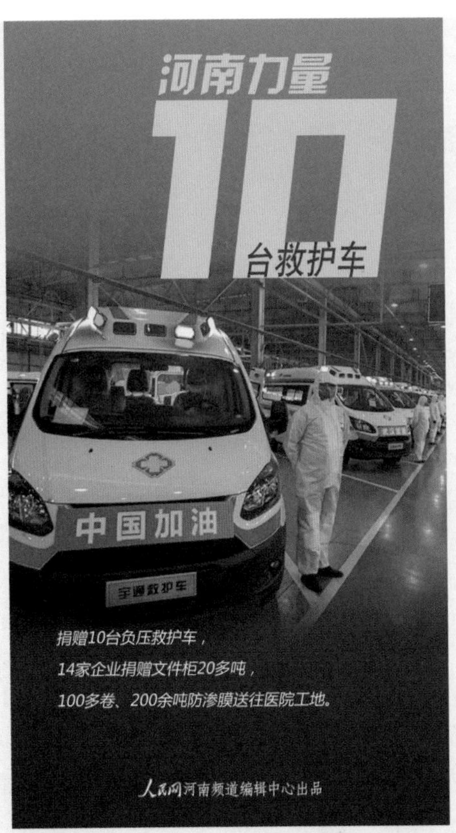
河南力量
10
台救护车
中国加油
宇通救护车
捐赠10台负压救护车，
14家企业捐赠文件柜20多吨，
100多卷、200余吨防渗膜送往医院工地。
人民网河南频道编辑中心出品

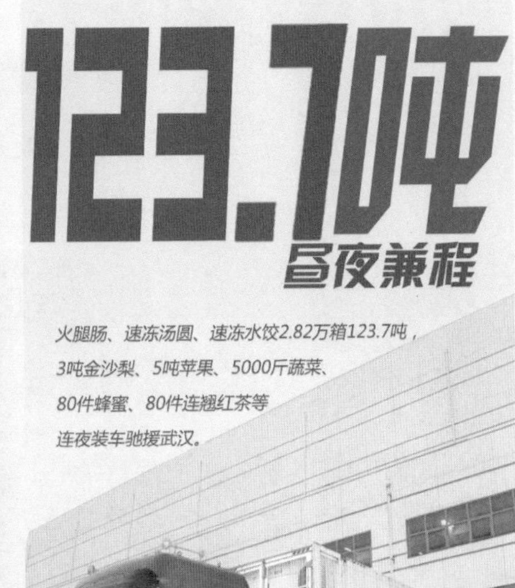
123.7吨
昼夜兼程
火腿肠、速冻汤圆、速冻水饺2.82万箱123.7吨，
3吨金沙梨、5吨苹果、5000斤蔬菜、
80件蜂蜜、80件连翘红茶等
连夜装车驰援武汉。
危难时刻，共克难关
人民网河南频道编辑中心出品

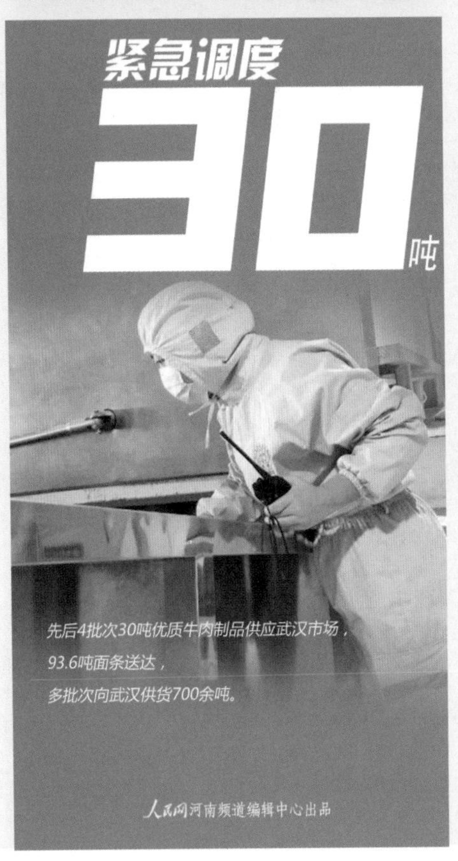
紧急调度
30
吨
先后4批次30吨优质牛肉制品供应武汉市场，
93.6吨面条送达，
多批次向武汉供货700余吨。
人民网河南频道编辑中心出品

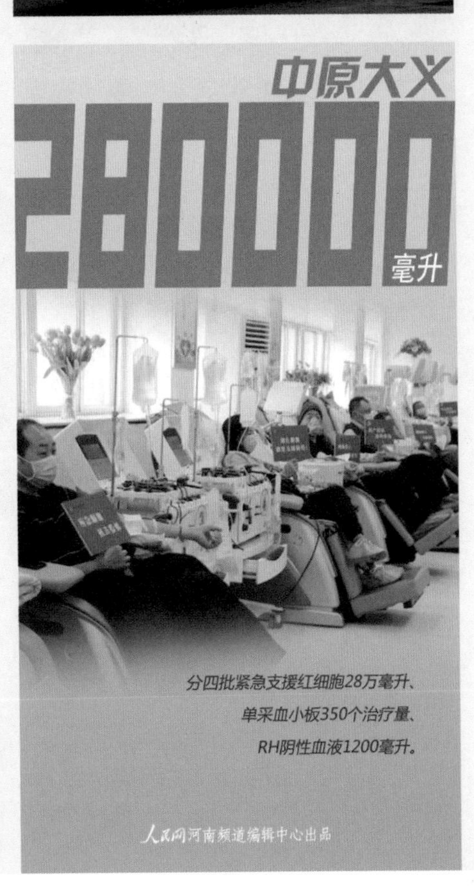
中原大义
280000
毫升
分四批紧急支援红细胞28万毫升、
单采血小板350个治疗量、
RH阴性血液1200毫升。
人民网河南频道编辑中心出品

“敬礼！你们是虞城的骄傲！”

2 月 13 日一大早，在河南省虞城县稍岗镇李举人村，初春的阳光漫洒在农家院，李红国吃罢早饭，正打扫着庭院。最近他独自一人居住，大门时刻紧锁。不一会儿，隔着院门传来村支书李红兵的声音：“红国，身体咋样？体温多少？中午想吃啥？我再送点菜吧？”李红国连忙回应：“身体好得很，36 度 5，中午我下面条吃，昨天你送的菜还鲜着哩。”

这是李红国被隔离的第六天。他之前从武汉回来，按照规定，要隔离观察 14 天，无异样才能回家。而他原本可以不用这样……

时间回到 1 月 22 日，腊月二十八，正是新冠病毒肆虐之时，李红国却决定前去武汉，遭到全家人反对。妻子直言：“那里恁危险，咱爹就你一个儿子，别瞎逞能。万一你出事了，咱俩儿子咋办？”李红国安慰了妻子，随即开始整理行李。

原来，当天他接到虞城老乡、郑集乡张贾楼村村民张守业的电话：“火神山医院急需一批木工和钢筋工，去不去？速回！”李红国毫不犹豫，立马回复：“去！”他向家人解释：“眼下疫情这么严重，你不向前冲，他不向前冲，这个疫情咋阻挡？”

和李红国一样，当天力排众议、决定“逆行”援建的虞城人达 18 人。张守业作为援建老乡的主心骨，刚接到公司需要工人的消息时，也忐忑过：“大家常年在外打工，好不容易回家过年，现在要火速赶到武汉去，万一出事，咋对得起老乡和他们的家人？"但让张守业惊讶而感动的是，大伙儿二话没说，拎起行李就走。

18 人当天就启程，火速赶往武汉火神山医院建设工地。"白天黑夜不停干，有时一天 24 小时不歇班，其中大年初二到初三，我们连续工作 26 个小时！"李老家乡的张连军说。

时间飞驰，2 月 2 日武汉火神山医院正式交付，18 位虞城老乡圆满完成任务。

"敬礼！你们是虞城的骄傲！我们代表家乡人民，欢迎你们回家！"2 月 7 日晚 8 时许，在连霍高速虞城县南出站口，虞城县交警大队队长马世泉率全体干警迎接援建老乡。

郑集乡张庄村村民张天赐激动得落泪："回家真好！"与 18 名虞城老乡同行的，还有商丘市夏邑县 1 人、云南省镇雄县果珠乡 2 人，虞城县委县政府一同接下。

按照防疫要求，县委和县政府把 21 人分别安排在郑集乡、城郊乡、李老家乡、稍岗镇 5 个安置服务点，进行 14 天隔离观察。虞城县县长、县疫情防控指挥部第一副总指挥长白超表示，一定认真做好援建老乡的隔离观察和安置保障工作，对他们负责，也是对一方百姓负责。

隔离病毒，但不隔离爱。12 名援建老乡被安排在郑集乡国税分局的独立大院，单人单间，房间由办公室改造而成，配有桌椅床柜、米面油熟食、洗漱防护生活必需品等，还有专门工作人员和医护人员 24 小时轮流值守。考虑到援建老乡们都爱听戏，县里还给每人配了唱戏机。

2月9日，12位援建老乡联名给县委县政府写感谢信：“能参加火神山医院一线援建，我们感到非常荣幸。我们归来，县里给我们无微不至的关心和爱护，由衷感谢……”虞城县委书记、县疫情防控指挥部总指挥长朱东亚说：“我为人人，人人为我。国家有难，他们挺身而出，大家发自内心地尊敬和铭记。”

（记者：龚金星、朱佩娴。原载于《人民日报》2020年2月14日06版）

1 月 27 日，中央广播电视总台《新闻直播间》报道《215 箱防疫物资 26 日下午抵达武汉》：26 日下午两点由郑州铁路局捐出的首批 215 箱防疫物资从郑州东站发往了武汉。

2 月 4 日，中央广播电视总台《新闻直播间》报道《【战疫情·物资保障·河南】120 余吨方便食品驰援武汉》：2 月 3 日下午，120 余吨包含水饺、汤圆、火腿肠等在内的方便食品从河南郑州、漯河出发，运往武汉。

2 月 8 日，中央广播电视总台《新闻直播间》报道《战疫情　手刨三天大葱的贫困县村民》：正月十一，经过 10 多个小时的长途跋涉，河南嵩县竹园沟村捐献的 10 万斤大葱顺利抵达武汉。这些葱，是全村人一致要求捐赠的。因为联系不到刨葱机械，全村人到地里用手硬撸了三天。

（来源于央视网）

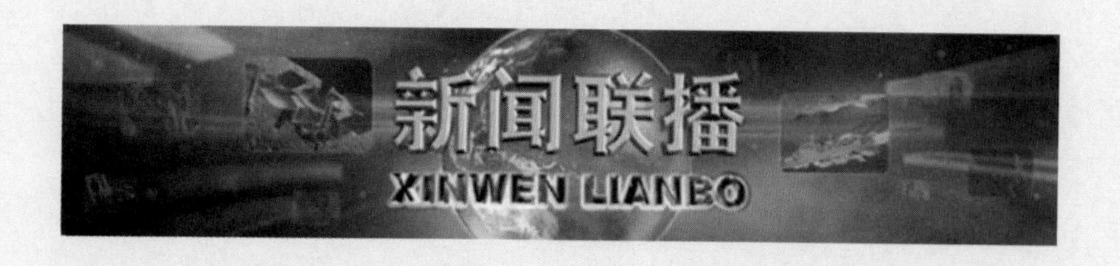

2 月 7 日，中央广播电视总台《新闻联播》报道《同舟共济　各地积极支援湖北》：河南省起运了 22600 件棉衣、16500 床棉被和 2300 张折叠床，主要用于湖北新建成的方舱医院使用。

2 月 10 日，中央广播电视总台《新闻联播》报道《多省区市联动　保障湖北疫区物资供应》：新冠肺炎疫情发生以来，商务部协调河南等八个省区市，与湖北建立了联保联供协作机制。

2 月 11 日，中央广播电视总台《新闻联播》报道《坚决打赢疫情防控的人民战争总体战阻击战——习近平总书记在北京调研指导新冠肺炎疫情防控工作时的重要讲话引发热烈反响》：河南援鄂医疗急救转运车队队长乔伍营谈到，“我们就是来打硬仗的，就是来吃苦的。不能给我们河南人丢脸，也不能给我们河南广大医务工作者丢脸”。

2 月 18 日，中央广播电视总台《新闻联播》报道《全国同心　支援湖北》：河南继续派出援鄂医疗队奔赴湖北，河南省第四批次紧急支援武汉的临床用血顺利交接。

（来源于央视网）

“支援武汉，复工！”

口罩告急！医用口罩在很多地方已经脱销，甚至在一些地方，人们像买菜一样排着队购买口罩，不少药店甚至“一罩难求”。

河南飘安集团是河南省新乡长垣市生产医疗器械企业之一。有这样一句流传已久的玩笑话：长垣打个喷嚏，全国医疗市场都感冒；丁栾（镇）一堵车，全国医疗器械要缺货。

长垣市医疗器械同业公会会长李明忠告诉记者，目前，长垣市拥有各类卫材企业70多家，经营企业2000多家，位居国内三大卫材基地之首，“在全国，平时市场销量占50%左右，覆盖率达75%以上，可以说占据了半壁江山”。

“支援武汉，复工！”由于疫情严峻，订单像雪花般飞来，长垣多家企业已放假，又重新组织员工复工。河南飘安集团一直没有放假。陈广法说，他们组织300多名工人，一天生产口罩12万个、防护服700套。

华西卫材是长垣龙头企业之一，位于丁栾镇。前几天，该企业号召员工复工，口罩日产量可达10万个，防护服日产量可达1200套至1500套。

“各种成本增加不少，但我们自己承担，不向代理商涨价，也要求他们不向医院涨价。代理商若不发往指定医院，且高价销售赚取差价，坚决取消其授权并停止合作！”华西卫材总经理崔文波言语坚定。

不仅如此，在长垣市，还有健琪、康尔健、安克林滤业等企业，也都在克服原材料供应难、人工成本上涨等困难，竭尽全力尽量满足医院和市场需求。

“受各种因素制约，一些企业不容易做到满负荷生产，有的只能半开工。”李明忠分析估计，“不过，长垣每天生产四五十万个口罩、1 万套防护服很轻松。”

订单满满，质量可不能放松。李明忠代表同业公会向会员企业发出两点提醒：一是产品价格，一是产品质量。“要负起社会责任，不发意外之财。”

陈广法说，河南省市场监管局要求企业严把质量关。23 日，他们企业专门把产品送到省里检测，确保质量有保障。

感动一直都在。长垣另一家知名企业驼人集团，其主导产品并不是口罩和防护服，但企业董事长王国胜列出了防护服、N 口罩、医用外科口罩三种物品的购买清单，“我们不生产这些，但可以高价买、平价卖，或送”。据悉，已购买了 40 万只用于捐赠。

让李明忠欣慰、点赞的是，大多数生产口罩和防护服的企业不仅不向经销商涨价，而且要求经销商不准向医院涨价。“特殊时期，我们众志成城，就一定能打赢这场没有硝烟的战役！”他说。

（来源于经济日报新闻客户端 2020 年 1 月 24 日，节选）

河南向湖北武汉捐赠 2.82 万箱速冻方便食品

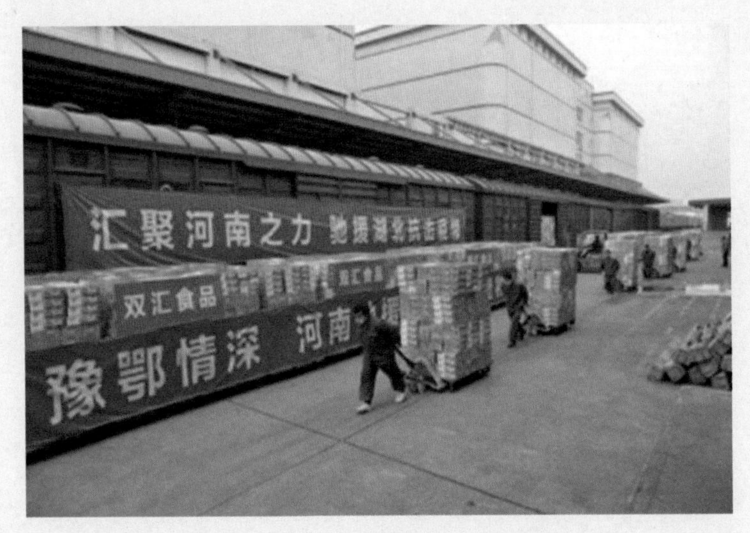

工人们正在往集装箱拉运物资，用于支援湖北抗击新冠肺炎疫情防控工作

河南于 2 月 3 日向湖北省武汉市捐赠火腿肠 19000 箱（39.9 吨）、速冻汤圆 4600 箱（41.9 吨）、速冻水饺 4600 箱（41.9 吨），合计 2.82 万箱（123.7 吨），全力支持湖北省抗击新型冠状病毒感染的肺炎疫情防控工作。

作为湖北省近邻和兄弟省份，河南在与湖北省有关方面联系后得知，目前武汉市场紧缺防疫一线医务及工作人员即时食用的速冻、方便食品，于是决定从省内双汇、三全、思念等知名食品企业调取物资，向武汉市捐赠火腿肠 19000 箱、速冻汤圆和水饺各 4600 箱。

经河南省政府协调安排，本次捐赠采用铁路运输方式，带着中原儿女对湖北省和武汉市人民的深情厚谊，爱心速冻方便食品预计 2 月 4 日抵达武汉市。

“支援湖北、支援武汉，既是疫情防控需要，更体现了我省人民对湖北的深情厚谊。”河南省农业农村厅副厅长刘保仓说，此次选取的速冻水饺、汤圆和火腿肠，来自河南的优质品牌产品，速冻水饺、汤圆分别由郑州三全食品股份有限公司、郑州思念食品有限公司提供，火腿肠由双汇集团提供，代表河南人民的关心和祝福，助力打好疫情防控阻击战。

（记者：余嘉熙。来源于工人日报客户端 2020 年 2 月 3 日）

武汉加油！请收下这300000斤宁陵酥梨

2月25日下午，装载梨乡宁陵人民深情厚谊的满满10卡车30万斤金顶谢花酥梨，从宁陵县发车，驰援武汉。

近日，有一段视频在网上流传，视频中，一位支援湖北医疗队队员将自己不舍得吃的梨带给病人。宁陵人看到这段视频后坐不住了，在县委、县政府的倡导下，全县群众纷纷响应，为武汉捐梨。

仅两天时间，宁陵县群众和宁陵牧原公司等爱心企业就捐出了30万斤“爱心梨”，1800多名梨农义务称重、包装，再统一装车，尽快把梨运往抗击疫情一线，慰问一线医务工作者和疫区群众。石桥镇95岁的刘云荣老人因家中没梨，就带着100元来到捐赠点，对工作人员说：“全村人都在捐爱心梨，我也想帮帮武汉，但我没有梨，我捐100块钱吧！”工作人员坚决不收她的钱，老人说：“妮儿，咋，嫌少是不是？”最后工作人员做了好长时间的思想工作，老人才离开。据了解，仅石桥镇打铁楼一个村就捐赠了3万斤酥梨！

在发车仪式上，宁陵县委常委、副县长杨建文向石桥镇广大爱心梨农、爱心企业表示感谢。“希望承担此次驰援运输任务的驾驶员强化纪律观念、服从领队指挥、服从疫区道路交通和人员出入管理规定，展现宁陵人民无私奉献的精神。”杨建文说。

（记者：李海旭、李燕；通讯员：李亚丽。原载于《河南日报》（农村版）2020年2月27日01版）

为洛阳这 14 家企业点赞
捐赠 20 万钢制家具支援武汉火神山医院建设

1 月 30 日上午，在全国最大的钢制家具生产基地，由洛阳市伊滨区多家企业无偿捐赠总价值约 20 万元的一批钢制家具装车完毕。11 点左右，两辆大型货车满载洛阳人民的情谊向武汉火神山出发，助力医院建设。

1 月 29 日上午，位于伊滨区庞村镇的洛阳市中宝柜业有限公司，收到了来自武汉分公司的一份特殊的订单，订单来自正在加紧建设的武汉市火神山医院项目部，订单内容主要为药品柜、处置台等。

经过反复确认后，中宝柜业负责人袁晓宁很快就下定决心，准备发起一场无偿募捐。

“想想卖给人家心里实在过意不去，但自己货物又不够。”袁晓宁说，他在钢制家具企业群里发出呼声后，洛阳市钢制家具协会很快发起号召。“大家一致说，我们不要钱。”

一方有难，八方支援。很快，该区 14 家企业纷纷响应。截至 29 日晚上 9 时，武汉火神山医院所需物资已募集完毕，此次物资均为无偿捐赠。

在装车现场，庞村镇党委书记熊红万说道：“武汉疫情牵动着伊滨区党员干部和众多企业家的心，大家纷纷表示要捐献家具和设备表达爱心，支持抗疫。”熊红万表示：“我们通过与武汉市红十字会和火神山医院及时联系沟通，今天又接到一批药品柜的订单，目前正在积极筹备，尽快发货。如果还需要无偿捐助，我们将加紧组织一批钢制家具企业生产相关型号产品，驰援武汉市火神山医院建设，确保供应。”

（记者：徐孟国；通讯员：杨万通。来源于映象网 2020 年 1 月 31 日）

隔离病毒不隔离爱

病毒无情，人间有爱。一场突如其来的新冠肺炎疫情，羁绊了许多游子的回乡之路，让他们在河南停下了归家的脚步。在陌生的他乡，他们没有遭受冷遇和白眼，而是被河南温暖到了。隔离病毒不隔离爱，古道热肠的河南，急公好义的河南，伸出双手，热情地帮助遇到难处的同胞，张开怀抱，为来自天南海北的“家人”搭建起“温暖之家”。

岂曰无衣　与子同袍！

24 封湖北旅客感谢信背后的温暖与期许

自 1 月 25 日凌晨一架载有与武汉有交集乘客的飞机落地，至 2 月 6 日，河南省郑州市航空港实验区共迎来和检查航班 489 架次，旅客人数 51031 人，隔离观察湖北旅客 572 位。

在短暂的慌乱、紧张之后，滞留异乡的他们大部分已解除留观，踏上归途。留下的是 24 封感谢信，上百条感谢便签、短信、视频和语音，饱含着守望相助、共克时艰的温暖和期许。

救命的胰岛素

“谢谢你们，谢谢郑州。”75 岁的闻享平用浓重的武汉口音，颤抖着重复了两遍。

闻享平一家生活在湖北省武汉市硚口区。1 月 20 日，一家五口从武汉天河机场出发到泰国游玩，阖家团圆的欢乐之旅因为新冠肺炎疫情而被打乱。1 月 25 日，他们改签落地河南郑州新郑国际机场。

“我是三高重症患者，如果不打胰岛素，就有生命危险。”闻享平说，自己随身携带的胰岛素只够用一周，快用完的前一天，焦灼中的他向驻酒店的医护人员发出了求助，没想到很快就得到了回应。“胰岛素需要冷藏，一般的药店还买不到，在这种时候，医生帮我跑了好多地方，两次送药。”

和不少地方做法相似，郑州市航空港实验区筛选了具备条件的3家酒店作为医学观察点安置需要医学观察的人员。在郑州园博园建国饭店，记者看到，穿着防护服的工作人员正在登记每一位进入酒店的人员信息，酒店员工在送餐时口罩手套“全副武装”。

严谨不失关怀，郑州航空港区的做法受到了隔离中的专业人士认可。

“郑州航空港在疫情管控方面的一些细节，让我感动。”郑文龙是华中科技大学同济医学院附属同济医院麻醉科副教授，疫情发生后，他立刻中断了在英国伦敦的学术交流提前回国，1月26日降落郑州，随后接受医学观察。

“特地为我们安排了有独立的新风系统的酒店房间，免费入住，最大程度避免互相感染。”郑文龙在感谢信上工整地签上了自己的名字，还有他所在单位党支部书记的名字。

“这次选择医学观察隔离点酒店的标准非常严格，为了防止交叉感染，我们对每个酒店的各个区域进行全面消杀。”航空港实验区文教卫体局卫生健康处副处长王俊超说，工作人员24小时驻守酒店隔离区，医护人员随时沟通，确保每一位旅客的健康。

初五的饺子

“听到武汉‘封城’的消息之后，我从韩国改签到了郑州。”武汉旅客梁靖说。她的感谢信写满了一整张A4纸，“很惶恐地来，但没有被抛弃。我想这是对我们负责，也是对国家负责。”

采访中，这些滞留旅客说得最多的，就是他们感受到的与武汉共渡难关的温暖。

1 月 29 日，农历正月初五，梁靖所在的酒店给每位滞留旅客送上一份饺子和一封信。饺子是留在酒店的 34 位员工手工包的，信则表达了他们对 159 位突然而至的留观旅客的心意。信中说：“祝愿我们这个 159+34 人的大家庭一起克服暂时的困难。”

“一路奔波，看到信，吃到饺子的那一刻，终于有了一点点过年的感觉。”梁靖说，也是在那时，自己有了写感谢信的想法。

刚到酒店，很少有旅客准备口罩。经过沟通，在口罩、体温计紧缺的情况下，每位旅客都收到了 4 个口罩、1 个体温计，每天 3 次登记体温。

“太多这样的细节了，无法一一列举。”郑文龙说。

共克时艰的期许

这 24 封感谢信，有的写在酒店的便签纸上，有的写在作业本纸张上，有的写在酒店意见卡上，周边画满了爱心。

被隔离的旅客中，有从海外改签到郑州的家庭，有海外旅行归家的大学生，还有开着湖北牌照车辆、半路抛锚在郑州的旅客。

“我要感谢您做的饺子，谢谢您照顾着我们。”武汉市沈阳路小学一年级（6）班的郑皓轩写道。

在隔离观察期满之后，为了让旅客们的返程更顺利，郑州航空港实验区的卫生部门还给每人发放了一份《解除医学观察告知书》，证明他们符合解除隔离标准。

“我一脱离 14 天观察期，港区的工作人员就为我制定了周密的方案，当晚我就回到了 500 公里外的同济医院。”郑文龙说，“现在我已经到一线，上班两天了。”

每一份来自他乡的善意，都是人们对战胜困难的期许。旅客们留下的感谢信的末尾，几乎不约而同写下了一句话——“我们一定会胜利！”

岂曰无衣，与子同袍。在这场疫情阻击战面前，这 24 封感谢信，正是人们共克时艰的温暖见证。

（记者：双瑞、刘高阳。来源于新华社客户端 2020 年 2 月 8 日）

2 月 5 日，中央广播电视总台《新闻直播间》报道《河南开封：别怕！我单独为你免费“营业”》：本打算来河南开封和男友一起过一个团圆年的小李，因突发疫情，不得不按照有关规定在所住的酒店进行自我隔离。然而一句“别怕，我单独为你免费‘营业’”的承诺，却令这位来自湖北孝感的女孩小李感受到了亲人般的照顾和家庭般的温暖。

（来源于央视网 2020 年 2 月 5 日）

送别武汉游客

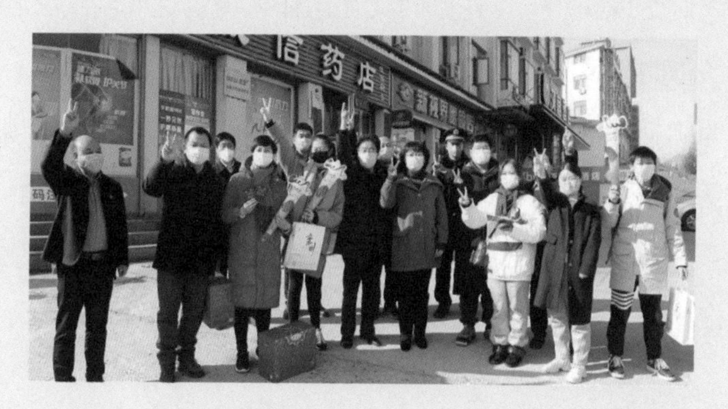

2月4日，医学隔离期满，6名武汉游客即将踏上归程

“虽然这次没能够在栾川游玩，但我们依然感受到了栾川人民的热情，等疫情过后，我们一定会再来。”2月4日上午，在经过体温测量、信息登记等一系列严格程序之后，6名武汉游客在河南栾川解除医学隔离观察，准备返程，其中一位游客动情地说。

这6名武汉游客于1月21日慕名来到河南栾川，准备在这里过一个开开心心的春节。然而，新型冠状病毒感染的肺炎疫情袭来，让他们不得不在栾川接受医学隔离观察。

隔离病毒，但绝不会隔离爱。栾川县给予了这些游客无微不至的关心，栾川县委、县政府要求有关部门在生活上给予保障，在医疗上给予关怀，在心理上给予疏导，确保他们生活不受影响，安心渡过隔离期。

隔离期间，6 名武汉游客还被免除了全部房费。

“特殊时期，你们也辛苦了。待疫情过后，欢迎武汉朋友们再来我们奇境栾川。”送别时栾川工作人员对这 6 名武汉游客发出了诚挚的邀请。

为弥补武汉游客未能体验栾川旅游的遗憾，栾川县特地为他们准备了一份旅游“大礼包”，其中包含一本“旅游护照”，持该“护照”可在 2020 年全年免门票畅游栾川 9 大景区。此外，还为这 6 名武汉游客送上了一套栾川旅游宣传图册以及“栾川印象”特产礼包。

（来源于经济日报客户端 2020 年 2 月 5 日）

隔离病毒不隔离爱
郑州用实际行动温暖湖北同胞

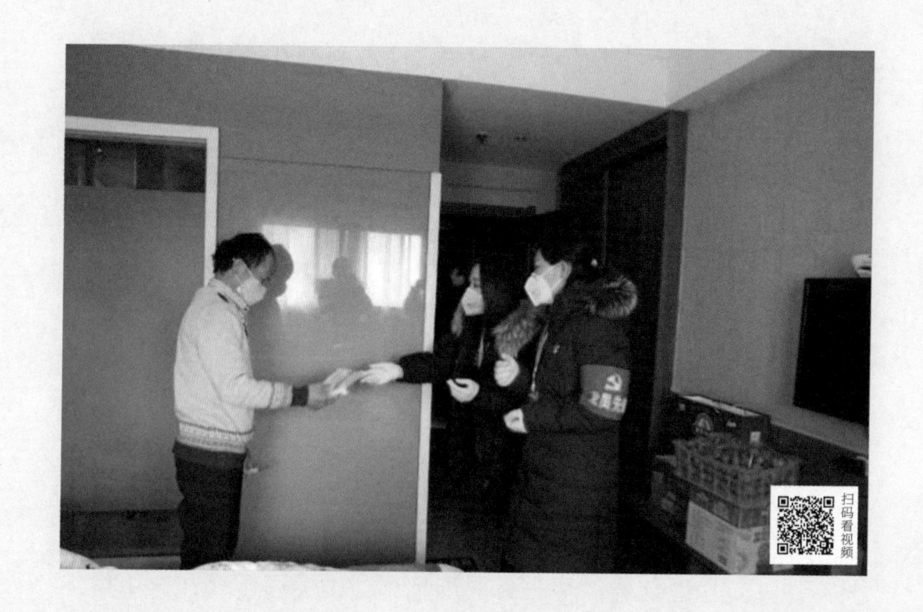

近日，“武汉加油”的宣传片在朋友圈刷屏，疫情面前，全国都在为武汉加油，郑州也为那些滞留在郑州的武汉人送去温暖。

（来源于河南广播电视台新闻广播《河南新闻联播》2020 年 1 月 24 日）

来自武汉人的告白：
“郑州，被你暖到了！”

小吴是在北京上学的武汉人，年前母亲到北京接他回家，突遇“武汉封城”来到郑州。为了大家的健康，他们在二七区福华街街道辖区百亨酒店自行隔离。

得知消息后，福华街街道党办事处工委书记张振威立即安排街道社区工作人员及医务人员，进行安抚疏导，每天送去口罩和食物。

“我和妈妈在这边很好，身体没有任何异样，你们放心。”每天测量完体温后，小吴都会向家人报平安。一天三餐，街道和酒店都会准时提供好并送到房间，医护人员每日会对他们测量体温，并进行心理疏导。“服务很周到！”小吴表示，在这里过年像在家里一样温暖。

在同一家酒店，还有和小吴类似情况的杨先生。早上8点，从睡梦中醒来的杨先生做的第一件事就是打开手机，了解和疫情相关的新闻。作为来郑看望亲戚的武汉人，杨先生在福华街街道办事处工作人员帮助下入住到了定点酒店。

杨先生是湖北孝感人，年前孤身来到郑州旅游并寻亲，行程即将结束时，传来一系列让杨先生有点慌的消息，“武汉封城了”“亲戚一家去四川了”“宾馆停业了”，回武汉的火车也停运，到哪里住宿成了摆在杨先生面前的大难题。

在恐惧迷茫时，他在旁边墙上看到福华街街道办事处张贴的《致居民群众的一封信》《温馨提示》，抱着试试看的态度，他拨打了街道办事处紧急联系电话。街道疫情防控工作指挥部陆晓然接到电话后及时稳定他的紧张情绪，将此情况及时上报，并联系郑州市第六人民医院让他前往检查。检查结果一切正常后，街道党工委、社区医院、派出所联合出动，协调对接入住到定点酒店，赠送口罩和体温计，并嘱咐他自行隔离，不要出酒店门，有什么需要他们及时送过去，让杨先生找到了归属感：“觉得自己很幸运，本以为的‘囧途’好像也没那么囧了！”

“隔离病毒，不隔离爱，我们制定了严格的流程图，要求社区、医院、酒店等严格执行。”福华街街道办事处党工委副书记李冬莉、办事处副主任王新莉介绍，前期街道联合医院对工作人员进行了新型冠状病毒防控知识培训，安排专车护送武汉返（来）人员至酒店入住，并开展健康宣教，全方位确保这批人员的情况能及时掌握并准确上报。

“一日三餐都由街道工作人员送来，鸡蛋、面包、蔬菜、水果，住得很好，吃得也很习惯。酒店工作人员也很好，如果需要一些日用品，他们都会帮助买好送到房间。同时，我每天将测量的体温通过微信报给社区医务人员，积极配合工作。”另一位武汉留郑人员表示，郑州的种种举动，让他觉得正能量满满，心里暖暖的。

（记者：刘伟平；通讯员：户丹丹、焦卫平。原载于《郑州日报》2020年2月1日03版）

武汉司机的商丘一夜

“感谢商丘市人民政府，‘12345’热线及时联系人送来被子与吃喝的东西，给商丘市人民政府点赞！”1 月 31 日晚上 10 点 31 分，来自武汉的货运司机在朋友圈发了上述文字和四张图，激动之情溢于言表。

在各地严密防控疫情的情况下，这辆鄂 A 牌照的货卡为什么千里迢迢来到商丘？两名司机又为什么向商丘“12345”马上办便民服务热线求助？

拨打“12345”的武汉货卡司机叫杨锐，2 月 3 日记者通过电话对他进行了采访。“真是太感谢商丘市政府了，这是我一路走来遇到的最温暖的事情。”得知记者采访意图，杨锐连忙说道。他是土生土长的武汉人，从事个体运输工作。这个春节，他响应武汉市红十字会的号召，义务驱车多地，运输外地省、市驰援武汉的物资。

1 月 31 日早上，他受武汉市第九人民医院的委托，前来商丘拉一批医用酒精。“这批酒精属于社会捐助，是武汉市红十字会划拨给九院的，这个医院是我们这里第一批收治确诊病人的医院，各种医疗物资都非常紧缺，要得非常急。”杨锐告诉记者。生产酒精的企业在商丘，由于找不到能送至武汉的物流车辆，所以他们要专程过来拉一趟。

为了避免引起一些不必要的恐慌，他本来打算当天去当天回，不在外地多作逗留。“我也常常看新闻，大家现在看到武汉过来的人或者鄂A车辆都会劝返什么的。”他告诉记者。此次出行需要往返1300多公里，出于安全的考虑，他动员表弟跟自己一起出车，两人轮换着开。“家人也很反对我和表弟两人出去，但是医院急着用这些酒精。我们现在有能力，就想要为防控疫情做点事情。”杨师傅对记者说。

当日上午，杨锐和表弟套上白色防护服，揣着武汉市第九人民医院出具的公函，开着货卡驶往商丘。一路的行程非常顺利，当晚8点左右到达商丘。

“路上非常顺利，特别是从商丘高速口卡点出来时，交警一看我们是来拉医用物资的，很快就放行了。”杨锐回忆道。然而，到了商丘这家制药厂外，跟负责人一联系，他们才发现遇到了点小问题。“原来医院说是让我们过来拉酒精就行，到了商丘一联系才知道厂家存货不足。得知我们是武汉来的，老板也很支持，表示要发动亲戚给我们连夜生产，但是当天晚上无论如何是不能返回武汉了。”杨锐说。

为了找到一个落脚之处，饥寒交迫中，他想起了每个城市都设立的“12345”热线电话，便试着拨了这个号码。

“电话接通的时候，当时就觉着有希望。我把情况说明后，对方非常重视，让我等在原地，说会有人再和我联系。”挂了电话后，两人便在驾驶室里有些忐忑地等待。没过多久，便有人拎着大包小包，送来了御寒的被子、热水及食物。激动之下，杨锐拍照发了朋友圈，也算给关心他们的亲友报个平安。

当晚，“12345”接线员收到求助后，立即向上级领导反映了这一情况，并按照属地管理原则派发给睢阳区疫情联防办，要求一定要妥善安置好这两位司机。

消息层层传递、落实。最后，附近的睢阳区中心医院接到派单。该院院长窦君修立即安排当晚值班医生、体检科科长单怀志对两位司机给予尽可能周到的照顾。“我接到院长的指示后，就用医院的保温瓶打了一大瓶热水，拿了两床干净被子，又敲开医院附近一家超市的门，买了一大袋子方便面、火腿肠、饼干、鸡蛋等食品给他们送过去。”单怀志说。第二天清早，他又从医院食堂购买了热腾腾的包子、油条和八宝粥，为两人及时送去了早餐。“我们大家现在都心系武汉。非常时期要求我们不能与武汉来的人密切接触，但是能做到的我们一定做到，上级领导安排给我的任务，我一定执行好，不走样。”他告诉记者。

2 月 1 日早上，休息了一晚，杨锐和表弟两人吃过热腾腾的早餐，将 200 箱医用酒精装上车，抓紧踏上归途，当晚这批酒精便送到了武汉市第九人民医院医护人员手中。临走前，他还特地拨打了“12345”，对工作人员表达了感谢之情。“说实话，我这一路遇到的最感动的事情就是在商丘，我们装这批酒精时，包装箱上的出厂印章还没有干。我把在商丘的经历在我所有的群里都发了一遍，告诉我的亲戚朋友，商丘人真好！”采访中，他一再对记者说。

（记者：司鹤欣。原载于《商丘日报》2020 年 2 月 4 日 06 版，节选）

英雄凯旋

去时千重雪，归来万里春。告别春水浩荡的长江，告别樱花绽放的武汉，驰援湖北的英雄们平安凯旋，全城为之欢呼，全省向之致敬。郑州街头，一个个灯箱为胜利之师点亮。家乡父老，向自己的英雄欢呼致敬。祖国，永远铭记那些忠于祖国的人。人民，永远热爱那些为人民奋斗的人。他们用最美逆行定格了国家记忆，用英勇无畏展现了医者仁心，用辛勤汗水延续了豫鄂浓浓深情，用刚健有为诠释了黄河文化精神。他们是党和国家的好儿女，是人民生命安全和身体健康的敬佑者，是新时代最可爱的人。

一个都不少！河南支援湖北医疗队全部返豫

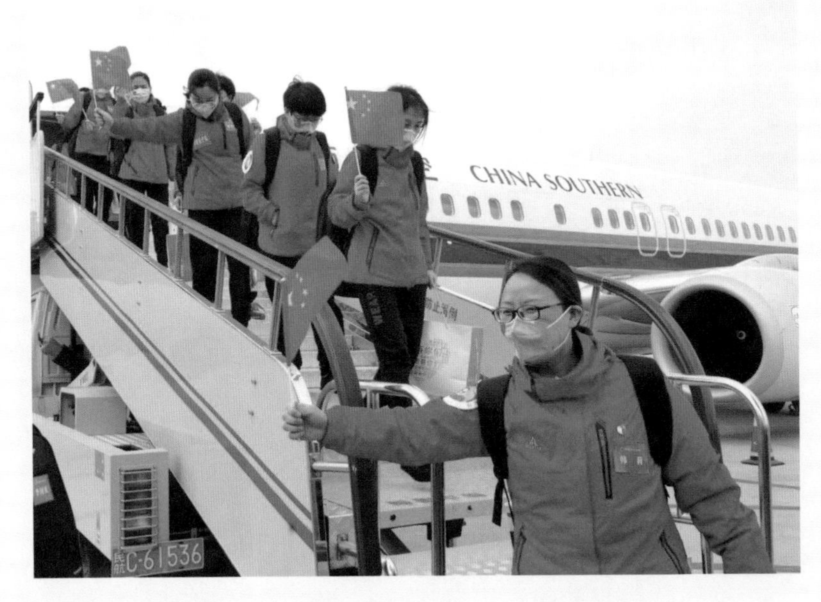

最后一批返豫的驰援湖北医疗队队员（杨现利　摄）

3 月 30 日中午，随着 CZ5250 航班顺利抵达郑州，南航当天执行三班包机护送 365 名河南省驰援湖北医疗队人员回家的任务圆满完成。至此，河南省援鄂医疗队全部撤回。

“俺来接你们了，回家去，中不中？”包机上，南航机长用河南话广播，亲切的乡音顿时让许多白衣天使当场泪奔。为了顺利完成包机任务，南航成立包机任务保障领导小组，制定详细保障方案，选派技术能力过硬的机组人员执飞航班，安排性能可靠

张建强　姚建刚　郝龙祥　郭亚如　殷伟伟
云佳敏　周娜娜　张巧珍　兰福旭　梁　燕
李田净　马彩霞　郭艳伟　贾鑫鹏　丁慧利
王成帅　刘素美　张晓洁　王　蕾　赵俊娟
王红彩　娄丽娜　刘建华

第三批

赵　松　张建祥　孙长宇　程　哲　王红民
谷军生　吴　强　袁文明　张文才　卢振威
薛海阔　代灵灵　杨　磊　刘　飞　崔红卫
单迎光　娄　昊　李　星　赵丽霞　周纪妹
刘晓慧　马　欣　李　龙　张文静　朱姣姣
邓梦乐　海　仟　李亚飞　李婷婷　李　兵
张振锋　郭玉凰　黄俊诚　赵金榜　高建钢
范海民　邵彦昌　杨永良　刘如意　王　伟

王思敏　贾　柯　何　娟　田晓静　陈冬雪
吴亚君　杨留洋　谭金成　陈　朋　宋艳红
杨秀秀　王　蓓　马晓聪　赵鹏华　唐晓静
张卫丹　李元元　王巧珍　王晓珊　李培利
王栓伟　黄珂召　黄兴娜　王佳佳　王璐璐
马旭鸽　宁康康　陈战国　丁丹翼　王田田
王亚娟　苗慧怡　王恒涛　张微微　袁玉博
潘淑琪　刘佳琦　马亚楠　万宇凯　李文涛
段治伟　胡　晓　王向毅　贺晓歌　黄自峰
石向明　程龙飞　张　宾　韩连收　郭凤利
梁元元　郭洋洋　姚梦甜　郭恋秋　梁军梅
邓亚辉　江保卫　韩洪涛　陈青友　贾俊花
贾晓艳　李玉梅　贾　丹　郭孟园　张艺迪
介　芊　任梦娇　高桂丽　张铮杰　鲍贺佳
王　磊　侯佳佳　韩小艳　乔艳梅　牛青梅
郑亚丹　程晶晶　温文斌　任国栋　远淑敏

宋晓杰　吴艳芳　张　冰　徐　岩　秦占平
刘　丽　贾博宇　李文平　郭晨龙　马松杰
金要国　魏凯旋　勾迎杰　李园园　代晓萌
梁国红　秦贝贝　范永会　李　克　王建文
王湘萍　赵　宇　王虎平　王新龙　崔为阳
张彦涛　王寅起　赵　超　翟贺杰　蒋　娜
杨林林　陈新星　杨　莉　魏秋瑾　郭凯歌
靳彩娜　赵艳红　姚润果　焦小飘　丁佳佳
李燕玲　陈瑞柏　裴建阳　韩丹丹　常晶晶
蔡　娟　陈家红　蒋　翔　李国涛　牟旭伟
苏郑刚　黄晓宇　吴帅只　张艳芳　李卫红
牛林艳　艾　静　王雪花　韩佳余　侯少磊

王永良　张飞龙　张　梁　颜　涛　周进涛
李士龙　何　磊　张慧芳　祁　博　闵　倩

刘延军　侯准科

李　鹏　申　鹏

每个名字
都闪闪发亮

田　甜　刘梦杰　宋振原　莫　艺　宋　超

第九批

王　奇　陈伟奇　王利波　隋　煜　安勇进

第十批

魏兆勇　张一红　李拥军　李晓勇　吕复君
杜　桦　王丽娟　程倩倩　张馨月　陈　博
李雅媛　叶　田　马若楠　金　颖　冯莎莎
曹书奎　葛燕萍　芦　珊　张继敏　陈　阳
张娟娟　王莎莎　郝双双　刘亚茹　任聪聪
轩文冰　郑　蕾　苏　晓　马云龙　李鑫磊
马　珂　张文君　王晓玉　安　慧　郭卫霞
翟晓楠　庄艳琴　张　翀　石云霄　成　菲
闫　风　沙　莎　雷芳芳　郝　洁　张晓华
高　阳　夏梦琛　董瑞琴　赫　芳　尚柳君
[illegible]　朱茜文　王　健　赵伟鹏　代朋许

刘文涛　李彦乐　史　征　高敬波　虎登峰
吴金伦　林永辉　刘　洋　张瑞博　郭　松
张森磊　王　宇　牛书庚　杨文洁　翟龙飞
张钢强　梁澄辉　刘凯川　周　源　陶　然
聂　贺　王永峥　张　喆　赵红梅　于团结
乔少培　张琼阁　王宏超　王彦虎　裴俊杰

第十四批

冯石献　孙国清　赵　升　唐振强　职建军
韩俊锋　程　栋　郝鹏飞　姬卫华　杨　涛
王文江　贾永华

第十五批

张建宏　张玉娟　王新法　杜云红　徐亚辉
王　超　郭敬华　马　敬　刘旭恩　刘　聪
潘伟盟　王新权　欧阳华　张蒙蒙　顾家鹏

孙　威　张　林　李景钊　安　琪　何静静
许广见　常家乐　刘宁博　全俊丽　刘　芳
张玉香　李雪雁　石晓晓　司文艳　张　丽
赵文莉　李萌迪　王秋艳　李　梅　王媛媛
王金墙　朱佳玉　邵瑞彬　杨小燕　祁瑞琳
郭孟圆　李小满　刘俊沛　孟媛媛　苗培娟
黎　闯　王娟娟　韩真真　罗贝贝　段俊锋
毛云艳　古林林　杨　静　张　浩　王　直
薛　岩　陈亚飞　苏欢欢　李叶宁　赵秋珍
张伟峰　韩　丽　李庆辉　贾亚男　柴冠军
苗国印　贺同玲　赵晓欢　吴　晓　李婷婷
娄　远　武海涛　刘　丹　海　燕　朱亚楠
楚河静　董彦歌　张　伟　曹付梅　李世娟
张坤坤　曾庆磊　黄　璟　宋二军　李瑞芬
李艳芳　王　琮　王巧云　卯姣娜　程小宪
石　磊　柴　沛　刘晋豫　程相阁　郭发瑞
王　阁　王飞红　付艳婷　苏琼琼　唐燕君
张婵婵　张捍忠　王贯文　尚　佳　张　丽
李　萌　王　迁　苏闪闪　骆　瑞　赵　萍

谢中亚　丁　锟　胡奔奔　杜玉超　胡兆慧
张永凤　袁存发　全亚杰　刘晓东　宋静文
王豪丽　楚静豫　何　艳　江娜红　王红丽
李黎光　刘廷炜　吴若楠　马　良　闫　磊
张忠伟　石俊生　叶杰琼　王玉侠　杜雪瑶
李宗富　耿胜华　王　宇　蔡娟娟　胡景景
刘依雯　马　鑫　范爱华　高艳艳

第十二批

张勤生　贾成军　李　彬　芦晓帆　刘高仁
庞　欣　郭燕可　谭高峰　钤培国　郭莉阁
聂　恒　张宽顺　周莉莉　郭　鑫　张胜哲
党　振　张一冉　陈　婷　周亚丹　白　茹
彭莉普　李　飒　蔡　楠　张伟娜　袁闪闪
杨燕歌　杜　鸽　张俊晓　姚丽君　刘兰克
张　洁　刘　娜　冉小静　单若楠　王丽娜

第十三批

的飞机执行包机任务，选择业务能力强的人员负责飞机地面各项保障工作，并提前做好飞机全面预防性消毒和人员防疫安全工作，为医疗队成员提供健康安全的乘机环境。

据了解，最后这批返程的人员主要是河南省第二批、第四批、第七批支援湖北医疗队医护人员以及河南精神医疗队、河南援武疾控队人员。其中第二批、第七批为重症患者救治队，第四批为急救转运队，河南援武疾控队由疾控专家组成，河南精神医疗队是河南首批心理援助医疗队。自此，河南省派出的共 15 批支援湖北医疗卫生队共计 1281 人全部撤回。

“昔日，你们白袍变铠甲；今朝，你们踏春凯旋。欢迎回家！英雄们！”在 CZ5248 航班上，南航乘务长苏康向医护人员代表杨柳青送上一束象征爱与期盼的花，这是杨柳青的家人以及中原父老乡亲，传达家人以英雄为傲、期盼团圆的热切情谊。

11：54、12：03、12：08，承载着满满的期待和祝福，南航 CZ5244、CZ5248、CZ5250 三个航班先后顺利抵达郑州机场。截至 3 月 30 日，南航共派出 39 架包机将 8 个省、市 5702 名驰援湖北的医护人员安全运送回家。

（记者：霍亚平。来源于人民网－河南频道 2020 年 3 月 30 日）

英雄凯旋　河南首批援鄂医疗队回家了！

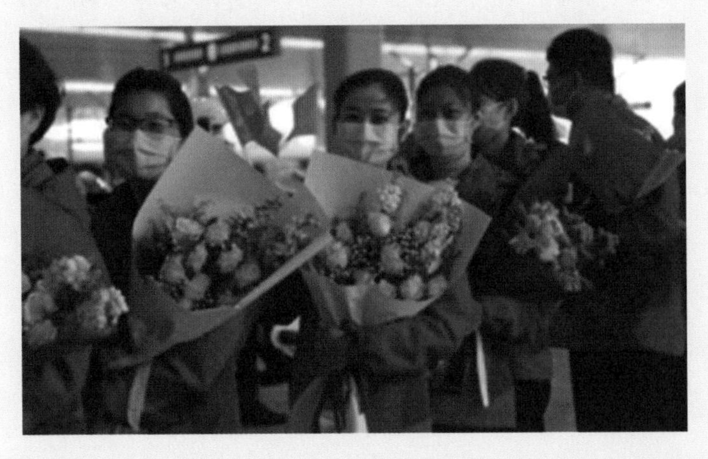

河南首批支援湖北的 137 名医护人员在圆满完成各项支援任务后，平安抵达郑州

3 月 26 日，河南首批支援湖北的 137 名医护人员在圆满结束各项支援任务后，平安抵达郑州。

中午 12 时 17 分，G1848 次列车缓缓驶进郑州东站，137 名医护人员一个都不少，光荣凯旋。为了迎接英雄们归来，河南省四大班子领导和各界群众早早就等在了站台上，医务人员一下车，就受到了大家的热烈欢迎。

河南首批支援湖北医疗队由来自郑州大学第二附属医院、郑州大学第五附属医院、河南大学第一附属医院、河南大学淮河医院、新乡医学院第一附属医院 5 所省直医疗机构和河南省卫生健康委的 137 名医护人员组成。

这些医护人员1月26日抵达武汉后，立即入驻武汉市第四人民医院开展新冠肺炎重症患者救治工作。在武汉工作的整整60天里，他们争分夺秒，和时间赛跑，一共收治患者231人，其中重症、危重症131人，治愈出院213人，治愈率达92.2%。

为了让医护人员尽快到达隔离地点休整，今天郑州东站特意开辟了绿色通道，与此同时，郑州交警用“最高的礼遇、最深的敬意和最顺畅的通行”，护送载誉归来的最美逆行英雄凯旋，沿路车辆自发向医护人员车队鸣笛致敬。接下来，137名医护人员将会进入为期14天的隔离休整时间，各项指标检测合格后，就可以和家人团聚了。

（记者：田萌。来源于央视新闻客户端2020年3月26日）

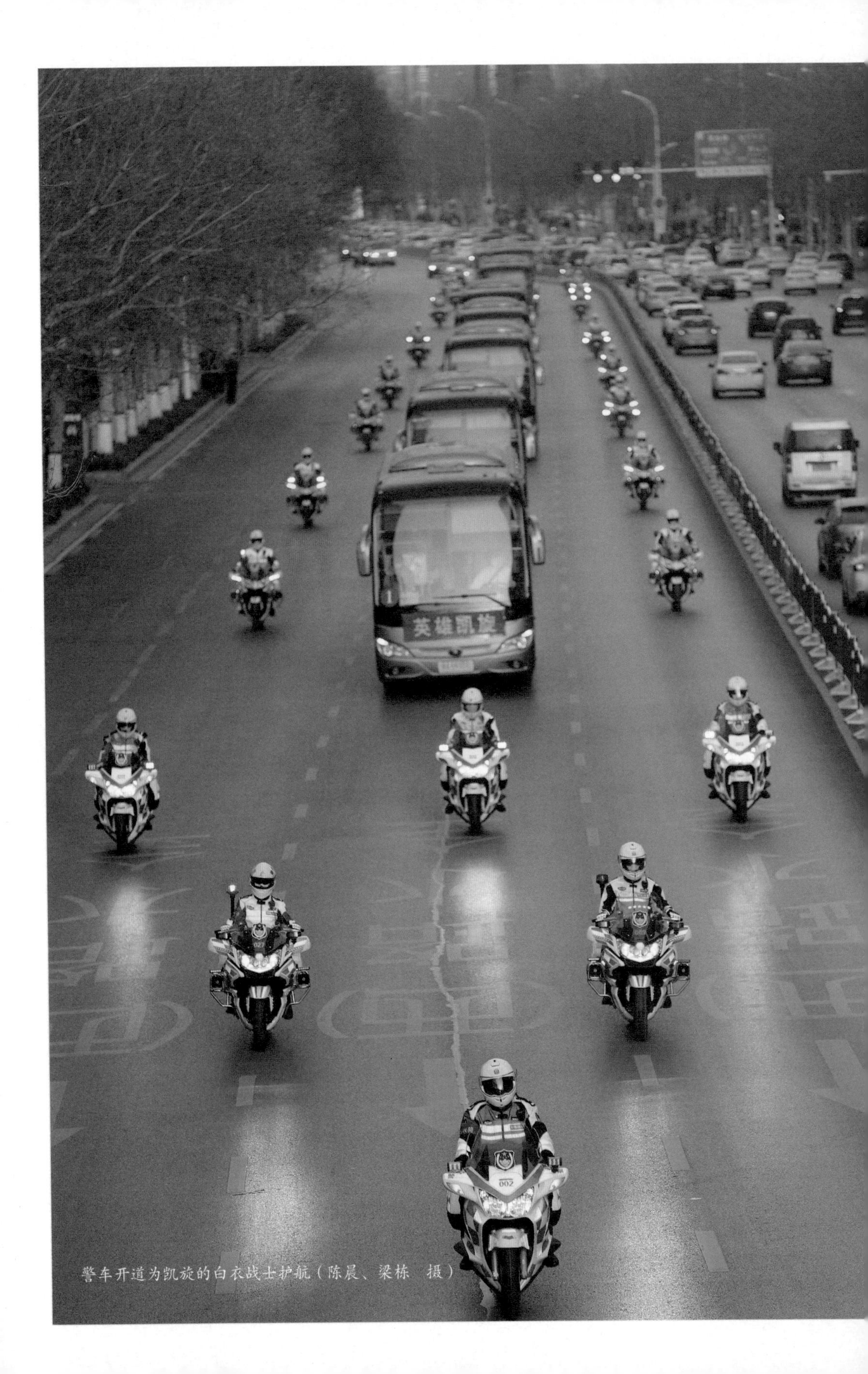

警车开道为凯旋的白衣战士护航（陈晨、梁栋　摄）

我省第一批支援湖北医疗队平安凯旋 王国生、尹弘、刘伟到郑州东站迎接

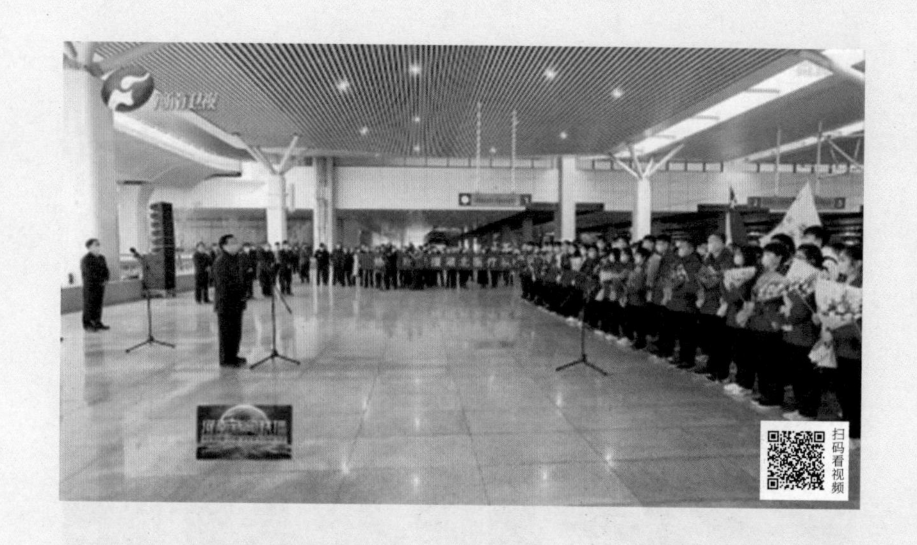

3月26日，河南广播电视台《河南新闻联播》报道《我省第一批支援湖北医疗队平安凯旋　王国生、尹弘、刘伟到郑州东站迎接》：3月26日，在圆满完成支援湖北各项任务后，我省第一批支援湖北医疗队的137名医护人员搭乘高铁回到家乡。省委书记王国生、省长尹弘、省政协主席刘伟等迎接医疗队凯旋。

（来源于河南广播电视台《河南新闻联播》2020年3月26日，节选）

我省 453 名支援湖北医疗队员乘包机返乡

“回家的感觉真好！”

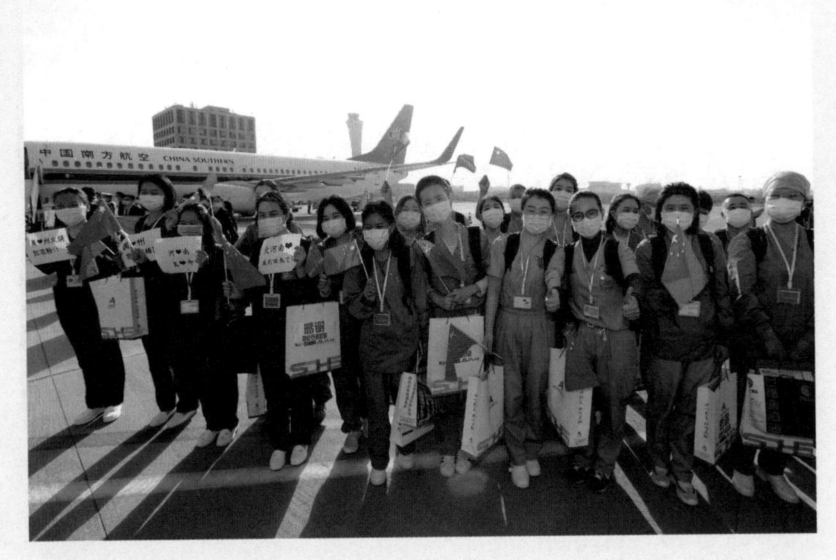
3 月 19 日下午，河南第三批、第五批、第八批支援湖北医疗队队员从武汉飞抵新郑国际机场（邓放　摄）

春暖花开，英雄凯旋！继 3 月 17 日 98 名支援湖北医疗队队员平安归来后，3 月 19 日，我省支援湖北医疗卫生队第三批、第五批、第八批共 453 人乘包机返回家乡。

当天 16 时 06 分，南航 CZ5242 航班缓缓降落在郑州新郑国际机场 269 号停机坪。“白衣天使，欢迎回家！”“最可爱的人，向你们致敬！”随着乘首个航班抵达的医疗队队员们陆续走出机舱，欢迎的队伍中响起阵阵掌声，口号声响彻机场上空。

第三批医疗队队长、郑州大学第一附属医院副院长赵松说，现在最想念87岁的老母亲。他去武汉支援一直没敢跟母亲说，最近母亲得知消息，专门给他发了视频，为他竖起大拇指。他想对母亲说：“老娘，我回来了！您放心吧，儿子没给您丢脸！”

早已等候多时的河南机场集团工作人员常全领捧着一束鲜花，准备给妻子徐丽红一个惊喜。“她驰援武汉已经40天了。得知妈妈要回来，孩子们都乐得手舞足蹈。虽然不能马上接她回家，但远远地看一眼也好。”常全领说。

此次归来的我省支援湖北第三批、第五批、第八批医疗队，队员分别为46人、302人、105人，其中第三批医疗队也是郑大一附院派出的国家紧急医学救援队。抵达武汉后，他们分别承担了急救转运、接管青山方舱医院和江汉方舱医院的任务。

“经过一个多月的艰苦奋战，我们圆满完成了援助工作任务，实现了患者‘零死亡’、医护及工作人员‘零感染’、治愈患者‘零回头’、安全运行‘零事故’。”第五批医疗队队长陈传亮说。第五批医疗队也是我省支援湖北医疗队中人数最多的。

随后的16时46分、16时54分，又有两个搭载支援湖北医疗队队员的航班CZ5244和CZ5246顺利抵达郑州。勇士们载誉归来，难掩自己激动的心情：“平安回家的感觉真好！”

同机返回的还有5名我省派湖北一线记者。河南日报报业集团武汉前方报道组记者李凤虎表示，在武汉采访的一个月时间，见证了太多感人的瞬间，流下的眼泪积攒下来，抵得上过去 10 年的眼泪。

此次返回的医疗队队员除来自省直医疗单位外，还有郑州 120 人、洛阳 90 人、新乡 60 人、三门峡 31 人、许昌 41 人、漯河 31 人。医疗队队员分别由各相关派出市接回当地，接受为期 14 天的医学隔离观察和短期休整。

（记者：宋敏。原载于《河南日报》2020 年 3 月 20 日 01 版）

《给支援湖北武汉的河南医疗队队员的慰问信》引发强烈反响

发扬优良作风　当好健康卫士

3月21日，600余名已返回的河南省支援湖北医疗队队员都接到了一封信，信封上鲜红的“致敬英雄”四个大字异常醒目，信封内正是我省主要领导联名写的《给支援湖北武汉的河南医疗队队员的慰问信》。收到这样一份沉甸甸的问候，大家都很激动，纷纷表示倍感温暖、深受鼓舞，要继续发扬优良作风，秉承仁心仁术，当好健康卫士。

河南省第三批支援湖北医疗队队长、郑州大学第一附属医院副院长赵松一字不落地读完了慰问信。“慰问信给了我们极高的评价和荣誉，深深感受到省领导时刻在关心和牵挂着我们，全体队员备受感动和鼓舞。”赵松说，“大家现在仍然每时每刻关注着疫情，全体队员将随时听候调遣，一切行动听指挥，为全面夺取疫情防控阻击战的最后胜利做出更大的贡献。”

“在以习近平同志为核心的党中央坚强领导下，经过这场战‘疫’，我们对我国社会主义制度的显著优势体会更深，对以人民为中心的发展思想体会更深，对黄河文化强大的凝聚力体会更深。”河南省第六批支援湖北医疗队队长、河南省中医院副院长郑福增定下新的目标，要牢记信中嘱托，把这场战“疫”中凝聚起来的万众一心、共克时艰、守望相助、团结奋斗的宝贵精神财富转化为前进的动力，创造更大的辉煌。

“我们在武汉工作的细节信中都有记录，非常暖心。”河南省第五批支援湖北医疗队队员、河南省人民医院急诊重症监护病房主任王龙安说，会把这份感动和鼓舞带到本职工作中去，为人民群众的健康提供更好、更优质的服务。

河南省第五批支援湖北医疗队队员、郑州人民医院急诊科护士长邵青青看了慰问信后非常感动，还有些惊讶，因为信中提到了她为患者制作千纸鹤。“千纸鹤承载着患者和医护人员的梦想飞出了‘方舱’，特别圆满。”作为一名“90后”青年党员，邵青青表示，今后要以更大的热情投入工作，为护航百姓健康做出更大贡献。

能够成为全国唯一一支调派进驻武汉的急救转运队的一员，郑州大学第一附属医院急诊科主治医师罗垚深感荣幸。罗垚说：“慰问信是激励，是鼓舞，是鞭策。作为医务工作者、作为党员，在今后的工作中必将更加发扬敬佑生命、救死扶伤、甘于奉献、大爱无疆的职业精神，为了人民群众的生命安全，义无反顾，冲锋在第一线。”

如今，我省还有8批共642名医疗队队员坚守在武汉，他们通过网络第一时间读到了慰问信，感受到了省领导及全省人民的关心和挂念。

河南省首批支援湖北医疗队队长、省卫健委体改办主任王耀平，至今已在武汉市第四医院工作近两个月，带领医疗队圆满完成救治任务。“感谢省领导和家乡人民这么多天来对医疗队队员的关注和关爱，河南的医务工作者，都是好样儿的！”王耀平说，“经历了这场战‘疫’，我们清楚地看到，没有任何力量能够阻挡中国人民和中华民族的前进步伐，我们一定能够战胜疾病、战胜困难。”

“早上看到河南日报客户端推送的慰问信，队员们深受鼓舞。”河南省第二批支援湖北医疗队领队刘心想介绍，第二批医疗队共有135名队员，2月2日抵达武汉，较好地完成了救治任务。“下一步，我们将不辜负省领导和全省人民的期望，加强对危重症患者的救治，切实提高救治成功率，不获全胜，决不收兵！”刘心想说。

“读了省领导给支援湖北武汉的河南医疗队队员的慰问信，激起浓浓的思乡之情，感受到家乡对我们的守望和支持。”河南省第二批支援湖北医疗队护理组副组长孟明哲表示，作为医务工作者，参加疫情防控阻击战，责无旁贷。我们一定与武汉人民同呼吸、共进退，万众一心、共克时艰，战斗到最后一刻。

（记者：王平、曹萍、刘晓波。原载于《河南日报》2020年3月22日01版）

青山方舱医院休舱

都市频道
体育馆
9日上午 武汉青山方舱医院正式休舱
武汉加油
青山方舱医院 今日正式休舱
河南省第五批援鄂医疗队一个月
扫码看视频

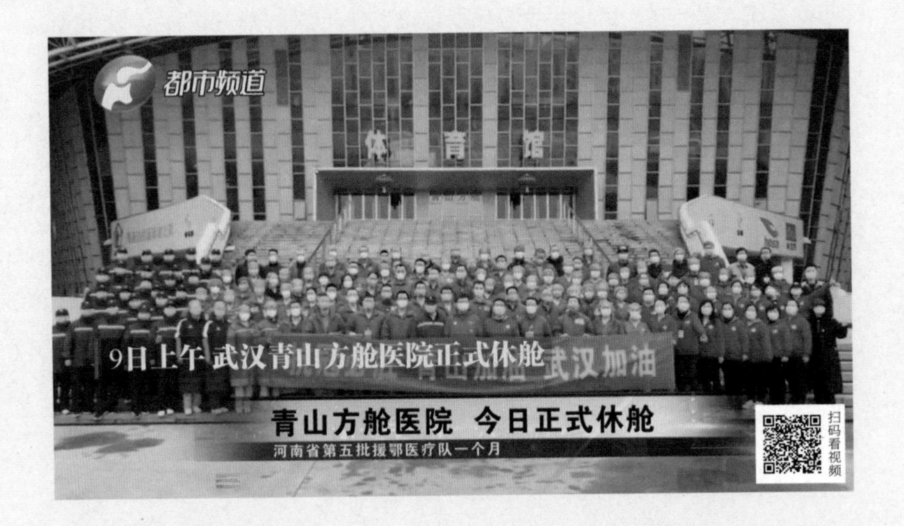

3 月 9 日，河南广播电视台《都市报道》报道《青山方舱医院休舱》：经过一个月的奋战，河南省第五批援鄂医疗队圆满完成了武汉市青山方舱医院的救治任务，实现病例清零，青山方舱医院正式休舱。

（来源于河南广播电视台都市频道 2020 年 3 月 9 日）

去时寒风凛冽　归来春暖花开

——平顶山 16 名驰援湖北勇士战“疫”凯旋记

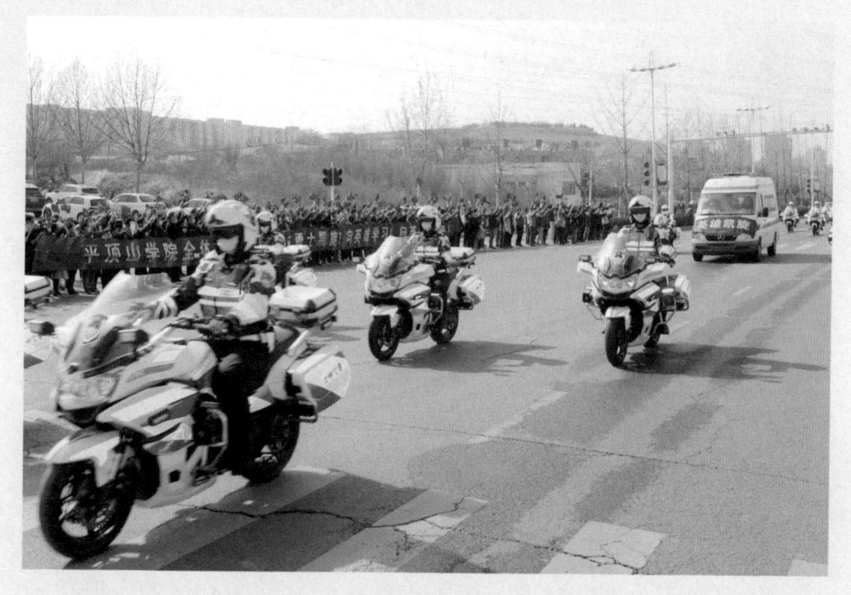

平顶山交警以“最高的礼遇”迎接平顶山市 16 名支援湖北医疗队队员们回家（王尧　摄）

春分至，英雄归！

去时寒风凛冽，归来春暖花开。

3 月 20 日，在圆满完成急救转运任务后，我市第二批支援湖北医疗队 16 名勇士作别江城，踏上归途，平安凯旋。

这是我市首批返回的医疗队。在武汉期间，医疗队全天候待命、日夜奋战在急救转运一线 45 天，全力以赴与时间赛跑，与病魔较量，奔波在雷神山医院、火神山医院、同济医院、协和医院、金银潭医院之间转运患者，严密监测患者生命体征和病情变化，累计转运新冠肺炎病例 350 人，其中危重病例 26 人。

风雨同舟，并肩作战。医疗队全体队员用实际行动，诠释了平顶山医务工作者医者仁心、大爱无疆的崇高精神，展示了务实作风和良好形象，为打赢武汉保卫战、湖北保卫战做出了重要贡献，赢得当地党委、政府和群众的赞誉。

谢谢你们，为湖北拼过命

“向最美逆行者致敬！”

“谢谢你们，为湖北拼过命！”

上午 9 时许，我省支援湖北第四批医疗队、唯一一支急救转运医疗队从武汉出发，国家卫健委医政医管局、武汉市急救中心、江汉区政府等单位有关负责人到现场送行，作为中坚力量的我市医疗队员随后坐上救护车，启程返回平顶山。

武汉警车为他们开道，市民夹道欢送。前来欢送的人群拉出横幅，表达对支援武汉医疗队深深的谢意。

心中有爱，眼里有光。武汉，让我再看你一眼。16 名鹰城勇士和这座英雄之城告别，心中感慨万千，不少人流出了泪水。“再见，武汉。再见，英雄的城市！”

“早晨我们在酒店门口集合，武汉人民唱起《感恩的心》时，我的眼泪在眼眶里不停地打转。”平煤神马医疗集团总医院“80后”护士、党员张青说，这次援助湖北抗疫是他人生中最珍贵、最难忘、最值得回忆的经历，“迎着困难上就是共产党员的本色，为人民服务不是喊出来的，是真真正正做出来的”。

“去时都没哭，回来时大家流泪好几次。”市传染病医院医生徐红波动情地说，“去武汉时，任务很重，特别紧张，到达当晚大家就投入了战斗。”

不辱使命，欢迎英雄回家

“热烈欢迎鹰城援鄂英雄凯旋！”

“大爱无疆，不辱使命，载誉归来！”

“谢谢你们在武汉热血奉献，欢迎回家！”

“最美的天使，真正的英雄！”

下午2时40分，记者在宁洛高速平顶山南站附近看到，医疗队到达后，警车开道，骑警护送，以“最高礼遇”迎接英雄回家；抵达平顶山新城区站后，社会各界人士和自发前来的群众手举国旗和欢迎横幅，沿路列队迎接，点赞医疗队队员英勇逆行。

“送给你小心心，送你花一朵。你在我生命中，太多的感动。你是我的天使，一路指引我……”车队抵达平煤神马集团职工休养院后，市委、市政府举行了欢迎仪式，现场响起歌曲《听我说谢谢你》，向奋战在武汉战“疫”一线的勇士致敬。

等待已久的群众纷纷鼓掌，向最美逆行者致敬和祝福。

世界上最远的距离，就是你在我眼前，我却不能拥抱你。程先阁早早来到休养院，等候丈夫谢满仓归来。他们45天没见面了，欢迎仪式上，两人久久凝视却不能拥抱。

“看到爸爸回来很开心，我想给爸爸跳支《听我说谢谢你》

舞蹈。”市一院苗建伟的女儿苗怡彤远远地望着爸爸。

市一院“90后”护士谢满仓说：“家乡人民的热情，真的让我们很暖心、很感动。作为医务人员，抗击疫情，我们责无旁贷。我们不是英雄，我们只是做了医务人员应该做的事儿。”

继续请战，马不停蹄战“疫”

疫情就是命令，防控就是责任。

据市第二批支援湖北医疗队队长、临时党支部书记何卫斌介绍，医疗队由医疗专家、护理人员、司机、担架员等16人和4辆救护车（包括2辆负压急救车）组成，其中市一院8人、市传染病医院4人、平煤神马医疗集团总医院4人。2月5日，医疗队抵达武汉，支援武汉市急救中心，承担新冠肺炎患者转运任务。3月5日，队员们主动放弃轮休的机会，向省第四批支援湖北急救转运队提交请战书，自愿继续坚守一线。

病毒侵袭不分昼夜，医疗队队员的战斗也马不停蹄。市一院心内一科副主任医师何卫斌说：“一个车组通常由医生、护士、急救员和司机4名成员组成。由于工作强度大，在武汉，我们几乎没有替换的车组。”

层层的防护服令人窒息，汗水在衣间流淌；因频繁消毒，双手粗糙开裂；长时间不能喝水上卫生间，纸尿裤成了工作“标配”。紧张忙碌的工作，让队员们筋疲力尽，但他们却始终坚守着共同的信念：“保护好自己，救更多病人。”

何卫斌今年48岁，生于湖北黄冈，研究生毕业后被分配到平顶山市一院工作至今。谈起战“疫”初心，他坦言：“作为个人来讲，湖北是我的故乡，那里有我的亲人，更有我作为医者的使命。对集体而言，我们代表平顶山人民出征，体现着鹰城儿女奋勇担当的风采和大爱精神。这场战斗，令我深刻感受到一方有难八方支援的力量。”

何卫斌说，在这场疫情大考中，队员们互相照顾、相互协作，经受了考验，得到了锻炼，王恪锋、谢满仓、彭书杰、王世民、王延召、杨振强 6 名队员受党组织和身边党员的影响，火线递交了入党申请书，并光荣地成为预备党员。“我把大家都平安带回来了，一个都没少。现在，医疗队已经成长为一支敢打敢拼的党员突击队。”

“火线入党”的平煤神马医疗集团总医院“90 后”医生王延召说：“‘火线入党’是一种光荣，更是一份责任。今后，我将以党员的标准严格要求自己，认真履行岗位职责，争取不负组织重托。”

做好保障，让英雄安心休整

为保障医疗队的生活，市卫健委提前为队员们准备了充足的生活用品，对休养院服务人员进行培训，安排专人对医疗队队员入住场所楼层及房间定期消毒。

“医疗队入住后，我们安排医生为队员们进行健康监测，考虑到队员们的心理压力，我们还组织心理专家随时提供心理疏导。”市卫健委主任李自召说，“每天餐食做到荤素搭配、营养均衡、丰富多样，并为队员们提供个性化服务，让他们感受到家的温暖。”

“考虑到医务人员长途奔波，晚上，我们准备了小米稀饭、芹菜炒肉、蒸茼蒿、馒头等家乡饭菜和水果。今后，在饮食方面，我们会征求医务人员意见，做到顿顿不重样、餐餐有特色。”休养院营销部的李丽彩说，“我们对房间布置、餐饮安排、环境消毒都进行了精心准备。在住宿上，单人单间，推开门可看到白龟湖。每个房间，我们都准备了一个可爱的玩偶，上面写着‘幸得有你，山河无恙’，以此致敬英雄，欢迎英雄回家。”

谢满仓感慨地说：“吃上一口热乎乎的家乡饭菜，感觉很温暖。”

按照要求，16名队员将进行为期14天的集中休养和医学观察。

立春时分，正是疫情汹涌之时，他们勇敢逆行，毅然奔赴武汉，以生命佑护生命。春分时节，武汉樱花开，鹰城满眼春，他们不辱使命，平安凯旋。

（记者：王民峰。原载于《平顶山日报》2020年3月21日02版，节选）

第三章

众志成城，
筑牢疫情防控坚实防线

河南，位处中枢、人口密集，向南地接重点疫区湖北，向北屏障京津冀大后方，河南一旦失守，后果不堪设想。

繁霜尽是心头血，洒向千峰秋叶丹。

疫情就是命令，防控就是责任。河南广大干部群众取消休假、众志成城，分秒必争、奔赴一线。

14位省级领导牵头的7个工作专班，连续奔波在防疫一线。

86万医务人员全员上岗，投入战斗。

全省公安民警纷纷请战，重返岗位。

市、县、乡全线动员，全面排查重点人群……

上下一盘棋、全民总动员、城乡全覆盖防控体系迅速建立，无数基层党员干部不眠不休，负重前行！

每个人都是一道长城

狭路相逢勇者胜，越是艰险越向前。2020 年，面对新冠肺炎疫情，河南 500 多万名共产党员，带着"我是党员我先上"的锐气，筑起牢不可破的防线，成为中流砥柱。在最吃劲的关键时刻，广大干部群众拉得出、冲得上、打得赢，每个人都是一道疫情防控的坚强防线，每个人都是一道不可逾越的血肉长城。

战斗在社区疫情防控第一线

“把疫情防控工作作为当前最重要的工作来抓”，1月25日、2月3日，习近平总书记两次主持召开中共中央政治局常务委员会会议，专题研究加强新型冠状病毒感染的肺炎疫情防控工作。

2月3日的中共中央政治局常务委员会会议强调，各地区要压实地方党委和政府责任，强化社区防控网格化管理，采取更加周密精准、更加管用有效的措施，防止疫情蔓延。

疫情就是命令，防控就是责任。疫情防控，城乡基层社区是第一道防线。如何充分发挥社区动员能力，实施网格化、地毯式管理，群防群控，稳防稳控，将防控措施落实到户到人，实现防输入、防蔓延、防输出？

本报记者走进北京、江苏、浙江、河南、湖南、重庆六省市的基层社区，倾听党员干部、居民群众、志愿服务者讲述身边事，透过他们坚守疫情防控一线的坚实脚步，触摸坚决打赢疫情防控阻击战的坚定信心。

河南郑州市建新南街社区

“召必来”的老兵志愿服务队

“我就必须进！”正月初三，有人到建新南街社区68号院串门，被“守门人”陈伟劝阻，不由吼了起来。

“你就不能进。”陈伟态度坚决，却赔着笑。

“你有啥权力？”

“我没权力。可万一携带病毒造成传染，后果很严重。”

对方不听，竟想动手。陈伟仍旧赔笑：“打架？你要负法律责任。”苦口婆心劝半天，来人终于消了气，没进门。

68号院暂无业委会，也没有物业管理，属于“无主管楼院”。在河南郑州市二七区建新南街社区，这样的楼院目前还有5个。“守门人”陈伟是社区的党支部书记。

“防控疫情蔓延，‘无主管楼院’是最让人担心的薄弱环节。”二七区委书记陈红民说，“以小区保社区，以社区保城市”，必须调动各方力量，织密织牢防控网。

建新南街社区有流动人口2万多，大都是租住的清洁工、护工、保安，疫情防控难度不小。

大年三十，陈伟没顾上回家就开始布置防疫工作。可社区只有十来名工作人员，人手紧缺。陈伟灵机一动：五里堡街道有一支120多人的退役军人志愿服务队，在建新南街社区的就有20多人，一定可以“召必来”。

陈伟也是退役军人，在微信群一问，不少人“请战”。怕人多易交叉感染，他将人员分成4班，4人一班，24小时坚守卡点，配合入户巡查、测量体温。

相比其他人，陈伟既要干好社区党支部书记，又要当好退役军人的榜样。他每天早上6点半出门，7点到卡点，接着检查记录，安排物资，挨家摸排……几天下来，嗓子喊哑了。

陈伟叮嘱“战友们”注意个人防护，千万不敢发烧。“一个人发烧，分不清是感冒还是被感染，大伙儿都得隔离，工作就搁下了。”

69 岁的退役军人郑海宁接话说：“做好个人防护，咱当过兵的人，有多难都不会退缩。”

“对，退役军人不褪色，干活不怕累，战‘疫’必能胜！”志愿者杨桦、徐四保一齐表态。

（记者：马跃峰。原载于《人民日报》2020 年 2 月 7 日 13 版，节选）

“一村一警”成为河南抗击疫情的“硬核堡垒”

记者从河南省政府新闻办新闻发布会上获悉，在疫情防控中，河南省发挥“一村一警”在基层社会治理中的重要作用，5.5 万名社区民警、辅警当先锋、打头阵，成为河南抗击疫情的“硬核堡垒”。

河南发挥社区民警、辅警人熟地熟情况熟的优势，依托 5.3 万个治保会组织、13.5 万名治保会人员、4.2 万个专兼职巡逻队、5 万个“平安微信群”，开展设卡检查、卫生检疫、巡逻防控、宣传教育等源头防范工作，筑牢了村庄防控的篱笆、社区安全的屏障。据统计，疫情发生以来，河南省公安机关先后启动公安检查站 95 个，设立联合治安卡点、检疫站点 6318 个，共检查车辆 682 万辆次、人员 1214 万人次，共排查人员 503 万人，查找、转运疑似和密切接触者 6.1 万人。

在这场没有硝烟的战斗中，河南基层民警付出了巨大牺牲，先后有 9 名民警、辅警牺牲在抗疫一线。郑州市公安局东风路分局社区民警樊树峰就是在社区连续工作 17 天后，倒在抗疫一线，年仅 39 岁。

（记者：李丽静。来源于新华网 2020 年 3 月 13 日，节选）

我省各级劳模先进人物先进集体纷纷出手

已捐 3.66 亿元款物助力疫情防控

1 月 31 日，记者从省总工会获悉，截至 1 月 30 日下午 6 时，我省共有 367 名劳模、“五一劳动奖章”获得者，77 家“五一劳动奖状”单位，为抗击疫情捐款捐物合计 3.66 亿元。

1 月 29 日，省总工会、省劳模协会向全省劳动模范、“五一劳动奖章”获得者、工人先锋号、劳模工匠创新工作室发出《关于在打赢疫情防控阻击战中充分发挥劳模作用的倡议书》。各行各业劳模先进人物（先进集体）一呼百应，或迎难而上、勇挑重担，冲在疫情防控第一线，或慷慨解囊、奉献爱心，踊跃捐款捐物。以劳模精神为引领，千万职工勠力同心，汇聚起坚决打赢疫情防控阻击战的“河南力量”。

省劳模、省劳模助力脱贫攻坚十大领军人物、南阳牧原食品股份有限公司董事长秦英林及其企业捐资 2 亿元用于全国疫情防控。在汶川地震后捐款 1000 万元的全国抗震救灾模范、许昌市胖东来商贸集团有限公司董事长于东来，此次又捐款 5000 万元。省劳模、信阳西亚和美商业股份有限公司董事长苏曦及其企业捐款 1000 万元。“郑州市五一劳动奖状”单位、河南建业集团捐款 1000 万元。“全国五一劳动奖状”单位、南阳仲景宛西制药股份有限公司捐款捐物约 650 万元。“河南省五一劳动奖状”单位、中原银行捐款600万元。全国劳模、新乡春江集团党委书记裴春亮及其企业捐款500万元。全国劳模、河南孟电集团党委书记范海涛及其企业捐款500万元。“全国五一劳动奖状”单位、中铁隧道集团捐款500万元。

一个劳模就是一面旗帜，更多一线劳模用真情付出感染着大家。省劳模、宝丰县赵庄镇大黄村党支部书记马豹子，捐款3万元给当地医院购买医疗用品和其他物资。

“洛阳市五一劳动奖章”获得者、洛宁县聚利来蛋糕房总经理郭丽芬组织工作人员连夜制作300多斤蛋糕、200多个面包，送到医护人员和执勤交警手中。“只要需要，我们会一直送下去。”她说。

目前，我省各级劳模、先进集体踊跃为疫情防控捐款助力的热潮还在持续。“疫情防控战场更加需要弘扬劳模精神、发挥工人阶级主力军作用。要把这个特殊战场作为发现劳模、培养劳模、选树劳模的舞台，在众志成城、攻坚克难中展现广大职工的责任担当，以劳模精神激发同心协力战胜疫情的强大正能量。”省总工会党组书记、常务副主席寇武江说。

（记者：陈小平。原载于《河南日报》2020年2月3日04版）

抗击疫情，代表委员“逆行”奉献

新冠肺炎疫情，牵动着每一个中国人的心。

面对疫情，我省党代会代表、人大代表、政协委员认真贯彻落实习近平总书记重要指示精神和党中央、省委决策部署，坚定信念、“逆行”担当、积极作为，团结带领人民群众筑牢“防线”，坚决打赢疫情防控阻击战。

主动作为，逆行战斗

“作为一名基层党员干部，关键时刻要冲在前，做表率，不负使命勇于担当。”3 月 2 日，党的十九大代表、商丘市睢阳区郭村镇高庄村党支部书记高星说。

早在 1 个多月前，高星就和村“两委”成员商定抓紧抓实抓细各项防控工作的措施。成立疫情防控小组、设置疫情防控卡点、迅速排查返乡人员……高星第一时间进入战“疫”状态，争当“防控排头兵”。

这是一场没有硝烟的战争，也是检验代表、委员责任与担当的考场。

“希望大家在确保自身安全的同时，听从实习医院的召唤。”许昌市人大代表、农工党许昌支部副主委、许昌学院医学院副院长郑晓冬多次向正在多家医院实习的学生发出号召，鼓励他们为疫情防控贡献力量。

疫情防控，人人有责。郑晓冬积极建言献策，向许昌市人大报送《关于疫情防控工作对社区管理工作的建议》，针对社区工作人员接触人员多等问题，提出网上办公、专人专管、健康监测等建议。

沧海横流，方显英雄本色。代表委员们主动加入到疫情防控工作中来，强化“防”的意识，织密“防”的网络，严格“防”的举措，不获全胜决不轻言成功。

立足岗位，奉献大爱

除夕之夜，省政协委员、三全食品董事长陈南接到武汉食品物资短缺急需支援的通知后，立即召集25名员工启动驰援武汉行动。正月初二，三全食品首批捐赠的2600箱自加热米饭等食品就送到医护人员手中。这也是我省第一批运抵武汉的增援物资。

随后，三全食品继续通过郑州市红十字会等渠道捐赠多批物资。面对食品供应紧张情况，陈南带领员工加紧全面恢复生产，为赢得疫情防控阻击战提供有力的后勤保障。

在这场战“疫”中，代表委员们积极发挥自身优势，以捐款捐物、复工复产、联防联控等方式，助力疫情防控工作。

1月29日，全国人大代表、春江集团党委书记裴春亮向新乡市红十字会捐赠500万元；2月5日，新乡市人大代表、驼人集团董事长王国胜向湖北省22家医院捐赠总价值约1400万元的医疗物资……新乡市各级人大代表积极踊跃捐款捐物，坚决履行“人民代表为人民”的职责。

“他们上前线，我们做后盾！”全国人大代表、好想你健康食品股份有限公司董事长石聚彬带领员工举办“您守护健康·我们守护您”公益募捐活动，将所得上百万元善款用于疫情防控。

忠诚履职，践行使命

2月16日，一种能用来快速检测新型冠状病毒的核酸检测试纸研制成功。这是全国政协委员、中国工程院院士、河南农业大学校长张改平组织研究团队，紧急启动新型冠状病毒疫苗和检测技术研究工作所取得的研究成果之一。

近年，张改平和他的团队致力于新概念疫苗的研究，已研制出多个新一代疫苗。“这种试纸的反应时间只需三分钟，而且肉眼就能观测到结果。”张改平介绍，他们已经研制成功了新型冠状病毒的疫苗抗原，病毒试验和疫苗开发正在紧张进行中。虽然岗位不同，但代表委员们都竭尽全力为战“疫”提供硬核支持。

连日来，省政协委员、农工党漯河市委主委、漯河中心医院副院长李耀军“挂帅上阵”，负责救治、协调等各项疫情防护工作。李耀军曾担任漯河市抗击“非典”等重大传染性疾病医疗救治专家组组长，面对此次疫情，他再次挑起漯河市新冠肺炎疫情医疗救治专家组组长的重担。

依法履职敢担当，服务大局做表率。我省各级代表委员把疫情防控工作作为当前最重要、最紧迫的任务，在打赢疫情防控阻击战中诠释忠诚担当、彰显为民使命。

（记者：刘一宁。原载于《河南日报》2020年3月5日02版）

抗疫战场，公益豫剧《花木兰》引爆全网

抗击疫情 公益豫剧
打不赢这一仗不把家还
作词：王明山
演唱：汪荃珍、常小玉、李金枝、范 静、方素珍、刘晓燕
汪荃珍
常小玉
李金枝
范 静
方素珍
刘晓燕
武汉加油
我们在一起
河南广播电视台信息·戏曲广播策划执行
扫码看视频

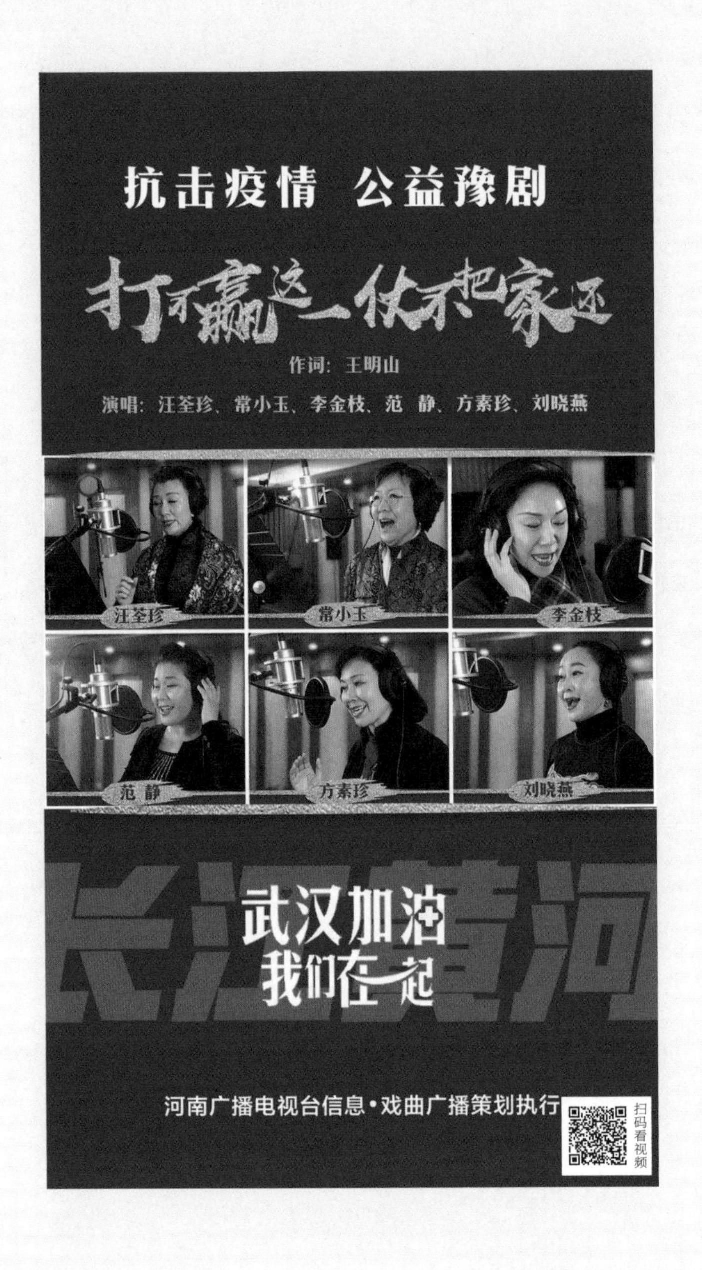

古有花木兰浴血沙场，今有抗疫版《花木兰》唱响全网！疫情防控阻击战发令枪响，河南广播电视台信息·戏曲广播一体化运营团队闻令而动，快速发声，在确保防控安全的情况下，克服重重困难，短时间、高效率地策划、录制、推出了由著名编剧王明山作词，河南戏曲名家汪荃珍、常小玉、范静、李金枝、方素珍、刘晓燕倾情演绎的公益豫剧 MV 抗疫版《花木兰》——《打不赢这一仗不把家还》，走在了抗击疫情宣传的最前线。

（来源于河南广播电视台微信公众号“河南戏”2020 年 2 月 8 日）

筑牢“铜墙铁壁”
上蔡人蛮拼的

1月28日晚，夜色渐浓，S331省道上蔡县与项城市交界处，上蔡县杨集镇新型冠状病毒感染的肺炎疫情防控卡点，该县县委统战部和县卫生、公安等单位组成的联合检查站工作人员严阵以待，冒着严寒，对来往车辆及人员进行登记、检测。

面对突如其来的新型冠状病毒感染的肺炎疫情，上蔡县坚持早动员、早宣传、早排查、早布控、早隔离、早关停、早督查，为坚决打赢疫情阻击战赢得了先机。

为正确引导舆情、科学应对疫情，上蔡县注重“先声夺人”，相继印发疫情防控通告等，并充分利用广播、扶贫大喇叭、微信等，广泛宣传疫情防控的科普知识，为全面打响疫情防控的人民战争，发挥了重要的舆论引导作用。

该县严格执行疫情防控“日报告、零报告”制度和属地管理责任，建立“三位一体”的责任管控体系，并充分利用大数据、网络化手段，对所有从武汉市以及湖北省返回上蔡县境内的人员进行排查、登记、筛查，做到排查无空档、无死角、全覆盖。

1月27日，农历正月初三一大早，上蔡县公安局卧龙派出所民警刘东东和辅警王春璐、陈付伟以及黄埠镇卫生院医生吴胜利等人来到上蔡、遂平两县交界处卡点参与应急值班。按照“外防输入、内防扩散”的防控原则，上蔡县在县内高速公路出入口、通往上蔡的干线公路共设置13个检查站，由卫生、公安、交通运输执法和所在地乡镇人员组成联合检查组，对所有过往车辆的司乘人员逐人登记、量体温。同时，在全县乡、村设立1900多个检测卡点，24小时全天候轮流值班。一道密不透风的人防、技防大网全面张开。

该县对所有确诊病例、疑似病例的密切接触者，及时按要求执行医学观察。该县人民医院第一时间设置从武汉返乡人员发热门诊，并根据疫情出现的新态势，将原传染科大楼腾空，设置新型肺炎专用门诊，对从武汉回来或有接触史的发热病人进行诊治、留观，切实防止交叉感染。至1月27日，该县出现1例确诊病例、4例疑似病例后，县委、县政府及时调整部署，启动备用的县中医院和各乡镇卫生院，全力做好打大仗、打硬仗、打持久仗的思想准备。

该县迅速启动疫情防控一级响应机制，所有相关单位人员立即停止假期进入战时状态，关停一切不必要的大型集会、活动和公共场所，及时将发现确诊病例的小区确定为重点监控对象实行全封闭管理，切实阻断集体交叉感染的源头。该县纪委监委发出疫情防控处置工作纪律的紧急通知，加强监督检查，以严明的纪律推动各级各相关部门将疫情防控工作落到实处。

自疫情防控工作开展以来，上蔡县委、县政府主要领导身先士卒，带领广大党员干部与全县人民同舟共济、共克时艰，筑起一道众志成城战疫情的“铜墙铁壁”。

（记者：陈司；通讯员：肖喜锋。原载于《驻马店日报》2020年1月30日03版）

郑州“小汤山”

心有人民，就是岐伯。党员屹立处，座座岐伯山。短短10天，一座凝聚着省、市抗疫决心的现代化传染病医院——郑州岐伯山医院，以惊人的“光速”拔地而起、横空出世，彰显了省、市干部群众强大的凝聚力、执行力、战斗力，被群众亲切地称呼为郑州“小汤山”。医务人员迅速入驻、投入工作，使患者看到了信心和希望，使全省人民群众吃下一颗定心丸。

郑州版“小汤山”医院加紧建设

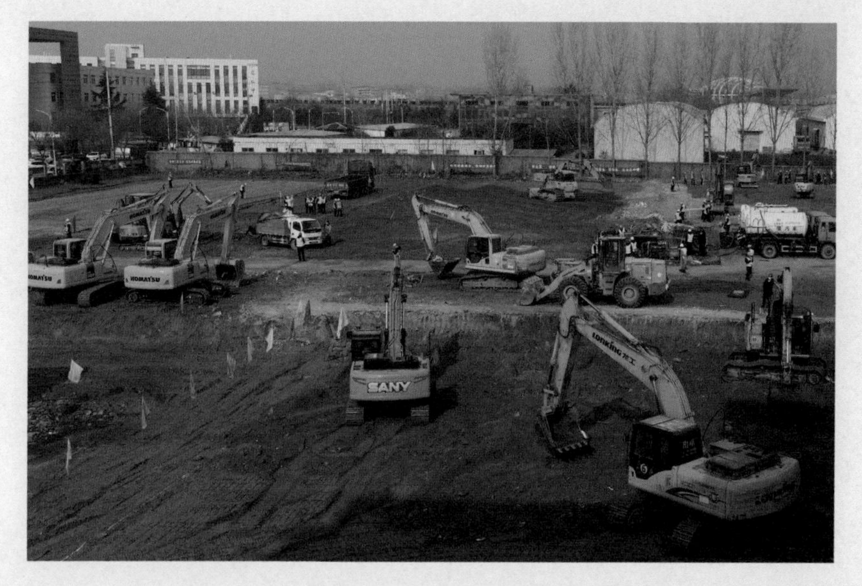

工人们正在全力以赴加紧建设郑州“小汤山”医院（郝源　摄）

1 月 28 日，大型机械正在加紧施工。郑州市新型冠状病毒隔离病房项目 1 月 27 日开工，预计 2 月 5 日完工交付。

（原载于《新华每日电讯》2020 年 1 月 29 日 01 版）

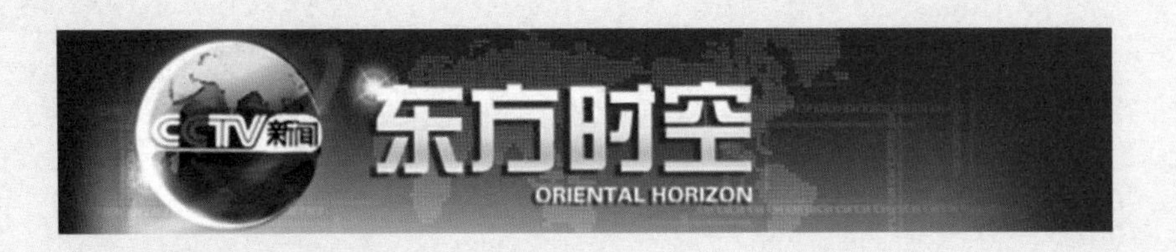

1 月 28 日中央广播电视总台《东方时空》报道《郑州新型冠状病毒隔离病房开建》：为了救治新型冠状病毒感染的肺炎病患，1 月 28 日，河南郑州抓紧施工，改造建设隔离病房。

根据新型冠状病毒感染的肺炎疫情形势，郑州市新型冠状病毒感染的肺炎疫情防控领导小组决定，将郑州市第一人民医院港区医院的院址改扩建为符合隔离病房要求的定点救治医院。这一新改建医院已于 27 日正式开工。

为快速建造新建区域，新建区域全部由集装箱式房组成，1000 多名进厂工人已分成三班倒，昼夜不停地施工。日前，郑州市卫健委已组织好 3 个批次的医疗专家组力量，随时准备入驻开展施救。

（来源于央视网 2020 年 1 月 28 日）

总建筑面积 26210 平方米，床位约 800 张

河南版“小汤山”医院开始验收

2 月 5 日，由中建七局承建、被称为河南版“小汤山”医院的郑州市第一人民医院传染病医院项目开始验收，综合楼通过验收并交付，新建病区也于当天完成预验收。

作为郑州市新型冠状病毒感染的肺炎患者定点救治医院，郑州市第一人民医院传染病医院总建筑面积 26210 平方米，包括 1 栋 7000 余平方米的现有门诊楼改造以及 11650 平方米新建病区的建设任务。

综合楼即为原门诊楼改造工程，总建筑面积 7000 余平方米，原用于医院门诊部及急诊病房用房，改造后将用于医院后勤行政办公和医务人员住宿。当天完成预验收的新建病区，将主要用于新型冠状病毒感染的肺炎患者的收治。新建有病房区、门诊区、医技区等，共有床位数 285 张，手术室 2 间。

此外，样本采集和检验因隔离需要，该医院还设置了 3 个独立的较小房间。手术室、ICU、CT 室、检验室各功能区域之间以医护通道隔开。接诊病人检查、医护人员通行、病房住院病人进入医技楼复查、病房住院病人进入医技楼手术室抢救设计为相互独立的流线，避免交叉重叠，将隔离功能做到了极致。

（记者：谭勇；通讯员：成钰。原载于《河南日报》2020 年 2 月 6 日 02 版，节选）

河南速度！
100 秒还原郑州“小汤山”的 10 天 10 夜

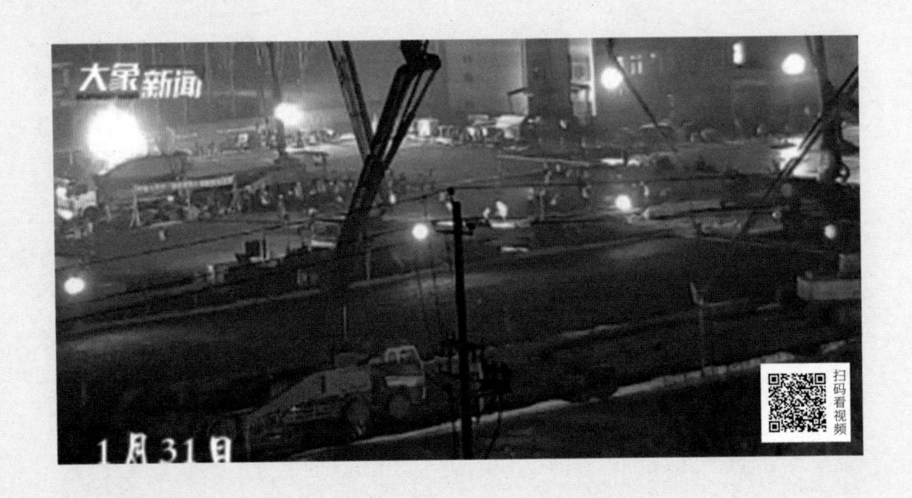

2 月 7 日，大象新闻报道《河南速度！ 100 秒还原郑州“小汤山”的 10 天 10 夜》：100 秒短视频还原郑州“小汤山”医院建设全过程，从第一天开始建设到最后的交付，展示河南速度。

（来源于大象新闻客户端 2020 年 2 月 7 日）

河南版“小汤山”医院命名为“郑州岐伯山医院”

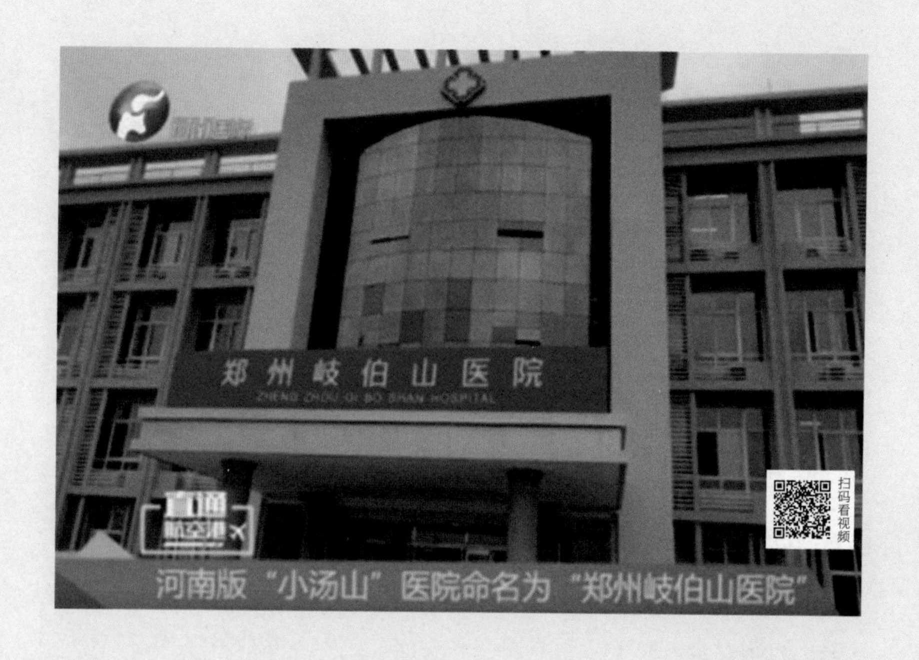

2 月 14 日，河南广播电视台《直通航空港》报道《河南版“小汤山”医院命名为“郑州岐伯山医院”》：“郑州岐伯山医院”预计将于 2 月 16 日正式收治病人，医院将按照“集中患者、集中专家、集中资源、集中救治”的要求，坚定信心、同舟共济、科学防治、精准施策，坚决打赢疫情防控阻击战。

（来源于大象新闻客户端 2020 年 2 月 14 日）

医护人员进驻郑州岐伯山医院

即将接诊新冠肺炎患者

2 月 13 日上午，来自全市 9 家医院的医护工作者进驻郑州岐伯山医院。

郑州岐伯山医院总建筑面积 26210 平方米，包括 1 栋 7000 余平方米的现有门诊楼改造以及 11650 平方米新建病区的建设任务。

首批进驻医护人员中，市第一人民医院共 126 人，市二院、市三院、郑州中心医院、市七院、市九院、市妇幼保健院、市中医院、市骨科医院共 64 人，经过几天培训后，将开始接诊郑州市确诊新型冠状病毒肺炎患者。

记者了解到，郑州岐伯山医院病房住院区、接诊观察区、医技综合区三大功能区相互独立，以门禁相互隔离。核心区域医技楼包括手术室、ICU、CT 室、检验室等，是重症病人抢救和后续治疗的场所，除常规隔离防护外，房间外墙还增加了一层医学专用隔离材料的防护层，并配备专用净化空调。在设计上突出了功能性模块化设计，高于现有传染病的防护隔离标准。

郑州岐伯山医院是在郑州市第一人民医院港区医院原址上，改造扩建的新型冠状病毒感染的肺炎患者定点救治医院。据悉，之所以命名为郑州岐伯山医院，是与中医源头有关，与郑州和岐伯山的历史渊源有关。

据介绍，岐伯山位于郑州新密市苟堂镇南部，在方沟村与槐树岭村交界处。这座看起来不起眼的小山，却是相传黄帝开展医药研究的基地，创研《黄帝内经》的圣地。岐伯是中国上古时代著名的医学家，道家名人，精于医术脉理，被尊为“华夏中医始祖”。《黄帝内经》作为我国最早的中医典籍，就是以黄帝和岐伯一问一答方式写就的，中医也因此被称为“岐黄之术”。河南是中医药大省、中医的发源地，而在此次新冠肺炎的防治过程中，河南始终坚持中医药参与的防治模式，并取得了显著的效果。武汉有火神、雷神二山，在郑州港区建成的河南版“小汤山”最终定名为“郑州岐伯山医院”，可谓意味深长。

（记者：邢进、成燕、王红。原载于《郑州日报》2020年2月14日01版和03版，有改动）

必胜的底气

人类同疾病较量最有力的武器就是科学技术，人类战胜大灾大疫离不开充足的物资保障。河南省把疫情防控、科研攻关和各种先进科技手段的应用作为战胜疫情的强大武器，把各种各类生产生活物资的保障作为应对疫情的有力支撑，这是我们打赢疫情防控的人民战争、总体战、阻击战最大的底气。

忙返岗、保复产、送帮扶，各地抓好农产品生产

供得上，百姓餐桌有保障

面粉加工企业——确保安全复产，稳定销售价格

为保障面粉的市场供应，河南省驻马店市遂平县一加一天然面粉有限公司董事长王刚向县里提出了复工复产的申请。县防疫指挥部经过研究，认为其具备条件，且考虑到面粉供应关系老百姓的“米袋子”，很快，王刚被告知准予复工复产。

严格防疫措施。全厂彻底消毒，不留死角，工人精挑细选，一人一舍，制定严格管控、消毒措施，做足了准备的企业在 2 月 10 日复了产。一字排开的 30 台磨粉机精工研磨，1 小时就能加工 25 吨小麦，但 1.5 万多平方米的车间里却只有 20 名工人。

“进料、研磨、装袋、分箱、搬运，我们这已经基本实现了自动化，工人只需要处理机械故障，对最后包装进行核验就行。”王刚说，高度自动化带来的人员低密度，有助于安全复产。

“生产要保障，销售价格也要稳住。”复产以后的王刚这样答复各地的经销商。“我们库存了 5 万吨优质小麦，虽然目前受疫情影响，运费、包装袋价格和人工成本有所上涨，不过总体上我们能承受冲击，保证不涨价。这也是我们对社会的一份心意。”

（记者：毕京津等。原载于《人民日报》2020 年 3 月 17 日 14 版，节选）

河南郑州：广撒“数据网”捕捉新冠肺炎病毒

天寒地冻，大雪纷飞，志愿者王建初六值班时碰到个坏天气，双手冻麻还得用笔在纸上写，登记从连霍高速郑州柳林站驶出的来郑人员信息。所幸，没隔两天，柳林站疫情防控点上换成了扫码登记，王建只需提醒扫码就行。

“扫码登记，数据不用再层层上报，直接进入郑州市一体化疫情防控数据平台，后台快速筛选来郑人员信息，入市 3 小时后，重点人员排查清单就会被推送至全市各县市区。”郑州市大数据管理局局长郭程明说，除了交通卡口，郑州市还在小区入口、企业入口设置扫码登记，对人员流动形成了智能化闭环式管理。

智能化管理人员流动只是一个缩影。在这场疫情阻击战中，郑州市打通各部门疫情数据，开发出郑州市一体化疫情防控数据平台，依此建立来郑人员健康登记系统、居民小区健康登记系统、企业员工健康登记系统、智能语音外呼系统、发热门诊登记系统、疫情摸排统计系统、疫情态势分析系统等多张“数据网”，力求精准防控疫情。

前不久，记者进出郑州市区采访，随后就接到“12320”卫生公益热线，有智能语音询问是否有发烧、干咳等情况。郑州市一体化疫情防控数据平台技术负责人郝亮说，这是郑州市的疫情防控智能语音外呼系统在发挥作用，它通过数据综合比对，形成需关注的人员信息库，智能疫情机器人以每分钟2000人的速度进行集中外呼。

“郑州是全国重要的综合交通枢纽，这么大的人流量靠人工排查不可想象，用外呼系统调查来郑人员的健康状况，为疫情风险的定位、管控和决策提供数据支持。”郭程明说，自1月30日系统启用，已累计完成呼叫65.6万次，接通率达85%，没接听的则人工排查。

郑州市还建立了发热门诊登记系统，对发热门诊信息实时在线获取。“系统覆盖全市65家发热门诊和10家定点医院，发热人员在入院诊断时就会被关注，实时对确诊人员、疑似人员、密接人员等进行重点跟踪。”郝亮说，截至2月13日，已登记各类发热人员5.16万人，排查出确诊人员100多例。

疫情摸排统计系统则是线上线下互动。在郑东新区龙翔嘉苑10号院门口，一个大展板上标识着30多家隔离户，这会根据疫情防控平台提供的数据及时更新。

“根据大数据反馈的重点排查人员名单，我们针对不同类别人员开展分类防控，提升了目标性和精准度。”龙翔嘉苑10号院物业经理许道剑说，进院扫码登记，既减轻了纸质登记压力，又防止了有人填假信息骗取通行。

扫二维码，填个人信息，系统显示“欢迎进入龙翔嘉苑10号院小区”后，38岁的住户涂艳威被放行，“快捷又安全，让人放心”。

（记者：刘怀丕。来源于新华网客户端2020年2月13日）

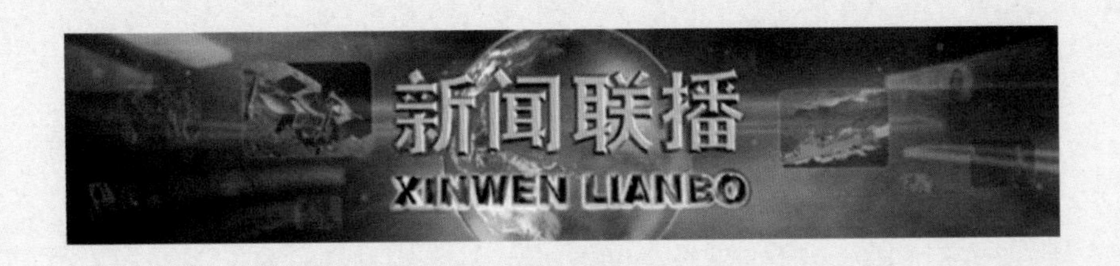

2月17日，中央广播电视总台《新闻联播》报道《河南：“指尖”备春耕 抗“疫”两不误》：眼下正是春耕生产的关键时节，农业大省河南通过多种信息化手段，加强春管春耕技术指导服务，确保疫情防控与农业生产两手抓、两不误。在河南开封兰考县，村民正忙着定植、管理瓜苗。开封出台10条措施，科学引导农民做好农业生产、农资配送。农业专家还远程为农户提供技术咨询。河南现在有350多名专家忙碌在春耕一线。各项春耕工作进度和往年持平。

3月6日，中央广播电视总台《新闻联播》报道《科技春耕 服务更精准》：高科技不仅要会用，还要用好。产粮大县河南鹿邑县千亩连片示范田里，智能伸缩喷水器从地下钻出来，给这里的优质强筋小麦浇水。这个新科技可以根据麦苗不同的高度来伸缩，保证所有的麦苗都能均匀地“喝到水”。

3月11日，中央广播电视总台《新闻联播》报道《抢农时 上下一心保春耕》：河南拿出3.2亿元支持扩种优质专用小麦。为了保障小麦品质，河南将化肥等农资纳入疫情防控生活物资品类清单，从企业复产到转运流通，优先保障。

（来源于央视网）

河南：保农资供应　强麦田管理

手中有粮，心中不慌。截至目前，河南省地方政府储备粮达到68亿斤，储备油1.1亿斤，全省粮食应急加工企业已开工160家，成品粮油日加工能力达到7400万斤。据不完全统计，全省粮食应急加工企业的面粉、大米等商业库存量近4亿斤。

作为全国粮食生产大省，近年，河南省委、省政府持续打造全国重要的粮食生产核心区，推动藏粮于地、藏粮于技，在确保国家粮食安全方面展现新担当、新作为。

作为全国小麦主产区，河南省今年小麦生产总体较为顺利，播种面积8550万亩，继续保持稳定。其中，优质专用小麦1350万亩，比上年增加146万亩。

当前，河南省小麦陆续进入起身拔节期，麦苗长势较好，群体合理、个体健壮、根系发育好。河南省农业农村厅最新农情调度显示，河南省小麦返青期苗情明显好于冬前，也好于去年和常年，一、二、三类苗和旺长苗所占比例分别为56.9%、34.6%、7.4%、1.1%，其中一、二类苗所占比例为91.5%，较冬前增加4.3个百分点，比去年同期增加2个百分点，比常年同期增加2.1个百分点；三类苗所占比例为7.4%，较冬前减少4.4个百分点，比去年同期减少2.5个百分点。

分区域来看，河南省各个麦区苗情普遍较好，豫北豫中东麦区一、二类苗平均比例 92.1%，其中鹤壁市、漯河市超过 96%；淮北平原南阳盆地麦区一、二类苗平均比例 93.1%，其中驻马店市超过 95%；豫西麦区一、二类苗平均比例 87.8%；豫南麦区一、二类苗平均比例 86.6%。

河南省农业农村厅粮食作物处相关负责人介绍，当前河南省小麦苗情好，主要原因是气象条件整体有利，麦播基础较好。2019 年麦播期间土壤墒情基本充足，小麦适期足墒播种，关键技术落实到位，基本实现“一播全苗”。麦播后各地积极开展田间管理，培育冬前壮苗，冬前苗情是近几年较好的，为确保小麦安全越冬奠定了基础。

开春以来，河南省各地不误农时开展春季农业生产，统筹疫情防控和麦田管理，积极疏通农资运输销售渠道，千方百计保障农资供应，创新指导服务方式，组织指导广大农民落实麦田管理措施。截至目前，河南省中耕 1642 万亩、追肥 3893 万亩、化学除草 5459 万亩、浇水 1758 万亩，分别比去年同期增加 98 万亩、297 万亩、646 万亩、175 万亩。

（记者：夏先清。原载于《经济日报》2020 年 3 月 21 日 09 版）

3分钟出结果
河南高校研制出新型核酸检测试纸

记者16日从河南省科技厅获悉，只需3分钟、肉眼即可观测结果、可用于快速检测新型冠状病毒的核酸检测试纸，已由河南农业大学张改平院士团队研制成功。

该项目是河南省科技厅应对新冠肺炎紧急科技攻关项目。河南农业大学校长张改平院士集中其在河南农业大学、郑州大学和河南省农业科学院动物免疫学重点实验室三个实验室的优势资源，组织精干研究团队，紧急启动新型冠状病毒疫苗和检测技术研究工作。

目前已取得几个方面的阶段性成果：提出了采样随即灭活病毒的采样方案，可有效降低病毒扩散；设计合成了独特的引物，研制成功了可用于检测新型冠状病毒的普通PCR检测试剂和荧光定量PCR检测试剂，其中，荧光定量PCR检测试剂的检测精度为国家公布引物的10~100倍，检测时间为1.5小时；研制成功了可用于快速检测新型冠状病毒的核酸检测试纸，检测精度提高到10个拷贝以下，在试纸上的反应时间只需3分钟，而且可肉眼观测到结果，不必使用专门的仪器设备；研制成功的新型冠状病毒抗体快速检测试纸，可用于诊断、治疗参考，流行病学调查、免疫评估等。

（记者：乔地。原载于《科技日报》2020年2月17日03版，节选）

26名技工10天装配40条口罩生产线

近日，在“中国医疗耗材之都”——河南新乡长垣，26名技术工人经过10天的装配，新建成了40条口罩生产线。

“这充分体现出河南装备技术工人的工匠精神，太了不起了！”河南省工信厅一级巡视员聂春生在现场宣读省疫情防控指挥部物资保障组的感谢信时，不禁热泪盈眶。

这40条口罩生产线来之不易。河南既是医疗物资生产大省，也是疫情较为严重的省份。一方面要优先支援湖北医疗物资，另一方面自身的防疫任务也很重。

2月16日，一直在坚持生产医疗防护用品的河南亿信医疗器械公司，向河南省工信厅紧急求援。作为防控物资生产重点企业，该公司为了保障医疗物资供应，新购进一批口罩生产设备和零部件，但却无力组装。特殊时期，设备生产厂家也无法派人安装。

接到求援，河南省工信厅紧急从省内装备生产企业抽调骨干力量前去增援。当天晚上，郑煤机劳动模范李向宾带领12名技术骨干、中铁装备战略规划部部长桑应豪带领14名技术骨干，就赶到了河南亿信医疗器械公司。

“我们每天早7点出发，晚7点回到驻地，中午只留一个小时吃饭时间。全体队员各展所长，急活难活抢着干。”51岁的“中原大工匠”李向宾说，“这次来的都是技术尖子，有的还是首席员工。”在抗击疫情的关键时刻参与支援建设，大家都认为是一种光荣。

装配过程并非一帆风顺，这批口罩机的零件是紧急委托加工的，很多零件的尺寸要到生产线上重新校正，经常面临返工。但技工们不等不靠，凭借丰富的装配经验，比对成熟生产线，解决了诸多装配难题。

“没有装配图纸，没有工艺流程，队员们靠着平时积累的丰富装配经验，提前完成装配任务。”桑应豪说。支援队员中一半以上都是劳动模范、岗位能手，在工作中展现了精湛的技能，体现了河南装备技术工人的技能水平和担当精神。

目前，20 条 N95 口罩和 20 条医用外科口罩生产线已全部建成。企业所需的一线工人，当地政府也通过“用工储备库”提前做好准备。

最新统计数据显示，长垣市防控物资生产重点企业一线工人达 5360 人，紧急建立的“用工储备库”还有工人 4700 多人，基本可以满足扩产用工需求。

截至目前，长垣市的医用外科口罩日产能已达 250 余万只，是疫情前的 5 倍以上；防护服日产近 4 万套，是疫情前的 20 倍。

（记者：余嘉熙。原载于《工人日报》2020 年 3 月 18 日 01 版）

中原“铸七剑”助力防疫战

我省启动新型冠状病毒防控应急科研攻关专项

为打好疫情防控阻击战，我省科技界勇担重任，积极出击。河南省新型冠状病毒防控应急科研攻关项目启动会在郑州召开。

据了解，为有效应对疫情，增强对新发突发传染病的防控能力，全省疫情防控指挥部专门设立科研工作组，负责疫情防控科研工作。成立之初，工作组就把首要任务确定为开展应急攻关专项。经过前期慎重的酝酿咨询、项目征集以及专家论证筛选，由省科技厅牵头启动新型冠状病毒防控应急攻关专项，安排首批省财政科技专项资金 870 万元，着重在新型冠状病毒疫苗研发、快速诊断试剂、中西医结合综合防治技术、地域特色流行病学、免疫治疗评估、防护产品及装备、药物筛选等方面部署 7 个专项 15 个项目，组织我省高校、科研机构、医疗卫生机构、企业等迅速开展应急攻关，通过协作联动、优势互补，解决疫情防控工作中的关键性技术难题。

为加强协同攻关，我省新型冠状病毒防控应急攻关项目实行首席科学家负责制，由 7 位科学家负责 7 个专项，分别是：由中国工程院院士、河南农业大学校长张改平牵头组织实施“新型冠状病毒疫苗研究”专项，河南省生物工程技术研究中心主任王云龙牵头组织实施“新型冠状病毒感染的肺炎快速诊断试剂的研究”

专项，河南中医药大学副校长李建生牵头组织实施“中西医结合临床综合防治技术研究”专项，河南省疾控中心主任郭万申牵头组织实施“新型冠状病毒感染的肺炎流行病学规律及防控策略措施研究”专项，郑州大学第一附属医院生物细胞治疗中心主任张毅牵头组织实施“新型冠状病毒感染的肺炎高危人群和患者免疫功能评估和免疫治疗”专项，驼人集团董事长王国胜牵头组织实施“针对疫情急需防护产品的快速无残留灭菌方法和新型全方位功能型头面部防护装置的研究”专项，河南师范大学校长常俊标牵头组织实施“抗新型冠状病毒药物的筛选”专项。

（记者：尹江勇。原载于《河南日报》2020 年 2 月 4 日 04 版）

河南：食品企业有序复工
全力当好“国人厨房”

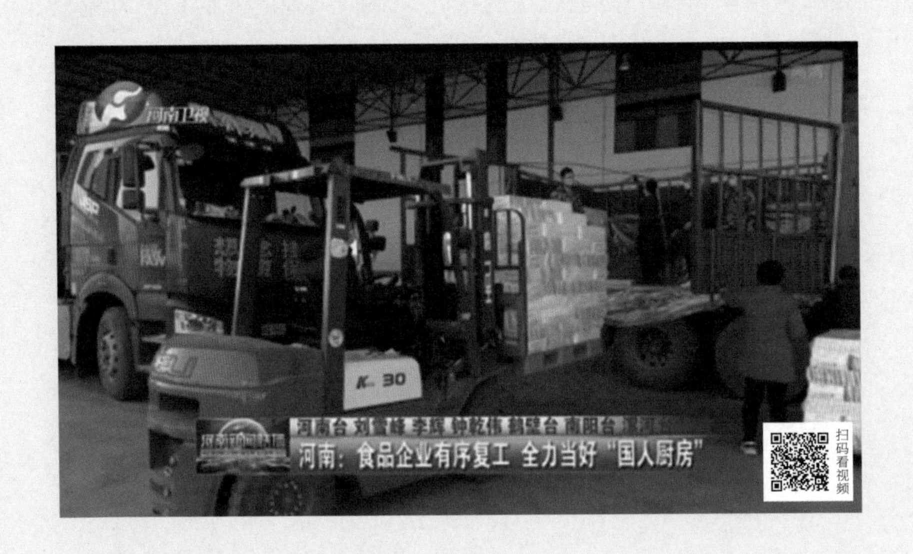

2 月 13 日，河南广播电视台《河南新闻联播》报道《河南：食品企业有序复工　全力当好“国人厨房”》：作为全国最大的肉类食品、速冻食品、方便面等食品生产加工基地，有着“国人厨房”之称的河南省，在做好疫情防控工作的前提下，全力支持和组织推动各类食品生产企业复工复产，保障市场食品物资供应。

（来源于河南广播电视台《河南新闻联播》2 月 13 日）

中医真“中”

中医药学，是一代代中华民族的行医者在与疾病的不懈斗争中不断探索、逐渐形成的科学认识，是几千年沉淀下来的中国文化精髓，一把草药、一根银针，保佑着中华民族的繁衍昌盛。新冠肺炎疫情发生以来，习近平总书记多次强调要坚持中西医结合。为应对疫情，河南省制定中西医协同机制，成立省级中医药专家组，出台中医药治疗方案，保证在患者救治中充分发挥中医的独特作用。古老的中医焕发出新的生命力，成为抗击疫情的利器。

新冠肺炎医疗防控救治　中医及早介入有优势

2 月 29 日，河南省人民政府新闻办公室召开新闻发布会。会上，新冠肺炎河南省医疗救治专家组副组长、河南中医药大学第一附属医院副院长李素云，对在此次新冠肺炎医疗防控救治工作中，国家强化中西医协同治疗的优势等做了阐释。

“根据我们发布的中医辨证要点及国家方案，轻型、普通型患者根据不同的表现，分为几个中医证型，指导临床诊疗，可以明显减轻症状、缩短病程，病毒转阴率高。”

李素云介绍说，河南中医药大学第一附属医院收治的重症病人有 6 人，中医药第一时间介入。在发热门诊，患者还没有被确诊处于疑似病例的时候，就第一时间用上了中药。平均住院日只有 8.5 天，已经出院的 10 例病人平均住院日只有 7.6 天，最短的一例病人只有 5 天就出院了。有一例重症患者，也仅治疗 12 天时间就达到了出院标准，明显低于全国的平均水平。

在重型、危重型病例救治中，中西医结合治疗发挥各自最大优势，西医呼吸支持、对症治疗、预防感染等，加上中医药辨证论治，扶正祛邪，让机体恢复免疫功能，病毒转阴。

“我参与救治的 16 例重型和危重型患者，经中西医结合治疗，均痊愈出院。”李素云说。

（记者：智泓。来源于人民网－河南频道 2020 年 3 月 1 日，节选）

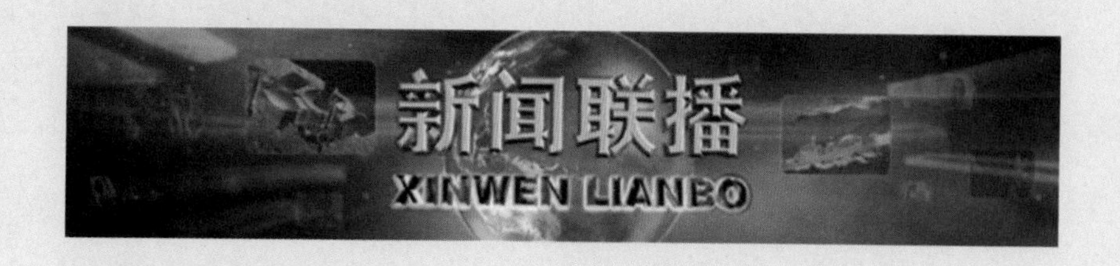

2 月 22 日，中央广播电视总台《新闻联播》报道《记者探访：江夏方舱医院》：在河南中医院医生诊疗现场，河南中医院副院长郑福增说，“在这个基础上，我们采取的有耳穴压豆，效果非常好，最后肯定是能加速他的康复，缩短他的住院时间”。

（来源于央视网 2020 年 2 月 22 日）

河南：治愈病例中，中医药参与率99.31%

“在医疗救治中，河南省实行中西医双管床，中医药诊疗指导重症率100%；确诊病例中，中医药参与率达98.74%；治愈出院病例中，中医药参与率达99.31%。”2月29日，在河南省政府新闻办召开的新冠肺炎疫情防控工作第二十场新闻发布会上，该省疫情防控指挥部办公室综合组副组长、省卫生健康委副主任张若石说。

张若石通报，截至2月28日24时，全省累计报告新冠肺炎确诊病例1272例，累计出院1161例，治愈率91.27%。

新冠肺炎河南省医疗救治专家组副组长、河南中医药大学第一附属医院副院长李素云说，对轻症和普通型患者，中医药及早介入，能有效阻止病情向重症和危重症转化；在重症、危重症救治上，将为抢救赢得时间，提高救治成功率；在康复期有利于患者快速恢复。

儿童生病牵动人心。河南省儿童医院大内科主任、儿童重症监护室主任金志鹏介绍，该院运用中西医结合治疗，实施精准救治和个体化护理。截至2月28日24时，该院隔离病房收治转诊确诊新冠肺炎患儿5例，3例已痊愈出院，2例还在治疗中，均明显好转。

（记者：乔地。来源于中国科技网2020年3月1日）

中西医“联手”让患者早日治

2月6日，在河南中医药大学第一附属医院的煎药中心，一大桶滚烫的中药汤剂已经煎好，晾凉后将分装成袋，尽快送给隔离病房内的新型冠状病毒感染的肺炎患者服用。

截至2月5日24时，我省确诊新型冠状病毒感染的肺炎病例851例，中医药参与治疗患者达777例，中医辨证汤药使用620人，使用率达到72.86%，中医药在患者救治中发挥了重要作用。

“对于确诊病人的治疗除了进行抗病毒、抗感染、营养支持等措施外，还会使用中药注射剂，同时中医师根据每个病人情况开出处方，让病人每天服用2至3次的中药汤剂。”省医疗救治专家组成员、河南中医药大学第一附属医院医务部主任王海峰说，现在都是采取加急煎药，一个方子开出一两个小时，药就煎出来了，保证患者及时用上。

在疫情较为严重的信阳新县，定点医院新县人民医院目前有确诊病例7人，共有4个隔离病区。该院相关负责人介绍，“每个病区都有一名中医师，每天查看病人情况，并随时调整处方，每个病人都用上了中药汤剂”。郑州大学第一附属医院为加强中医力量，专门成立了中医药专家组对患者治疗进行指导，该院目前治愈出院的6名病人，都接受了中西医结合治疗。

新型冠状病毒感染的肺炎从中医角度来说，可以称为“瘟病”

或“疫病”。“从患者症状上来看，以湿邪为重要特征；从其发展和演变过程看，总的病机可概括为‘湿、热、毒、瘀’。所以中药对症治疗主要是清热化湿、益气解毒、养阴活血等。”王海峰说，中医讲究辨证施治，根据每个病人的病情，在大的治疗原则下做到“一人一方”。

王海峰表示：“中医药在缓解症状、改善生命体征、增强免疫力、提高生活质量、缩短病程、促进病后康复、降低药物副作用等方面作用非常明显，可控制病情进展，加快病人治愈。”目前，我省已治愈出院 50 多名病人，中医药功不可没。

为应对疫情，我省已制定中西医协同机制，成立省级中医药专家组，并出台中医药治疗方案，全面发力，保证在患者救治中发挥中医的独特作用。

（记者：曹萍。原载于《河南日报》2020 年 2 月 7 日 05 版）

河南：中医特色疗法助力新冠肺炎治疗显成效

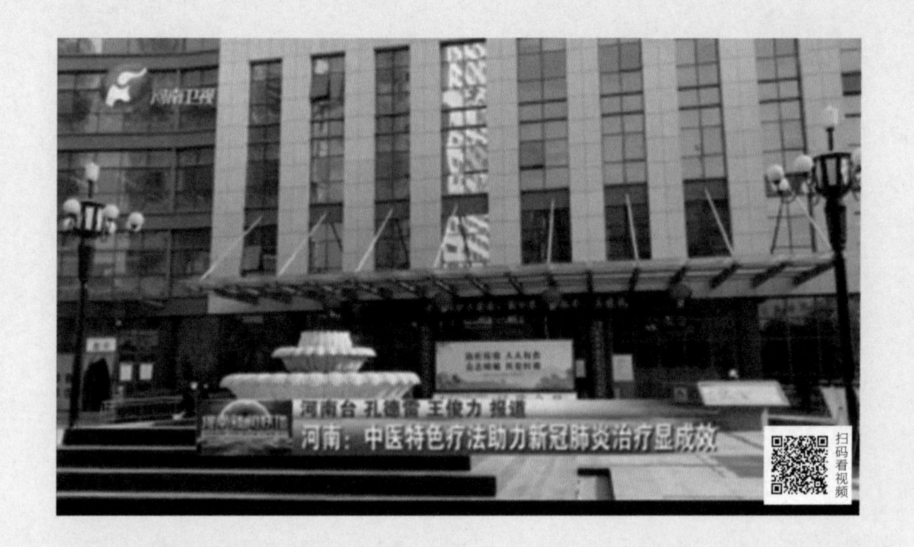

2 月 23 日，河南广播电视台《河南新闻联播》报道《河南：中医特色疗法助力新冠肺炎治疗显成效》：在新冠肺炎的救治中，河南积极发挥中医药及其特色疗法，效果显著。截至目前，河南省新冠肺炎确诊病例治疗中，中医药参与比例达 98% 以上。

（来源于河南广播电视台《河南新闻联播》2020 年 2 月 23 日）

全程中医药治疗！
武汉江夏中医方舱医院首批患者治愈出院

2 月 26 日，经过医护人员的细心救治，武汉首个中医方舱医院——江夏方舱医院迎来首批病人出院。首批出院的 23 人中，最小的 27 岁，最大的 56 岁。根据各人身体状况，中医专家还为他们开了出院后的个性化康复药方。出院后，23 人都被各区派车接到指定隔离点，进行为期 14 天的观察，之后再复查核酸和 CT，如符合标准即可回家。治愈出院，病人们的情绪也非常高。“最想见孩子”“想出去喝酒”成了这些经此劫难的同胞出院后最大的心愿。也有患者和医生们相约：一起吃武汉热干面，赏樱花。

主要采用中医药治疗　搭配八段锦等特色保健疗法

江夏方舱医院是由国家中医医疗队统一管理的方舱医院，一共由河南、天津、江苏等 5 个省队组成，河南省中医医疗队负责的豫二病区此次有 6 名病人出院。

医疗队队员、河南中医药大学第一附属医院呼吸科主任医师王明航介绍说，此次江夏方舱医院出院的病人以中医药治疗为主，在施以汤药的同时，也会教病人八段锦、穴位拍打等特色保健疗法进行锻炼。

“中药的话，我们主要用的是国家中医药管理局推荐的清肺解毒汤，针对个例病人也会采取对症施治。只有出现发烧或者有炎症时应用一些退烧药和消炎药。”王明航表示，目前来看，中医药疗法的效果非常好，在他治疗的病人中，也没有出现轻症转重症的情况。

据了解，经过医护人员的精心治疗，患者出院要达到这样的标准：体温正常 3 天以上；临床呼吸症状明显好转；肺部影像学明显改善；连续 2 次核酸检测阴性；外周血氧饱和度 >95%。满足以上条件的患者，经病区专家组会诊，认为符合出院标准后即可出院。

病人出院前，要对所有的住院期间的物品进行酒精喷雾消毒，作为医疗垃圾焚烧销毁；不愿意销毁的，也必须消毒后进行二次捆扎才能打包带回。

出院后还需隔离 14 天　患者与医生相约赏樱花、吃热干面

“特别感谢我们的医务人员。”一位此次出院的女性治愈者说，在刚开始得知核酸检测是阳性时，自己的情绪非常低落，尤其是在电视里看到方舱医院，心里“咯噔”一下，很害怕。

“来到方舱下车后，所有的医生护士非常地热情，还帮忙领东西，慢慢地，情绪就稳定下来了。”十多天的治疗，杏林春暖，这位女士也与河南医疗队的医护人员结下了深厚的友谊。这次出院，她还对王明航以及其他医护工作人员发出邀约：待到樱花盛开时，一起游武汉，品热干面。

不过，在谈到出舱后最想做的事情时，她还是忍不住两眼落泪：“我现在最想见到我的孩子，已经有一个多月没有见到他们了。”

“看到我们精心救治的患者出院，自己心里也非常地激动。”王明航告诉记者。2 月 26 日早上，所有的医护人员比平常更早到达方舱医院，河南中医医疗队还为所有的出院患者精心准备了出院后继续服用的 14 天的中药、贴心的小礼物，以及娇艳的鲜花。

为了减少复发及家人感染的风险，所有出院后的患者并不是直接回到自己家中，而是由专用转运车载到居住地辖区进行定点隔离，尽量单人单间，继续观察 14 天，佩戴口罩，减少外出。而且隔离期间，需要每天测量体温，拒绝一切亲友探访。出院后的第二周、第四周仍需要到定点医院进行随访、复诊，进行呼吸道核酸检测或复查肺部 CT 片。如果再次出现发热、咳嗽等症状，或原有症状加重，应立即报告相关负责人，并到附近指定医院就医。

（记者：宋迎迎。原载于《猛犸新闻 · 东方今报》2020 年 2 月 27 日）

防有方　治有效

我市中医药深度参与防治新冠肺炎效果好

新冠肺炎疫情发生后，我市中医药全过程深度参与防治工作。那么，中医药如何参与防治？具体发挥了多大作用？与西医治疗如何优势互补？连日来，记者带着这些问题先后到焦作市新型冠状病毒肺炎疫情防控指挥部办公室、焦作市第三人民医院，对部分省、市救治专家组成员进行了采访。

预防处方先行

发挥“未病先防”作用

疫情突袭，如何做好“未病先防”文章？1月27日，焦作市新型冠状病毒肺炎疫情防控指挥部办公室发布了由焦作市新冠肺炎中医防治技术指导组专家结合焦作地区气候、地域环境特点，拟定的适用于疫情流行期间普通人群预防使用的中药方剂，供大家参考使用。

“中医强调宜地、宜方、宜人，我们结合焦作气候、地域环境特点，对国家、省相关预防方案进行了调整，增加了祛湿、解毒、补肺气的成分，既能培补正气，又能祛除邪气，适用于普通人群预防新冠肺炎。”焦作市新冠肺炎中医防治技术指导组副组长、新冠肺炎救治专家组成员、焦作市人民医院中医科主任卢燕许，对我市的中药预防方案进行了解读。

1 月 28 日，孟州市多家中医诊所按预防处方向战斗在一线的工作人员捐制中药汤剂，两天时间共捐中药预防汤剂 1230 袋。从 1 月 30 日起，该市开始组织多家中医诊所按照中药预防处方，每天为武汉、湖北返乡居家隔离人员和乡镇卫生院、村卫生所一线医务人员熬制中药汤剂，连续发放 7 天，增强了返乡居家隔离人员、高危人群、敏感人群和医务人员的免疫力、抵抗力。截至目前，已向各类重点人群发放中药汤剂 7.3 万余袋，有效发挥了预防作用。

不仅孟州市，我市各县（市）区、各级医疗机构、防控工作一线，针对重点人群都采取了中药预防措施。据不完全统计，自中医预防处方发布以来，全市已累计发放中药制剂 74.6 万袋，累计受益 10.7 万人次，使用中医艾熏等中医技术 4787 人次。

全程参与救治

突出“既病防变”优势

“焦作市对中医药特别重视，在所有新冠肺炎患者的救治中，中医药全程参与，而且用的都是中草药，对普通新冠肺炎患者三天调一次方；对重症和危重症患者，中药更是及时跟进，每天调方治疗。”长期驻守我市、为医疗救治工作提供技术指导的河南省新冠肺炎医疗专家组成员韩伟峰说。

在开展医疗救治过程中，针对治疗新冠肺炎尚无特效药的情况，我市抽调临床经验丰富的中医师组建了市中医预防救治技术指导组，全程参与救治工作，努力用更多治疗手段帮助患者更好康复。目前，我市医疗救治专家组中有中医专家 6 人，4 人长期进驻市第三人民医院，其中包括 1 名省级中医专家。

“中医讲究‘正气存内，邪不可干’，治的是患病的人，不是直接杀灭病毒，目的是通过调理人的体质增强免疫力，从而对抗病毒。”市新冠肺炎救治专家组成员、市中医院主任中医师赵金岭说。

据介绍，在医疗救治过程中，中医专家会根据患者的病情制定精确中医处方，并根据病情变化随时调整治疗处方。对于每一例患者，在确诊前需要尽早根据其体质给予中药汤剂，防止病情加重；确诊后，专家组织会诊，一人一方，精准治疗。

卢燕许手中有一本入院患者的治疗记录，记录着患者每天的治疗处方和病情变化。危重、重症处方，他要每天进行调整，对于普通病人，他每三天调整一次，所有处方都详细记录在册，做到了一人一方。

卢燕许说，中医讲究因人、因事、因地“三因制宜”，从患病情况看，主要是有湿，有些人表现为寒湿，有些人则是湿热。所以，他们对每个人使用的处方都不一样。从目前的病案分析看，中医药在很多方面都有鼓舞人心的表现，比如患者服用中药后，病症明显减轻，体质明显改善，增强了自身免疫力，身体恢复较快。在我市累计报告的99例疑似病例中，中医药全部参与救治，在减轻发热症状、控制病情进展、减少激素用量、减轻并发症等方面具有明显疗效。

中西医协同作战

注重“瘥后防复”管理

“对于确诊和疑似病例，我市从一开始就采取了中西医协同治疗，通过大家的努力，取得了比较满意的疗效。"赵金岭说。

在对抗疾病面前，我市中西医各显所长，在不同方面、阶段发挥了各自的作用。对此，市新冠肺炎医疗救治专家组成员、市第三人民医院感染一科主任韩志启有着较为深切的感受。

韩志启介绍，一位现年68岁的入院患者，刚到医院时缺氧程度较重，呼吸衰竭，血液循环不好，血压低且不稳定。对这名患者进行治疗时，在西药治疗的基础上，中医专家运用中药跟进治疗，病人的病情逐步好转，精神、饮食基本恢复正常。2月17日，通过西医影像学检查，可以明显看到他肺部的感染逐渐减轻。"刚来时病情很重，这位病人能这么快恢复健康，与中医参与治疗密不可分。"韩志启说。

"对于恢复期的患者，中医也有很好的疗效。"赵金岭介绍，疾病后期往往表现为邪去正虚，此时要用中药对病人进行调理，这样可以帮助患者恢复健康。患者治愈出院后，他们还要继续给予中药汤剂，并指导其加以食补，从而尽早恢复元气、回归社会。

截至目前，新冠肺炎患者经过中西医结合协同治疗后，病情都趋于好转，预后良好，截至昨日已累计出院17人。

（记者：刘婧。原载于《焦作日报》2020年2月23日03版）

我市中医药治疗新冠肺炎成效突出

记者从市卫健委了解到，新冠肺炎疫情暴发至今，我市积极主动落实国家、省有关部署，在疫情防控特别是确诊患者治疗中，坚持中西医结合，充分发挥中医药作用，中医中药全面进入临床一线，为全市疫情防控取得阶段性胜利发挥了巨大作用。截至目前，我市 76 例确诊病例中，除 1 名入院时仅有 52 天的婴儿外，其余 75 例确诊病例中医药全程参与治疗，中药汤剂使用率达到 98.7%；在院疑似病例全部使用中药治疗。中医药为保护患者生命安全和群众身体健康做出了突出贡献。

中医药是中华民族的瑰宝。千百年来，中医药在护佑人民身体健康、促进中华民族繁衍生息方面起到了巨大作用。在我国古代历次抗击瘟疫中，中医以其阴阳调和、增强人体抵抗力的优势发挥了独一无二的作用，保障了人们身体健康。党中央、国务院高度重视新冠肺炎疫情防控工作，明确了中西医结合救治原则，要求做好中西医协同诊治，充分发挥中西医结合救治新冠肺炎的优势，提高治愈率，降低病亡率。按照国家中医药管理局、省卫生健康委工作部署，我市采取多种措施，落实新冠肺炎防治中西医协同机制，提高新冠肺炎救治水平，成效显著。

建立中西医协同机制。为切实建立新冠肺炎中西医协同机制，市卫健委制定了《周口市应对新型冠状病毒感染的肺炎中西医协同防控工作实施方案》，在市、各县市区成立的新冠肺炎医疗救治专家组中安排中医专家，参与诊疗方案的拟订、疾病诊疗和巡回指导、会诊。

在定点医院至少配备 1 名具有中医执业经验的中医医师参与确诊病例和疑似病例的诊治，及早介入、辨证施治，全病程使用中医药救治患者，确保第一时间让患者用上中药。建立中西医联合会诊制度，听取中医专家的意见，共同拟订诊疗方案，运用中西医结合方法开展救治。

健全专家指导组织。在市、各县市区成立了中医预防救治技术指导组，负责辖区中医药预防、救治工作的指导和疑难危重病例的会诊。同时，派出驻县专家到定点医院指导中医诊疗工作，开展巡诊、会诊等工作，确保确诊病例和疑似病例在第一时间用上中药，能使用中药汤剂的使用中药汤剂治疗。

强化中医科室建设。二级及以上综合医院（定点医院），进一步落实了中医医师、中药师、中药房、煎药室配置，对中医医师数量少、中药饮片配备不足的定点医院，各县市区卫健委进行了调配，确保能够及时有效提供中医药诊疗服务。目前，各定点医院中医医师、中药师、中药房、煎药室配备到位。

加强中医诊疗管理。为促进中医药深度介入诊疗全过程，一是强化中西医联合会诊，对确诊病例和疑似病例开展中西医联合会诊，加强中西医结合，促进医疗救治的良好效果；二是通过专家组驻点指导、巡诊指导、现场和远程会诊等形式，加强对定点医院和有发热门诊医院中医诊疗的指导，确保定点医院和有发热门诊的医院中医药诊疗质量，对住院患者每周至少进行 2 次中医会诊和指导；三是完善患者病历中中医诊疗记录，及时将中医四诊、辨证和方药组成记录到病历中，病程记录体现治疗调整过程、会诊内容和意见，同时体现中医诊疗的连续性和规范性，并认真填写《新冠肺炎中医问诊单（试行）》，作为辨证分型依据。

注重信息收集分析。实施新冠肺炎确诊病例和疑似病例中医诊治情况日报工作，指定专人负责信息的收集、核对、质控，及时掌握各地新冠肺炎中医诊治工作动态，为疫情防控提供决策参考。

中医药参与新冠肺炎救治后，病人发热、乏力等症状改善明显，免疫力进一步提升，起到了明显的治疗效果。在下一步救治以及病人恢复过程中，我市将进一步落实中西医协同机制，充分发挥中医药在新冠肺炎诊疗中的独特优势，努力提升救治水平，提高治愈率，切实保障群众身体健康。

（记者：刘彦章；通讯员：王志冰。原载于《周口日报》2020 年 2 月 26 日 01 版）

停课不停学

停课不停教、停课不停学既是战疫情应急之举，也是“互联网+”教育重要成果的应用展示。河南省按照习近平总书记的重要指示和党中央、国务院的决策部署，同舟共济，共克时坚。各地教育部门高度重视，积极准备，认真组织，有效实施，指导学生统筹各科学习资源用量、用时，加强学习和心理辅导，做好视力保护，增强体育锻炼，圆满完成学习任务。

停课不停学！
河南漯河建档立卡确保贫困娃一个不落下

看着电视里流畅的线上教学画面，春艺博特别开心，从现在起，他再也不用担心无法参与线上学习了。近日，漯河市郾城区教育局领导和市联通公司的技术人员来到郾城区新店镇春庄村建档立卡贫困学生春艺博家，为他学习捐赠了彩色电视，免费提供宽带服务、网络电视收看权，安装有线电视机顶盒并赠送手机卡，让他开始了线上学习。

春艺博是郾城区新店镇第二中心小学五年级学生，品学兼优但是生活却有诸多不幸。他从小失去母亲，父亲患小儿麻痹后遗症，全家依靠爷爷外出打工支付开支，两年前爷爷因病去世，全家的生活更为困难，家中没有电脑，没有电视，没有手机。在漯河市郾城区像春艺博一样不能进行线上学习的建档立卡户中小学生共有83名。

“停课不停学，一个不能少”。疫情防控期间，漯河市中小学生通过网络、电视等开始在线学习，但部分建档立卡家庭学生因缺少设备、网络等原因，导致无法有效开展线上学习。为切实解决建档立卡家庭学生“停课不停学”实际困难，市教育局积极与联通漯河分公司等网络运营商协调，通过为建档立卡家庭学生免费搭建网络，赠送网络学习设备、手机流量等形式，确保每一名建档立卡家庭学生能够有效开展在线学习。

精准摸排，不让一名贫困学生线上学习缺位。漯河市教育系统疫情防控工作专班高度重视建档立卡贫困家庭学生线上学习情况，要求各县区防控专班、各学校安排专人对建档立卡家庭学生进行全覆盖摸排，精准掌握了解每名学生线上学习情况和存在的困难与问题，切实做到底数清、情况明、数据准。

精准施策，不让一名贫困学生无法线上学习。针对每一名贫困学生线上学习存在的困难和问题，市、县区防控专班和各学校因人施策，积极与漯河联通公司、移动公司等网络运营商结合，为贫困生进行设备、技术上的帮扶。截至2月28日，对全市前期摸排出的建档立卡贫困家庭无网络、电视、手机等线上学习条件的中小学生共637人，全部通过免费安装宽带，办理手机卡，捐助电脑、电视、智能手机，送流量，减免网络使用费，网络提速等措施，解决了他们的线上学习困难。

精准辅导，不让一名贫困学生线上学习掉队。各县区、各学校对贫困学生“一人一案”建立台账，对摸排出的552名线上学习困难的中小学生建立“一对一”学习帮扶机制。学校安排专人对建档立卡贫困家庭学生进行线上学习辅导和心理疏导，及时掌握建档立卡贫困家庭学生疫情防控期间在家的学习、思想状况，对存在的学习上的困难及心理方面的问题，有针对性地通过电话、微信等线上方式进行有效的辅导、疏导，确保建档立卡贫困家庭学生顺利完成网络在线学习。

据了解，漯河市教育局《关于做好疫情防控推迟开学期间全市中小学校“停课不停学”工作的通知》下发后，各县区第一时间要求各学校创新教学方式，统筹学习资源，一校一策，各学校结合各自实际，制订在线教学辅导计划，落实好在线教学的组织实施工作。全市各学校充分利用河南省基础教育资源公共服务平台、漯河市教育云平台、钉钉群聊、人人通群聊等形式，开展中小学“停课不停学”工作，不让一个学生落下。市疫情防控专班要求各学校在正式开学后，对所有学生特别是贫困家庭学生线上学习情况及学习效果开展调查评估，查漏补缺，个别辅导，确保每一个学生都顺利完成本学期的学习任务，取得良好的学习效果。

（记者：王佩。来源于人民网－河南频道 2020 年 3 月 6 日）

我在学校这一个月

——内地新疆高中班学生在河南

因为新冠肺炎疫情而推迟开学的校园，大多空无一人，安静得悄无声息。而在河南省郑州市七中，仍有 580 个孩子在正常学习和生活——他们属于内地新疆高中班。从除夕开始，这些远离家乡的孩子已在学校度过了一个月的特殊时光。

“一秒钟不学习，我浑身难受”

来自喀什的祖力皮哈尔发了一条朋友圈，配图是他在学校机房的电脑桌面，一只熊本熊躺在榻榻米上，旁边写着：“一秒钟不学习，我浑身难受。”这句略显夸张的话可以描述祖力皮哈尔现在的状态。

为加快新疆人才培养，我国从 2000 年起在内地部分经济发达城市举办新疆高中班，学制四年。正读高四年级课程的祖力皮哈尔，就是内地新疆高中班（以下简称“内高班”）的学生。

寒假，内高班的学生不安排集体返乡，作为即将迎来高考的学生，疫情并没有打乱他们的学习安排。

“白天复习，下课去跑操，分批吃饭，吃完饭就赶紧做卷子。稍微放松一下，老师马上钉钉在线提醒。”祖力皮哈尔语速飞快，“每天四套卷子，语、数、英加综合，比平时抓得还紧。”

上午九点左右，记者在郑州市七中看到，祖力皮哈尔和他的同学们正在电脑前复习、做卷子、背书，看起来井然有序。除了网课这种形式，与平时没有太大区别。疫情之下，这些青年人很快适应了新的学习和生活节奏。

“孩子们一直都在校园里，感染的风险主要来自教师返校。”郑州七中新疆部主任何小龙说。为安全起见，教师们全部线上授课，直播答疑。

一个月来，6 位新疆内派教师和 2 位留守本校的教师，外加 11 位班主任都值守在学校没有出门，守护学生们的安全。

“每个人都在为社会做贡献”

从 1 月 20 日开始，郑州市七中就停止了学生外出、收快递、取外卖。几天后，学校通过相关渠道，给每个新疆部的学生宿舍都配备了 84 消毒液、体温计，每个学生每周发放 1 次口罩，生活用品则由老师统一代买。

在郑州市七中，记者看到，操场、宿舍、食堂、教室走廊，随处可见的是“已消毒”的标签，除了保安、厨师和留守教师，校园没有其他人员出入。

“我妈妈他们现在也都在家里，尽量少出门。”苏姆布莱说，“妈妈说，现在我们不是被封闭，而是每个人都在为社会做贡献。”

“团结在一起，一切都会好起来”

现在，郑州市七中内高班的学生上课、下课和做户外活动时都戴着口罩，疫情挡不住他们扑面而来的朝气、团结和希望。

“我的目标是考上浙江大学，正在努力。”才上高二的依斯特帕已经超过一米八高，高高的鼻梁，深深的眼窝，在校园里介绍学校建筑时，透过口罩依稀能看到他腼腆的笑，“我们学校的一草一木我都非常熟悉，在这里感觉最踏实。”

疫情发生的这段时间，内高班的蒙古族女孩巴依尔塔在每天下午的活动时间会和同学们一起跳维吾尔族传统的麦西莱普，她说，运动能提高学习效率。“我的目标是考上中国人民大学，我的英语还得再努力。”

祖力皮哈尔每天也会和父母视频，和在老家的同学交流。他说，老家的朋友很羡慕他有同学可以说话，有校园可以活动，比独自在家上网课强多了。

“我爸爸每次跟我视频都说，都会好起来的。”祖力皮哈尔说，“我相信，只要我们团结在一起，一切都会好起来的。”

（记者：双瑞、刘高阳、李丽静。新华网－河南频道 02 月 25 日，节选）

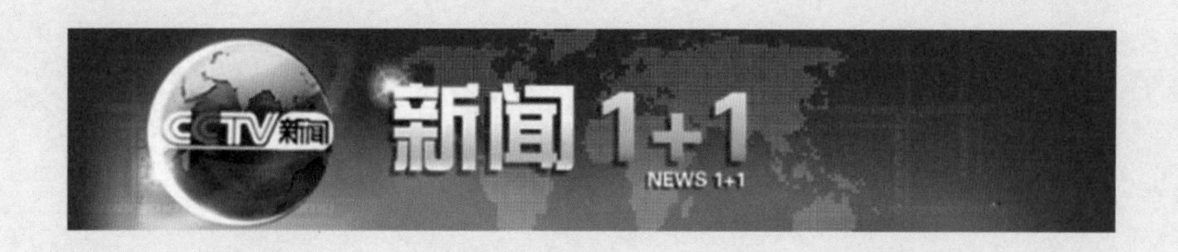

2 月 28 日，中央广播电视总台《新闻 1+1》报道《今日疫情：高三班主任》：一位高三班主任在给学生上网课时数次落泪。该老师是淮阳中学高三班主任于昌峰，他因担心疫情会对学生产生影响，数次落泪。

（来源于央视网 2020 年 2 月 28 日）

河南开展网上教学
保证疫情防控期间学生“停课不停学”

新型冠状病毒肺炎疫情发生以来，教育系统作为疫情防控重点领域，各级各类学校按要求均延迟开学。为了保证全省中小学生停课不停学，学习不延期，河南省教育系统组织各级各类学校开展网上教学。

近日，河南省教育厅下发《关于做好新型冠状病毒肺炎疫情防控期间网上教学工作的指导意见》（以下简称《指导意见》），明确了中小学 2 月 10 号之后全面启动网上教学工作；高等学校 2 月 10 号前做准备，15 号启动网上教学；省属中专 2 月 17 号前做准备，17 号之后启动。

为了保障教学工作顺利推进实施，《指导意见》给地市明确提出了目标、任务、工作原则、时间节点、实施路径和保障措施，要求各地市统筹协调本地区中小学网上教学工作，并针对不同学段、不同类型学生给出具体指导意见，制订好实施方案，灵活开展网上教学活动，特别强调对九年级、高三毕业年级学生，网上教学资源要优先保障。

对于贫困偏远地区的学生在疫情防控期间上学的问题，河南省教育厅统筹国家、省和地方各级资源平台，赶制了一些资源，引进了省外的优质资源，协调移动、联通和电信三大企业和社会力量，对这些资源和平台统一整合，支持保障网上教学工作。省教育厅与省广电联合录制了一些节目。像省电教馆，对小学、初中、高中的主要学科都做了录制，每一个学段都有课程。2 月 10 号，这些资源面向全省 12 个频道同时发布。

据了解，这些资源不但能够满足贫困地区的学生，而且还要放到省基础教育资源平台上供全省的学生点播。

此外，为保障初高中毕业班开足课时保证质量，河南省教育厅制定了关于初高中毕业班学生网上学习的指导意见，主要从 4 个方面提出要求。第一，要求各地各市县学校针对九年级、高三毕业班，考试科目要全面开课、开足课时。第二，教学环节要保证，虽然是网上上课，但是预习指导、上课辅导、答疑指导以及作业批改与反馈环节一个不能少。第三，精心筛选、分步推进教学资源，不能增加学生的课业负担。第四，加强网上教学管理与指导，建议九年级和高三尽量不再讲新课，采取专题复习、大单元综合复习等方式，引导学生把平常学到的知识放到系统结构里去重新认识，从而提高学习效率。

为了保证网上教学效果，《指导意见》对教师备课提出了要求，学校学科备课组实行集体备课与教研，选出最适合本地本校学生的资源；要制定学生每天学习任务单，让学生明确每一天到底要干什么。特别提醒老师们避免以题代教、以练代学等情况。

《指导意见》还特别对学生网络学习状态进行提醒，要求学生注意劳逸结合，在家多做俯卧撑、仰卧起坐等力所能及的锻炼。同时，把防护病毒知识和日常积累结合起来，增强抗击疫情的信心。

（来源于中国日报网 2020 年 2 月 9 日）

用好战“疫”教材　培育时代新人

——全省教育系统“把灾难当教材，与祖国共成长”主题教育活动综述

“在抗击疫情的战役中，构建正确的世界观、人生观、价值观，培养学生们坚韧不拔、从容不迫、爱国爱民的奋斗精神和家国情怀，真正地与祖国一起成长，用成长的足迹踩踏灾难，让不幸成为通往幸福的桥梁，我觉得，这应该是我们教育的本质和追求……”

这是河南省教育厅厅长郑邦山的心里话。在河南省新冠肺炎疫情防控工作第九场新闻发布会最后，这位曾长期在一线深耕的老教育工作者的动情话语，在人们心中激起层层涟漪。

怎样把疫情危机化为教育契机？怎样在灾难中收获成长？由此引发的“把灾难当教材，与祖国共成长”主题教育活动，正在全省教育系统深入开展。

一本意义深远的特殊教材

这是一场因势利导、意义深远的主题教育活动。围绕立德树人根本任务，这项活动正在激发教育系统干部师生的责任担当，引导他们把灾难当教材，把困难当磨砺，共同完成好这场生命教育、信念教育、科学教育与道德教育。

这是一场全面覆盖、全员参与的主题教育活动。全省大中小学一体化推进，教师、学生全员参与，既开展及时有效的教育引导，又注重长远的对师生思想的引领，让每一个年龄段的学生都有所收获。

这是一场内容丰富、形式多样的主题教育活动。从第一课堂到第二课堂，从线上到线下，全省各级各类学校用好战“疫”教材，创新内容与形式，把立德树人根本任务融入教育活动的点点滴滴。

这是一场滋养心灵、关乎未来的主题教育活动。教育的本质究竟是什么？我们的教育要培养出什么样的人？这场活动正在帮助我们寻找答案。

一个震撼心灵的思政课堂

“当国家有难，80多岁的钟南山院士忘记年龄挂帅出征，无数不惧生死的白衣战士逆行而上……亲爱的同学们，今天，我们是国家力量和家庭亲情全力保护的对象，明天，我们就是担负民族复兴大任的栋梁……”几天前，河南省实验中学“信念教育”主题班会上，焦文韬老师一席话，让孩子们眼中泛起了点点泪花。

用好战“疫”教材，讲好生动故事，爱国主义成为校园里的主旋律和最强音，激发着学子们把个人理想与祖国命运紧密相连。

郑州大学10家附属医院的医护工作者白衣执甲，逆行出征，把无私大爱播撒在荆楚和中原大地。这些感人故事成为思政课的好教材，“90后”“00后”把“责任”二字深深烙进成长的脚印。

河南大学精心组织“开学思政第一课”，推出《祖国强、人民安：新时代经典战“疫”纪实》等网课、《长江长江，我是黄河》

等战“疫”微视频，强化师生的家国责任感。

举办战“疫”新闻作品朗读活动、开启疫情防控专题教育、用童声或画笔送上对逆行者的祝福……丰富多彩的主题教育活动滋养着学子心灵，为他们筑牢信仰之基，补足精神之钙。

一次破茧成蝶的逆风成长

时代的一粒灰尘落到个人身上都是一座大山，可这大山又何足为惧？看，这些孩子，正逆风成长，正淬火成钢。

一颗向真向善的种子深深扎根。5 元、10 元、20 元……孩子们把计划买心爱玩具的压岁钱拿出来了，驻马店市近 10 万名青少年捐出约 100 万元。

一朵理想信念的蓓蕾悄然绽放。“有人说这届高三学生虽‘生于非典、考于新冠’，但苦难孕育着辉煌，我觉得这恰恰是一场难得的人生考验。”省实验中学高三航空六班学生贾昆峰说。

青春的肩膀，正在撑起一片天。河南科技大学魏永峰同学联系好友，筹善款、买口罩，并联系基金会将医用物资送至武汉医院。河南版“小汤山”医院建设工地、武汉抗疫一线，从来都不缺河南学子援助的身影……

“把灾难当教材，与祖国共成长”，这场贯穿全年的主题教育活动，正日益彰显教育培根铸魂的时代主题。

（记者：史晓琪、周晓荷。原载于《河南日报》2020 年 3 月 24 日 03 版）

河南：“名校同步课堂”保证学生“停课不停学”

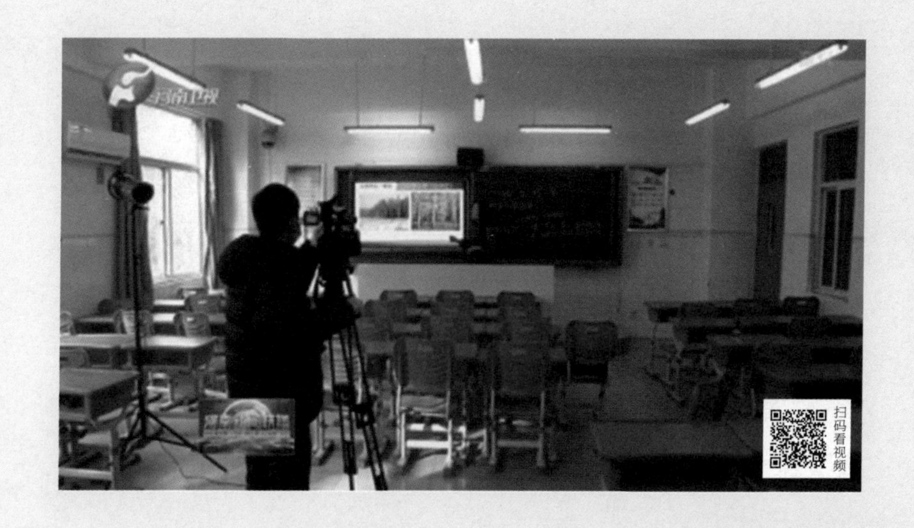

2 月 9 日，河南广播电视台《河南新闻联播》报道《河南：“名校同步课堂”保证学生“停课不停学”》：为最大程度降低疫情对教学的影响，省教育厅联合河南广播电视台、河南广播传媒控股集团有限责任公司等有关单位，加紧录制了“名校同步课堂”电视教学节目。2 月 10 日开始，我省的中小学生就可以通过电视、手机，免费收看名师授课了。

（来源于河南广播电视台《河南新闻联播》2 月 9 日）

无声的网上课堂

大学舞蹈老师为听力障碍生上直播课，课前自问自答先“演练”

“来，同学们，懂的回复 1，不懂的回复 2……”同样的网上课堂，熟悉的“主播用语”，而郑州师范学院的舞蹈教师马上的课堂有些特殊——这个课堂基本是“无声”的，因为学生是听力障碍者，也就是通常所说的聋人。停课不停学的日子，这些特殊的学生们如何在老师的帮助下学习？

每节课都提前上一遍，设想学生疑惑提前做好解析

3 月 16 日一大早，马上就把自己锁在房间里。整理教案、“演练”讲课、演示动作、准备答疑资料……这些都是为了下午一个半小时的直播课。

下午是 2017 级舞蹈班学生的剧目排练课，这是线上学习的第五周。课堂静悄悄的，他一边在电脑上用手语和文字形式讲解答疑，一边站起来示范具体动作，时不时用手机截图细节。

“每节课直播前，我都要自己先上一遍，把重难点、同学们可能问到的地方，用文字解释一下，或者录一段视频，提前准备好。”马上告诉记者，因为学生情况特殊，平时上课非常依赖面对面互动，换成线上学习后，师生都经历了适应过程。

为了保证教学进度，马上在充分备课的同时，又用晚上的时间答疑。“比如学生发来舞蹈视频的作业，第几秒动作不标准，高低快慢如何纠正，可以通过微信再详细沟通。”他说，线上课堂“倒逼”他学会了各种线上教学技能，也收获了同学们的花式点赞。

和不少老师一样，第一天线上教学时，马上遭遇各种手忙脚乱：不知道怎么进教室，找不到对应操作界面，不知道怎样反馈……根据电脑界面教学生操作，却收获一脸茫然：“老师，没有那个按钮啊。”想到学生用手机收看，他赶紧换手机登录，发现页面确实不一样，截图并标注，发到群里。

在逐渐适应网上学习后，学生们表现得十分积极。“下课问还有没有问题，即使没有问题了，同学们也要和我聊一会儿，各种花式点赞，有种舍不得点击下课的感觉。”马上说，线上教学也给自己一定启发，以后回到学校，要常常和同学们交流，同时利用线上资源及时答疑解惑，帮助他们解决问题。

毕业生为实习应聘苦练技能，学长留校成最强榜样

除了带课，马上还有一个非常重要的任务：指导毕业生论文和联系用人单位。

他告诉记者，舞蹈专业的毕业生论文除了文字还有舞蹈部分，同样需要线上进行。往年此时，大四学生多数已经一边准备毕业论文，一边实习。今年受疫情影响，用人单位尚未开始招聘。为了帮助毕业生，学校为他们准备了一些毕业论文和就业培训课程，老师们也纷纷联系单位复工情况，看何时让学生参加面试。

在郑州师范学院特殊教育学院，有近900名在校生分别在特殊教育、手语翻译、康复、音乐学（舞蹈表演聋人方向）、计算机科学与技术（计算机应用聋人方向）、美术学（艺术设计聋人方向）等专业深造，他们就业区域主要集中在特殊教育学校、康复机构、残联和民政部门等企事业单位。

“比如我们专业，学生一般到艺术团当演员，还有一部分当特校老师，一些去企事业单位或工厂。”马上说，在这些职业中，老师是最受青睐的工作。去年，郑州师范学院录用了两名聋生留校当辅导员，他们在和特殊学生交流中展现出优势。“而且这些学生能够留到本科学校工作，对同学们是一个巨大的鼓励。多数学生都非常勤奋、阳光，他们需要更多一点自信。”他说。

（记者：王姝。原载于《东方今报》2020 年 3 月 17 日 07 版）

“学习强国”成为助学法宝

“‘学习强国’学习平台的功能实在强大，不仅能让孩子跟着名师在线学习课本知识，还可以让孩子学英语、赏经典、听故事、品文化，这个平台让孩子宅家的生活变得如此丰富多彩。”近日，渑池县仰韶学校一名学生家长在微信群里分享了孩子使用“学习强国”学习平台的感受。

疫情防控期间，该县结合学校延缓开学，但学生不停课的实际情况，依托“学习强国”学习平台推出的“在家上学”“在家学技能”等专区板块视频会议功能，大力推介“学习强国”学习平台的内容资源和强大功能，重点介绍“学习强国”学习平台开通的“在家上学”网课直播板块，积极宣传“学习强国”下载、注册流程，引导广大学生及家长充分利用该平台进行学习及辅导，让更多优秀教育资源惠及广大群众。

据悉，疫情防控期间，该县共2.3万余名学生家长下载注册了“学习强国”学习平台，该平台已成为中小学生学习及家长辅导的得力助手。

（记者：贾慧芳。原载于《三门峡日报》2020年3月13日03版）

“一对一”结对助学，抗疫路上一人不落

为保证每一个学生都能参与学习，台前县吴坝镇开展“爱心助学”活动，多措并举为贫困学生开辟“护学通道”，将疫情期间“离校不离教，停课不停学”落到实处。该镇团委联合吴坝镇中心校、各村团支部对建档立卡贫困户子女进行排查，重点排查父母外出务工的贫困留守儿童家庭、家中有多个孩子需要同时上网课的家庭，共排查出 17 名学生因缺少智能手机无法按时参与网课教学。

“家里孩子多，只有一部手机，这个看了那个就只能等着。”“她爸妈不在家，我们年龄大了，给个智能手机也不知道怎么调。”韩方晨的爷爷说。吴坝镇丰庄村韩方晨父母均在外务工，她与妹妹两人跟爷爷奶奶一起居住，家中只有一部智能手机，无法满足二人同时上网课的需求。对于这些贫困学生，吴坝镇组织大学生志愿者，主动上门一对一结对帮扶，化身“助理小教师”，他们带着自己的手机、笔记本电脑，来到贫困学生家中，帮助他们熟悉网课登录流程，上课全程陪同，并主动帮助他们完成课后作业，助力每一个贫困学子不掉队，不落后。

防疫扶贫两不误，帮扶到家不断档，吴坝镇统筹各类资源，强化贫困学生居家学习保障力度，把关爱送到贫困学生的心坎上。

（来源于台前县融媒体中心微信公众号“微视台前”2020 年 3 月 10 日，节选）

第四章

冲锋在前，
战“疫”一线的最美身影

愿得此身长报国，何须生入玉门关。

疫情发生以来，无数优秀中原儿女舍小家为大家，义无反顾，逆行而上，以无私无畏的斗争精神、共克时艰的家国情怀、以身许国的使命担当，毅然决然，奔赴抗疫一线，在没有硝烟的战场上挥洒汗水热血，谱写出一曲曲气壮山河的战“疫”壮歌。

沧海横流显砥柱！他们，是中国的脊梁！他们，是新时代最可爱的人！

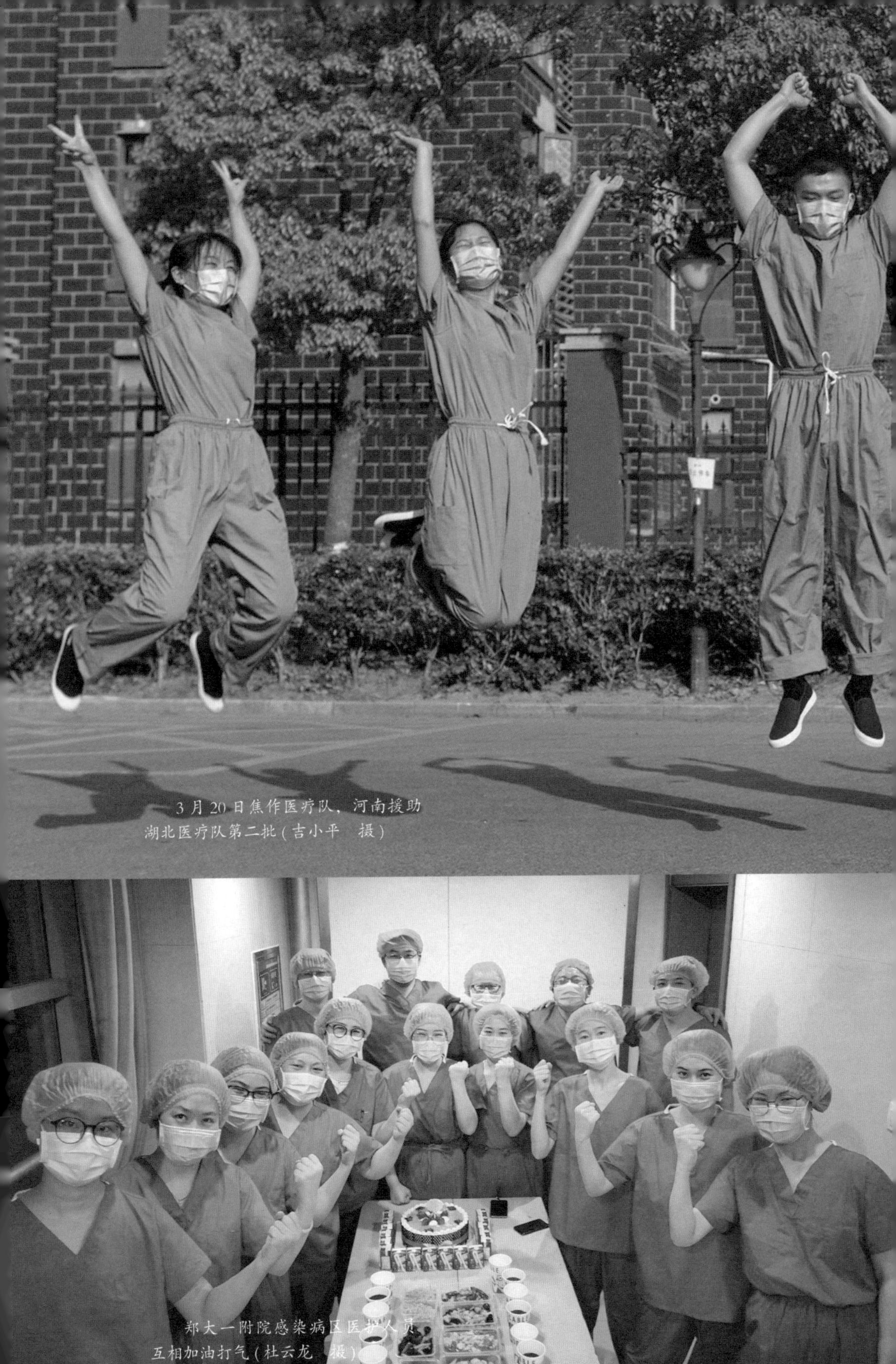

3月20日焦作医疗队，河南援助湖北医疗队第二批（吉小平　摄）

郑大一附院感染病区医护人员互相加油打气（杜云龙　摄）

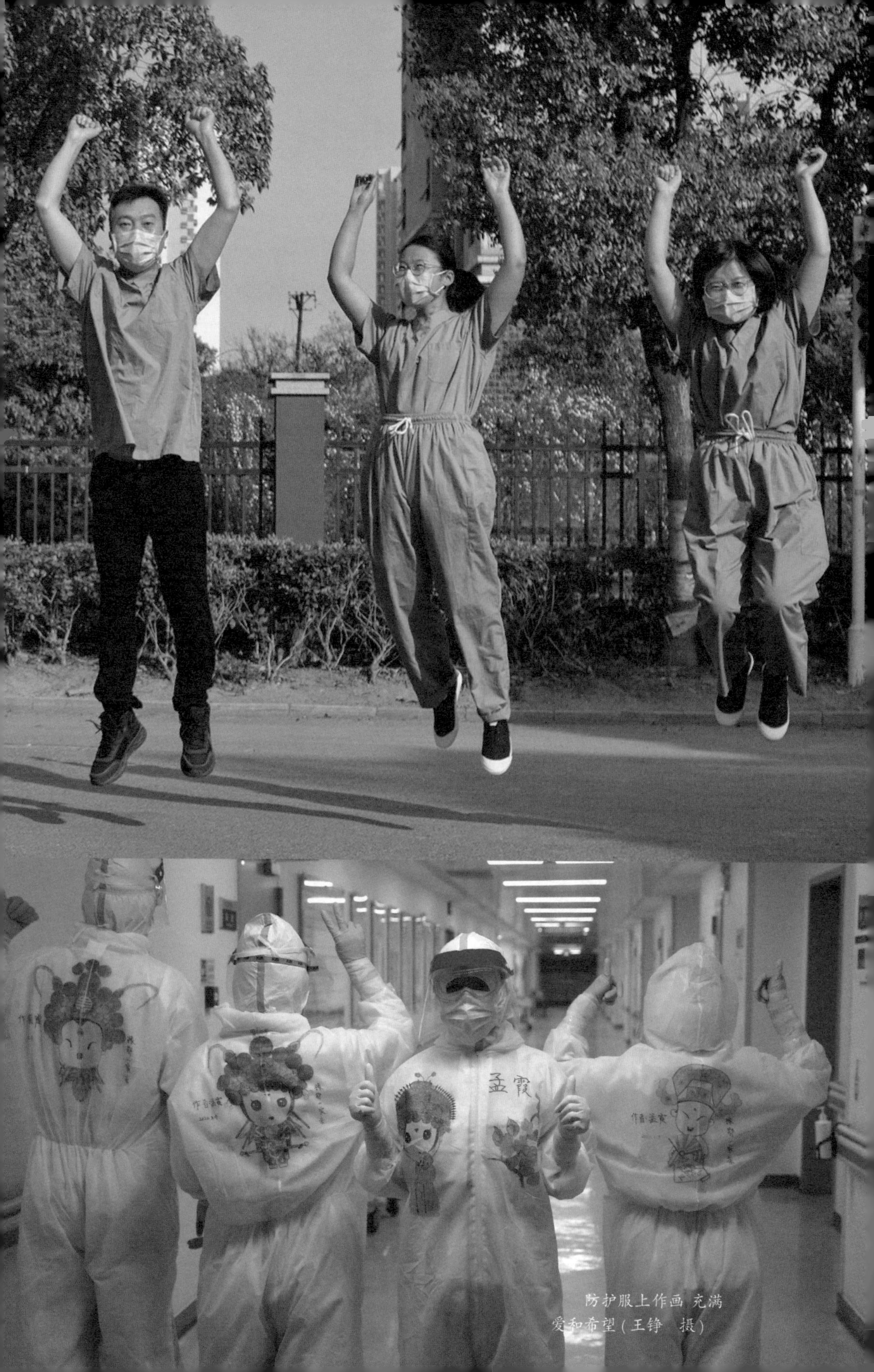

防护服上作画 充满爱和希望（王铮　摄）

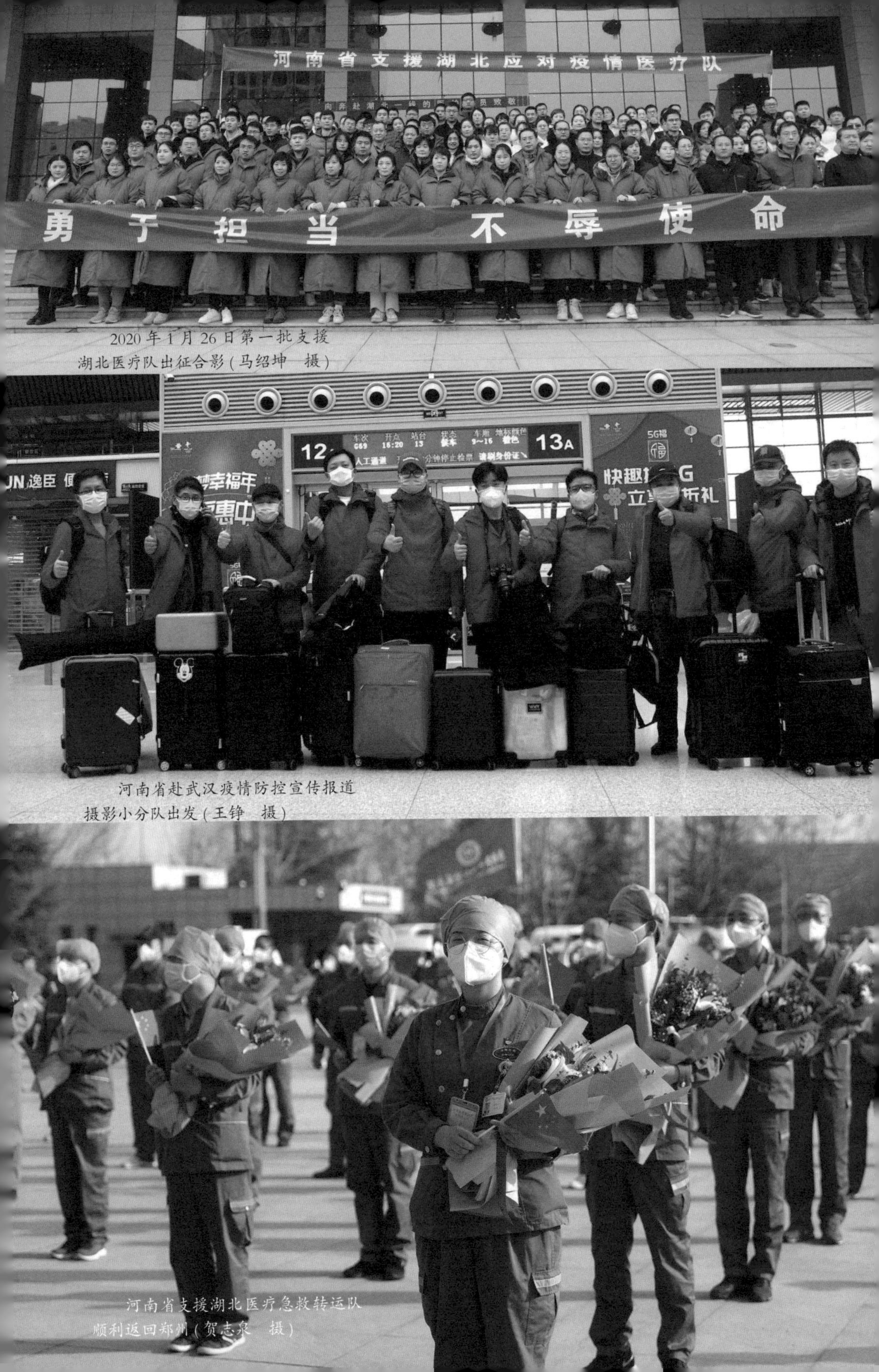

2020年1月26日第一批支援湖北医疗队出征合影（马绍坤　摄）

河南省赴武汉疫情防控宣传报道摄影小分队出发（王铮　摄）

河南省支援湖北医疗急救转运队顺利返回郑州（贺志泉　摄）

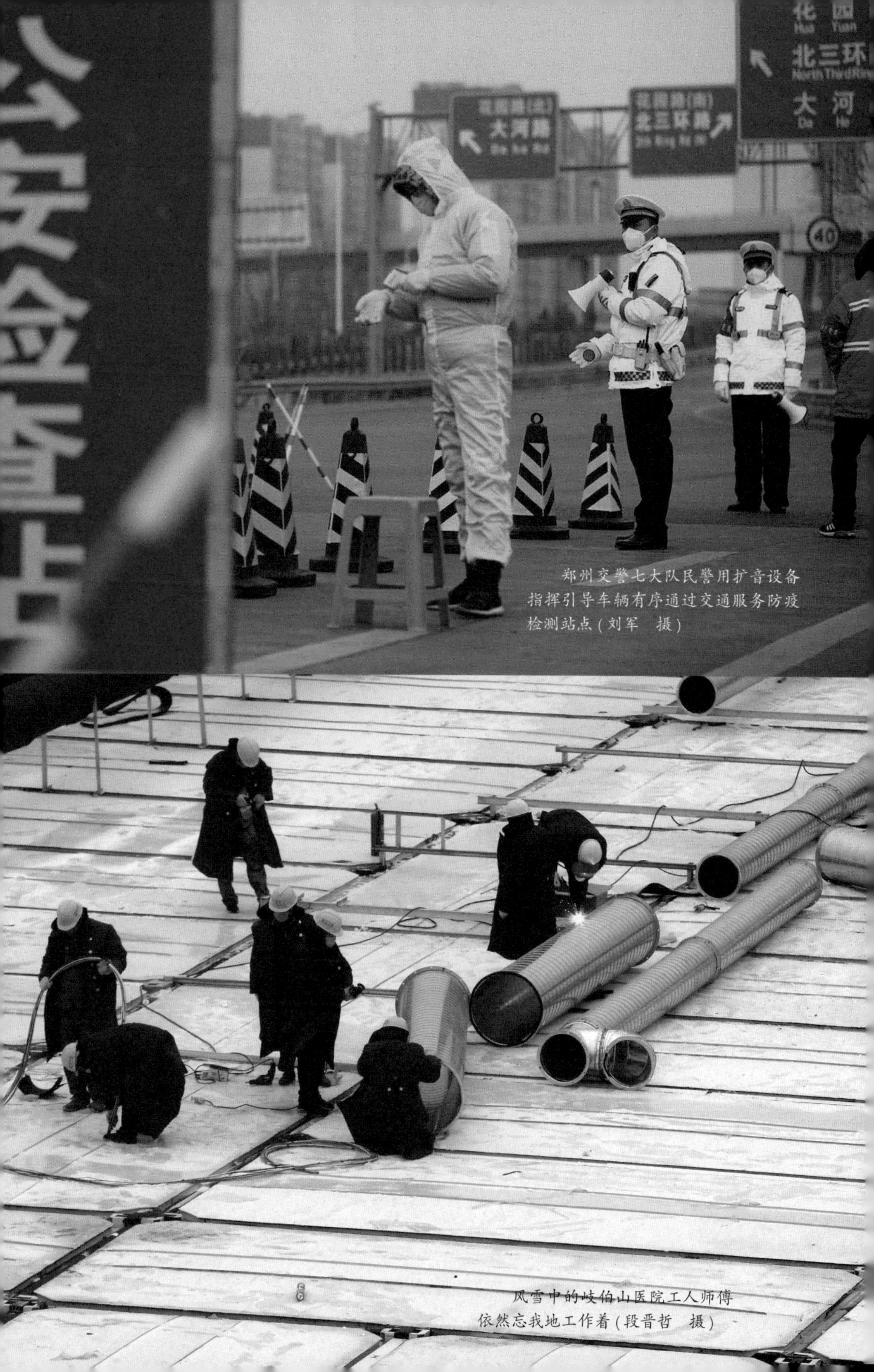

郑州交警七大队民警用扩音设备指挥引导车辆有序通过交通服务防疫检测站点(刘军　摄)

风雪中的岐伯山医院工人师傅依然忘我地工作着(段晋哲　摄)

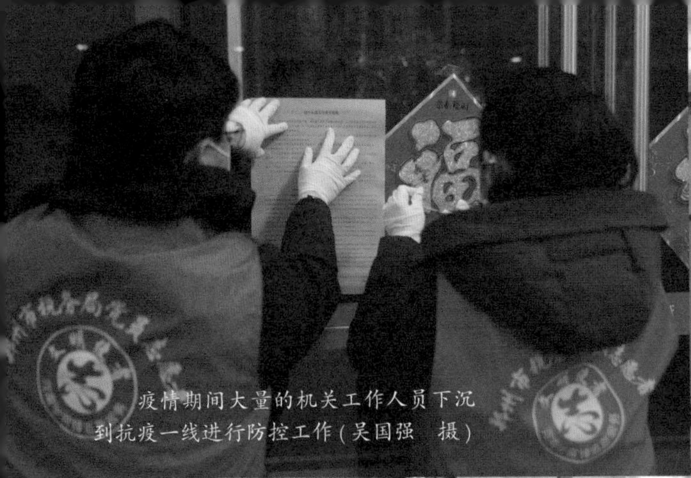

疫情期间大量的机关工作人员下沉到抗疫一线进行防控工作（吴国强　摄）

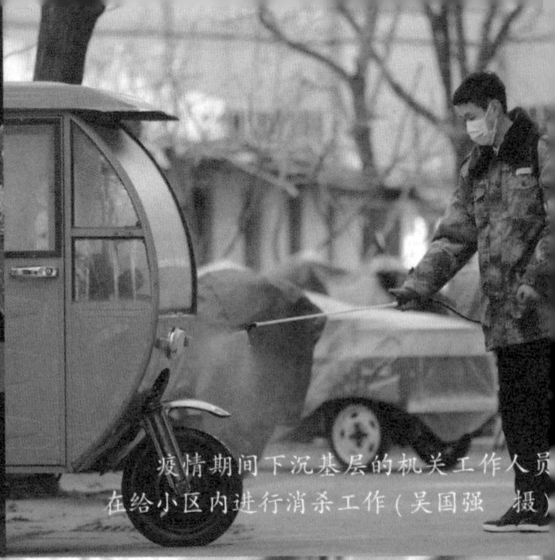

疫情期间下沉基层的机关工作人员在给小区内进行消杀工作（吴国强　摄）

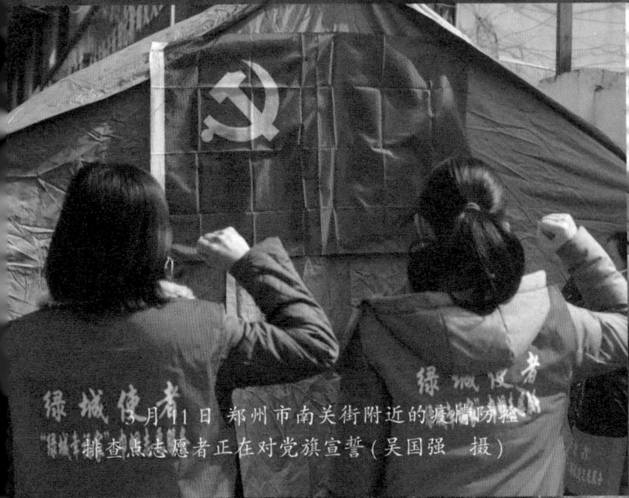

3月11日 郑州市南关街附近的疫情防控排查点志愿者正在对党旗宣誓（吴国强　摄）

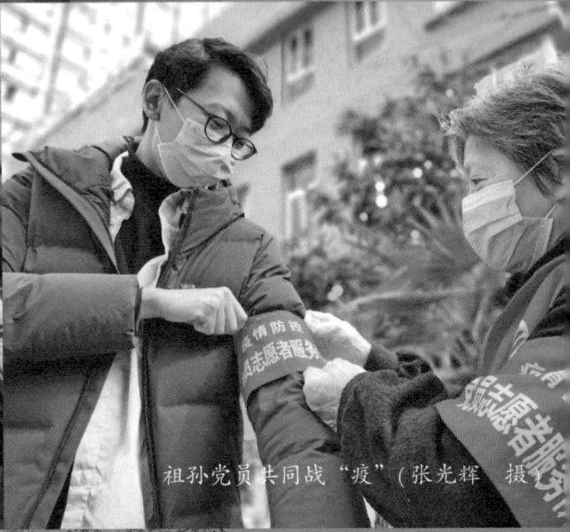

祖孙党员共同战“疫”（张光辉　摄）

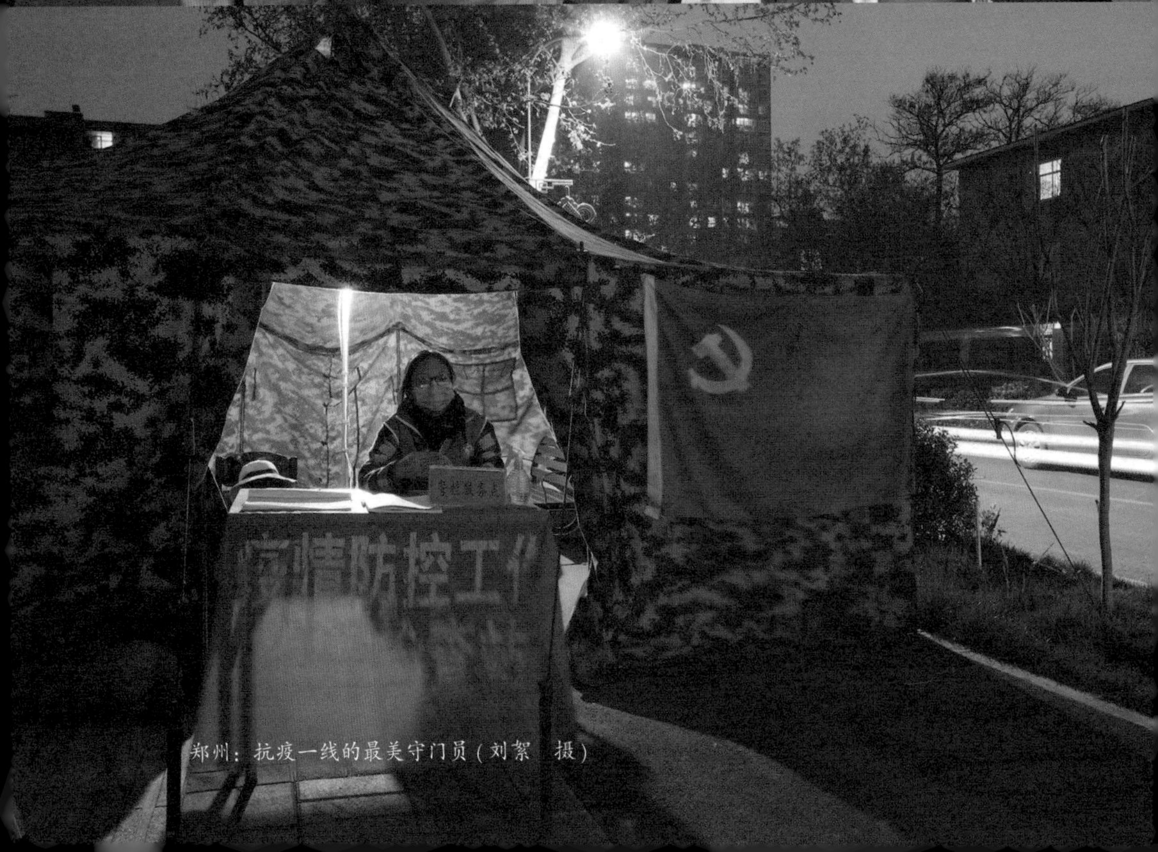

郑州：抗疫一线的最美守门员（刘絮　摄）

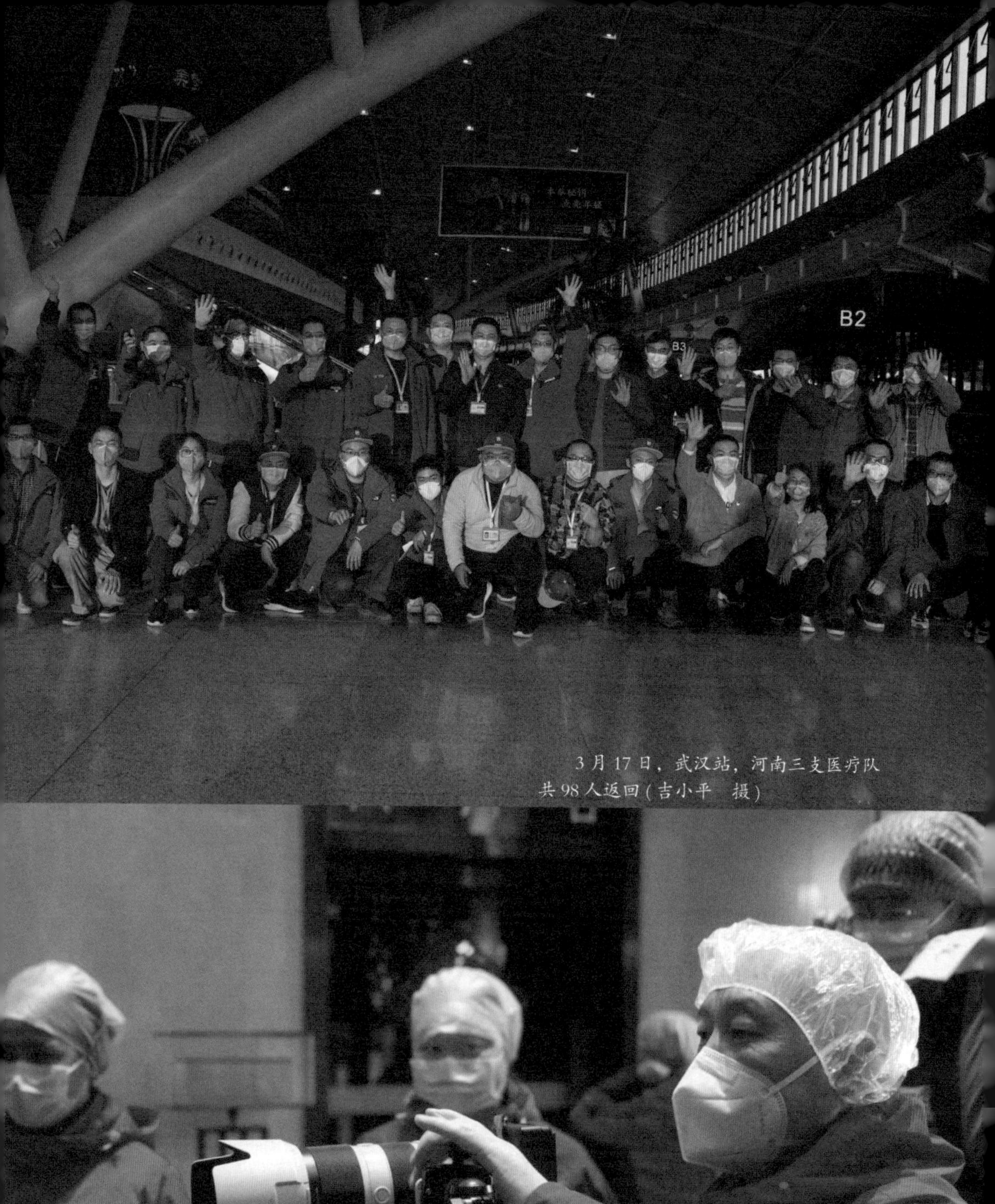

3月17日，武汉站，河南三支医疗队共98人返回(吉小平　摄)

省文联摄影家协会副主席罗勇在武汉为医护人员拍摄肖像照(王铮　摄)

争做出彩河南人

如果你是一滴水，是否滋润了一寸土地？如果你是一缕阳光，是否照亮了一分黑暗？如果你是一颗螺丝钉，是否坚守着你的岗位？出彩河南人，从来都不是空泛的、抽象的，在疫情防控最吃劲的时刻，中原儿女挺身而出，一批又一批医务工作者不顾安危，母亲吻别甜睡的婴儿，儿女瞒过年迈的父母，丈夫告别新婚的妻子，毅然走上了前线。他们不计得失，不怕牺牲，用坚毅和执着、汗水和青春，描绘出一幅鲜活的出彩河南人群像。

《“出彩河南人”楷模发布厅》特别节目

《在一起》（第 1 期）

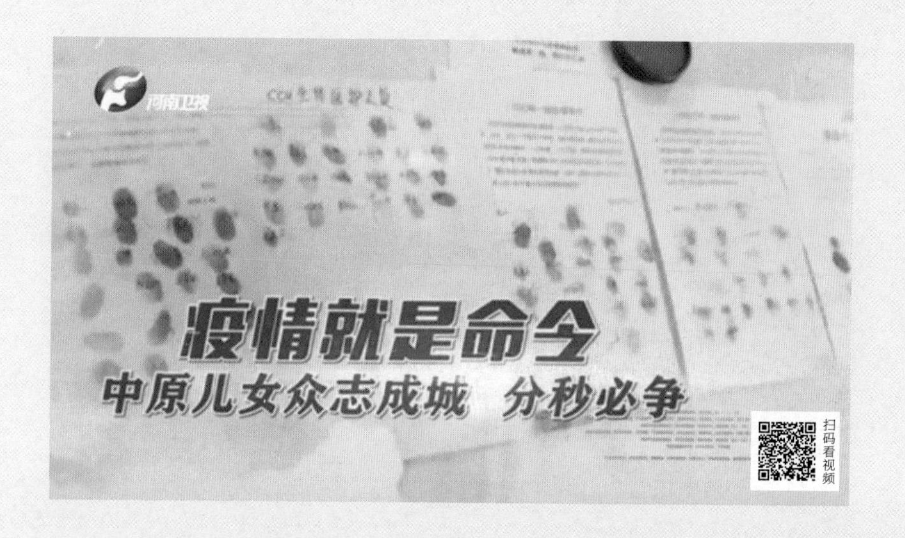

用“逆行”“回家”“堡垒”“黄河”“玫瑰”五个关键词，聚焦医护人员、建筑工人、基层党员、志愿人员、爱心企业等五类群体，分别讲述了 34 岁的河南姑娘胡炳倩参加河南第一支援鄂医疗队，奔赴武汉疫情最前线开展工作的故事；河南版“小汤山”医院建设过程中，中建七局 7 支青年突击队和河南中医药大学学生朱顺超的故事；平顶山市汝州公安民警程建阳同志牺牲在疫情防控工作岗位上的故事；沈丘老兵王国辉长途驱车为第二故乡武汉捐赠蔬菜的故事；长垣卫生材料企业女职工为全国源源不断地提供口罩等医用物资的感人故事。

《“出彩河南人”楷模发布厅》特别节目

《在一起》（第2期）

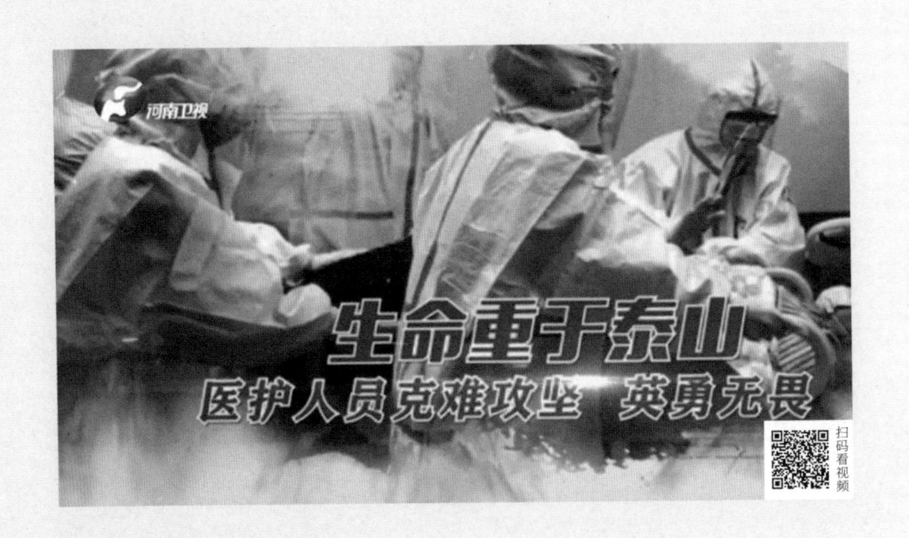

用“距离 +1”“旗帜 +1”“游子 +1”“镜头 +1”四个关键词，讲述疫情防控的关键时期，挺身而出，舍小家为大家的普通人的感人故事。“距离 +1”讲述的是奋战在疫情防控一线的医务工作者和家人的亲情故事；“旗帜 +1”讲述的是在疫情联防联控中，基层党员干部、志愿者发挥先锋模范作用的故事；“游子 +1”讲述的是滞留在河南的武汉游客得到无微不至照顾的暖心故事；“镜头 +1”讲述了在疫情防控一线，河南媒体人的责任与担当。这一连串的“+1”是每个人在这个特殊季节爱的链接，汇聚成万众一心、众志成城打赢疫情防控阻击战的决心和信心。

《“出彩河南人”楷模发布厅》特别节目

《在一起》（第 3 期）

河南卫视
防控就是责任
社会各界同舟共济　积极作为
扫码看视频

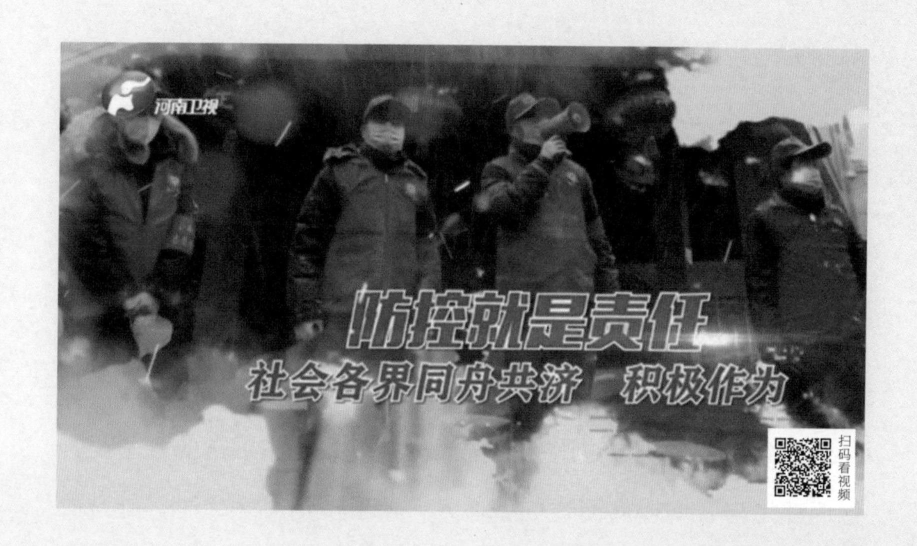

围绕统筹推进疫情防控和经济社会发展这一主线，通过“最前线”“公仆心”“青春派”“加速度”四个关键词，采用“演播厅”+“云连线”的方式，反映中原大地涌现的出彩感人故事。“最前线”讲述的是奋战在武汉江城的河南“白衣天使”的感人故事，“公仆心”讲述的是基层共产党员无私奉献的故事；“青春派”讲述的是“90 后”青春抗疫的故事；“加速度”讲述的是统筹推进疫情防控，加快恢复经济社会发展的故事。

从一封请战书开始

“苟利国家生死以，岂因祸福避趋之。”一个个红手印，是一颗颗炽热的红心；一封封请战书，是一篇篇向病毒宣战的檄文；一个个名字，是一位位胸怀家国天下的英雄。在平常的日子里，他们都是与我们擦肩而过的普通人；但当疫情袭来之时，平凡的人们，却迸发出不平凡的力量，成为这个时代的英雄。山河染恙，白衣执甲，在一场没有硝烟、看不见敌人、生死未卜的战场上，我们一道并肩战斗，一起送走严冬迎来春光烂漫。

一名党员的“请战书”：有国才有家

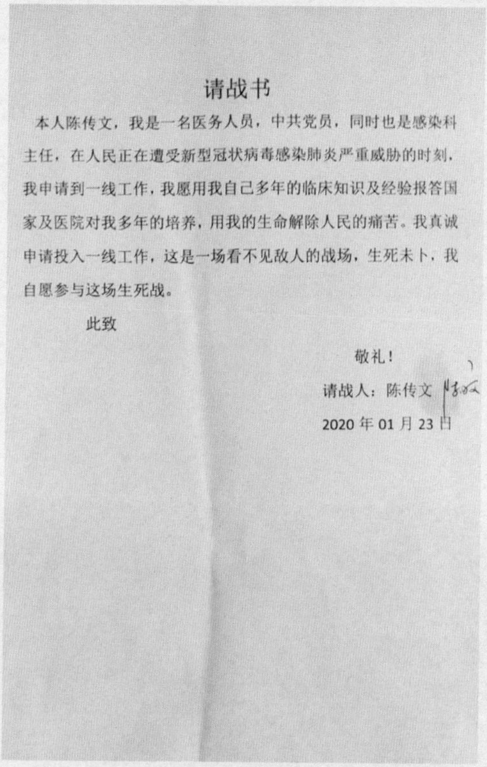

请战书

本人陈传文，我是一名医务人员，中共党员，同时也是感染科主任，在人民正在遭受新型冠状病毒感染肺炎严重威胁的时刻，我申请到一线工作，我愿用我自己多年的临床知识及经验报答国家及医院对我多年的培养，用我的生命解除人民的痛苦。我真诚申请投入一线工作，这是一场看不见敌人的战场，生死未卜，我自愿参与这场生死战。

此致

敬礼！

请战人：陈传文

2020 年 01 月 23 日

陈传文的请战书（曹良刚　摄）

“本人陈传文，我是一名医务人员，中共党员，同时也是感染科主任，在人民正在遭受新型冠状病毒感染肺炎严重威胁的时刻，我申请到一线工作，我愿用我自己多年的临床知识及经验报答国家及医院对我多年的培养，用我的生命解除人民的痛苦。我真诚申请投入一线工作，这是一场看不见敌人的战场（争），生死未卜，我自愿参与这场生死战。”

近日，商城县人民医院陈传文医生的一封按有红手印的“请战书”在朋友圈和微信群广泛传播，让人无比感动。

“我们是医护人员，救死扶伤是我们的责任，我们就应该冲在最前面。全国不断增加的确诊病例数字，让我备感疫情严重和医护人员责任重大。1 月 22 日，我们医院被确定为全省 130 所新冠肺炎医疗救治定点医院后，我毫不犹豫第一个写了‘请战书’。”电话那头，陈传文的话语铿锵有力。

据了解，疫情发生以来，商城县已确诊两例新型冠状病毒肺炎感染患者，这两例患者陈传文都积极参与了救治，目前患者病情稳定。

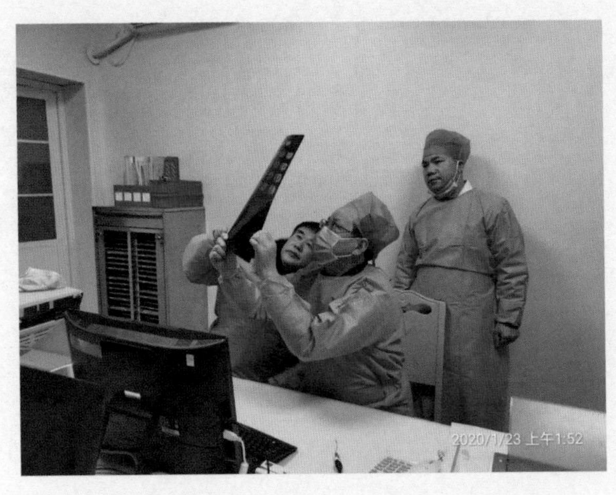

陈传文（右一）凌晨还在和医院领导会诊

“在疫情面前，人的生命是非常脆弱的，接触到第一个患者时，他情绪非常激动，后来在我的安抚下，才慢慢平静下来，积极配合治疗。作为一名医务工作者，我不忍心看到患者受苦，希望每一个家庭都是和和美美的，每一个人都是健健康康的。”陈传文说。

“陈主任知道患者的压力也是蛮大的，就把医生办公室的电话和他本人的手机号码告诉患者，有啥情况随时可以联系他。有个蔡姓患者，总是往医生办公室打电话，每次陈主任都像亲人一样不厌其烦地和病人沟通，舒缓患者情绪。”隔离病区护士长饶德玲说。

“特殊患者，就更应该细心照顾，有无胸闷、唇干，饮食、体温、精神状态如何等，时刻都要注意，来不得半点马虎。每天我们都还会把病人的检验报告传给省里的专家，在他们的指导下，及时调整治疗方案，陈传文和医疗队人员经常忙到凌晨两三点。”商城县人民医院分管疫情防控副院长杨梦华说，“陈传文第一个写‘请战书’，我并不意外，他是我们医院的骨干力量，有啥事他总是冲在最前面。”

在陈传文的影响下，医院有很多医护人员在微信群里请求上一线，呼吸科、影像科、检验科、感染科等 80 名医护人员都递交了“请战书”。目前商城县人民医院已建成了设施齐全的隔离病区，17 名医务人员组成专家团队，陈传文担任团队组长，全力应对病情，救治患者。

“有国才有家，国家有难，作为一名共产党员，一名医护人员，就应冲锋在前，守护人民健康！”陈传文语气坚定。

（记者：辛静。来源于人民网 2020 年 1 月 29 日，节选）

村医王土成：用生命守护生命

消毒记录表

消毒日期	消毒时间	开始消毒时间	消毒结束时间	消毒对象 室内	用具	地面	桌面	记录者
2.5	上午	07:30	08:20	喷洒	擦拭	拖地	擦拭	王土成
	下午	18:30	19:20	喷洒	擦拭	拖地	擦拭	王土成
2.6	上午	07:30	08:20	喷洒	擦拭	拖地	擦拭	王土成
	下午	19:30	20:00	喷洒	擦拭	拖地	擦拭	王土成
2.7	上午	07:30	08:10	喷洒	擦拭	拖地	擦拭	王土成
	下午	18:30	19:00	喷洒	擦拭	拖地	擦拭	王土成
2.8	上午	07:20	08:00	喷洒	擦拭	拖地	擦拭	王土成
	下午	20:30	21:00	喷洒	擦拭	拖地	擦拭	王土成
2.9	上午	6:20	6:50	[illegible]	擦拭	拖地	擦拭	王土成
	下午	21:20	21:50	[illegible]	擦拭	拖地	擦拭	王土成
2.10	上午							
	下午							
2.11	上午							
	下午							
2.12	上午							
	下午							
2.13	上午							
	下午							
2.14	上午							
	下午							
2.15	上午							
	下午							

消毒时间	开始消毒时间	消毒结束时间	消毒对象 室内	用具	地面	桌面	记录者
2.16 上午							
下午							
2.17 上午							
下午							
2.18 上午							
下午							
2.19 上午							
下午							
2.20 上午							
下午							
2.21 上午							
下午							
2.22 上午							
下午							
2.23 上午							
下午							
2.24 上午							
下午							
2.25 上午							
下午							
2.26 上午							
下午							

王土成作的消毒记录表（杨伟峰　摄）

“白衣战士”王土成走了！新王庄村2000多名村民多么想再看他最后一眼，可他们记得王土成生前的叮嘱，忍住泪水、停下脚步，默默悼念这位倒在疫情防控工作中的村医。

春寒料峭，草木含悲。

河南许昌长葛市董村镇新王庄村村医王土成，连续多日奋战在抗击新冠肺炎疫情一线，因劳累过度，突发急性心肌梗死，于2月10日离世，生命永远定格在37岁。

筑牢疫情防控第一道“堡垒”

新王庄村卫生室，王土成生前接诊过无数病人的诊断室内，再也看不到他忙碌的身影。

一张破旧的接诊桌上，摆放着新王庄村武汉返乡人员居家隔离家庭消毒记录表和体温记录表，日期定格在 2 月 9 日。桌子后边的墙上挂着王土成的白大褂、听诊器和出诊包，一旁的柜子内装着全村居民的健康档案。

疫情就是命令，防控就是责任。疫情防控工作开展以来，新王庄村共排查出 3 名途经武汉返乡的村民，对 3 户家庭实行“三包一”机制（一名乡镇干部、一名村干部、一名村医包一名隔离人员），坚持 24 小时严格管控，居家医学隔离。

“土成是我们村的村医，每天都要到隔离人员家庭帮助测量体温，并指导他们进行家庭消毒。”新王庄村党支部书记王资涵说。除了做好隔离人员测量体温、填表上报日常工作外，王土成还积极宣传疫情防控知识，每天在村里的微信群里讲解新冠肺炎预防知识，增加大家信心。

村返乡人员知道怎么做，在家人员知道怎么防，发现疫情知道怎么报，这都是土成的功劳！

为了做好村民的宣传引导工作，王资涵和王土成共同起草了关于疫情防控的紧急通知，挨家挨户进行发放，通知上面除了村组干部的联系方式，还留有王土成的手机号码。

不是党员，但他一直冲锋在前。新王庄村成立了由村“两委”干部和无职党员组织的防控小分队，轮流在村里的卡点执勤。王土成虽然不是党员，可他经常主动到卡点讲解有关防护知识，查看流动人员体温登记情况。该村党支部副书记王建停说，为了方便大家晚上执勤，王土成还专门腾出卫生室一间有空调的房子，让大家夜里进去休息。

“作为一名村医，参与疫情防控工作，及时检测和排查疫情是我应尽的职责。”王土成对人说。就这样，他每天穿着白大褂、戴着口罩、拿着体温计、背着随访包上门宣讲防护知识，跟踪隔离人员情况，毅然决然履行着村医身份带给他的责任与义务，为村民在疫情防控中筑牢第一道“堡垒”。

永远守护村民健康的明灯

“我心里真不是味儿，前两天还到家里给我看病呢，这么好的人，怎么说走就走了呢！”提起王土成，68 岁的村民赵凤仙几度落泪。

王土成 1999 年从长葛市卫校毕业，2005 年取得乡村医生资格证，此后一直在新王庄村卫生室工作。

村卫生室虽只能治疗小病，但却方便了村民就医。在王土成的卫生室里，诊断室、观察室、治疗室、药房等一应俱全。“10 多年来，他几乎跑遍了全村，谁患过哪些慢性病，谁对哪些药物过敏，每一户村民身体健康状况他心里都一清二楚。”王资涵说。为了方便村民看病，王土成卫生室的灯永远是村里最后熄灭的，对行动不便的患者，他总是随叫随到，热心上门服务。

2 月 8 日中午，赵凤仙经过卫生室，看到王土成歪坐在门口的沙发上，就上前查看。“当时他脸色苍白，我赶紧扶他到屋里休息，还替他盖上了被子，想着是他太劳累了。”赵凤仙说。没过一会儿，她又见王土成背着出诊包从卫生室出来，说有村民打电话让他出诊。

“那天夜里 12 点多，我感到头晕头疼，就给土成打了个电话，他很快就来家里给我看了看，然后又返回卫生室给我包了药送来。”赵凤仙告诉记者。除了平日随叫随到，王土成还会“不请自来”。“有时，我白天去看个病，他不放心，还会赶来家里再看看我。”赵凤仙说。

2 月 9 日 8 时 30 分，王土成照例跟着村组干部到 3 户隔离家庭中为他们测量体温，指导家庭消毒。“忙活完，他又跟我们一起到了卡点，查看了进出人员体温登记情况，随后就返回卫生室了。”新王庄村村主任任小腊回忆，“晚上 7 点多，他打电话问我在不在卡点，随后就赶来又查看了一遍进出人员体温登记情况。没多久，他接到电话说有村民找他看病就回卫生室了。”

村民王洋是最后一个见到王土成的人。“10 号凌晨 0 点 17 分，我妻子肚子不舒服，我就给土成打电话，他说还没休息，我就到卫生室找他拿药。”王洋说，“到了卫生室门口，他已经提前把药准备好给我拿出来了。我让他早点儿休息，他说再值一会儿班，说不定还有人来看病呢。”

为了家人安全，疫情防控工作开展以来，王土成和家人主动自我隔离，单独居住在一个卧室。2 月 10 日 9 时 10 分，王土成被家人发现猝死在卫生室的休息室内，疲惫的他抛下妻子和 13 岁的儿子、4 岁的女儿，永远地“休息”了。

精神不熄，战“疫”必胜

“忽闻噩耗，悲伤至极，同一战壕里的兄弟，一路走好！”“土成，一路走好，但愿天堂里再也没有疫情！”

“作为村医，我们不要只流泪，更要向土成学习，坚决打赢疫情防控阻击战！”

……

得知王土成离世的消息，在王土成加入的“村医之家”微信群内，众多同行在表达哀悼的同时，更加坚定了抗击疫情的决心和信心。

“各位村民，村医王土成10日不幸辞世，因当前属疫情防控非常时期，转达家属不收礼、不待客的意思，请大家不要前往悼念，可以在网上表达哀思，望大家谅解。”王土成离世后，他的家属主动找村“两委”干部商议，表达丧事简办的想法。于是，王资涵向新王庄村微信群内发了这样一则讣告。

“真是不愿意相信，土成年纪轻轻的就走了！”

“土成虽然离开了大家，但他对乡亲们的热爱，对事业的热爱，将永远激励着我们。”

……

一时间，村民们纷纷在群内追忆他们的好村医，在心里默默为他送行。

“年仅37岁的王土成，以实际行动诠释了一名村医的责任和担当。他救人不为名，治病不为利，关键时候冲锋在前、敢打硬仗的精神，值得全村广大干部群众学习。”王资涵说，“我们准备在下次主题党日活动中，号召全村党员向他学习，把悲痛化为抗击疫情的力量。”

高风传乡里，亮节昭后人。王土成的生命，就这样定格在抗击新冠肺炎疫情的路上，留给我们无尽的思念和与疫情抗击到底的无穷力量。

雪霁晴空光照处，祥晖万里送瘟神。在中原大地上，在无数个像王土成一样冲在一线的医护人员的努力下，在无数党员干部身先士卒的坚守下，中华儿女万众一心、众志成城，定能夺取疫情防控阻击战的全面胜利！

（记者：张毅力。来源于人民网 2020 年 2 月 13 日）

他摘下口罩给陌生老人做人工呼吸：每一秒都是生的机会，不容多想

超市货架旁，一名男子把面部的口罩拉到下巴下方，单膝跪地，一边给躺在地上的老人进行胸外心脏按压，一边对着手机向120口述现场情况。随后他俯下身做人工呼吸，旁边传来围观者的惊叹声：“医生真伟大，一般人这时候谁还敢做人工呼吸啊！”

这段路人拍摄的视频日前在网上引发热议。网友评论称，“是真英雄”“疫情当前摘下口罩，这是拿命在救人”。回顾这一刻，视频主人公、36岁的急诊科医生罗现科却说，当时所有操作都是下意识的动作，“治病救人是我们的天职，一分一秒对病人来说都是求生的机会，根本没时间考虑其他”。

26日上午在河南省人民医院见到罗现科的时候，他正在急诊重症监护病房查房。作为禹州市人民医院急诊科医生，他被派往这里进行为期一年的进修学习，已经在郑州生活了几个月。

“24号晚上我去小区物业办事，突然有人跑进来喊‘有人晕倒了’。”出于职业本能，罗现科立刻跟着跑向小区超市。一位老人倒在货架旁的地上，口唇发紫，他初步检查后发现，老人心跳消失，双侧瞳孔散大，当即着手抢救。

旁边的人拨打了120，罗现科一边做胸外心脏按压一边口述病人情况，并告知对方：“我是医生，正在抢救，叫救护车赶紧

过来吧。”此时老人仍无生命体征，他果断把一条透气薄毛巾覆在老人脸上，然后口对口进行人工呼吸。

约十分钟后，急救人员到达现场，罗现科同他们一起继续抢救，并对老人实施气管插管。最终，老人心跳恢复，被抬上了救护车。

“我也有一家老小，当时脑子里有个犹豫的念头闪了一下，但是不容多想。抢救生命是第一位的。”这两天，罗现科被反复追问同样的问题：摘掉口罩做人工呼吸怕不怕？他的回答很简单：“这是我的职业本能。”

罗现科从医 13 年，急诊科是待得最久的地方。危急时刻挺身而出早已形成习惯，他认为自己只是做了一件寻常的分内事。妻子和 4 岁的女儿看到视频后来问，他才告诉她们当天的经历。

遗憾的是，虽然现场抢救有效，老人的心跳还是没有维持太久。但这次特殊的超市急救，却成为很多人的温暖回忆。

英雄往往是挺身而出的凡人，一名普通医生，因善良而无畏，因专业而忘我，罗现科的出手相助展现了人性的光辉。

（记者：双瑞。来源于新华社客户端 2020 年 2 月 26 日）

这个隔空拥抱，刷爆朋友圈！

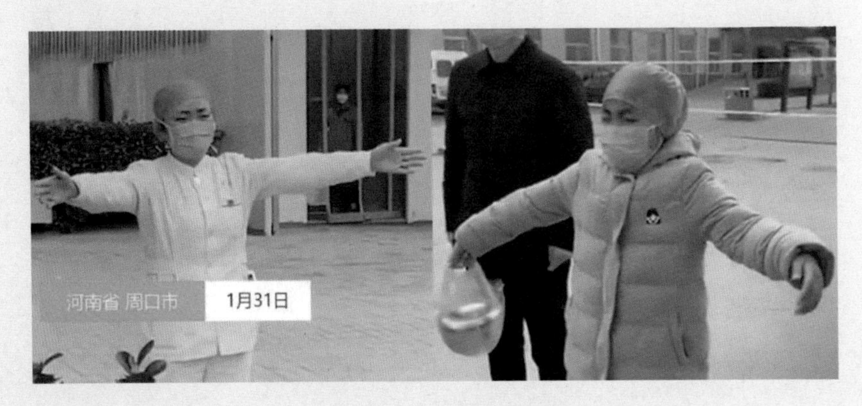

刘海燕与女儿隔空拥抱

1月31日，正月初七，河南省周口市扶沟县人民医院门前上演感人一幕——疫情一线护士刘海燕与9岁女儿隔空拥抱！

从大年初一到初七刘海燕奋战在抗击疫情一线，整整七天没有回过家，正月初七想吃饺子的她给丈夫发了个信息。随后，丈夫带着女儿一起给一线的她送去饺子。见面后，母女二人泣不成声，为防止交叉感染，女儿把饺子放在地上，刘海燕再上前拿走。面对哭泣的女儿，母女二人只能隔着几米远“拥抱”。“乖，妈妈是个共产党员，妈妈什么都不能怕，战胜病毒，妈妈就能回去了，你要听话！”面对危险，他们选择毅然前行！致敬医者仁心，白衣战士，我们等你平安归来！

（来源于央视网2020年2月3日）

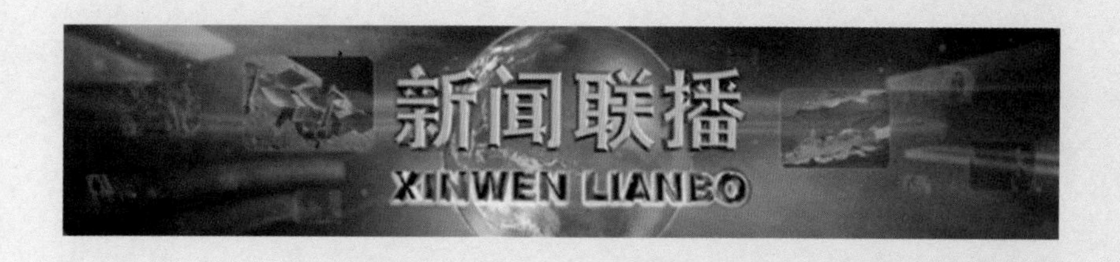

2 月 17 日，中央广播电视总台《新闻联播》报道《打赢疫情防控阻击战：广大医务人员奋战在抗击疫情主战场上》：河南支援医疗队进驻武汉第四医院已经 23 天，他们已经把原本陌生的病房变成了自己熟悉的主战场，137 名队员中，除 51 名党员外，已有 66 名队员在战“疫”一线递交了入党申请书。凭借过硬的医疗技术，河南医疗队收治的 157 名患者，已经有 29 人康复出院。

3 月 7 日，中央广播电视总台新闻频道《战疫情》栏目报道《出生五天确诊　“小沐恩”昨日出院　医护人员充当临时“爸妈”接力救治》：南阳市出生仅 5 天就被确诊为新冠肺炎的小沐恩一直牵动着大家的心。让人备感欣慰的是，在信阳、郑州两地医护人员的全力救治和精心护理下，小沐恩已经通过两次核酸检测，于 3 月 6 日康复出院，回到爸爸妈妈的怀抱。

（来源于央视网）

战疫夫妻张晓菊康谊的故事

"南阳转往省医的重症新冠肺炎患者，都是我跟他直接交接。"河南省人民医院呼吸与危重症医学科主任张晓菊口中的"他"，就是丈夫康谊，河南省人民医院感染性疾病科主任。她转诊来的患者，都入住在康谊所管理的该院公共卫生医学中心大楼内。重症患者的转诊，夫妻俩做到了无缝对接。

新冠肺炎疫情暴发后，河南省人民医院成为省级定点医院。康谊与张晓菊一个在隔离病区负责患者救治，一个奔走在全省尤其是南阳等重点区域防控一线，两人已经一个月未见。他们每天有限的联系，也全是在商讨患者救治。唯一的放松时刻，就是每隔几天，由 8 岁儿子组织的"深夜三人视频会"。

疫情来临　携手冲向一线

作为曾经参加过抗击"非典"的呼吸科专家，当看到武汉出现多例不明原因发热患者的新闻后，张晓菊就每天密切关注着相关消息。

除了自己的专业跟肺炎密切相关，张晓菊对武汉也有着深厚的感情。那是一个她求学、工作、生活了 11 年的地方。她与丈夫康谊均毕业于华中科技大学同济医学院，她还在武汉协和医院工作了 8 年。

1 月 20 日，武汉确诊的新冠肺炎患者激增。夫妻俩电话联系武汉的老师同学，询问新冠肺炎患者的症状、病情发展、救治方法、转归等。这些准备工作在后来的救治中发挥了作用。

疫情来临，康谊负责的科室和公共卫生医学中心被设置为隔离病区，成为疾病救治的最前线。张晓菊负责的科室，一批批医护精英被抽调参与南阳重症病人救治、组成医疗队驰援武汉……

张晓菊、康谊都是河南省人民医院新冠肺炎防控专家组副组长，张晓菊还是河南省新冠肺炎医疗救治专家组副组长。会诊、培训、协调……众多防控细节需要安排部署。夫妻俩每天都各自忙到深夜，做好“开战”准备。

火线救治　“持久战”里有温情

2月14日上午，河南省人民医院联防联控－发热患者远程会诊中心，康谊正跟同事对一位危重新冠肺炎患者连线会诊。

患者方某58岁，2月5日转入感染科ICU，精神状态、睡眠、饮食较差，病情危重。救治他对专家团队而言是艰巨的挑战。连续72小时的抢救过程惊心动魄。无创呼吸机辅助通气与高流量吸氧、V-VECMO等先进的抢救手段也用上了。

连日来，经常到深夜一两点还在抢救危重患者，这令一向身体健康的康谊也感到有点吃不消。

公共卫生医学中心在疫情防控中发挥着至关重要的作用。这栋8层的楼房，设置有发热门诊、隔离病房、留观病房、重症病房等区域。

医院先后组织3批医护梯队志愿者，定期轮换。第一梯队的医护人员早已换班休息了，首批进驻的康谊却没歇过一天。

来了多少人，收住在哪些病区……每天一大早，他都要先梳理一遍前一天接诊的发热患者，并把信息上报院防控小组；接着，跟两个治疗组开早会，掌握患者的治疗和病情进展情况；之后到病房查房，重点关注危重症患者；随后，开展远程多学科会诊。

2 月 3 日，张晓菊接到任务，赴南阳深度指导当地危重症患者救治。南阳重症患者较多，重任在前，她心里也有几分忐忑。为不给当地增加负担，她自备防护装备。2 月 4 日一大早，她开始全面摸底南阳所有危重患者情况。

两天内，通过远程会诊，张晓菊和其他专家共同会诊了 8 位危重症患者和 10 位重症患者。其中不乏伴有多种基础疾病和孕期感染的患者。“危重患者随时可能有意外情况发生，每天都像在打仗，心经常提到嗓子眼。”张晓菊说。这边刚平稳，那边又现危象，应接不暇。

“每天说很多话，多到现在不想说话。”张晓菊说。每到一家基层医院，她都要和当地一线、二线医护人员及其他对接专家交流患者病情，沟通治疗意见，商讨下一步治疗方案等。

“武汉的好几个同学都感染了，最亲密的朋友都在抗疫一线。”张晓菊说。连月来，她跟丈夫说的最温情的话，就是叮嘱他一定要做好防护，其他都是在探讨新冠肺炎的专业问题，有时甚至会发生争吵，争论何时用激素，何时采用有创的呼吸治疗等难题，但彼此之间的牵挂却一点都不少。

（记者：丁艳。原载于《光明日报》2020 年 3 月 23 日 04 版，节选）

他的到来，给大家吃了一颗“定心丸”

河南省新冠肺炎医疗救治专家组组长、郑州大学第一附属医院呼吸科危重症学科主任张国俊不是第一次站在传染病防治前线，17 年前的抗“非典”，11 年前的抗“甲流”都有他的身影。他凭借高超的医术和“疫情就是命令”的信念，义无反顾地投入抗击新冠肺炎的战斗中。

2 月 26 日晚 6 时许，郑州的街头，再次推出为最美逆行者亮灯加油行动。

“我申请去信阳，守好河南的南大门！我们一定能像当年战胜‘非典’一样，战胜这次疫情。”张国俊的这一段话，一夜之间传遍郑州市大街小巷。

临危受命，每天忙到凌晨

河南是人口大省，又毗邻湖北，疫情防控压力十分巨大。

1 月 24 日，河南省召开首次新冠肺炎疫情防控专题新闻发布会，54 岁的张国俊作为专家在列，详细介绍全省确诊病例的救治情况。

9 天前，1 月 15 日，他临危受命，成为河南省新冠肺炎医疗救治专家组组长。

这并不是张国俊第一次站在传染病防治前线了。17 年前，“非典”肆虐，他第一个报名进入“非典”病房，在与外界隔绝的病房中度过了45天；11年前，在抗击“甲流”的战役中，张国俊的足迹更是遍布省内的基层医院。

“作为一名呼吸科医生，又是一名老党员，疫情就是命令。”张国俊说。由于新冠肺炎重症患者会出现呼吸衰竭，因此救治呼吸衰竭对提高治愈率非常关键，也是呼吸科发挥作用的时候。

而就任专家组组长以来，张国俊除了参加各种会议、带领业务骨干制订应对方案并下沉一线救治患者，还要通过远程会诊指导全省一线医护人员救治患者，每天的工作都排得密不透风。

“凌晨1点之后才能睡觉。”身边的助理医生说。张国俊自己也是个病人，因为患有糖尿病，每天都要注射胰岛素。

他的到来，给当地吃了一颗“定心丸”

信阳，处于河南、湖北交界地带，从信阳乘高铁到武汉40分钟，很多信阳人在武汉工作和求学。疫情焦灼，信阳新增发病人数快速增长。信阳唯一一所三甲医院，2017年才挂牌。

2月3日，河南省卫健委下发紧急通知，抽调13个省级专家组下沉到各地市，深度指导当地危重症患者救治工作以提升患者治愈率，张国俊毫不犹豫地选择了信阳市并在当天就动身。

“我申请去信阳，守好河南的南大门！我们一定能像当年战胜‘非典’一样，战胜这次疫情。”18点抵达信阳后，应付了几口晚饭，张国俊马上与当地医务人员对接、了解疫情、查看确诊患者病历、指导危重症患者救治。

然而，信阳的疫情比他想象的要严重，不仅每日确诊病例多，而且危重症患者最多，救治难度大。

2月4日8点，张国俊直奔新冠肺炎患者定点收治医院——信阳市第五医院，在这里会诊了两例危重症患者及40例轻症患者。

在他和专家组的指导下，五院重新制定管理方式——危重症患者进重症监护室，根据情况施行体外膜肺氧合机或气管插管，专人护理；亚重症患者注意监测，并经鼻高流量吸氧；普通患者做好隔离，检测到位。这一有力举措使得五院的诊断阳性率和救治成功率迅速提高。

而利用智能手机，张国俊24小时“备战”对接当地卫健委，并把自己的微信推送给信阳8县2区的医护人员，使信阳所属县区有了专业规范的诊治方案。

在信阳市光山县，张国俊发现该县发病人数居信阳市第一位，但是诊断阳性率却仅为20%，他立即着手开展调研，综合研判后拿出了有针对性的建议：加强培训，取咽试子的方法要改进，取深度样本；取标本的人员要固定，规范操作；标本送检的时效性要加强；对高度疑似的患者，进行第3次核酸检测。调整后，诊断阳性率提高到了48%。

这些举措，给信阳医护人员以及患者都吃了一颗“定心丸”。

步履不停，夜以继日奋战一线

信任如山。张国俊成为基层医疗队员的主心骨和患者的依靠。

“相信我，一切都会好起来的！”很多重症患者得知郑大一附院的专家又是省专家组组长亲自来到信阳，又听到他说的这句话，都增强了信心，积极配合治疗。

在信阳圣德医院，一位有流行病学史、两次核酸检测结果均为阴性的患者，迟迟无法确诊。张国俊凭借经验并结合患者血象、胸部 CT 和其他相关检查资料，果断建议：先隔离，进行第 3 次核酸检测。

事实证明了他的判断，这名患者被确诊为新冠肺炎。隔离措施控制了新的传染源，减少了扩散的可能性，当地医务人员和防控指挥部都松了一口气。

让张国俊感到欣慰的是一对母子的平安闯关。27 岁的新冠肺炎产妇合并急性妊娠脂肪肝，紧急进行了剖宫产手术，分娩一男婴，随后婴儿也被确诊为新冠肺炎患者，成为河南省内已知年龄最小的患者。

张国俊和专家组紧急查看患者检查报告，综合判断患者病情，在极短的时间内制订了一套最符合患者状况的治疗方案。目前这名患者病情明显好转，已拔除气管插管，停止使用呼吸机，从危重症病房转至普通病房，母子双双脱离危险。

“别提多高兴了！”张国俊说。

2 月 23 日，信阳市无新增新型冠状病毒肺炎确诊病例。

看到这条消息，身在信阳的张国俊难掩内心的激动，他掏出那张儿子写着“爸爸，我永远爱你”的小纸条轻轻摩挲着。

（记者：余嘉熙；通讯员：董君亚。原载于《工人日报》2020 年 3 月 16 日 05 版）

实验室核酸检测工作 12 个小时 河南援鄂检测组专家被称为“铁人”

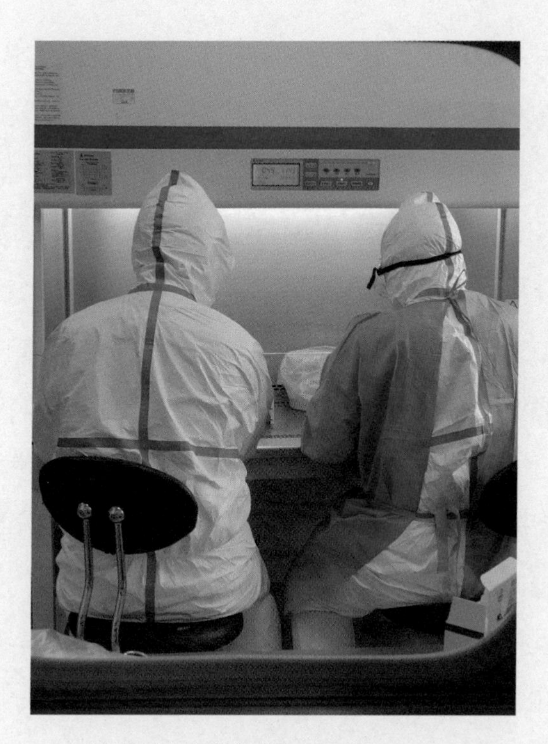

援鄂检测组专家穿着防护服进行核酸检测

“每天穿着厚厚的防护服两次进核酸提取室，时间超过 8 个小时，单次时长达 6 小时，这绝对是对人体力的考验。”河南援鄂检测组专家、河南省疾控中心艾防所副主任医师孙国清在坚持着。

自河南省第二批援鄂防疫队 12 名队员 2 月 23 日晚抵达武汉

后，他们在硚口区疾控中心负责新冠肺炎病毒检测，他们的工作得到当地领导及同事的高度认可。河南援鄂检测组的专家被称为“铁人”。

抗击“非典”有他　战“疫”新冠肺炎他申请到最危险的地方去

孙国清，2001 年，第一次随同国家艾滋病救治专家组奔赴艾滋病疫情高发区，开始与病毒打交道；2003 年，抗战在“非典”防控一线，在安阳严守河南的北大门一个多月，把“非典”病毒拒之门外，守护一方安宁；2004 年，参与河南省艾滋病大普查，在实验室研判 HIV 确诊结果到深夜，不漏过任何一个感染者，彻底摸清全省 HIV 感染者人数；2011 年，参与河南某市丙型肝炎事件的应急处理，开展丙型肝炎病毒核酸定量及分型检测；2012 年，参与河南省“四病”调查，细数普通人群中的肝炎病毒携带率，为疾病防控提供参考依据；2020 年，新型冠状肺炎病毒肆虐，疫情形势严峻，主动请缨，驰援武汉。

疫情就是命令，防控就是责任。在得知湖北急需新冠肺炎病毒核酸检测人员后，他第一时间报名援鄂，并被编入中心新冠肺炎的实验室检测组，积极开展检测工作。

2 月 21 日上午 11 时，接到援鄂出发的通知，孙国清出发前准备了各种防护物资和实验耗材。他告诉记者，家人非常支持，就是不断叮嘱要做好防护。

每天两次核酸提取，每次时长达 6 小时

由于排查检测任务重，每天要检测几百份样本，既要做好防护，又要节省使用防护服。河南援鄂检测组每两人一组，轮流换岗，实验室每天工作运转十三四个小时。孙国清时常每天穿着厚厚的防护服两次进核酸提取室，时间超过8个小时，单次时长达6小时，这绝对是对人体力的考验，累，但他坚持着。

据悉，硚口区疾控中心是武汉唯一开展新冠肺炎病毒检测的区疾控中心，特殊时期的新实验室环境和条件，工作开始可能会遇到各种问题。河南省第二批援鄂防疫队员与国家专家、区疾控工作人员交接后，首先从生物安全、PCR防污染、工作流程着手，进一步优化检测方案和检测流程。

河南援鄂检测组对当地实验室现有的不同试剂盒及仪器用不同的组合开展检测，经过对各组检测结果的综合分析，制订出了最优化的检测方案，最大限度提高实验室检测效率、灵敏度及特异性，同时完善了实验室各项记录，包括实验室检测记录、仪器使用记录等，使检测工作更加规范，可溯性更强，将全部检测结果及时录入信息系统并上报，争取做到检测结果准确、报告及时、操作安全、过程可控。

“英雄们的汗水不会白流，期待抗疫战斗的胜利，期待早日和大家相聚，期待武大珞珈山樱花盛开！”孙国清说。

（记者：尧青、刘占峰。来源于大河网2020年3月9日，节选）

隐形的“逆行者”　低调的“排雷人”
——体验流行病学调查员的“逆行”脚步

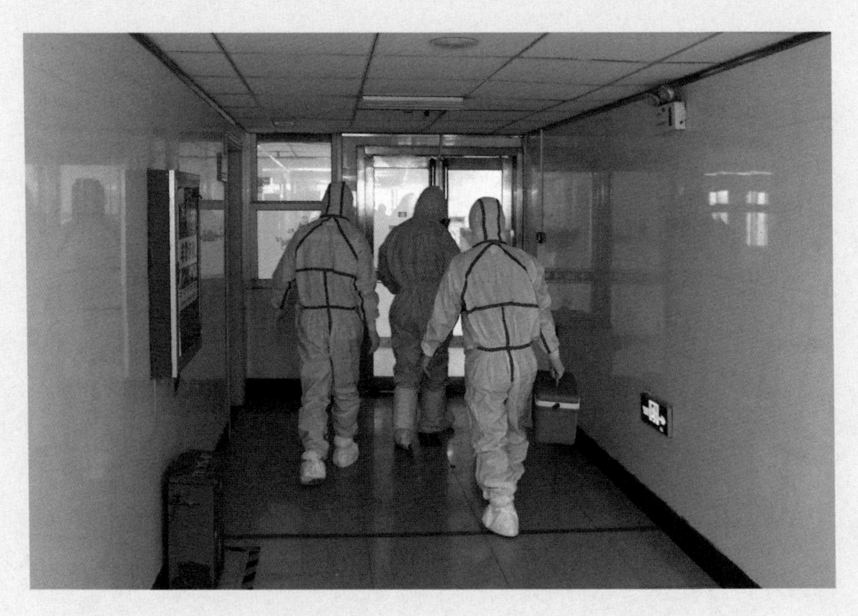

流调员陈伟博、李建彬、王衡“逆行”进入隔离病区

×××，男，××省××市××区人，现居住××小区，1月17日乘车从武汉到达××，后乘私家车回家，1月19日在当地村诊所治疗，1月20日到××市人民医院就诊……

疫情仍在持续，连日来，人们经常可以看到类似的提醒信息，这些信息对于及早发现接触者，尽早采取有效措施，以最快的速度切断传染源、阻断传播链条、保护群众健康起到重要作用。

这些调查信息大多来自各地疾控中心的流行病学调查员，他们深入抗疫最前线，出入危险的隔离区，和每一名确诊病例和疑似病例近距离接触，获得尽可能详细的资料，这些资料成为各相关部门在医治、消毒、管控、预防、处置等工作中的参考。他们的身影少有人关注，他们的事迹鲜为人知，他们是战“疫”路上隐形的“逆行者”、低调的“排雷人”。

2 月 3 日，郑报全媒体记者跟随市疾控中心流调人员，体验他们的“逆行”脚步。

层层防护　进入隔离病区

陈伟博和李建彬是郑州市疾病预防控制中心两名普通的流调员，2 月 3 日上午 10 时，他们按照约定时间来到郑州市第六人民医院。在警戒区外，两人开始穿隔离服，先对双手进行消毒，随后是戴一次性发套，然后戴医用橡胶手套、更换 KN95 口罩、佩戴防护镜、穿防护衣、穿防护鞋套、戴第二套橡胶手套，互相检查防护用品佩戴是否合格……

“刚开始时，穿防护装备大概要 20 多分钟，现在熟练了，但也得十来分钟，这是对自己的保护，也是防止病毒进一步传播的必要措施，不能有一点马虎。”李建彬告诉记者。

进入隔离区后，医护人员再一次对他们进行消毒，又在防护服外加穿一件防护服，加戴一层一次性圆帽，加戴一层医用口罩，并由隔离区护士长亲自检查是否穿戴到位。

离开病房比进入病房更加复杂，按防护程序一件一件脱下防护装备，每脱一件都要进行一次手部消毒，整体程序又是十多分钟，手部洗消达 6 次。此外，还要对随身携带的流调箱进行酒精消毒，更换医用口罩后，方可离开隔离病区。

严谨细致　不漏一个细节

此次流调对象是一名一岁多的儿童和他的妈妈。由于提前进行了沟通，这次流调工作比较顺利。孩子前几日出现发烧，符合疑似症状进入医院隔离治疗，大人没有出现发烧等症状，流调人员对其之前乘坐公共交通工具、移动轨迹、接触的人员等进行了详细问询，在隔离病房停留了 20 分钟。

并不是每一次调查都能这么顺利，有的对象出于自己的隐私考虑，会对部分内容进行隐瞒，而有的人会忘掉某些细节，这些东西就要靠流调人员慢慢地去解释，去引导，去帮他们回忆，最长的调查持续了两个小时。

陈伟博说，流调工作非常严谨，调查对象所讲的内容，每一个时间点都要完整衔接，不能有空当，每个环节做的事情、接触的人都要尽可能详细，不能漏掉一个，漏掉一个密切接触人员就等于留下一个“地雷”，随时可能造成更多人传染，这都会影响整体的防控结果。调查报告形成后，各部门会对他们去过的场所、乘坐过的交通工具进行严格消毒，对密切接触人员进行相应的隔离观察。

默默付出　脚步不曾停歇

“在得到疫情信息后，疾控中心就已经成立了指挥部，我们的工作就开始了，我的爱人也在疾控中心工作，我们到现在没有休息过一天，女儿在姥姥家，过去很少主动打电话的她经常打电话过来说，快回来吧，什么时间回来呀……”说到这里，陈伟博有点哽咽。

李建彬的爱人就在此次调查的医院，同样也在战“疫”的第一线，虽然近在咫尺，他们却没有时间见上一面。“春节回老家的车票都买过了，因为疫情回不去了，虽然我们做到了完善的防护，但是家人仍然很担心，我们只能少说工作上的事情，这样会好一些。”

配合此次流调的二七区疾控中心流调员郭东晓，已经 18 天没有回家和家人见面了，谈到此，这位坚强的汉子满眼泪水。

流调结束时，已经中午 12 点多了，陈伟博和李建彬坐在医院中心花园的长椅上吃起了医院提供的盒饭，这是他们的午餐。吃完饭，他们将回到办公室，以最快的速度整理详细的流调报告，并等待下一次出发。

“没有觉得有什么特别的，做好疾病防控就是我们的工作和责任。”说起工作，陈伟博的话很朴实，却道出了所有流调员共同的心声。

据介绍，疫情发生后，郑州市疾控中心抽调 30 余名应急队员，其中 15 名队员组成 7 个流调小分队，其余 15 名队员随时增援。目前，郑州市疾控中心共指导、参与各县（市）区开展流行病学调查 510 余次，实验室检测样品 1000 余份。在抗击疫情的路上，流调员们的脚步从未停歇！

（记者：马健。原载于《郑州日报》2020 年 2 月 5 日 04 版，节选）

哪有什么岁月静好?

哪有什么岁月静好，不过是有人替你负重前行。或许我们永远不知道明天和意外哪个先来，但我们清楚地知道，当疫情向我们袭来的时候，人民警察就是值得我们信赖、值得我们托付的那个人。一个时代有一个时代的英雄。一个时代的英雄，焕发一个时代的光辉。在这场没有硝烟的战斗中，庄严的警徽闪耀着光芒，人民警察是我们心中的真心英雄。

为了烂漫的春天，我们共克时艰

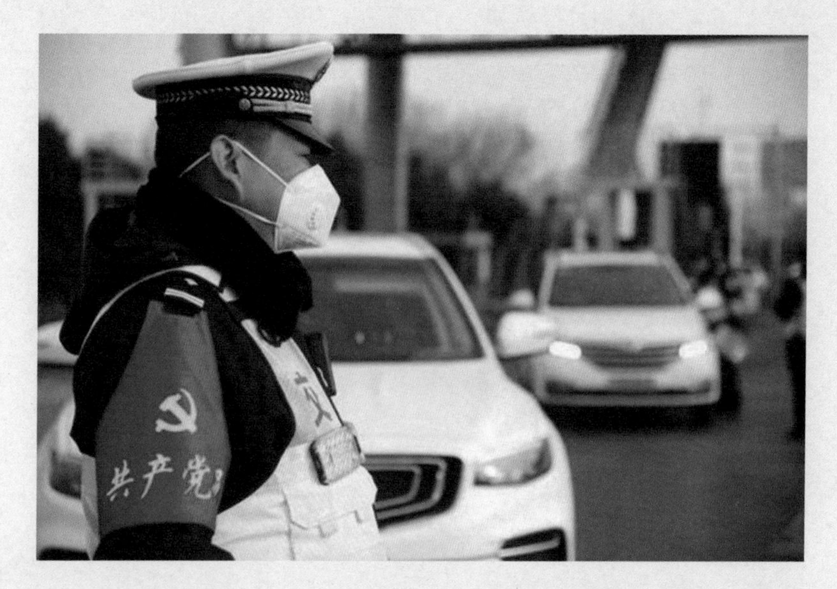

郑州防控一线交警张琦

“怕，但谁让咱是共产党员呢！”

“特殊时期，不只是我一个人，队里领导和战友们都奋战在一线，这个时候，我们必须往上冲……”张琦是郑州交警五大队八中队指导员，自 1 月 25 日（大年初一）开始，已多天坚守在防控一线。

张琦执勤的卡点位于连霍高速惠济站，平时车流量就很大，这个特殊的时期对张琦和他的同事们来说，更是一种考验。“当然惦记家人，说实话，每天面对这么多车辆和驾驶员，也害怕会被传染。可是作为一名党员，这个时候不冲上去，对不起胸前的党徽！怕，但谁让咱是共产党员呢！”张琦说。这不是在喊口号，也就在这种特殊时期才能凸显出党员的觉悟和担当。

“疫情面前，民警如果退了，群众的安全如何保障？”采访结束时，张琦说，自己会和同事一起坚守自己的岗位，全力以赴防范疫情，同时，加强路面管控力度，防范各种安全风险，强化对恶劣天气的应对措施，预防和减少各类交通事故的发生。

（记者：王佩。来源于人民网 2020 年 2 月 19 日，节选）

倒在抗疫一线后，民警樊树锋捐献了器官

“这几天忙，回不去，你们照顾好自己。宝贝，在家要听奶奶的话，等过段时间爸爸就回去了。”

2 月 11 日上午，郑州市公安局东风路分局社区民警樊树锋像往常一样给家里打了个电话。可所有人都没有想到，这通电话，竟成了他与家人最后的告别。

就在这天，在抗疫一线连续奋战 17 天的樊树锋，因过度劳累导致颅内大面积出血，被送往医院紧急抢救。2 月 19 日，樊树锋经抢救无效离世，年仅 39 岁。

疫情来袭，难得过上一个团圆年的樊树锋接到任务后，连夜从老家返回郑州。“等疫情结束，给你们娘儿仨补个假，好好陪陪你们。”这曾是樊树锋对妻子张华许下的承诺。

樊树锋所在的白庙村社区包括大铺村、小铺村和姜砦村 3 个城中村，有 8 个网格 9 个小区 900 余户 2800 余人，还有 2 个在建工地，流动人口多，人员构成复杂。返岗后，樊树锋立即与 7 名辅警，兵分八路，入户排查疫情管控重点人员，耐心劝导返程人员隔离。“初期挨家挨户排查，都是樊大哥带着大家用腿跑出来的。”辅警闫志红回忆。樊树锋常对大家说：“我们多走一步，群众离危险就少一步。”

疫情防控期间，樊树锋几乎所有时间都在辖区楼院里泡着。

为阻断疫情传播途径，加强社区管理，樊树锋主动协助社区工作人员在各小区设置检测点，对小区楼院进行疫情防控知识宣传和巡查。

樊树锋的家离单位仅有300多米远，但因工作需要，他一连10多天都没回家。在他的努力和当地干群配合下，白庙村社区至今未出现一例新冠肺炎病例。

“药吃完了没？快吃完了说一声，我给你买。”“身体怎么样了？需要什么尽管给我说，一定给你办好！”许多群众的手机上，还留有樊树锋的暖心短信。

“此生无悔披战甲，来世还要做警察。”这是樊树锋在朋友圈发过的一句话，也是他一直践行的人生信仰。2005年考入郑州市公安局特警支队，樊树锋先后参加了汶川抗震救灾、北京奥运会安保等重大工作，2016年调入东风路分局治安管理服务大队治安二中队担任白庙村社区民警。来社区工作的短短几年，他先后抓获各类违法犯罪嫌疑人200余名，参与侦破各类刑事、治安类案件百余起，抓获网上逃犯8名。

工作日志、警民联系卡和反诈骗宣传小册子曾是樊树锋每次入户走访必带的“老三样”。“他的工作日志跟天书一样，密密麻麻，只有他能看明白，但我们知道那上面记的都是群众关心的大事小事。”樊树锋的同事刘孝章说。

“如果我牺牲了，就把器官捐了，让更多的人延续生命。”这是樊树锋生前的嘱咐，樊树锋的家人遵照了他生前的愿望。据医院方面介绍，他的器官能挽救3个人的生命，让两个人重见光明。

2 月 19 日中午，樊树锋的家人和单位代表在郑州大学第一附属医院参加了樊树锋器官捐献仪式。仪式上，他们鞠躬、敬礼，泪别这位可敬的民警。

（记者：张浩然、翟濯。来源于新华网 2020 年 2 月 24 日）

战“疫”一线　警察就是战士

——追记河南省汝州市公安局民警程建阳

“警察就是战士，只有倒在自己的战位上，才是最好的归宿。”这是河南省汝州市公安局民警程建阳在年度工作总结中写过的一句话。

1月28日23时许，在疫情防控一线连续奋战多日的程建阳突发脑溢血昏迷，被紧急送至医院抢救。1月30日15时50分，程建阳的生命定格在45岁。

近日，国务委员、公安部部长赵克志签署命令，追授牺牲在新冠肺炎疫情防控一线的程建阳全国公安系统二级英雄模范称号。

“只在大年初一和家人吃了一顿饺子”

“他太累了，从除夕去局里工作到病倒去世，只在大年初一早上和家人吃了一顿饺子。”程建阳的妻子任红霞回忆道。

1月25日，程建阳拖着疲惫的身体从汝州市公安局疫情防控一线回到家。妻子任红霞将煮好的饺子摆上饭桌，16岁的女儿程稚懿坐在桌旁等着爸爸。

程建阳吃完饺子去卧室，俯身亲了亲还在熟睡的3岁半大的儿子程灏。“红霞，疫情很紧张，我得赶紧回局里。”程建阳又摸着女儿的头说：“等过几天情况好转了，我去买个小蛋糕给你庆祝 16 岁生日。”

回到公安局，程建阳再次仔细核对相关资料，盘点手头有关疫情防控、打击网络不实信息散布等紧要工作。当日晚 21 时许，任红霞接到丈夫的电话。程建阳在电话中说：“现在疫情防控越来越紧张了，汝州也启动了重大突发公共卫生事件应急响应，我要参加联防联控。”

面对疫情防控的紧张形势，程建阳作为社会治安稳定疫情防控专班的相关负责人，除了本职工作，还主动请缨，坚持每天作为主带班，加入到疫情防控排查一线，严格执行一级响应工作战时纪律，带领队室民警，克服人员少、任务重的情况，连续奋战。

在请战书上，程建阳写道：“我愿到疫情防控一线，我将勇往直前，决不退缩。”

“1 月 26 日我值班，8 点到单位时程队却在办公室，我问他咋来了。他说现在疫情防控形势紧张，他不放心。”同事陈莹丽回忆说。

翻看程建阳的手机通话记录，直到突发脑溢血昏迷的那天晚上，程建阳还给大队的同事打了五六个电话，他在微信上提醒和要求全大队每一个同志，在疫情防控一线工作中不能有丝毫懈怠。

大事难事看担当

“那晚我 10 点走时，程队还好好的。我现在感觉程队还在身边，没有走远。”同事李进营至今不能接受程建阳牺牲的事实。

“得知建阳哥去世的消息，我一整天都像是在梦中，不知道说啥好，这样好的警察怎么说走就走了呢？”汝州市蟒川镇何庄村村民李红瑞说。

蟒川镇是程建阳生前工作过的地方。1996 年 8 月，从河南省人民警察学校毕业的程建阳入职汝州市公安局蟒川派出所，成为一名基层民警。

李红瑞的丈夫何虽营是程建阳处理过的一起治安事件的当事人，两人因此结识。李红瑞说，何虽营前些年突发脑溢血，是程建阳帮着找大夫、找床位，还垫付了医药费。

在蟒川工作期间，蟒川镇戴湾村村民高院学的疑难户口问题、蟒川镇核桃园村村民赵新民的疑难户口办理，都是通过程建阳联系蟒川派出所帮助解决的。

“建阳在蟒川工作 6 年，与群众建立了深厚的感情，他虽然调离蟒川十多年，现在不少村民遇到麻烦事还是找建阳。”蟒川派出所所长宋文政说。

“我们经常下乡执行任务，有时候调查取证一晚上要跑几个乡镇，别人都疲惫得不行，可程队从不说累。和程队共事七八年，他为人和善坦诚，工作务实，团结同事。”民警李进营说。

“疫情就是命令，防控就是责任。大事难事看担当，程建阳同志不忘初心、牢记使命，顽强拼搏在疫情防控第一线，彰显了共产党员舍小家为大家的家国情怀。他用行动和生命践行了誓言。”汝州市公安局局长祁明安说。

从警 23 年，程建阳先后荣立个人三等功一次，荣获个人嘉奖两次，多次受到汝州市、平顶山市党委、政府和河南省公安厅表彰。2017 年 9 月，程建阳被中共河南省委授予“人民满意的政法干警”荣誉称号。

“要成为像爸爸那样的警察”

“他太忙了，我给他打电话，多数时候听到的是‘我在开会’‘我在下乡’。”程建阳的大哥程国政说，“弟弟虽然工作忙，对家庭却很负责，闲时会给红霞和孩子做饭，辅导孩子学习。建阳把老娘接到身边照顾三年多，只要在家里，就给老娘洗脚。”

“父母都是农民，时常教导我们兄弟三人工作上要勤勉本分，不能有私心、占公家的便宜，要感恩党和社会的培养。”程建阳的二哥程建国说，“弟弟没有辜负父母的教诲。”

“我的爸爸是一个大忙人，有时一星期都见不到他。晚上，我睡着了，爸爸才回来；早上我起来了，爸爸已经走了。”

“他是一个聪明的爸爸，闲暇时会给我辅导功课，非常难的题他一看就会；偶尔带我去游乐场玩，他接到电话又去上班了。”

说起爸爸，女儿程稚懿泪如雨下，一张张纸上，写满了对爸爸的回忆……

在妻子任红霞眼里，程建阳对自己要求很严，虽然整天忙着工作，但对别人很温和、很宽容，他敬老爱幼，待朋友真诚友善。

“我最大的愿望就是要成为像爸爸那样的警察，为人民多做好事。”面对父亲的遗像，程稚懿下了决心。

（记者：潘志贤。原载于《中国青年报》2020 年 2 月 19 日 03 版）

双警夫妻战“疫”线

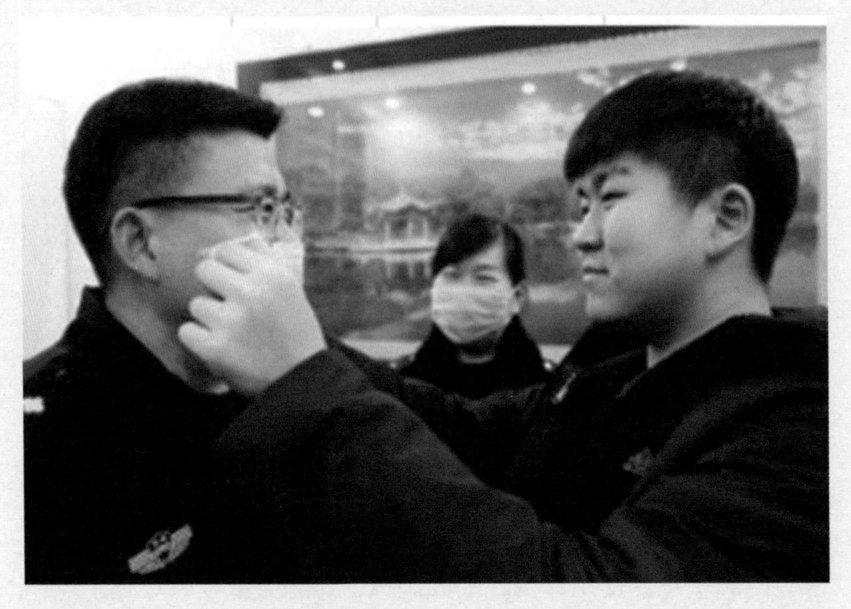

刘小宾夫妻出征前儿子为他们戴上口罩

抗击疫情，是一场没有旁观者的全民战争。在河南省修武县公安局有这样一对“双警夫妻”，作为人民警察，面对疫情，他们风雨共担，扛起使命和担当，在防疫前线携手“逆行”，用“小家”书写着奉献的含义，用行动诠释着警察的忠诚，为打赢这场“战役”贡献着自己的力量。

疫情防控阻击战打响的时候，作为交警大队大队长，刘小宾第一时间向全大队 178 名公安交警发出了“疫情不退，交警不退”

战时总动员，立下“军令状”，要求所有参战民警、辅警顶在疫情防控第一线，同时组织精干警力迅速在省道S308焦作与新乡交界处等6处设立疫情防控卡点。他第一时间带领设施、宣传等部门先后向各卡点增加水马、爆闪回旋灯、LED警示屏、安全提示牌等设施，举全队之力保障各个疫情防控卡点的高效运转。

身在110指挥中心的妻子秦虹，在接到疫情防控命令后同样随即进入战时状态，接处警、社区管控。除了交接班她全天24小时坚守岗位，和丈夫刘小宾一样，疫情不退，决不后退。

面对疫情，刘小宾在全队叫响“我是党员我先上”的口号，把全体党员干部编入“第一梯队”，把党旗插在了战“疫”一线，自己担任修武东站临时党支部书记兼任第一梯队队长，并根据疫情防控实际情况，总结出一套行之有效的修武交警疫情防控卡点“五三工作法”（三检、三查、三快、三消、三心）。

他给自己定下了“三个三”的硬标准：每天至少在卡点执勤3个小时，每天至少和一线民警3次视频连线，每天至少对疫情防控提炼3条建议。

截至卡点撤除，全县6个交警疫情防控检查点，近4万辆机动车、5万名机动车驾驶人及乘客，无一出现漏检，做到了零失误、零瑕疵、零漏洞，牢牢守住了焦作的东大门！

由于疫情防控工做出色，修武东疫情检查站被评为“全市示范卡点”。

在接警台的方寸之地，秦虹主动顶在了接处警的第一线，依托公安平台系统，进行合成调度，第一时间接警、第一时间处置，不漏过一个警情、一条指令，确保每一条警情都能及时准确下达到位。

为确保疫情防控工作万无一失，刘小宾第一时间建立了高效运转的疫情防控后勤保障小组，投入数十万元多渠道分批购置了医用口罩、护目镜、消毒液、一次性手套等物资，并优先向卡点一线配发、补充，把熬好的中药药汤送到每一个检查点，确保一线民警的防护安全。

他因地制宜推出了错时分餐制、视频慰问隔离民警、“警医家庭、双警家庭”同心励志 MV 等暖警爱警政策。妻子秦虹则凭着自己的责任担当，在她负责的修武县公安局东家属院疫情防控点上，始终坚持不漏一人地测体温、查证件，以自己尽职履责的实际行动暖民心、护民安。

自打响防“疫”战开始，刘小宾夫妻二人都坚守在各自的岗位上，微信视频聊天是这对“双警夫妻”相距不足一公里但却每天常用的见面方式。

作为双警家庭，注定要牺牲更多、付出更多。刘小宾夫妇通过自己的一举一动、一言一行，无时无刻不在感染着身边的每一位同事。

特殊的职业，造就了特殊的“夫妻档”，虽然他们在不同的战场上，但他们在共同抗“疫”的路上并肩前行，刘小宾说：“这次疫情关乎全社会群众的生命安全、身体健康，我们夫妻俩都是人民警察，就该有双份的付出、双份的坚守，所有的牺牲都是值得的。”

（记者：张亮、马维博。来源于法制网 2020 年 3 月 23 日）

三位“食言”的准新郎

如果没有这场疫情，25 岁的杨艳垒和 22 岁的徐星辰应该都是“新郎官”了。

他们俩都是鹿邑县公安局交警大队城区中队的辅警。杨艳垒原定的婚期是 1 月 30 日，徐星辰的是 2 月 1 日。疫情的发生，让他们成了“食言”的准新郎。

“由于疫情原因，经与家人商量，原定的婚礼推迟举行。等疫情结束后，择日再定婚期，望各位亲朋好友谅解。”1 月 27 日，杨艳垒在朋友圈发了这样一条信息。

取消婚礼是杨艳垒和未婚妻共同做出的决定。“推迟婚礼是对艳垒工作的支持，也是对自己和他人负责，虽有遗憾但不后悔，婚礼可以推迟，但疫情防控不可以滞后。”每次想到未婚妻的理解，杨艳垒心里就甜蜜蜜的。

和杨艳垒在一个中队的徐星辰，家里人在春节前就为他的婚礼做足了准备。但是接到疫情防控任务后，徐星辰二话不说就返回了岗位，和队友一直坚守在执勤一线。

还有一位“食言”的“准新郎”。

该县马铺派出所辅警任开元原定的婚期是 2 月 3 日，他的准岳父岳母长期在新疆工作，之所以把婚期定在春节假期，就是为了让亲戚朋友聚在一起，好好热闹一下。婚礼如果不能如期举行，可能要推迟到明年春节。

他的未婚妻主动做起了父母的工作：“县委、县政府提倡春节期间不串门、不聚会，我们如果举行婚礼，该有多大的隐患。”考虑到“准女婿”的工作性质和疫情防控的严峻形势，“准岳父岳母”同意将婚礼推迟。

“疫情面前，婚礼可以推迟，但是警察不能后退。爱人和家人都支持鼓励我，我一定要站好岗守住防线。”任开元说。

（记者：赵春喜；通讯员：李小伟、苑磊。原载于《河南日报》2020 年 2 月 15 日 03 版）

比翼齐飞 共战“疫”情

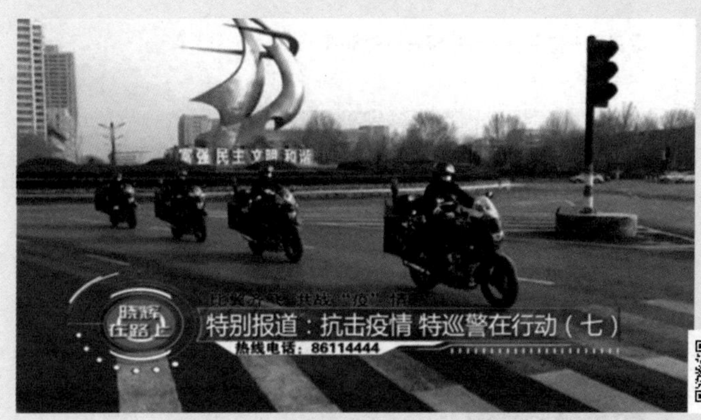

2020 年 3 月 13 日，河南广播电视台法治频道《晓辉在路上》栏目报道《比翼齐飞 共战“疫”情》。宋相昶是开封市公安局巡特警支队黑豹突击队的一名民警，自疫情防控工作开展以来，他已连续 40 多天不间断在开封大街小巷巡逻防控，用信念和行动守护着开封的每一个角落。而宋相昶的爱人崔玉华也是一名基层民警，同为警察的两人平时就聚少离多，疫情发生后，两人都坚守在抗疫一线，见上一面更是难上加难。为了不影响工作，夫妻二人只能将刚满两岁的孩子送回老家由姐姐照看。

（来源于河南广播电视台法治频道 2020 年 3 月 13 日）

泪目！一封来自济源抗疫一线的家书

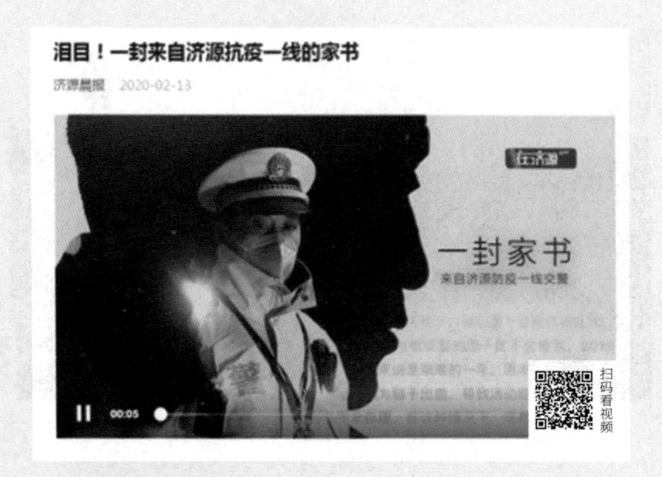

2 月 13 日，《济源晨报》官方微信推出视频《泪目！一封来自济源抗疫一线的家书》，讲述济源交警刘向阳全力投入疫情防控第一线，日夜坚守在工作岗位，为了人民的健康和安全，默默地奉献着自己的力量的感人事迹。

（来源于济源新闻客户端 2020 年 2 月 13 日）

我是党员，我先上

疫情就是集结号，疫情就是动员令。在抗击疫情的战场，总有一些人一些事让我们泪流满面，他们冲在前、干在先，他们不畏艰险、无私奉献，他们以身作则、模范引领，他们随时准备为党和人民的利益牺牲一切……关键时刻冲得上去，危难关头豁得出去，他们不畏艰险冲锋“疫”线，因为，“我是党员，我先上”。

坚守“哨口一线”的“第一书记”

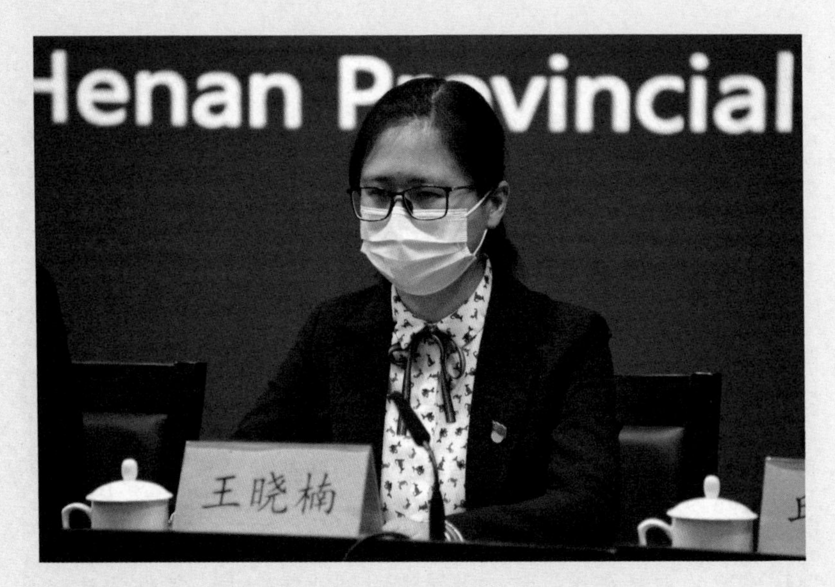

坚守“哨口一线”的“第一书记”——王晓楠

脱贫攻坚收官之年又遭遇疫情影响，各项工作任务更重、要求更高。听！由河南省政府新闻办举办的新冠肺炎疫情防控专题第31场新闻发布会上，坚守“哨口一线”的“第一书记”，如何统筹抓好疫情防控与脱贫攻坚、春耕生产和经济发展工作。

王晓楠：平凡人的故事常常打动我

简介：中国证监会稽查总队副处长，派驻兰考县东坝头镇张庄村第一书记。

张庄村是焦裕禄书记找到防风治沙办法的发源地。2014年3

月17日，习近平总书记调研张庄，为乡村发展指明方向，推动脱贫攻坚加力提速。

中国证监会作为兰考县张庄村的定点扶贫单位，从2015年7月开始向张庄村派驻第一书记，我是第三任。发挥部门优势，助力张庄发展是我的政治责任。

自2017年11月9日至今，转眼已来到张庄村两年有余。王国生书记勉励我们：驻村要驻身，更要驻心，要和群众同坐一条板凳，关键时候站在一起，服务群众心在一起，增收致富干在一起，才能赢得群众的支持信任。

这两年多忙碌而充实，在与当地干群朝夕相处中增进了与百姓的情感，丰富了对农村工作的认知，提高了攻坚克难的本领，对像我这样的“三门”干部，是一个很好的锻炼机会。

在疫情防控阻击战中，平凡人的故事常常打动我。闫春光是村里的贫困户，这几年刚刚靠养鸡脱了贫。听闻曾救治过河南患者的桂恩希大夫在武汉抗疫，他毫不犹豫地将卖鸡蛋的两万元钱捐给桂大夫所在医院。孟宪书是村里一名老党员，几年前，为了扶贫企业在村里落地，他带头迁走了自己母亲下葬不久的新坟。要知道，在农村迁坟可是件大事。新型冠状病毒来袭，他又将儿子孟大庆送上防疫一线战场。

大庆作为工作队长，连夜值守，劳累过度，牺牲在工作岗位上，年仅48岁。孟宪书老人白发人送黑发人，没有眼泪没有抱怨，嘴里一直在说的是：“大庆是党员，党让咋干就咋干，国家需要他必须上，忠孝难两全。”

翟茂胜老人在村里当了40年的村主任，年近七旬退休，和老伴儿的日子过得并不宽裕。得知一线干部值守辛苦，他毫不犹豫捐出两千元钱支持防疫工作。

还有县乡村等许许多多基层干部，他们都是以不计个人得失的付出，在平凡岗位上书写着不平凡。兰考人民让我更加懂得什么是感恩和奉献，什么是责任和担当，什么是舍小家为大家。相较于这个收获，为工作而克服的些许家庭困难，不值一提。

扶贫工作带给我的成长使我的父母备感欣喜。他们虽然也已年过花甲，但却默默承担了家里的后勤工作。我的丈夫对我的工作也越来越支持和理解。如今4岁的儿子时常会说“我要去兰考，我也可以帮助别人，打败病毒”。听到这些，我也为他感到骄傲。

作为第一书记，不管扶贫，还是抗“疫”，勇敢冲在第一线，坚定战在最前沿，就是义不容辞的职责所在。

（来源于人民网2020年3月16日，节选）

一只口罩见担当！

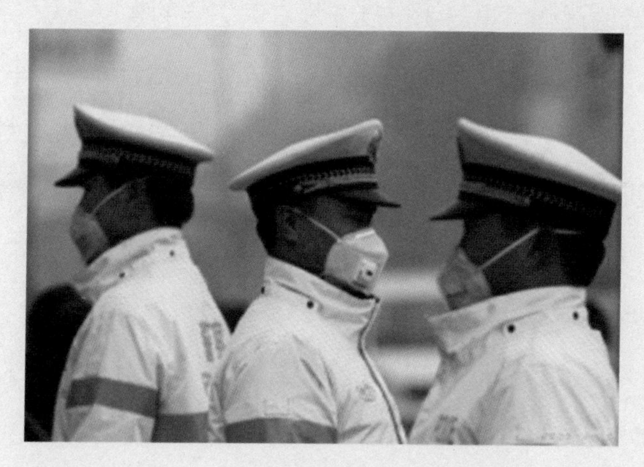

交警在寒冬中执勤

持续加紧的疫情，让口罩开始成为每个人的必需品。记者跟踪一只口罩从生产、运输到配发全流程，发现一只小小的口罩背后，凝聚了无数共产党员的奋斗与担当。

“决不让防疫物资在郑州站耽误一分钟”

农历猪年的最后一天晚上，郑州火车站行包车领班孙国祎带着妻子做的一盒他最爱吃的鸡蛋韭菜饺子，准时来到了交接班室。

“今天是大年三十，大家辛苦了。”孙国祎一边向他的队员们打招呼，一边准备打开那盒饺子。在郑州站行包车间工作了30年的他，今年除夕又没能陪伴在家人身边。

“孙工长，T113次列车22点54分到7站台，车上装有一批口罩，请立即组织人力进行装卸。”别在孙国祎腰间的对讲机里，忽然传来了一阵急促的呼叫。

“收到，我马上过去。”参加过非典防疫物资调度工作的孙国祎，知道这些口罩对于抗疫一线有着怎样的意义。放下了手中的饭盒，孙国祎立刻带领16名突击队员前往站台等待列车进站。

作为京广、陇海铁路交会处的郑州火车站，是中国铁路中部地区最重要的行包中转站。新型冠状病毒感染的肺炎疫情暴发后，来自全国各地的医疗救援物资每天正源源不断地从这里中转发往武汉等城市。

T113次列车在郑州车站只停留8分钟，孙国祎带领着突击队员们分工合作组成流水线，不到6分钟的时间，这些口罩已经被整整齐齐地堆放在了拖车上。

孙国祎的对讲机里很快又传来了下一趟列车的预报。一夜过去，孙国祎已经记不得他和他的队员们装卸了多少车防疫物资。交接班室里那满满一饭盒的饺子，直到天亮也没有等到它的主人。

“作为一名30年党龄的老共产党员，关键时刻必须顶上去。决不让防疫物资在郑州站耽误一分钟，这是我必须要做到的。”孙国祎说。

“使死了也要干”

孙国祎不知道，春节期间他所装卸的口罩，很多来自河南省长垣市。被称为“中国医疗耗材之都”的长垣市，拥有各类卫材企业70多家，产自这里的医用物资占全国市场销量50%以上。

位于长垣市张三寨镇的飘安集团，是当地最早生产口罩、防护服等产品的企业。得知疫区防疫物资紧缺，集团党委书记陈广法紧急通知工厂恢复生产。近些日子，他一直在组织员工复工、协调生产原材料，已经连续几晚都没睡上一个囫囵觉了。

时值春节，工厂大部分工人已经回家过年，陈广法想方设法召回了100多名员工。“这次返回车间的党员就有50多个。”陈广法说。

前方口罩告急，作为具有较大生产能力的企业，飘安集团与当地其他卫材企业都不约而同地表态：非典时期，我们没有坐地起价；如今国家又面临疫情危机，我们不发意外之财。

彻夜不停，人机联作，加足马力保障生产供应。飘安集团一天就可生产口罩12万个、防护服700套。

春节紧急复工，必然会面临用工、原材料、物流等生产成本的上涨。长垣市医疗器材同业公会会长李明忠告诉记者，尽管存在各种客观条件限制，但长垣已开工的卫材企业都在铆足劲儿，“使死了也要干”。

“使死了也要干”，这是太行南麓、黄河北岸地区老百姓常说的一句话，意为再苦再累也得拼劲儿去干。正是怀揣着这股劲儿，近些天来，每天从长垣卫材企业发出去的口罩就有四五十万只。

“全力以赴，抗击疫情，无论生死”

“老家支援的口罩我们收到啦！”1月26日，由137名医疗卫生工作者组成的河南首批援鄂医疗队顺利抵达武汉。看到一些标有产地在河南的口罩，队员们都感到很亲切。

河南医疗队主要负责协助武汉市第四医院进行救治工作，谈到在病区的工作状态，医疗队护理组组长张卫青笑称自己每天都在经历"冰火两重天"。

"为了防止病毒通过通风系统传播，病房里的中央空调已经全部关闭，同时还要开窗通风，因此病房里非常冷。但戴上口罩、穿上防护服后，我们全身密不透风，工作起来很快就会汗流浃背。"张卫青说，"作为共产党员，我们是来战斗的，不是来度假的。哪怕条件比现在简陋一百倍，我们也会很好地完成任务，请'大后方'放心。"

1 月 28 日，进驻武汉后的第二天，河南医疗队决定成立临时党支部。其中的两位护理人员，出行前刚刚向党组织递交了入党申请书。

河南大学淮河医院的护士王月在自己的入党申请书中这样写道："我是一名在临床一线工作了 12 年的普通护士，2003 年非典暴发、2008 年汶川地震，我身边的很多共产党员，哪里有险情，哪里就有他们的身影。如今，这样的机会摆在了我的面前，我志愿加入中国共产党，全力以赴，抗击疫情，无论生死。"

（记者：翟濯。来源于新华社客户端 2020 年 2 月 1 日）

河南郑州：八旬党员老奶奶捐款助力疫情防控

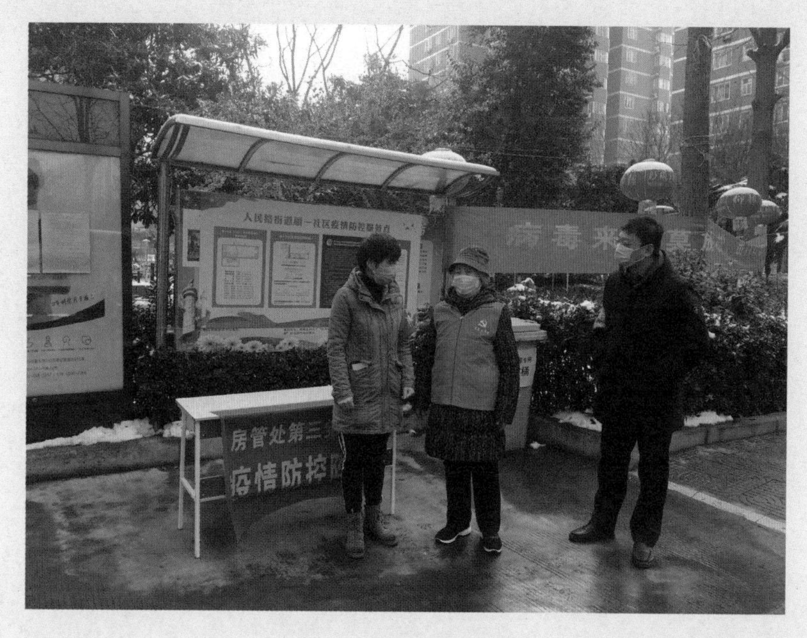

曹小娥坚守工作岗位

一个先进典型就是一面旗帜，一名优秀党员就是一把标杆。

2 月 8 日，家住河南省郑州市金水区人民路街道顺河路 48 号院，年已八旬的老党员、退休职工曹小娥奶奶，从自己的退休金中拿出了 9900 元要捐款助力疫情防控。

自疫情暴发以来，曹小娥老奶奶一直通过电视关注着疫情的发展。她说：“这是我的退休金，我想拿出来略尽绵薄之力。国家拿钱给我养老，我现在应该拿钱出来支持国家。如果不是还有十几个孩子需要花钱，我会拿出更多的钱支援武汉抗疫工作。”

27年来，曹小娥老奶奶一直无怨无悔地资助着147名贫困生。她口中的十几个孩子，就是她现在仍然在资助的贫困生。这位老奶奶以自己的实际行动，非常深刻地诠释了作为一名共产党员初心不改、使命不渝的情怀。

目前，这笔捐款已经由郑州市金水区人民路街道办事处通过相关渠道捐献给相关机构。

（记者：苏建军。来源于中国妇女网2020年2月9日）

奋战在基层一线的“尖兵连”

——中原战“疫”驻村第一书记群像

一座不垮的大厦，必定有挺拔的栋梁；一个不倒的巨人，必定有刚直的脊梁。

面对新型冠状病毒感染的肺炎疫情，全省1.3万名驻村第一书记挺身而出，英勇奋战在疫情防控的前沿阵地——

他们以担当尽责践行初心使命，把疫情防控作为当前最重要的工作；他们用青春热血守护一方平安，把人民群众生命安全和身体健康放在第一位。

村口巷尾、田间地头……驻村第一书记深入贯彻落实习近平总书记重要指示精神和中央、省委关于疫情防控的重大决策部署，在坚持党建引领上下功夫，在科学防控疫情上下功夫，在抓好工作落实上下功夫，在健全防控机制上下功夫，在统筹推动脱贫攻坚上下功夫，带领群众汇聚起齐心战“疫”的强大力量，坚决打赢疫情防控阻击战。

坚守——擎起鲜红的旗帜

疫情，来势汹汹；防控，十万火急。全省驻村第一书记擎起鲜红的旗帜，全力以赴守住农村这个疫情防控的重要战场。

“我志愿加入中国共产党，拥护党的纲领，遵守党的章程，履行党员义务……”在疫情防控的最前沿，濮阳市委组织部驻台前县清水河乡潘集村第一书记赵敬涛带领党员干部重温入党誓词。

那天是农历正月初一。面对严峻的防疫形势，赵敬涛紧急驱车 100 多公里，赶回潘集村。

“这是党考验我们的时候，是群众需要我们的时候，党员干部要勇敢站出来。”赵敬涛带领村“两委”成员采取党建主业“挑”起来、网格管理“强”起来的方式，立即投入疫情防控阻击战中。

疫情就是命令，驻村第一书记是“最美逆行者”。

“对不起，孩子，我是党员，我是弯柳树村乡亲们的第一书记，正是因为危险，所以我才必须风雨无阻回村。”这是国家统计局河南调查总队驻息县路口乡弯柳树村第一书记宋瑞在回村的途中发给女儿的一条微信。

作为“全国脱贫攻坚奖”获奖代表的宋瑞，受邀参加 2020 鼠年春晚郑州分会场的演出。演出结束后，她乘车到珠海，履行陪女儿过春节的诺言。

得知村里从武汉返乡的村民增加到 40 多人，宋瑞随即改签返程票，只为早一点回到工作 7 年多的弯柳树村。面对家人的不舍和牵挂，她说：“等我把党员的责任尽到了，就回家做个称职的好妈妈。”

危急时刻，驻村第一书记挺身而出、坚守岗位，有的放弃了与家人的团聚，有的忍受着病痛的折磨，第一时间进入战“疫”状态。

“我的病一点也不碍事，这个时候必须待在村里心里才踏实。”1 月 27 日，洛阳市人社局驻新安县青要山镇黄北岭村第一书记程伟面对村民的关切说了这样一句话。

前些天，程伟腹痛难忍，村民把他送到了医院。住院期间，患有急性胰腺炎的程伟靠输营养液维持，体重急剧下降近12公斤。

当看到新安县90多名驻村第一书记响应号召，奔赴一线坚守岗位时，还没办理出院手续的程伟独自驱车回到了黄北岭村。

回村后，程伟立即带领村“两委”干部，组建“党员先锋队”，制订防控方案。

“我驻村，我负责！”在这场没有硝烟的战“疫”中，驻村第一书记按照省委选派办印发的《关于充分发挥驻村第一书记作用进一步做好疫情防控工作的通知》要求，坚决扛牢疫情防控政治责任，通过设置“党员先锋岗”、组建“党员先锋队”等，分类推动基层党组织织密组织网络，全力以赴帮助所驻村开展疫情防控工作。

担当——筑起坚固的屏障

“这些天，‘萌书记’一直守在村里。”沈丘县白集镇尹庄村党支部书记程志强说。

“萌书记”叫王萌利，是一名高大威猛的人民警察。从省公安厅选派到尹庄村的他，已经在这里工作4年多了。

在帮扶这个全省都挂着号的重点贫困村时，王萌利找到了收拾“烂摊子”的法宝：当好群众的“贴心人”和“主心骨”。

“疫情当前，咱第一书记就得帮群众把关，把工作做得细一些、再细一些。”王萌利说完，又恢复“连轴转”状态，带领党员干部逐户开展网格式摸底排查。

在各级组织部门的号召和带动下，驻村第一书记冲在一线、干在实处、做出表率。在疫情防控的第一线，他们守土有责、守土担责、守土尽责，用心血和汗水筑起一道道守护人民群众健康的“防护墙”。

时间定格在1月29日。51岁的老党员、民权县第一初级中学驻王桥镇郝庄村第一书记王德恩骑上电动车，匆匆与家人告别。这一别，竟是永别。

在去郝庄村开展防疫工作的路上，王德恩不幸遭遇车祸。他的生命，就这样定格在服务群众的路上。

与村干部携手排查疫情的队伍中，再也看不到王德恩的身影；向村民讲解安全防护知识的人群中，再也听不到王德恩的声音；在村口卡点的执勤岗上，再也看不到王德恩的笑脸……

“多好的一个人啊，怎么说走就走了？”村民高群领呜咽着说。他常年重病在身，是王书记按政策帮他家办了低保、修了危房。

“这个老王，就是个工作狂……”王德恩的同事说。他成天忙于工作，一个馒头一碟青菜就是他的一顿午餐。

如今，王德恩的办公室里，还有一箱拆开不久的方便面静静地放在那里……

为了守护群众的平安健康，王德恩用行动迎战疫情、以担当诠释责任，直至献出了宝贵的生命。

商丘市委决定追授王德恩同志“商丘市优秀共产党员”称号，并开展向王德恩同志学习活动。

向典型学习，向榜样致敬。中原大地，1.3万名驻村第一书记充分发挥基层党组织的战斗堡垒作用和党员的先锋模范作用，当好指挥调度员、当好一线战斗员，严守阵地不麻痹，持续作战不松懈，落细落实疫情监控、排查、预警、防控各项措施，严把疫情传播第一道关口，构筑起群防群治的严密防线。

战“疫”——汇集必胜的力量

“不拜年不串门，戴口罩勤洗手……”连日来，漯河市郾城区新店镇薛庄村的“大喇叭”准时传来熟悉又亲切的声音。

漯河市农业农村局派驻薛庄村第一书记郭红福每天都通过“大喇叭”向村民讲解防疫知识、宣传防疫措施。

再过两三个月，漯河市第四批驻村第一书记将通过轮换离开工作岗位。郭红福说：“疫情防控是大事，我要站好最后一班岗。”

郭红福带领村“两委”干部挨家挨户讲政策，身先士卒做排查，鼓舞党员干部坚定信心，赢得父老乡亲的信赖支持。

疫情防控是一场大战、一次大考。驻村第一书记在大战中践行初心使命，在大考中交出合格答卷。

“这批口罩来得真及时。”2 月中旬，尉氏县邢庄乡屈楼村村医韩小伟看到省人社厅驻屈楼村第一书记邓贵斌正在发放物资，悬着的一颗心总算放下了。

疫情发生以来，农村防护用品紧缺成为一大难题。早在前些天，邓贵斌就托人采购回消毒水 75 公斤、电动喷雾器 2 个，组织党员群众在村里进行喷雾消杀。

“过几天还有一批医用物资到村。”邓贵斌笑着说。

驻村第一书记用心传递温暖，努力应对和化解因疫情给当地经济发展造成的影响。

“兄弟，咱村的草莓要是再没有人来收，损失就大了。”黄河水利委员会驻中牟县刁家乡小王庄村第一书记兰永杰接到群众的电话后，立即赶往草莓大棚。

小王庄村的草莓种植面积有200多亩。突如其来的疫情，让草莓销售成了难题。

“要想方设法保护脱贫攻坚成果。”兰永杰一边组织开展抗“疫”工作，一边帮助村民降低损失。

带领种植户与收购商积极沟通、研究延缓草莓成熟时间的种植技术……兰永杰同时间赛跑，全力以赴打赢疫情防控和经济发展这两场“硬仗”。

“我们已经跟河南工业大学生物工程学院的教授取得联系，开展草莓酒、草莓酱等农产品初加工技术对接。”兰永杰说。

帮助符合条件的扶贫企业复工复产、协调安排贫困劳动力务工就业、鼓励引导务工人员返乡创业……驻村第一书记分类施策，统筹做好疫情防控和经济社会发展，力争交出“双赢”答卷。

信心在汇聚，希望在升腾。驻村第一书记们坚定信心、同舟共济、科学防治、精准施策，以务实作风把疫情防控各项工作部署落细落实落到位，让鲜红的旗帜迎风飘扬，让战“疫”必胜的信心接力传递。

习习春风，吹走寒冬；出彩河南，迎接春天。

（记者：刘一宁。原载于《河南日报》2020年2月23日02版，节选）

郑州一70岁老党员参加防疫工作，每天工作十多个小时，劝他歇会还不听

防疫工作中，一线人员最辛苦。每天值班盯守，有家顾不上回、有饭顾不上吃是常态。

近日，河南商报记者采访发现，郑州市中原区须水街道有一位70岁的老党员，每天除安排社区人员开展防疫工作外，自己更是冲在最前头。

每天工作十多个小时，白水面条就是一顿工作餐，排队帮隔离户买菜买馒头，上五六楼送桶装水，还帮居家隔离户退火车票，同事们既感动又无奈：“我们想让他多歇歇，他还总是说不累不累。”

【日常】

每天工作十多个小时，白水面条就是一顿工作餐

春节以来，70岁的老党员、郑州市中原区须水街道井下社区书记、主任张永礼和他的不少同事就驻扎在了社区。

井下社区有408户居民，张永礼和同事们每天的工作包括门岗值守、入户排查、联系居家隔离户等，要一个一个地问到，一个一个地筛查、记录，一点不敢马虎。十多天来，除夜晚盯守人员外，其他人都是早上七点多上班，夜里十点多下班。

张永礼担心他们太累，催他们忙完早点回去，说：“这几天

你们都辛苦了，能多休息会儿是一会儿。”他自己却走得更晚，每晚总要到快十二点时。

“社区其他工作人员大都30多岁，可张书记今年虚岁都70岁了，我们想让他多歇会儿，他总是说你们先歇着吧，我多值会儿班。”2月8日，李宁向河南商报记者说：“他以前也一直这样，根本都歇不住。”

跟其他同事一样，张永礼三四天回家一次，带回来一些菜，每天做点白水面条，再拌点菜就是一顿饭，简单又省时间。“疫情正是最严重的时候，我们能多在岗位盯守一会儿，就能多放心一点。”张永礼说。

【贴心】

70岁的他排队帮居民买菜买馒头，说“放心在家隔离，有问题只管提”

疫情期间，市民居家隔离时生活是个问题。春节以来，井下社区有一些居民来自省内其他地市，随后进行了居家隔离。张永礼和他的同事们做起了义务配送员。

“给居家隔离户送生活物品时，一般两个人过去，张永礼书记每次都在，跑得最多。”李宁印象最深的是，一家隔离户平素常吃面食、馒头，张永礼每次买上20个馒头送过去，隔上一天就再买一次。张永礼有时去街道开会，往往开完后匆匆过去买。馒头店面不多，又是现蒸，排队人很多，张永礼常常要排20多分钟的队伍，有时时间更长。

井下社区大都是多层，好几家隔离户都住五六楼，送桶装水时，张永礼提着一二十升的桶装水一家一家地送。一天下来，爬楼梯得几十层。

这让李宁和同事们既感动又无奈：“扛着饮用水桶不停上楼，很多年轻人还受不了。张书记年龄大，我跟同事们去帮忙给居家隔离户送水，可他总是一早把活儿干完了，还总说社区女同事多，这些活儿他多做点没啥。”

【无畏】

主动帮居家隔离户退火车票，“不能让社区居民担风险”

为方便市民乘客，铁路部门日前下发规定，车票可延期退票、改签，但新规发布前，已取过票的市民需要在发车前去火车站窗口办理退票或改签。如果他们恰巧被居家隔离了怎么办?

1 月 30 日，井下社区一名业主苑先生从省内其他地市返郑，在登记时被发现，随后进行居家隔离。但该业主犯了愁：自己有两张去外地的火车票，刚刚取过票，两天后就要发车，怎么办?

李宁告诉河南商报记者，得知情况后，社区多位工作人员表示愿意前去帮忙退票，最后被张永礼拦住了，他还是那句话：“我去吧，我是社区书记，你们在这儿好好值班。”

李宁放心不下，和张永礼一同前往。她说：“当时我心里捏了一把汗，到火车站后，我们还互相叮嘱，待会儿不要摘口罩，不要同其他人多接触，一路上都很紧张。”好在火车站窗口处人不多，排队十几分钟就办好了。

回想这件事时，李宁对张永礼的一番话印象特别深，他说，“居民有这个需求，我们就得帮忙。这些事总要有人去做，不能让居民再担风险”。

【坚持】

像大家长一样什么事都操心，他说“工作只要能干好，累啥”

井下社区是企业社区，居民大都是华北石油局下属企业职工。从 2006 年成立社区开始，张永礼就担任社区负责人了。如果计算他的党龄，已经有 50 年了。

早些年，张永礼一直在企业工作，同事王升堂跟他相识 30 多年，印象中他总是吃苦耐劳。不管是野外勘测还是井下工作，多苦多累从不说啥，同时还是个热心肠，不管谁喊他帮忙他都会去，“白事红事，他一旁张罗着，让人很放心，很踏实”。

在社区工作后他又成了同事口中“太敬业、太负责”的人。同事曹淑斌对他的印象是，“像个大家长，对社区操不完的心”“一说到工作，总是说先让自己来。每年春节前排班，他都会说你们先选，把除夕那天留给我，你们好好回家过年。看到同事们值班盯守，他最常说的也是，‘红马甲给我拿一件’，我也站会儿岗”。

“不管啥时候，他这个劲头都不像 70 岁的人。”曹淑斌告诉河南商报记者，“他就是太操心，担心工作上有啥事他不清楚不了解，担心居民有啥需要社区没给做好，我们经常说‘你累不累啊？’‘你能不能多歇歇啊？’”

每次听到这儿，张永礼都回过去：“我只要在这个社区就得对社区负责，工作只要能干好，累啥！”

（记者：陈朋冲。来源于河南商报客户端 2020 年 2 月 9 日，有改动）

一名郑州社区书记的抗疫十二时辰

他叫窦尚，是郑州市二七区大学路街道新华社区党支部书记。高高的个子，白白的皮肤，性格开朗，能说爱笑，形象就让居民感觉这是一名靠谱的书记，年轻同事喜欢叫他尚哥，社区大姐都叫他小尚。在此次新冠肺炎疫情防控工作中，坚持危险他上前，难题他处理，24 小时在线，始终冲锋在前。

抗“疫”，要随时随地

早上 6：00 醒来，打开微信就是紧急核查信息，马上进入状态，打电话，仔细询问，详细记录，马上反馈。刚松一口气，洗漱完毕，电话急促响起，有居民反映邻居刚刚从外地返郑，要求核实情况，采取安全隔离措施。顾不上吃完早饭，装上吃了一半的面包，立即到返郑居民住的楼栋核实情况，带着单薄的口罩和返郑人员交流登记完，立即到社区进行录入反馈。

8：30，“您好，今天的身体状况怎么样啊？”“好的，请您安心在家隔离，如有需求或身体不适等状况，请及时与我们联系”。窦尚正在通过电话跟居家隔离人员张某保持联系，询问是否有乏力、咳嗽、发热等症状，是否缺生活用品，有的话派人买好给他们送到家门口。每天询问隔离人员的情况是必须做好的工作。一圈询问结束后，他走出办公室，开始到辖区的 8 个防控卡点检查工作，落实解决各卡点的问题。

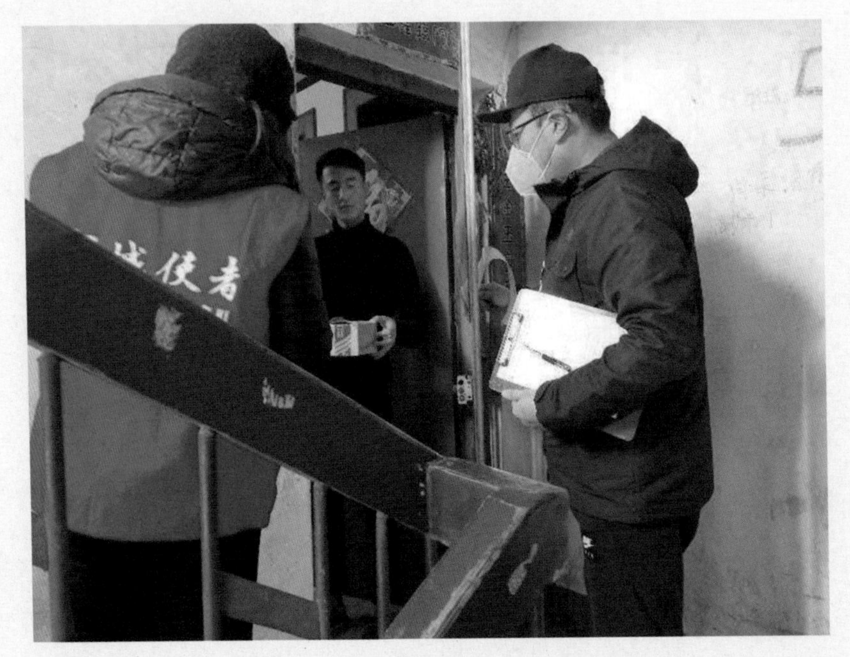

窦尚（右一）入户进行建档和宣传工作

入户，要“有管有爱”

9：30，窦尚开始入户建档和宣传。作为责任人，窦尚和社区工作者们提出了要做到“有管有爱”。他们在工作方案中要求，在做好监测时主动询问需求，为服务对象提供必要的生活必需品和精神慰藉。

“目前大部分需求都是口罩。”为此，窦尚每次入户前，都会在兜里多揣上些口罩，居民缺，他就递上一个。“其实，口罩我们也缺。我们的口罩也是从各种渠道购买或亲朋好友送的。”窦尚说，为了能多给群众一个口罩，没有防护服的社区工作人员都舍不得戴两个口罩，只能用相隔 1 米以上的沟通办法进行自我保护。

社区工作者的爱，群众也看在眼里。当日，一位居民主动联系窦尚，给社区工作人员送去两箱口罩，还叮嘱说：“你们的口罩戴得太少，我托亲戚朋友买得多，给你们匀一些。”

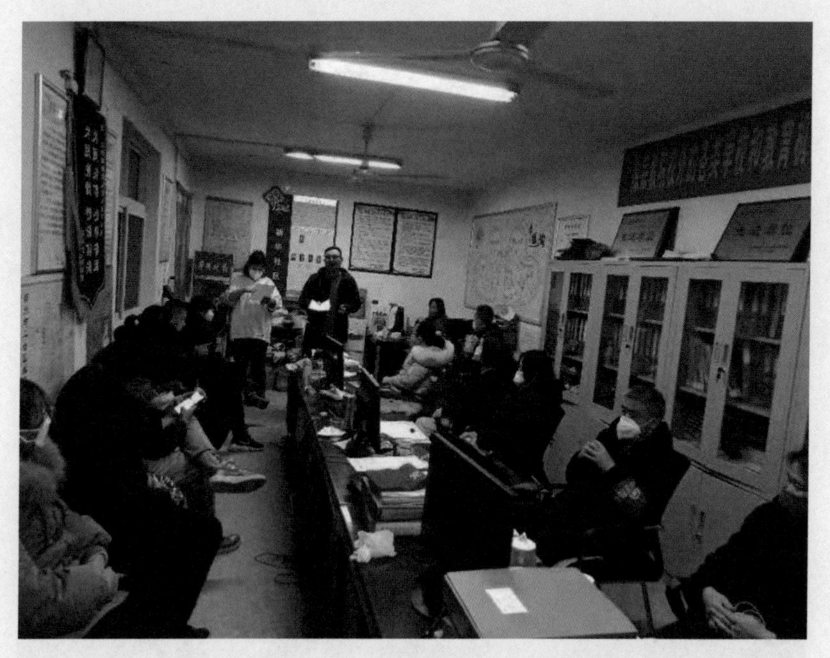

繁重的工作间隙，窦尚召集同事们安排下一步防控工作

守护，要心系群众

12：30，回社区自我消毒，结束上午的工作。半天下来时间虽短，但事情却是一件接着一件，他一边吃方便面，一边接听返郑人员的报备电话，解答居民咨询，接着召集同事们安排下午的防控工作。

14：30，窦尚的电话不时响起，“一天大概要接几十个居民打来的电话，主要是让帮买菜买药的"。他手上有一个详细的空巢老人和独居老人名单，社区工作者会根据老人需求帮忙跑腿，买菜买药。

有个电话是75岁的梁平打来的，老人家住淮北街58号院1号楼，儿女都在外地，家里降压药不多了，希望社区工作人员能帮忙买一下。不一会儿，又有几个隔离群众发微信要买菜。窦尚整理下购物清单出发去买菜买药，一个半小时后，他和社区工作者依次把蔬菜和药品送到居民家门口。

16：00，"梁叔，药我买来啦"。戴着口罩的窦尚敲开梁平家的门，将老人需要的药品交到他手里，顺便还给老人送了一个体温计和两个一次性医用口罩。

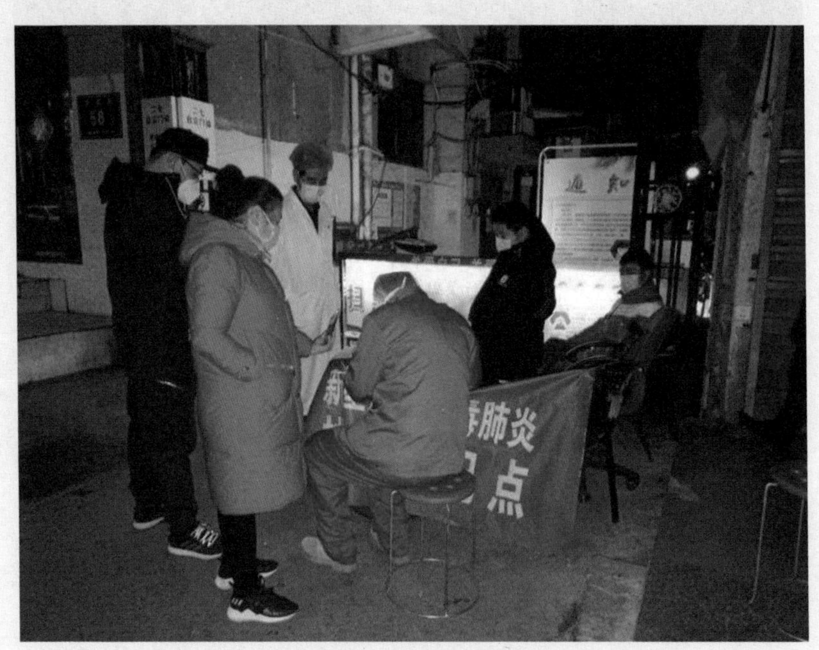

夜幕降临，窦尚和同事们加班录入排查信息

防控，要时刻坚守

18：00，夜幕悄悄降临，防控工作丝毫不敢放松。匆匆吃过晚饭后，窦尚和同事们加班加点开始录入白天的排查信息，并再次核实，以确保信息精准，此时差不多已是夜里9点多了。

22：00，社区回归宁静，窦尚还在通过微信与居家观察对象聊天，询问居家观察对象的情况，安抚他们的心情。他还在社区群里引导居民做好个人防护，解释政府政策，破除不实谣言。

24：00，终于，时钟划过零点，新的一天到来。当居民们都安然沉睡的时候，忙碌了一天的窦尚斜靠在办公桌前，查阅着疫情的最新通报。

凌晨1：00，即便是在睡梦中，他也紧紧牵挂着群众的安危。梦里不断地巡查，不断地敲门，“奶奶，这段时间尽量减少出门，出门时一定要戴好口罩，需要帮助随时打社区电话……”这虽是梦境，却是他每天的状态。

4：30，电话又响起，昨晚摸排的驻马店返郑学生发烧了，他立刻起身，第一时间给领导汇报，接着给学生本人打电话问情况。四五个来回，确定医生诊断因为是阑尾炎发热这个消息时心才放下来。此时，天已经蒙蒙亮了……

6：00，新的一天又开始了。

（记者：陈伟然；通讯员：孟亚。来源于映象网2020年2月24日）

微 光

伟大出自平凡，英雄来自人民。他们没有闪亮的名头，他们或是普通的驻村干部，或是平凡的大学生，或是年轻的护士，或是忙碌的快递小哥，或是辛勤的环卫工人……他们没有惊天动地的伟业，但他们忠于职守，勇于奉献，与千千万万人一起，用点滴工作构筑起抗击疫情的坚固防线。这场战“疫”中，他们用自身的点点微光，点燃了战胜疫情的信心和希望。普通人的热量，顶住了一个漫长的寒冬，唤来了浩荡的春风、和煦的阳光。

河南战“疫”群英谱：为了烂漫的春天，我们共克时艰

河南项城6位农民：刘爱伟、刘强、刘高强、刘世营、刘培清、刘海燕

“逆行”援建雷神山，分文不取全捐献

武汉雷神山医院急需安装中心供氧设备。接到求助电话后，刘爱伟、刘强兄弟俩觉得人手不够，连夜，他们电话、微信联系曾经一起安装设备的村民刘高强、刘世营、刘培清、刘海燕四人。第二天上午9点30分，六人一行顺利到达雷神山医院建设工地。

为了赶工期、赶进度，他们每天早上8点上班，一直干到夜里11点，再由另一班接替，一直到第二天早上8点，日夜不停，连续作业。刚到工地施工的前两天，几个人由于连轴转累得腰酸背疼，手上磨出了血泡。饿了，在工地上吃泡面；困了，大衣一裹躺在地板上打个盹。

工程结束后，雷神山医院方面为了表示感谢，给兄弟俩每人发了9000元的生活补贴，兄弟俩死活不肯接受：“大敌当前，大家都在为抗击疫情做贡献，我们农民也要为国家分忧解难！”

在前往雷神山医院之前，刘爱伟、刘强已经花费了15000元在网上购买了2000个口罩，打算捐给家乡疫情防控一线的工作人员。这次，兄弟俩决定把这18000元仍用来购买防疫用品，捐

给一线人员使用。

河南省舞阳县贾庄村主任：贾国占

每天骑行 80 公里，带领群众奋力战“疫”

“这段时间要少出门、出门要戴口罩……”连日来，舞阳县保和乡贾庄村主任贾国占每天都要巡查各封堵卡点，与武汉返乡人员联系，询问体温量了没有，身体有没有异常，生活有没有困难，并安排村干部每天向村民广播注意事项、宣传防疫措施，做到人人皆知。他还自费给村民购买防疫物资，每天骑行 80 公里，始终奋战在抗击疫情第一线，受到村民交口称赞。

贾国占自己的养殖场在舞钢境内，离老家 40 公里，他每天深夜回到养殖场，第二天清晨就出现在了防控一线，村民看着都心疼。贾国占说：“疫情防控这么紧，全村 1000 多口人的生命重要啊！如果出了问题，我没法向老少爷们儿交代，也没法向乡党委、乡政府交代呀！”

河南开封中医非遗传承人：何传义

每天睡不到 4 个小时，熬制抗疫中药赠群众

“按照国家中医药管理局指定配方和标准，我们根据开封的气候等又稍稍调整剂量，熬制成‘扶正抗疫中药’送给大家，提高一线工作人员和群众的免疫力。”乡村中医大夫何传义说。从开熬到完成装袋，需要近 3 个小时，一罐大概能出 150 袋。按一人一天 2 袋、5 天达到抗“疫”效果的标准，何传义带着诊所里的两个学员，一罐一罐不停地熬，几乎都要到凌晨三四点。早上不到 7 点，就又跑着四处送药去。

何氏面瘫诊所已在开封市鼓楼区南苑办事处小王屯村开了21年。他从周边的群众开始送，社区居民、卡点值班人员、环卫工人、办事处辖区内一线人员等，进而扩大到了整个开封市区，最远处送到了连霍高速公路北。从城北到诊所，一北一南，整整跨了一座城。

“疫情是全国性的，仅靠一人之力太微薄，必须把大家都动员起来。我是党员，我带这个头。”何传义说。2月12日是他熬药、送药的第19天。到这时，他送出去的药液已近4万袋。

（来源于人民网－河南频道2020年2月19日，节选）

疫情大考下的暖心瞬间

这个春节，新型冠状病毒感染的肺炎疫情牵动着无数人的心。

在勠力同心战“疫”过程中，一线医护人员冲锋陷阵，以崇高的职业操守传递安定人心的力量。而民间的守望相助，同样散发脉脉温情。那些来自普通人的善举，如萤火之光，虽然微弱，但在被照亮的人心里，可与日月同辉。

逆行：老兵的5吨菜和500公里

大年三十，当多数人根据疫情防控要求安守家中时，一辆满载5吨新鲜蔬菜的货车从河南沈丘出发，一路向南直奔武汉。

“逆行者”叫王国辉，沈丘县白集镇田营村党支部书记，也是一名曾服役17年的老兵。三年前，他从生活多年的武汉返回老家，带领村民发展棚菜种植，近500人因此脱贫。

节前蔬菜价格上涨，然而武汉疫情告急，王国辉决定，一棵菜也不能再卖了。他叫村民帮忙采摘，哗啦啦来了二十几个人。“他们说，只要你有这个心，我们愿意义务为你干这个工作。”

“武汉是我的第二故乡。1998年抗洪我在长江，2008年冰灾我在一线，这次武汉疫情，我理所当然要去，给武汉市民送点蔬菜也是做贡献。”40岁的王国辉言辞朴实。

驱车10个小时，奔驰500公里，5吨蔬菜抵达武汉火神山医院。办结手续已是夜里11时，王国辉入住了一家酒店。他的母亲、妻儿都生活在武汉，虽近在咫尺，也只是通过视频鼓励彼此。

大年初一，返回老家的王国辉开始了在蔬菜大棚里的隔离生活。“对外献爱心，对内也得有责任心”，“逆行”前，他早已备好隔离物资。

接纳：湖北女孩被困异乡后

到河南开封与男朋友团聚，恰逢严格的防疫管控，男友不能相见、酒店关门停业、家乡无法返回，被困异乡的湖北孝感女孩小李，懵了。

情急之下，她向开封市公安局顺河分局工业派出所副所长李爽求助。李爽当即保证：“不会让你流落街头，不会让咱湖北人寒心。”接下来的几天，派出所、酒店、超市，无处不在的善意让小李反复感慨：“你们真好！”

1 月 23 日，小李入住开封一家酒店。李爽在排查疫情时得知该情况，劝她就地隔离，并留下自己的联系方式。不久后，酒店按要求停业，小李顿时陷入困境。

收到求助信息后，李爽迅速和酒店协商，允许小李继续住宿。酒店负责人承诺，为这一名客人，供电、供水、供暖等系统照常使用。她还关照楼下超市，给小李送矿泉水、水果。

为了不添麻烦，小李表示自己每天只吃泡面、饼干就行。在李爽的再三追问下，她才说想吃点米饭。李爽炒了番茄鸡蛋和鱼香肉丝，一并送到房间，还带了当地的特产花生，叮嘱她一定尝尝。

“等疫情过了，我一定要请你们吃饭，也要把孝感特产带来给你们吃。”不知不觉中，小李对李爽的称呼已经变成了“爽姐姐”。

当男朋友为不能照顾自己而愧疚时，她丝毫没有感到被冷落。

驰援：卫材基地昼夜开工

因抗击疫情，无数城市迎来前所未有的安静春节。然而，在河南长垣，却随处可见挂着各地牌照的车辆。

“我们最长的一天工作了 20 个小时。”河南飘安集团防护服生产车间质检员李新说，“每天都累得不想走路，腰酸背疼，严重缺乏睡眠。但我们是做这一行的，国家好了，我们才能更好。”

这座有“中国医疗耗材之都”称誉的小城，拥有各类卫材企业 70 多家、经营企业 2000 多家，占据全国市场销量 50% 以上。疫情当前，紧缺的口罩、防护衣使无数期盼的目光汇聚在这里。昼夜开工，全力生产急需物资，成了各家企业的自觉行动。

“家人对我的工作很理解，很支持，这是我们普通人能为国家做的一点贡献。”河南亚都实业有限公司口罩车间质检班长陈杰是 3 个孩子的母亲，她说，从腊月二十八到现在，他们已经连续加班十几天。

正是在这些普通人的努力下，长垣每天生产出 100 多万只口罩和 10000 套防护服，随即被等候在此的车辆运往武汉等抗击疫情一线。在原材料短缺、用工紧张、物流等成本上涨的压力下，当地卫材企业坚持不涨价，维持出厂价格稳定。

支持：退休老人的一封捐款信

1 月 30 日，河南省信阳市平西办事处大厅，一位老人放下一沓用红纸包裹的现金，转身就走。

工作人员反复询问，她最终留下姓名——李秀华，嘱托把钱送到最需要的地方去。红纸背面是手写的短信，说自己是退休工人，做不了什么，只有配合做好防护，有一点小钱捐出，表示对防控疫情的支持。

无数普普通通的“李秀华”，以自己的方式默默支持抗击疫情。这些努力，哪怕是荧光一般的微光，也带给人温暖、信心和希望，“君看落空阔，何异大星芒”。

微光就在我们身边，他们是守在小区门口的物业，是在线为学生辅导的教师，是奔赴医院施工现场的农民工；微光就是你我，是响应号召少走动，是出门自觉戴口罩，是对战“疫”一线人员说“辛苦了，我们支持你”。

而无数的微光，亦能汇聚大光明。

（记者：双瑞。来源于新华社客户端 2020 年 2 月 3 日）

“志愿红”闪耀中原大地

——河南300多万志愿者抗“疫”掠影

有一种付出，从来不求索取。面对突如其来的疫情，河南300多万志愿者挺身而出，用自身的爱与善、光与热，共同构筑起了一道群防群控的严密防线。卡点检查值守、协助复工复产、特困群体帮扶……疫情下的中原大地，处处闪耀着最美“志愿红”。

基层“疫”线筑起“红色长城”

打赢疫情防控战，做好基层防疫工作是关键。河南依托全省107个新时代文明实践中心，充分动员广大党员志愿者下沉一线，构筑了一道群防群控的“红色长城”。

在项城，志愿服务与抗疫任务同频共振。项城市3.6万名党员志愿者积极响应号召，组成了601个党员志愿服务队，主动参与到各镇、街道、村和社区的卡点值守工作。

张海广是项城蓝天救援志愿队队长，疫情来袭后，看到社区人手不足，他和队员李坤红、刘冰等人主动申请到社区卡点值守，协助进行测量体温、进出登记工作。为了做到防疫不留死角，他还自费购置了一台消毒机，带领队员们深入街道办事处，进行免费病毒消杀，现今已累计服务8家机关单位和39个社区。

在辉县，基层成为志愿服务的主战场。交通局家属院是该县的一个老旧小区，既没有物业管理，也没有门岗看守。疫情暴发后，辉县交通运输局执法大队的志愿者们主动担负起了该小区的防控任务。

消毒登记、测量体温、宣讲防控政策和防护知识，执法大队的志愿者们用全天 24 小时的坚守，努力守卫着小区居民的安全。谈起这支队伍，小区居民直竖大拇指：“每天只要看到他们，我们的心里就踏实多了！”

志愿力量助推企业复工复产

目前，全国各地复工复产大潮正在分区分级推进，为保障防疫物资生产等重点企业，河南各地在企业内部设立了志愿服务站，维护生产秩序，开展卫生消毒，形成了全方位服务企业生产的志愿力量。

长垣市被称为“中国医疗耗材之都”，拥有医疗器械生产企业 79 家，其产品占据全国市场销量 50% 以上。面对严峻的疫情防控形势，长垣市积极组建志愿团队，全力以赴保障企业生产。

“企业围墙以外的事政府来解决，企业不要操心生产以外的事。”这是长垣市政府为当地卫材企业许下的承诺。下厂区、访经理、问工人，在充分了解企业的所需所急所盼后，长垣市广大党员志愿者积极对接外界，帮助企业联系原材料、维护厂区秩序、解决用工难题，为企业解决燃眉之急。

助力复工复产，郏县的志愿力量也在行动。郏县中医院志愿服务队在得知当地卫材企业圣光集团存在员工健康监管难题后，主动对接企业，每天义务为员工进行体温监测、流动管理登记等工作。

“这些志愿者一站就是一天，平均每天要为300多人消毒、测量体温、健康检查。为了增强员工抵抗力，还特地为我们送来了中药汤剂。正是有了他们，我们企业才能顺利开工，更多员工才能安心工作，真的非常感谢。”圣光集团党委书记普永红说。

做最美“逆行者”的坚强后盾

面对疫情，众多医务工作者纷纷逆行而上。为解决抗“疫”一线广大白衣天使的后顾之忧，河南各级志愿团队根据他们的实际需求，提供了心理疏导、代办跑腿、子女课业辅导等有针对性的志愿服务。

“您好，您在群里提出的需求，已经完成对接。下午会有青年志愿者和您确定时间，到时候开车去带您孩子打预防针。”这是共青团平顶山市委关爱医护人员微信群里，一位团干部的回复。为了更加直接地了解河南支援湖北医护人员的家庭需求，河南各级团组织、高校建立了多个关爱医护人员微信群，针对需求第一时间开展服务，在线上架起一座沟通暖心桥。

郭承是河南中医药大学第三附属医院团委副书记，也是帮扶援助湖北医护人员志愿队伍中的一员。疫情暴发后，他所在的医院派出了8名医护人员奔赴武汉开展医疗援助工作，其中还有4名青年团员。作为医院的团委副书记，郭承十分关心他们在前线的情况。

3月初，刚好是医院一位前线医护人员的生日，细心的郭承没有忘记。这天，他特意邀请了医院的同事们，共同录制了一段生日祝福视频。郭承在视频中说：“你们是最美的逆行者，我们所有人都是你们坚强的后盾。”

为了加强对一线医护人员的情绪安抚和心理关怀，河南省卫健委还专门派出了30名心理咨询专家赶赴武汉，为他们进行心理疏导。郑州、新乡等地也开通了防疫心理咨询热线、网络心理咨询平台，针对一线医护人员家人可能产生的焦虑情绪，及时组织心理咨询志愿者进行沟通疏导。

（记者：翟濯。来源于新华网2020年3月7日）

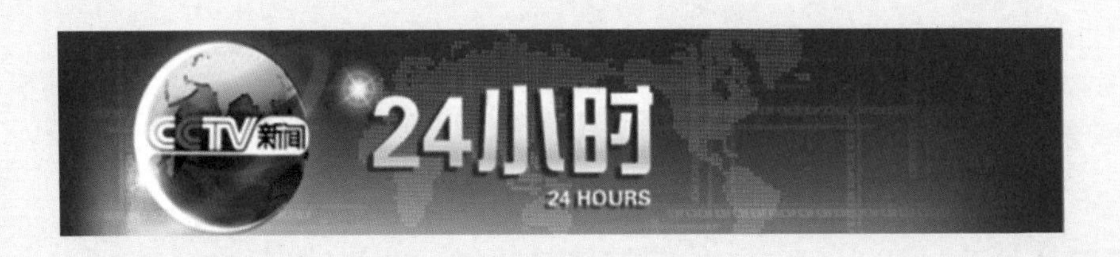

2 月 25 日，中央广播电视总台新闻频道《24 小时》报道《王国辉和他的 4 卡车爱心蔬菜　众人为爱买单　300 吨蔬菜捐赠武汉》：王国辉是河南省沈丘县白集镇田营村党支部书记，因为此前免费为武汉送菜而被大家熟知，当群众知道由于疫情的原因，王国辉的菜滞销时，纷纷伸出援手，采购王国辉的菜，同时一致决定，把菜捐赠给武汉。

（来源于央视网 2020 年 2 月 25 日）

“兼职变主业”河南一小伙孤身逆行重返武汉报名加入滴滴应急车队当志愿者

据中央广播电视总台中国之声《新闻晚高峰》报道，“这辈子没做过什么骄傲的事，但这个事将来可以吹牛吧！”说这句话的是32岁的李焕辉，河南信阳人，中共党员，4年前为了爱情，来到武汉，4年后为了疫情，孤身逆行重返武汉，报名加入滴滴应急车队，志愿为武汉地区提供接送服务。

武汉市，武昌区，志愿服务车，开往武汉同济医院住院部。

记者：您是哪天被派过来的？

李焕辉：初二跟我说的，我初三来的。

记者：怎么选到您的呢？

李焕辉：我们租车公司说要选拔，就是要自己报名，然后我就报了。我本来回到河南去了，他们说要，然后我又专门从老家过来的。

李焕辉说：“家人担心，开始不让我来。本来我年三十就报名了，后来家人不让我来，我做了三天的工作，我说别人都能去，我为什么不能去。而且虽然说我有时候跟别人说我不喜欢武汉，但是在这种情况下，我能够为武汉出一份力（就觉得很好），其实每天心里面就这样想的，我希望能在武汉做一些事，自己能做多少做多少。”

李焕辉的本职工作是家具销售，开滴滴是兼职，疫情之下，他把兼职做成了“主业”，不计报酬、随叫随到，为社区无法出行的居民提供应急服务。

记者：您就住这个惠誉小区吗？

李焕辉：没有，我每天早上要开22公里的路，我住在汉阳。

记者：是把你分到社区来的？

李焕辉：因为滴滴在一开始分的时候可能是因为比较急需，所以说也没有按照哪个小区来分。我们社区还有一个比我更远的，有一个帅哥离这儿有30公里，他每天也是开车过来。我们早上大概7点起床，洗完了之后就直接过来。开车过来需要半个小时。其实我们还算好的，小区需要我们做的事情不是太多，有一些小区里边的事比较多，半夜都会有出车的需求。昨天有一个我们同公司的哥们儿，老出来跑，因为村都封了之后不让他回去了，我昨天让他住我家，然后他半夜就出去了。

说不累、不苦是假的，疫情之下，不怕累、能吃苦也远不是一咬牙、一跺脚那么简单。虽然路上的人少了，但李焕辉却和这座城里的人有了更多接触。李焕辉说：“昨天晚上送他们回来的时候碰到了一个叔叔，我觉得其实是蛮可怜的一个大爷，因为他不知道有车队的事，可能那边也没有什么车，他早上7点多走路从蔡甸区出发，走了7个多小时，到亚心医院去买药。然后他下午4点多的时候碰到我，让我送他回去，但是他跟我的方向是相反的。我说您等到5点半，如果还不行，您跟我说，我送您回去。他去的那个地方叫大吉社区，我估算了一下，大概有四五十公里的路，他一个大爷走过来的，我真的觉得好可怜。我一个年轻人可能也走不了 7 个小时的路，他就是为了买药。他说，在他那个地方买药大概需要花 500 多块钱，但是他自己跑到医院里买的话，可能只需要花两三百块钱。”

李焕辉说，他这辈子到目前为止还没做过什么骄傲的事，也许这次以后能跟别人吹个牛，炫耀一下。“没有做过许多能够让自己提出来感到骄傲的事，这个我可以和人说，自己去炫耀一下。有一些从外地调过来的医生，他们不知道该怎么去叫车，我觉得他们更不容易。我们还好可以闲着，他们闲不下来，有一些医生回家都不知道怎么回。”

（记者：常亚飞。来源于央广网 2020 年 1 月 30 日）

男子捐近13万被强退12万：在杭州收废品，女儿捐出零花钱触动他

当在新闻中看到众多医务人员等都逆行前往武汉进行支援时，在杭州打工的河南信阳籍男子杨术强被感动了。他拿出了近13万元钱捐到了当地镇政府支援抗疫。在了解到他家庭经济现状后，当地政府领导和村干部来到他家，想如数退还他的捐款。几经推却、解释，最后想出了一个折中的办法，婉拒了杨术强的12万元捐赠，接受了他9273.4元捐赠。

捐款时未留下姓名放下一塑料袋就走了，当中还有硬币

“一下子捐这么多钱，让我们也感到挺惊讶的。”在提起杨术强前来捐款的经过时，萧山瓜沥镇政府公共服务中心副主任郑先生印象很是深刻。3月5日，瓜沥镇政府来了一位头戴红色帽子、戴着口罩、穿着朴素的中年男子，手中拿着一个黑色的塑料袋，径直走进镇疫情防控办，将手中的塑料袋交到了镇工作人员手里，便转身离开了。

郑先生告诉记者，来到镇疫情防控办后，这个中年男子并未说太多话，只说现在大家都在抗击疫情，他想捐点钱表达自己的一份心意，名字也没留，把黑色塑料袋放下，就匆匆离开了。“我们打开塑料袋数了下，一共12万9273.4元，其中3.4元是硬币。”当镇政府工作人员追出来时，这位来捐款的男子已经走远了。

瓜沥镇政府开始立即寻找这个捐款的人，“当时我们镇政府的保安提供了一个信息，捐款人来的时候，保安问他是来干啥的，是哪儿的人，他说了一句是河南的来这捐款”。郑先生介绍说，在此次疫情防控中，当地各村对外来人口都有详细登记，根据他的外貌特征等，镇里便通知各村进行排查，来寻找这位神秘的捐款人。

“经过 1 天多的排查，在 3 月 6 日晚上的时候，在我们镇甘露亭村寻找到了这个捐款的人。”郑先生介绍说。村里经过进一步核对，确定了捐款的人就是租住在他们村的河南籍打工者杨术强，“我们找到他时，他依然是戴着那顶红色的帽子，戴着口罩，穿着很是朴素”。

考虑到他的家庭情况，当地政府想如数退还捐款

瓜沥镇甘露亭村党委书记吴军良介绍说，当得知杨术强一下子为疫情防控捐出近 13 万元时，他也感到挺惊讶的，对于杨术强的情况他此前也有些了解，经济状况并不是很好，住的是泡沫板房。

3 月 11 日，记者联系到了杨术强，了解到他是河南省信阳市商城县观庙镇人，今年 54 岁的他已经在杭州打工 30 余年时间，“前些年也在工厂里上过班，现在年纪大了，找工作也不太好找，主要是收废品吧”。

杨术强告诉记者，自己的大儿子去年大学毕业，目前在嘉兴工作，二女儿还在商城老家读高中，小女儿则跟着他和妻子在杭州生活。谈起此次捐款，杨术强说，春节时候他回到了老家商城县，通过新闻看到全国各地医生、公安、镇村干部春节假日期间主动放弃休息，不顾自身安危奋战在抗疫第一线，他很受感动，也想出一份力。

“当时在老家的时候就想捐的，但是银行卡没有从杭州带回来，没法取钱就没捐成。”3月4日，杨术强从老家信阳回到了杭州，第二天一早便立即拿着银行卡去取钱了，并将近13万元钱送到了瓜沥镇疫情防控办。

吴军良介绍说，在详细了解到杨术强的家庭情况后，日前，当地政府领导和村干部一起来到他家，想如数退还他的捐款。“我们也一直在劝他，毕竟这些钱几乎是他的全部存款了，不能他把钱全部捐了后，他一家的生活无法维持。”

捐出的近13万元，几乎为其全部存款

记者了解到，其实这次捐出的近13万元钱，确实几乎是杨术强的全部存款了。

“也不影响生活，俩女儿的学费都已经交过了，并且我们也都开始工作了，能继续赚钱。”杨术强告诉记者，自己没上过啥学，只有小学四年级文化，不抽烟、不喝酒，这些年一心也只希望孩子们能好好学习，当一个好人。

对于自己捐款一事，杨术强觉得不值一提：“网上那么多人都在捐款，好多都是几百万，我这真不算什么。”在最开始记者联系杨术强表示想就此事采访他时，他谢绝了。

近13万捐款被退回12万，坦言此前曾想去医院当志愿者被拒

几经推却、解释，最后村镇干部想出了一个折中的办法，婉拒了杨术强的12万元捐赠，接受了他9273.4元捐赠。

杨术强同时透露，自己捐款还有一个原因是受到了女儿的触动。春节在商城老家的时候，二女儿把身上仅有的40多元零用钱捐赠了出去，“一个学生都有这样的觉悟，我觉得我也应该出份力”。杨术强透露，之前在老家的时候，他曾想去医院当志愿者，但并未成行。“早些年我家生活确实不太宽裕，在当地镇、村两级组织的帮助扶持下，生活逐步得到了改善。现在国家有危难，我要懂得感恩，想尽一份自己的心意，就当感谢组织回报社会吧。”

（记者：米方杰。来源于猛犸新闻客户端2020年3月11日）

贫困户老孟的“抗疫”情怀

“老孟虽然岁数大，但是人最好，最负责任！”提起老孟，青要山镇易地搬迁小区居民直竖大拇指。

老孟，大名孟宪敏，青要山镇山查村贫困户，在镇扶贫搬迁集中安置小区——福苑社区居住，担任2号楼“楼长”，是福苑小区疫情防控监测点的志愿者。

“爱絮叨”的老孟

老孟太能说了。和他说话，你必须有心理准备，否则他那“扑面而来”“排山倒海”的表达欲，任谁也承受不了。虽然有些“话痨”，可他说的那些话都有理有据，让人无从反驳。在偏远的小山村，老孟竟有“活百度”之称。

在疫情防控的岗位上，老孟爱絮叨的“毛病”，终于派上了大用场。在门口的卡点上，一位小姑娘刚想要进去，就被老孟拦住，问：“你从哪儿来？进去干啥？”“你说你是这个小区的，谁能证明？打电话让你爸下来接你。”小姑娘感觉受了刁难，直想落泪。老孟见状缓和很多，“你看现在疫情多严重，你得理解我们的工作；再说你也是大学生，有文化，经常上网哩，啥不知道？这是为你负责，也是为大家负责……”一个急刹车，老孟从“判官”变成了“唐僧”。

小区有人扎堆聊天。老孟老远就开始喊：“病毒是通过飞沫传播的，你们离恁近，就不怕病毒传染？”“就是一起出去办事，也要戴上口罩，保持1米开外……”小区的人，见了老孟从不狡辩，都起身径直往回走。一直以来，只要老孟值守，小区的秩序井井有条。

“不惜力”的老孟

老孟有一个人见人爱的长处，就是不惜力。不管你是镇村干部，还是一般群众，只要让他干点活儿，他跑得比干自己的事儿都快。

老孟的本职工作，是镇污水处理厂公益性岗位。可是，面对疫情，他主动要求做小区的志愿者，不论是卡点值班、入户排查，还是巡逻巡查、杀菌消毒，他从未落下，甚至做得很出色。

老孟坚持每天为小区楼道消毒。要知道，这个小区共有6个单元，而且全部是6层楼，没有电梯，背着20多斤重的喷雾器，来来回回、上上下下，就是年轻的小伙子也够呛。老孟天天如此，从不愿他人代劳。

“爱作诗”的老孟

老孟还是半个“酸秀才”。貌不惊人的老孟，却是满腹诗书才情，背起古诗词、文言文滔滔不绝。

2月10日，得知疫情就发生在身边，老孟颇有感慨，随即赋词《清平乐·抗病毒》一首：寒过春到，风调雨顺好。除掉病毒科技高，二月有余将除掉。新型冠状肺炎，今日波及新安。全民防控加紧，病毒必定推翻。不甚工整，但简单明了的词句中透着乐观和决心。读罢，不禁让人感叹：这“土里土气”的老头儿，身上究竟蕴藏着多少不为人知的宝藏?

“不抱怨”的老孟

老孟仿佛有一腔子热情，消耗不完；仿佛有一股子干劲，使唤不尽；仿佛有一肚子墨水，难觅知音。就是这样一个“文武兼修”“颇有喜感”的老头儿，谁能想到竟身患癌症!

老孟的家庭生活，让人鼻子一酸。他本人患有直肠癌，需要定期化疗、用药、检查；亲戚家孩子双亲去世得早，撇下一个软骨病的女孩儿，生活不能自理，老孟默不作声地照料了十多年……支离破碎的生活，与眼前这个乐观、开朗的老孟，无论如何也联系不到一起。如果换作他人，只背负老孟一半的艰辛，就会被压得喘不过气，甚至怀疑人生。可是，老孟从不抱怨，永远昂着头，用热情、笑脸直面生活。

在这场抗击疫情的战斗中，老孟无疑是青要山镇防疫一线的优秀代表。在青要山镇，在新安，还有许多像老孟一样的优秀志愿者，正默默无闻地以实际行动为全县父老乡亲保驾护航。正是他们，让我们更有信心早日战胜疫情。

（记者：张小兵。原载于《今日新安》2020 年 2 月 16 日 03 版）

最亮丽的风景线

蓬勃，向上！这是青春的力量。在这场看不见硝烟的战争中，无数青年披坚执锐，一往无前。逆行，无畏！这是这些英雄团队的共同标签。疫情当前，年轻的“90后”“00后”挺身而出，勇担重任，初心坚定，不负韶华。他们冲锋在疫情防控阻击战的最前沿，年轻的面庞，铿锵的脚步，在“疫”线绽放出耀眼的光芒，组成一道最亮丽的风景线。昨天父母眼中的孩子、老师眼中的学生，今天已经成为国家的骄傲与希望。

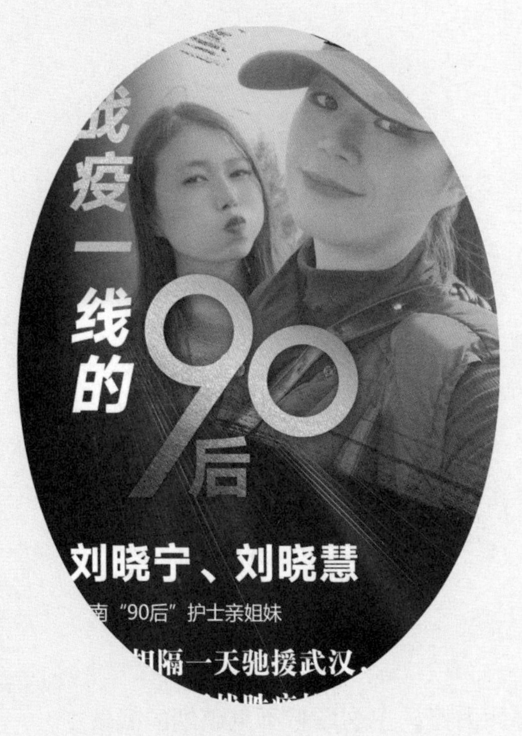
战疫一线的90后
刘晓宁、刘晓慧
南“90后”护士亲姐妹
相隔一天驰援武汉，

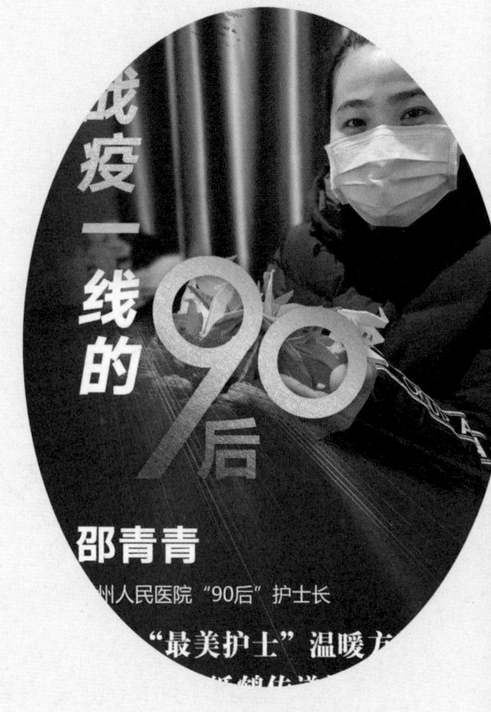
战疫一线的90后
邵青青
州人民医院“90后”护士长
“最美护士”温暖

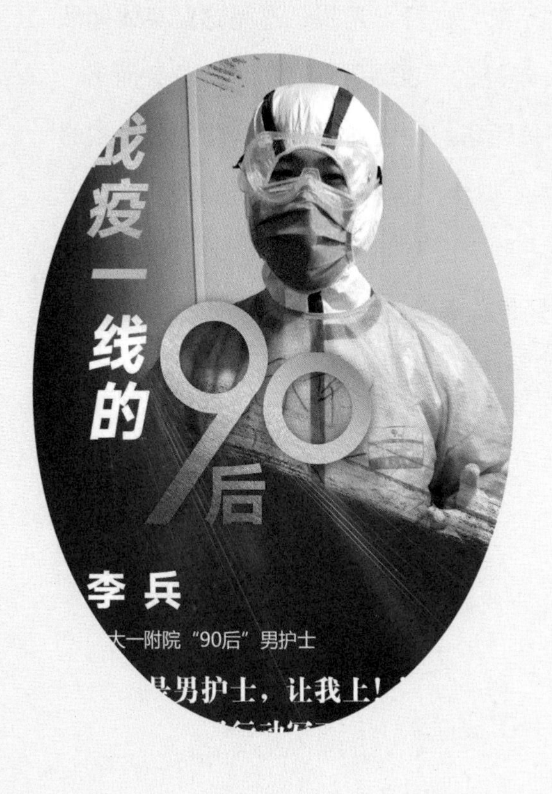
战疫一线的90后
李 兵
大一附院“90后”男护士
是男护士，让我上！

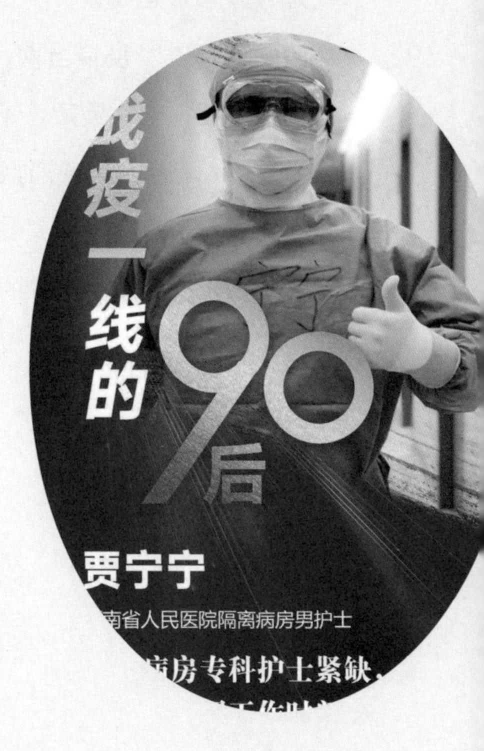
战疫一线的90后
贾宁宁
南省人民医院隔离病房男护士
病房专科护士紧缺，

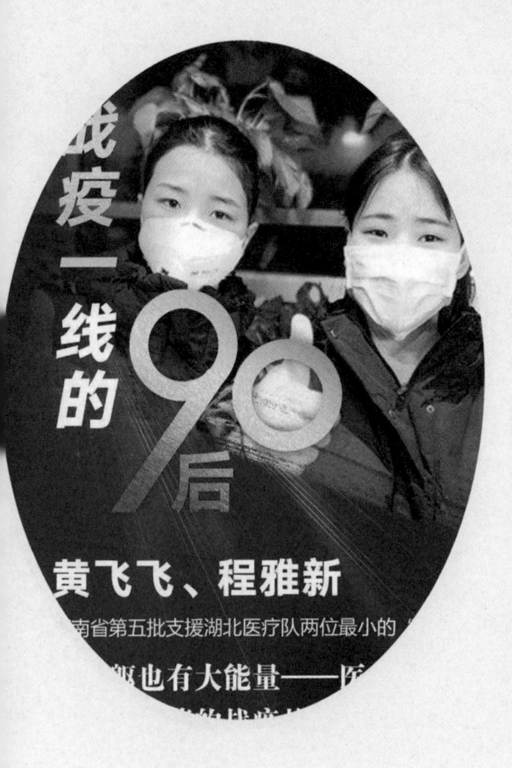
战疫一线的90后
黄飞飞、程雅新
南省第五批支援湖北医疗队两位最小的
也有大能量——

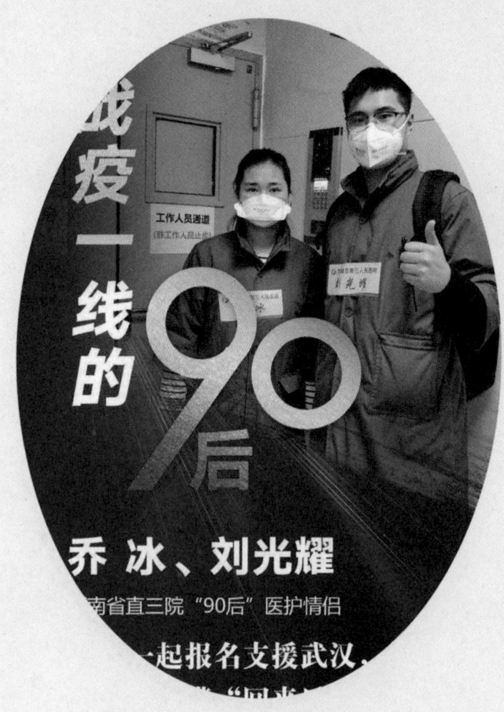
战疫一线的90后
工作人员通道
乔 冰、刘光耀
南省直三院“90后”医护情侣
一起报名支援武汉，

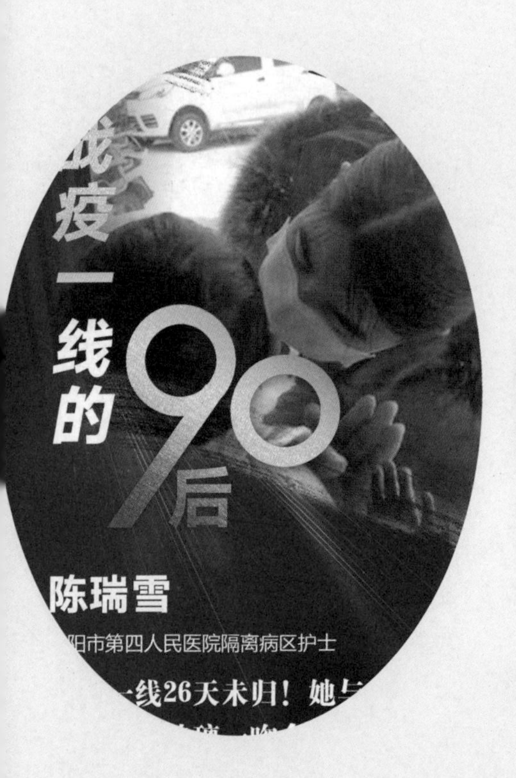
战疫一线的90后
陈瑞雪
阳市第四人民医院隔离病区护士
线26天未归！她

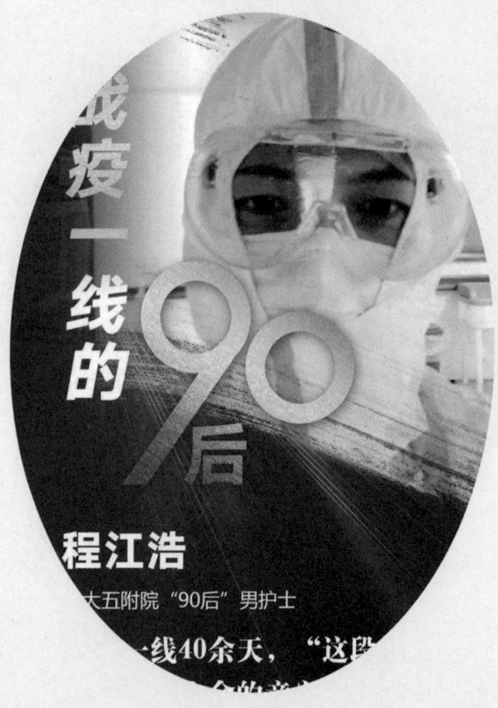
战疫一线的90后
程江浩
大五附院“90后”男护士
线40余天，“这段

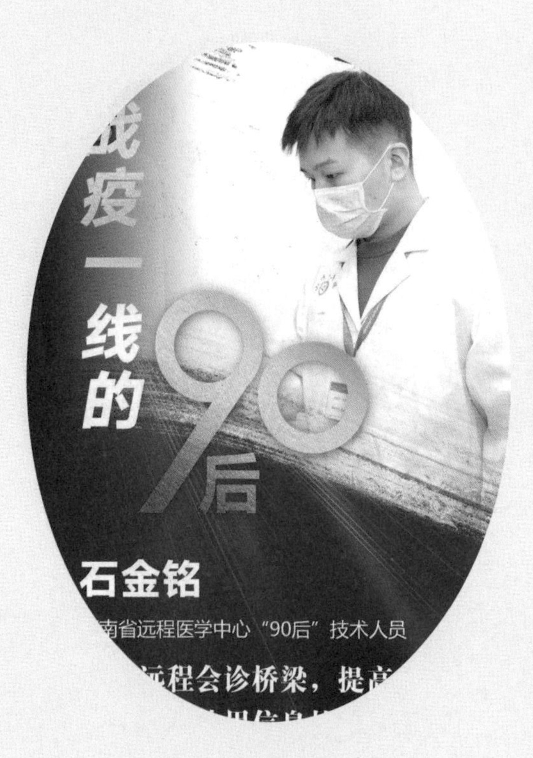
战疫一线的90后
石金铭
南省远程医学中心“90后”技术人员
远程会诊桥梁，提

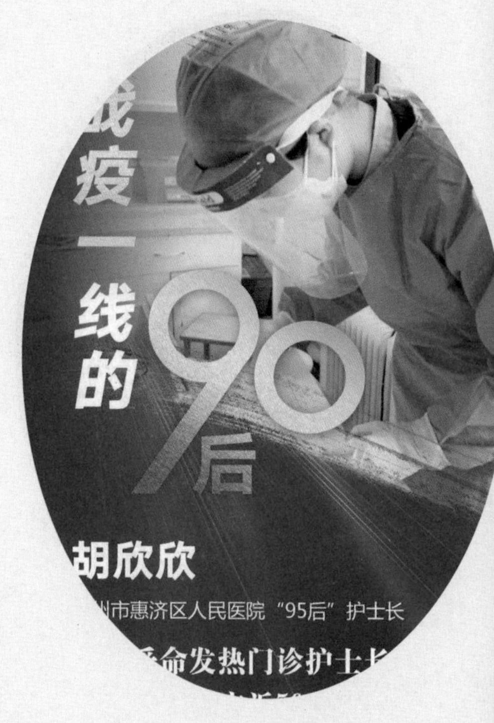
战疫一线的90后
胡欣欣
州市惠济区人民医院“95后”护士长
命发热门诊护士

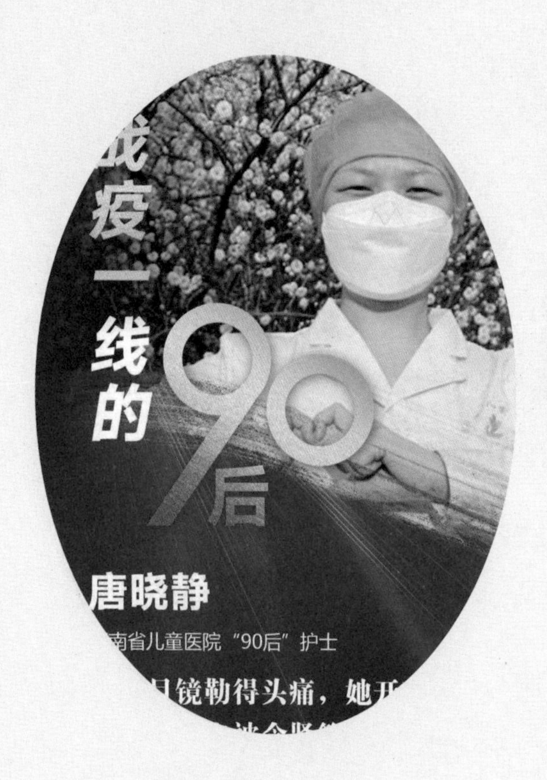
战疫一线的90后
唐晓静
南省儿童医院“90后”护士
目镜勒得头痛，她开

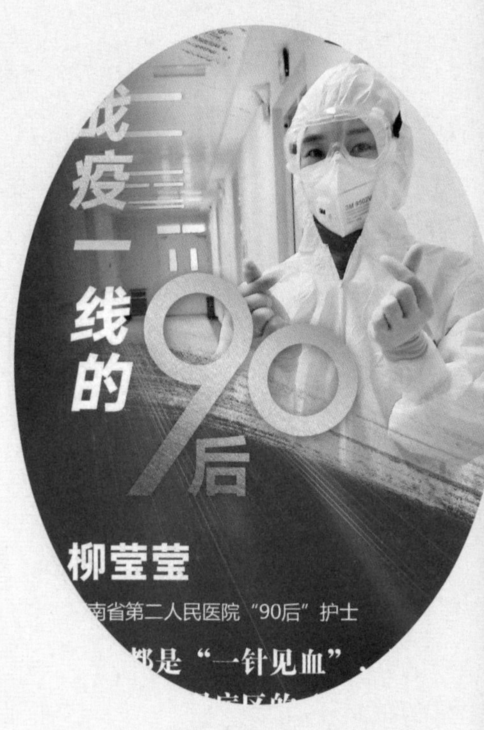
战疫一线的90后
柳莹莹
南省第二人民医院“90后”护士
都是“一针见血”

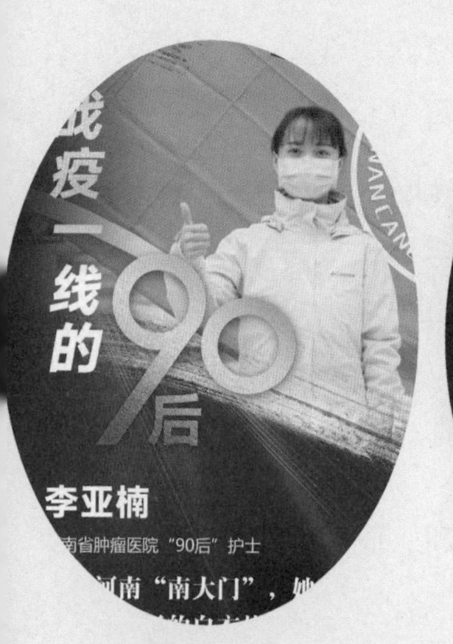
战疫一线的90后
李亚楠
南省肿瘤医院“90后”护士
河南“南大门”，她

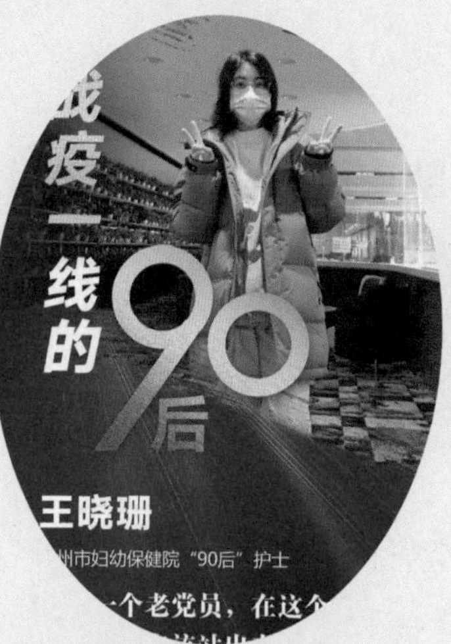
战疫一线的90后
王晓珊
州市妇幼保健院“90后”护士
一个老党员，在这个

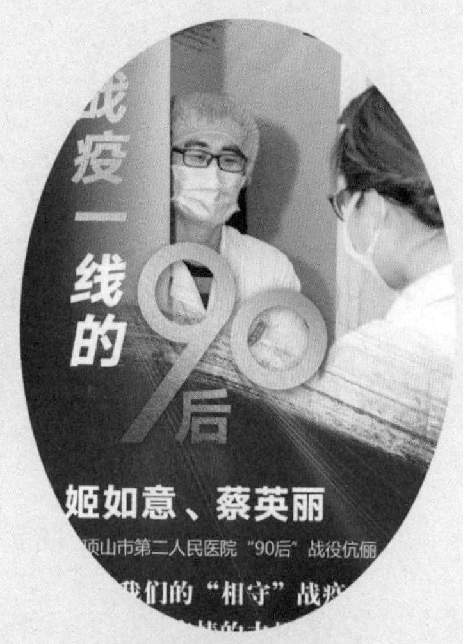
战疫一线的90后
姬如意、蔡英丽
顶山市第二人民医院“90后”战役伉俪
我们的“相守”战疫

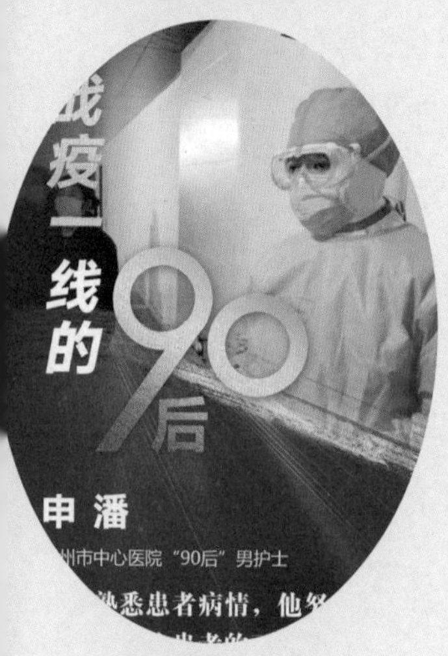
战疫一线的90后
申潘
州市中心医院“90后”男护士
熟悉患者病情，他

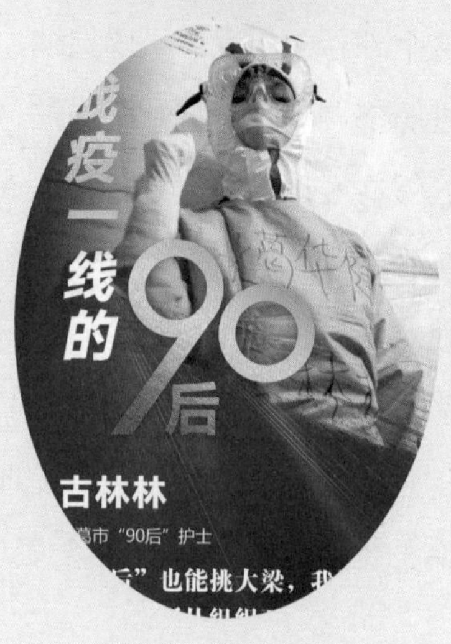
战疫一线的90后
古林林
葛市“90后”护士
后”也能挑大梁，

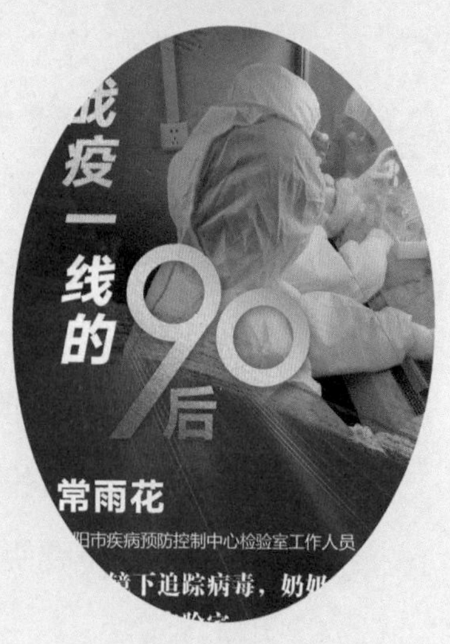
战疫一线的90后
常雨花
阳市疾病预防控制中心检验室工作人员
镜下追踪病毒，奶奶

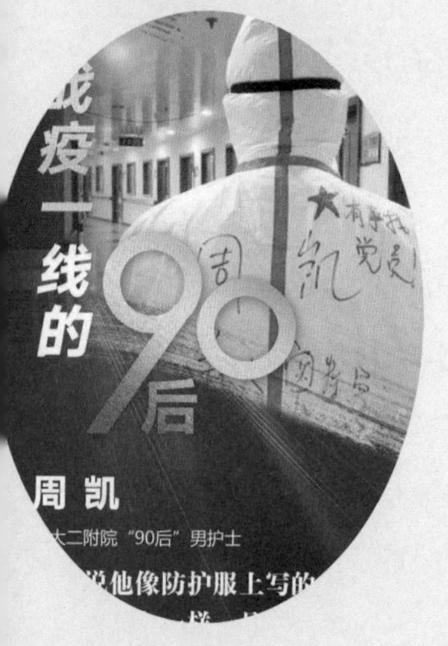
战疫一线的90后
周凯
大二附院“90后”男护士
说他像防护服上写的

河南支援湖北医疗队成员、“90后”护士邵青青——

“严格是为了确保大家的安全”

管天、管地、管空气！在武汉青山方舱医院时，同事们给邵青青取了个外号：邵三管。

对于“邵三管”这个外号，邵青青不仅笑纳，还很得意。不管是院士还是院长，进舱都得受她监督做好防护，是为管天；所有地面都要按清洁区、缓冲区、污染区划分好，消毒到位，是为管地；不让一个病毒存活在空气中害人，是为管空气。

“邵三管”何许人？她是一名“90后”护士，一名党员，同时也是河南支援湖北医疗队成员。在青山方舱医院时，她担任B舱护理第四大组组长、感控总负责。除了医疗护理工作，邵青青还肩负着一个重要使命：负责进出方舱的感染预防及管控，俗称“门神”。

邵青青性格很“刚”。有一位队员脱防护服时有危险动作，她硬把这个大男人给训哭了。安保、保洁、消毒等非医护人员中有的人防护意识不强，是她重点盯防的对象。有一次，同是河南老乡的安保小哥小杨工作累了，出舱时想赶紧把沉重的防护服脱掉，没按程序来，邵青青急得声色俱厉地训了小杨一通。从此，她又多了个外号——邵厉害。邵青青自己倒不介意：“不是故意要凶他们，一人感染，全队隔离，严格是为了确保大家的安全。”

医护人员平时生活的宾馆，她也严格划分为清洁区、缓冲区、污染区，督促大家遵守。“既然当了‘门神’，就要像关公、秦琼那样站好岗。”邵青青笑着说。

邵青青也有“柔”的一面。2 月 15 日武汉突降大雪，天气特别冷，值班护士李元元突然到了生理期，疼得缩在墙角里，浑身发抖。邵青青看到后，赶紧打电话请求支援，并上前抱住李元元，把她的双手放在自己腋下取暖，一直抱了李元元 40 分钟，直到支援队员进场……

邵青青是舱内护士组青年突击队队长，每次进方舱，她都要在防护服上写上两行大字：青年突击队有事请找邵小护。青山方舱医院刚启用时，一下子涌进来大批患者，要紧急为他们做咽拭子采集，这项工作感染风险很高，邵青青二话没说，自己先冲了上去，106 名患者，她一人“承包”了 80 名。

“采集咽拭子，病人得放松，如果太紧张，容易疼。”邵青青说。为了让患者情绪放松，她采集之前会先跟患者聊聊天，问他们病好后最想干什么，有人说想看蓝天，有人说想去看樱花，有人想吃热干面。说说笑笑间，采集就做完了，事后大家都说，一点都不疼。从此，“邵小护”的名号在青山方舱就传开了。

邵青青说，刚入院的患者情绪脆弱敏感，心情放松了，才能配合好治疗。她想起大家病好后的愿望，那就给他们送千纸鹤吧，在上面写上他们的小心愿！

2 月 16 日起，她花了 10 天时间，一连折了 200 只千纸鹤，在上面一一写下患者的心愿。2 月 27 日上班时，邵青青把亲手折的200只千纸鹤带进方舱，为患者们一一发放，大家都很惊喜，有人感动得直掉眼泪，还有一名患者对她说：“不愧是青年突击队，总是‘突’然带给我们惊喜！”

2月19日，方舱里有3名患者过生日。邵青青与所有医护人员都来了，3名过生日的患者站在中间，医护人员和其他患者一起围了个圈，所有人就像一家人一样唱起生日歌。歌唱完，3名过生日的患者已泣不成声。这时，不知谁带头喊了声“武汉加油”，大家回过神来，所有人一齐高呼：“武汉加油！中国加油！”声音响彻方舱。

“当时我的眼泪唰一下就流下来了。”邵青青说。那个场景让她震撼无比，永生铭记。

3月9日，运行了26天的青山方舱医院正式休舱。临出院前，一直被她照护的周大姐特意找到她作揖告别：“要不是疫情特殊时期，我真的特别想抱抱你。”这句话说得邵青青鼻子一酸：“平时周大姐总让我离她远一点，怕传染给我。”

休舱前的晚上，是邵青青值守的最后一个夜班，整个病区只剩下18名病人。晚上邵青青起来查房，抚着一张张病人出院后整洁的病床，她一个人在空荡荡的四病区哭了，“大家都出院了，这是好事，我心里也很高兴，但相处这么多天，已经和大家成了一家人，心里真的很不舍”。

邵青青说，那天晚上，她做了个梦，梦见一只只千纸鹤抖动着翅膀，带着梦想，飞出方舱，飞向美好的生活。

（记者：李昌禹。原载于《人民日报》2020年3月17日04版）

19 岁大学生的 6000 里战“疫”路

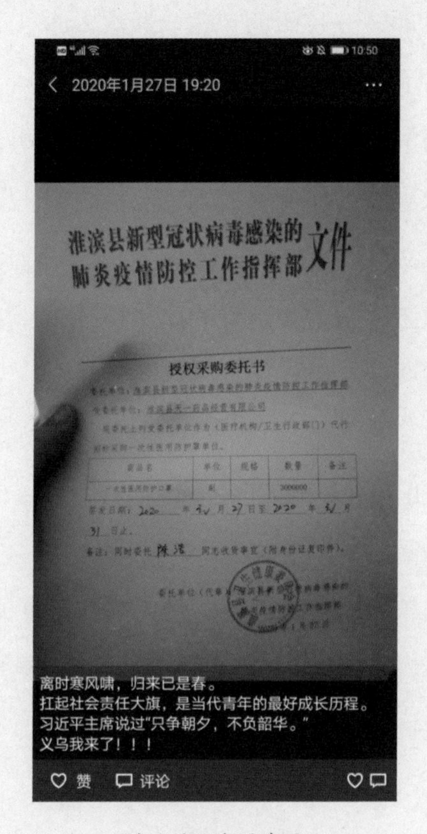

陈浩的朋友圈截图

辗转三省

信阳明港机场—上海—浙江义乌。

出发前，陈浩通过浙江的网友已经基本锁定在义乌市的货源，并简单做了攻略。

1月27日19时，陈浩搭乘网约车到达信阳明港机场，并飞往上海。

凌晨0时，上海的街头分外冷清。

1月28日7时。一片干面包、一瓶水，休息了几个小时后，陈浩一大早坐上了去往浙江义乌的高铁。

“9点多到达，早已在车站等候的网友吴云粤，先到了那里，这是我俩第一次见面，他乡遇故知，非常温暖。”陈浩说。他乘坐朋友的车直奔义乌批发市场。

但是，对比国家卫健委出台的质量标准，那批口罩不能用。之后，陈浩就和朋友立即驱车前往金华市。

一看材质，二看资质。“门外汉”渐渐变成了行内人。

1月28日的白天，陈浩在金华市辗转考察了很多企业，最终选择了性价比最高的一家公司生产的口罩。

从1万个口罩争取到3万个，还有6000个护目镜。陈浩说：“最幸福的事情就是，金华的厂家得知我们淮滨县是疫情高发区，物资紧缺，决定优先供货。”

对近80万人口的县城，这些物资显然不够。

谈妥了金华的合约已是晚上，有网友告知湖北省仙桃市有200万只口罩，货源稳定，价格还不高。

1月28日23时。在征得淮滨县有关部门同意后，陈浩和朋友连夜驱车12个小时到达仙桃。

这是一个紧挨武汉市的县级市。一心只想着口罩，陈浩没有一点胆怯。

第二天的谈判基本顺利，仙桃方的企业答应先给60万只口罩。但陈浩发现，该企业的资质证书已经过期。向县里反映后，出于安全考虑，陈浩果断放弃。

1月29日下午5点半时，因为担心金华那边的订单有变卦，陈浩和朋友星夜返程，1月30日早上7点再次回到金华市。

1月30日中午12时，陈浩和金华市的公司谈定，3天后准时发货，找了一辆大货车。

担心家乡的物资断供，陈浩返程时带回1000个口罩和80个护目镜，乘坐高铁先来到紧挨淮滨县的安徽省阜阳市。

1月30日的晚11时许，陈浩拖着疲惫身躯打车回到淮滨县城，基本身无分文。

40多个小时奔波，行程6000里左右，吃了两块面包喝了两瓶水，陈浩完成了疫情防控物资的阶段性采购任务。

2月3日，装有价值28.8万元的3万个口罩、6000个护目镜和6吨消毒液（杭州购买）的货车准时到达淮滨县。

有委屈，但没有后悔，只有惭愧。陈浩自责，采购的物资量远远没有达到最初的目标，因为物资管控，对19岁的他来说实在是太难了。

红色梦想

爱，没有距离，也没有边界。

除了帮助家乡，在外奔波的路上，陈浩也积极为曾经给予帮扶的湖北省公安县的爱心志愿者、运送物资的上海铁路局金华车务段、仙桃市同泰医院、枣阳市平林镇卫生院分别采购1万个口罩、

3200个口罩、180副护目镜和330副护目镜。

陈浩此行，收获的不仅有医疗物资，还有共赴国难、志同道合的朋友。

看着儿子离家18天后连续睡了32个小时，听到他曲折离奇的讲述，张庄乡三里村村民陈景龙只是担惊受怕，他是个老实巴交的木匠，只求能安安稳稳地过日子。

但陈浩一直在说服父亲，他说作为一个大学生、一个男人，不能光想着自己。

一个19岁大学生为了全县人民购买战“疫”物资的消息不胫而走，淮滨县卫健委也给漯河食品职业学院寄去感谢信：此行此举，充分体现了陈浩同学心怀大爱、情系家乡、回馈桑梓的浓厚情怀，为全县人民众志成城、战胜疫情鼓舞了斗志，坚定了信心和决心！

2月17日，国内知名电商巨头联合河南媒体，授予陈浩“战疫英雄奖”，并颁发1万元正能量奖金。

颁奖词中如此写道：他说一个人的能力有限，我们却从他的行动中，看到了年青一代满满的热血和担当，以及这个国家未来无限的可能和希望。

历经风雨，终见彩虹。陈浩对未来的学习和工作，也有了新的认识。在淮滨县张里乡朱前楼村驻村第一书记宋强的指导下，他写了入党申请书，希望能在大学实现梦想；先实现专升本，如果有必要再选择考研，最终自主创业。

（记者：张毅力。来源于人民网2020年2月24日，节选）

河南大学生朱顺超：疫情当前我在“一线”

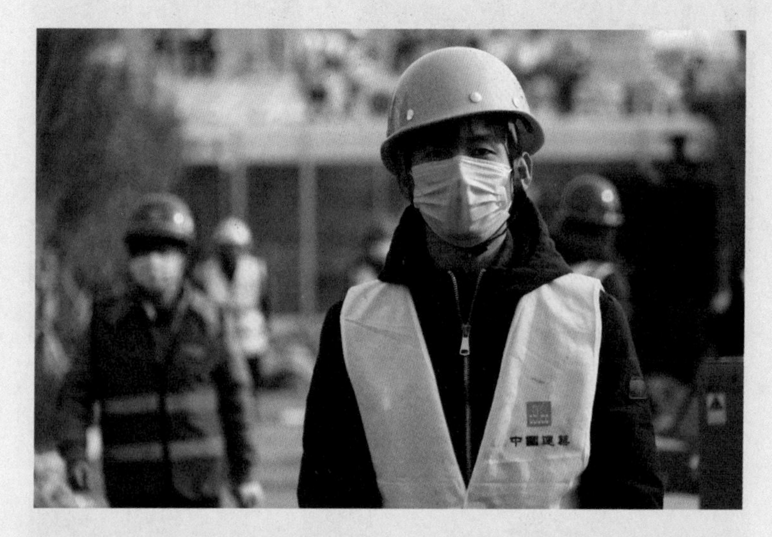

朱顺超在郑州市第一人民医院传染病医院施工现场（新华社记者李安　摄）

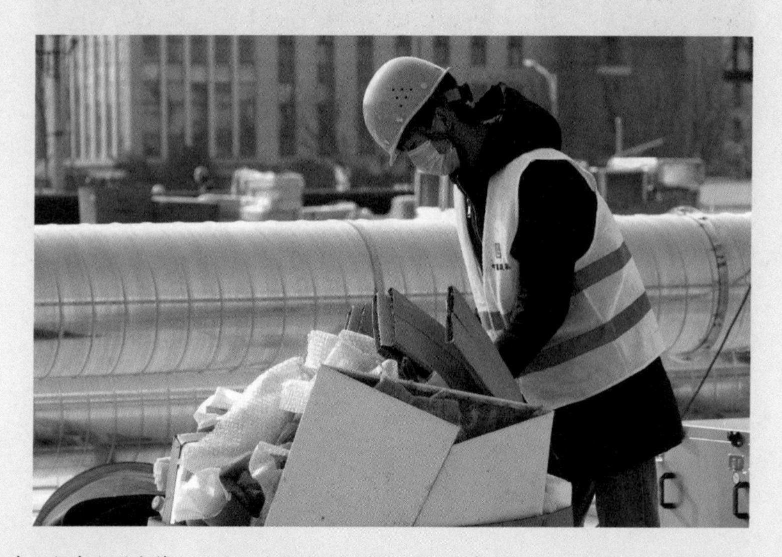

朱顺超在郑州市第一人民医院传染病医院施工现场清理杂物（新华社记者李安　摄）

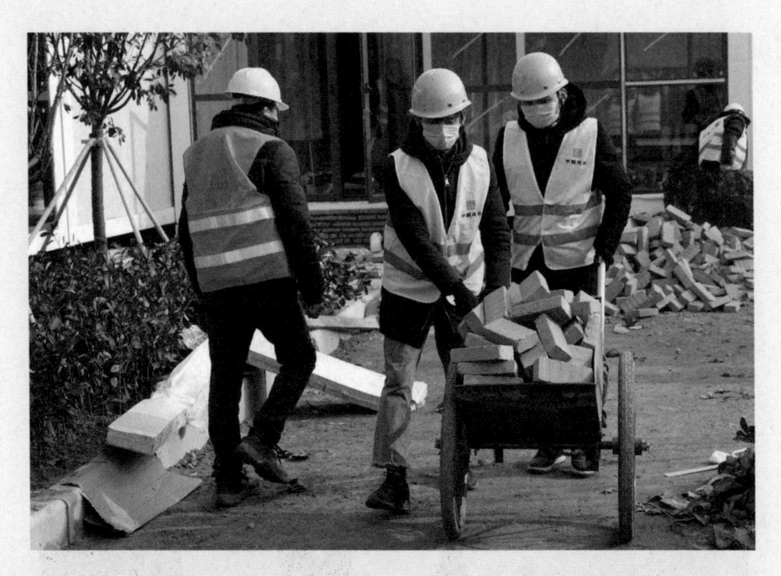

朱顺超在郑州市第一人民医院传染病医院施工现场搬运砖块（新华社记者李安　摄）

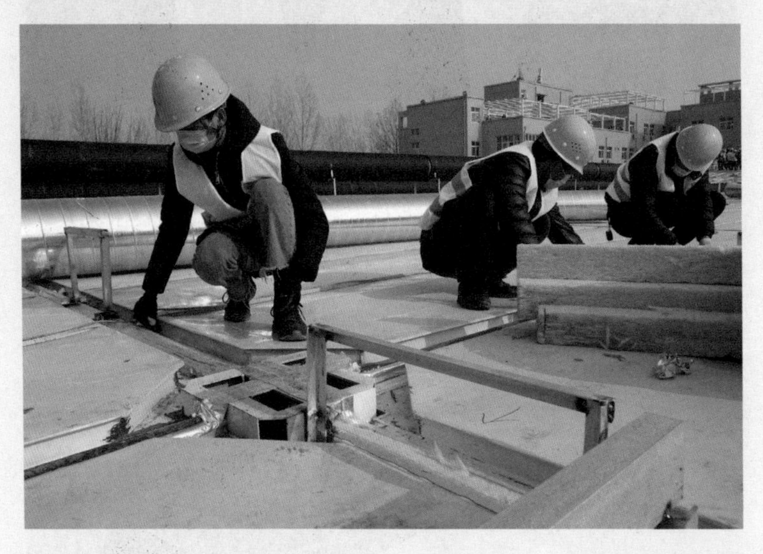

朱顺超在郑州市第一人民医院传染病医院施工工地清理现场（新华社记者李安　摄）

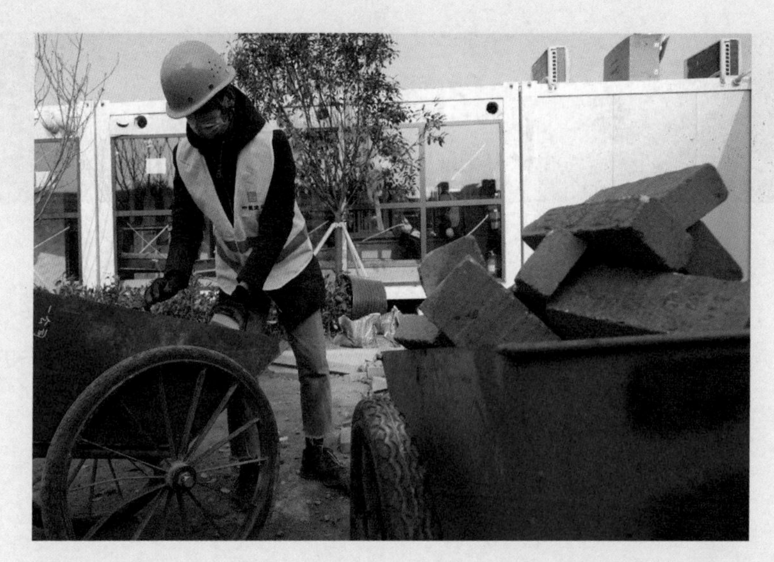

朱顺超在郑州市第一人民医院传染病医院施工现场搬运砖块（新华社记者李安　摄）

朱顺超是河南中医药大学2018级的学生，春节期间他得知郑州要建医院集中收治新型冠状病毒感染的肺炎患者的消息后，于大年初二从老家睢县赶到郑州。经过工地安全培训，朱顺超在医院的建设工地当起了临时工。

繁忙的工地上，和工友们相比，朱顺超明显瘦弱青涩了许多。由于没有足够的专业技术经验，朱顺超大多做着搬运砖块、清理现场的工作，但他没有丝毫懈怠。朱顺超说：“就想出一份力，只愿医院快点建好。”

（记者：李安。来源于新华社客户端2020年2月4日）

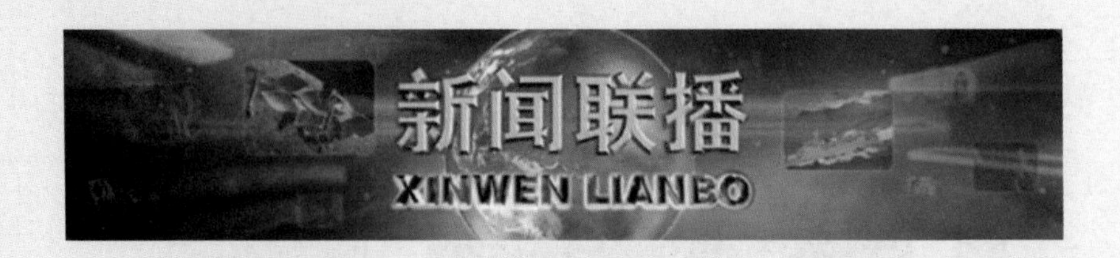

2 月 15 日，中央广播电视总台《新闻联播》报道《战“疫”中亮丽的青春风景线》：22 岁毕业于河南省中医药大学朱海秀的事迹。

（来源于央视网 2020 年 2 月 15 日）

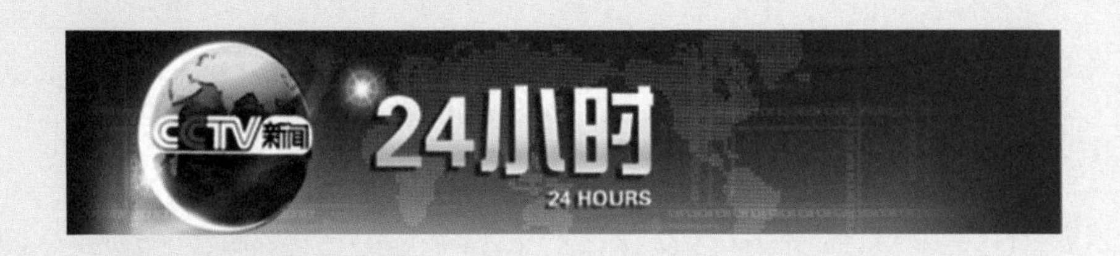

3 月 4 日，中央广播电视总台新闻频道《24 小时》报道《“90 后”餐饮志愿者为医护人员免费送餐》：河南省信阳市光山县“90 后”餐饮店老板齐礼成和同在餐饮界的朋友们组成“抗疫爱心餐联盟”，自大年初一起，全力为光山县的医护人员免费提供饭菜和水果。

（来源于央视网 2020 年 3 月 4 日）

青春助“医”
河南 6510 名志愿者
变身白衣天使家庭“守护员”

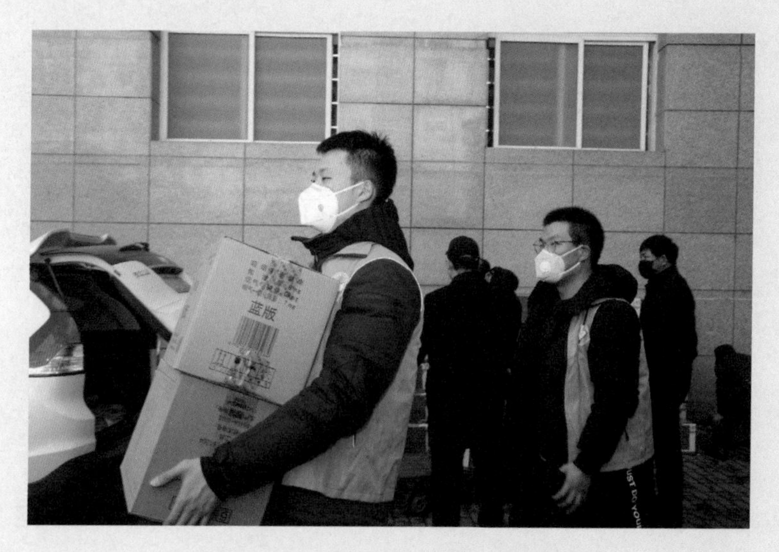

志愿者为抗疫一线医务人员家人提供帮助

“疫”隔人，情暖心。3 月 5 日是一年一度的“学雷锋纪念日”，也是第 21 个“中国青年志愿者服务日”。为解决逆行在疫情一线广大白衣天使的后顾之忧，河南共青团近日启动实施了“为奉献者奉献”志愿关爱医护人员家庭专项行动，根据抗疫一线医务人员家庭实际需求，提供有针对性的志愿服务。

“微信群”，架起沟通暖心桥

“您好，您在群里提出的需求，已经完成对接。下午会有青年志愿者和您确定时间，到时候开车去带您孩子打预防针。”这是近日共青团平顶山市委关爱医护人员微信群里团干部的回话。

据了解，为更加直接了解河南省15批赴鄂医护人员家庭需求，全省各级团组织、高校迅速响应，建立起35个关爱医护人员微信群，针对需求第一时间开展服务，架起沟通暖心桥。河南全省各级团干部作为守群人，时时刻刻在群里及时搜集登记医护人员家庭需求，并根据服务对象家庭心理咨询、生活帮扶、子女不同学科学习内容等实际需求，实施一家一策，开展志愿服务，由团干部组建教师志愿者、大学生志愿者、心理咨询志愿者服务队，通过开展爱心问候、暖心礼包、热心跑腿、贴心陪伴、知心畅聊等，提供有针对性的服务，确保精准对接、精准服务。

“云端见”，课业辅导常连线

“现在我女儿对学习的兴趣大多了，你们真是雪中送炭，太谢谢你们了！”南阳市一名医护人员家人高兴地说道。原来这名医护人员的孩子沉迷于手机游戏，妈妈在一线抗“疫”，爸爸深感束手无策，3名青年志愿者与这个孩子结对，坚持每天线上课业辅导与教育引导相结合，帮助孩子消除对学习的逆反情绪。这是“课辅帮帮团”课业辅导的一个缩影。据了解，针对医务人员家中孩子课业辅导需求，全省各地、高校团组织积极行动，广泛动员高校大学生、少先队辅导员、青少年社会培训机构志愿者组建“团团课辅团”，提供学业辅导、答疑解惑、陪伴交流等志愿服务，还充分运用团内外资源，向孩子们提供线上美术、书法、音乐等艺术课程，充实孩子们的课余生活。

“暖心帮”，家庭后方来护航

“谢谢你们，让我知道这个社会这么温暖，我们大家这么团结，我相信我们一定会胜利，我的丈夫一定会平安归来。”收到团郑州市委配送的蔬菜后，一位医护人员家属动容地说道。据了解，针对医护人员家庭生活中老人物品采买、生活照料、交通出行等日常生活需求，全省各级团组织组建“团团帮帮团”，当好医护人员的坚强后盾。

同时，针对医护人员家庭成员心理方面的需求，组建“团团暖心团”，依托12355专业心理咨询师向医护人员家庭成员提供舒缓压力、陪伴抚慰、心理疏导服务。

此外，疫情发生以来，共青团河南省委、河南省青少年发展基金会还设立“关爱抗疫一线因公殉职人员子女”专项基金，为感染疫病的医务人员子女补助5000元，为牺牲医务人员子女补助10000元。同时还汇集青联委员、青年企业家力量为医护人员家庭筹集大礼包。

据悉，截至目前，河南全省各级团组织及高校针对1271户“疫”线医护人员家庭进行了摸底排查，建立联系，招募了6510名志愿关爱医护人员家庭志愿者，组建了35个关爱医护人员微信群，及时针对需求开展服务。

（记者：刘鹏。来源于中国新闻网2020年3月5日）

河南：“青”字号品牌战“疫”中熠熠生辉

“作为一名新时代的大学生和团员青年，我的身份已不允许我待在家中，在疫情的危急时刻，我有责任有义务冲在防疫的第一线。”郑州西亚斯学院大学生申琛在向团濮阳市委递交志愿申请时说。

在团濮阳市委发出倡议的短短几天内，当地1035名和申琛一样的返乡大学生志愿者迅速在团旗下集结。

防控疫情，青年出列。自新冠肺炎疫情防控总体战阻击战打响以来，团河南省委以做好面向团员和青少年的分类宣传“强信心”，以“青”字号品牌为依托“广动员”，以快速响应挺进主战场“勇战斗”，尽锐出战，冲锋在前，让一面面鲜艳的团旗始终高高飘扬在战“疫”第一线。

“青”字号队伍投身战“疫”前线

党有号召，团有行动。1月26日，河南启动一级应急响应后，团河南省委迅速发出《致全省各级团组织和广大团员青年倡议书》，各省辖市团委也纷纷发出倡议，全省广大团员青年积极响应，立即投身到这场没有硝烟的战“疫”之中。

团河南省委49名党员志愿者深入机关所联系的杜岭社区，郑州、信阳等团市委，新野等团县委全员上阵，就近就便包点包岗，与社区、农村青年一起构筑起联防联控的严密防线。

在战“疫”救护一线，河南支援湖北医疗队中300余名团员青年义无反顾地与时间赛跑、与病魔较量；在建设一线，中建七局青年突击队日夜鏖战，将团旗牢牢插在河南版“小汤山”岐伯山医院建设工地上；在保障一线，青年文明号班组不舍昼夜，奋战在长垣市、邓州市医疗物资的生产线上；在防控一线，河南广大农村4300余名第一团支书、广大社区团干部和返乡青年学生等纷纷行动起来，踊跃投身防疫知识传播、人员排查、卫生消杀、卡点执勤等各项工作。

大年初一，封丘县留光镇耿村第一团支书邓晓哲发动40余名团员青年分组排查值守；开封市青少年活动中心团干部门敬凯带领10名青年农民，将45吨蔬菜连夜“逆行”运往武汉；郑州市二七区383个基层团支部和1500名团干部在社区防控工作中坚守岗位，默默奉献；濮阳市示范区团工委发动青年500余人，分工值守在15个居民小区、14个村庄，昼夜不舍，为人民群众站岗放哨。

据不完全统计，河南省共有338支青年突击队、2.5万余名青年志愿者始终坚守在战“疫”第一线和最基层。

在大后方物资捐赠中，河南省青基会“驰援鄂豫抗击疫情”专项行动网上平台捐款人数达4.5万人次，募集资金616万余元。全省各界青年累计捐款捐物约合6300余万元。

“青”字号声音凝聚战“疫”共识

如何让防疫政策、防疫知识在青少年中入脑入心？河南团组织坚持分类引导，在微信、微博、抖音、快手等平台，推出一系列青少年喜闻乐见的文化产品。

面向团员学生，河南团组织制作《青春战“疫”　团旗飘飘》专题示范团课和由中国女排队员朱婷等明星代言的防疫科普短视频，发布《停课不停学，团团喊你看国学直播课啦！》等学习内容，推出防疫专属表情包，让校园“防疫总动员”喜闻乐见。

面向少先队员，河南团组织推出《给少先队员讲病毒》音频、漫画，开展“防范疫情红领巾在行动——我承诺、我来做、奖章我来争”系列宣传活动，动员广大“红领巾”理解自护常识，做到战“疫”“小手拉大手”。

面向农村地区，河南团组织制作《团团抗疫情》系列小广播，宣传“春雁行动”等农村青年工作政策，真正做到土洋结合、“靶向”引导。

面向企业青年，河南团组织推出《省青企协做好会员企业复工准备》《严禁用审批简单粗暴限制企业复工复产》等文章，引导青年防护和生产两不误。

“青”字号服务支援战“疫”关键

为服务重度疫区和医疗科研机构全力作战，河南省青基会拨付湖北省青基会爱心捐款 100 万元，拨付深圳华大生命科学研究院爱心捐款 200 万元，拨付河南省信阳、南阳、驻马店等地定点医院爱心捐款 210 万元。

河南团组织还组织河南曙光健士集团等医疗器械生产企业成立青年突击队，24 小时不间断生产，保障医疗物资源源不断运抵雷神山医院。

为服务基层一线冲锋陷阵，河南团组织划拨专项团费 150 万元，为基层团组织开展工作提供保障；河南各级团组织动员青联委员、海外留学归国青年等青年力量各显神通，筹措、拨付口罩 72.5 万余只、防护服 816 套。

“青”字号温暖为战“疫”护航

疫情期间，心理健康问题不容忽视。为了给广大青少年心理健康保驾护航，河南各省辖市团委全部开通 12355 疫情防控咨询热线。目前，已累计接听咨询电话 910 例，为青少年克服恐慌焦虑情绪提供了帮助。

团河南省委及时编制《防疫青年志愿者心理指导手册》，全力组织全省青年志愿者参保团中央“专项守护行动”，并由河南省青基会专项资金对缺口部分进行兜底保障。

疫情期间，各地防疫措施严格，参战务工青年要想顺利返乡也需要“护身符”。中建七局团委急青年之所急，为参建河南版“小汤山”岐伯山医院的 5000 余名农民工办理了返乡证明，并建立三级微信联络群，让参战英雄带着“骄傲”与“顺心”回到家乡。

中原大地，战“疫”一线，青年在行动，青春在燃烧。

团河南省委书记王艺表示，下一步，河南各级团组织和广大团员青年将在团中央和河南省委的正确领导下，继续积极有序地参与疫情防控工作，用实际行动为疫情防控贡献青春力量。

（记者：潘志贤。原载于《中国青年报》2020 年 2 月 18 日 01 版，节选）

贾鑫鹏：“最合适”的男护士

自奔赴武汉同济医院中法新城院区至今，濮阳市油田总医院呼吸内科重症监护病房的护士贾鑫鹏已在抗“疫”一线坚守20余日。生死战“疫”，让这位青涩的“90后”男护士蜕变成扛起抗“疫”大旗的护理“战士”。

“我觉得自己是最合适的人选。”2月28日，贾鑫鹏从电话里传来十分坚定的声音。1990年3月出生的他虽然没有“年龄优势”，却是所在科室的感染控制督导员、重点培养的呼吸治疗师。“危重症患者急救技术、感染控制知识，二者我都具备，所以，‘上前线’我义不容辞。”贾鑫鹏说。

2月2日上午10时，贾鑫鹏随濮阳市第一批驰援湖北医疗队出发前往武汉，很快就到达隔离病区参与救治。“进入病区前要经过五层门、三个缓冲区。”对贾鑫鹏来讲，战“疫”第一天最令他难忘：穿上防护服和隔离衣，戴上护目镜和防护面罩，还得套3层橡胶手套和2层薄膜手套，让熟练的护理工作变得异常艰难，没多久，护目镜就起了一层雾，看不清东西也不能摘下来擦一擦。5层手套里的手有些麻木，平时三下五除二搞定的动作得花好几倍时间来完成。

习惯了隔离病区的“特殊”情况后，贾鑫鹏全身心投入护理工作。为病人喂饭、翻身、换衣服、协助上厕所，他一丝不苟；

遇到情绪崩溃的病人，又听不懂对方的方言，他就一字一句地安慰，或是指着防护服上大大的“加油”二字，以行动做出回应。

“有一天下班回去，我整个脸起满了红疹，痒得难受也不敢挠，怕有伤口耽误防护工作，我就一直用冷水洗。”贾鑫鹏说。同事劝他请假休息，他拒绝了，“大家都很累，我不能当逃兵”。

贾鑫鹏与家人的视频聊天，每次也只有很短的时间。“妻子也是医护人员，一岁半的孩子就交给我老爸看着。”贾鑫鹏还记得出发前妻子的话，“家里的事你不用操心”，这让他有了更加坚定的勇气，“时间就是生命，我们只能与死神赛跑”。

经过战“疫”一线的洗礼，贾鑫鹏郑重地向党组织递交了入党申请书。他动情地写道：“即使汗水浸湿了衣衫，也阻挡不了我们不惧疫情永向前的步伐；脸上的勒痕、干裂的嘴唇、泡白的双手，也影响不了我们战胜病魔的决心和必胜的信心！”

（记者：王映、马鹏宇。原载于《河南日报》2020 年 3 月 5 日 06 版）

白天上课 晚上工作

“00后”大学生夜班10小时赶制防护服

一想到前线正急缺防护服，工作起来就特有劲。——鲁山县某医用品公司志愿者工人、商丘职业技术学院学生程俊娇

“同学们，我特别想念你们，等疫情结束后，咱们一起去逛街、旅游吧。”2月24日，程俊娇在家里上完网课后，再一次把内心的想法说了出来。

夜幕降临后，同学们也都纷纷离线、休息，而程俊娇则穿上了厚厚的羽绒服，骑上自己的两轮电动车，赶往几公里外的一家医用品公司。

因疫情影响，这家医用品公司人员处于短缺中，医疗防控物资生产却不能停。急需工人的通告发出后，程俊娇说服家人和学校老师，报名成了一名志愿者。

虽然几公里不算远，但因为夜黑天冷，程俊娇骑得很慢，大约40分钟后，她才赶到车间门口，下车时，小手冰凉。

“小程，来得怪早，赶紧去换衣服，到车间里暖和一下吧。”同车间的刘大姐也刚把电动车停稳。“今天吃饭早，想着早点过来。”“那你白天上课，晚上还得加班，吃得消不？”

“我年轻，还行，还能克服。”

今年才18岁的程俊娇，现就读于商丘职业技术学院2019级

服装设计专业。因为学校已经开通网课，所以，她现在白天需要上课，晚上则从 8 点工作到第二天清晨 6 点。

到了车间门口，测量、登记体温，对防护服进行无菌操作……经过这么多天工作，程俊娇已经适应了这里的安全防控保障。

不一会儿，生产车间就热闹起来了。程俊娇抬眼看了一下，有 100 多人在同时工作。程俊娇的工作主要是制作防护服，因为是服装设计专业，她熟练掌握了缝纫机生产技术。随着机器的响动，不一会儿，手里的防护服就缝合完毕。

但程俊娇又拿起来重新查看，防止有问题。“防护服的样式并不好看，但对做工要求非常严格，这上面不能有一点缝隙，哪怕是一个针孔都不行。”刚上班时，程俊娇就被领导告知，其他衣服有瑕疵了可以重新返工，而防护服则要求尽量一次性成功，否则返工成本高、报废率高。

这样的动作反复做，很枯燥，但时间过得很快，到了凌晨 1 点，终于可以停下来休息一个小时，吃点东西。程俊娇和工友们吃完饭后，并没有休息，而是直接返回生产线，继续开工干活。

时间很快到了清晨 6 点，程俊娇和工友们一个个离开生产线。她骑上电动车赶紧回家，因为睡一会儿，还要听网课。

“疫情严重的时候，我也挺害怕，但总要有人去生产防护服。”程俊娇到家后，家人心疼地劝说她，既然还要上网课，就别当志愿工人了。不过，程俊娇仍然要继续坚持到学校开学。

（记者：倪政伟。原载于《猛犸新闻・东方今报》2020 年 2 月 27 日 04 版）

武陟：村里有个大学生宣传队

“疫情防控期间，大家不要扎堆，不要出门，要勤洗手，多通风。”2月8日一大早，河南省焦作市武陟县嘉应观乡中水寨村的马明杰就戴上红袖标，拿着小喇叭，开始了巡街疫情防控及禁燃禁放宣传，“今天是元宵节，大家一定要遵守禁燃、禁放、禁烧规定啊，不能放鞭炮，不能烧纸，不能点火，防疫也不能忘了环保。”

马明杰是上海同济大学交通运输城市轨道与铁路工程专业在读博士研究生，和他一起走街串巷宣传疫情防控的还有：上海交通大学广播电视传媒专业在读硕士研究生马姣姣、成都光电研究所在读博士生马霞飞、陕西师范大学在读硕士研究生马蓓蓓、郑州航空航天大学在读本科生赵文赐。

母亲心疼马明杰，有点不舍，父亲倒是支持一起去值班。马明杰就跟父亲商量：卡点24小时值班，肯定没法吃饭，咱去买点吃的带去吧？没想到，平日里一向有点抠的父母亲都同意了。父子一道，到村里超市买了几箱泡面、点心带到了村里卡点上。

登记、测体温、消毒等防疫流程，马明杰很快就干得得心应手。但是，值班期间，他看到还有些群众对疫情知识不了解，对疫情危险性不够重视，有的村民还想跑到外面聚集。他突然想起，村里还有大学生在家休假呢！

于是，马明杰在村大学生群里发出了倡议书，村里八九个大学生纷纷响应报名。他把大家分成三个小分队，每天按照村里工作重点，再在群里发布具体工作，安排交接班时间。

大学生宣传队成立起来了，小喇叭有他们的声音，制作防疫标语他们自己动手。马姣姣发挥播音主持的专长，编写了好懂好记的口决。小分队轮流每天从大队部出发，逐街逐户宣传防控疫情知识，偶尔看到有村民在街上聚集闲聊，主动走上前，劝他们回家不要乱跑。

各位村民请注意，疫情防控莫大意。外地返乡须登记，主动上报早隔离。亲友情，网上叙，拒绝野味不群聚。出门都把口罩戴，利人利己显关爱。勤洗手，多通风，一日三餐在家中。信科学，不传谣，发现病情早治疗。注意防护不恐慌，严防严控战疫情。读书有三到：眼到、心到、口到。防控有三要：洗手、通风、口罩。亲戚不走，明年还有，朋友不聚，回头再叙。

“这些朗朗上口的文明宣传语，已经成为中水寨村防控疫情的一道风景线。”马应福说。他已向嘉应观乡党委书记韩剑发去申请，成立大学生临时党支部，要把宣传队变成战斗队，让他们在防控疫情和恢复生产两条线上发挥作用，得到更多的锻炼。

（来源于武陟县融媒体中心，节选）

抗疫一直“在线”

他们是党的政策主张的传播者、时代风云的记录者、社会进步的推动者、公平正义的守望者。面对来势汹汹的疫情，他们毫无惧色，同党员干部、医护人员、公安交警等“逆行者”一道，走乡村、进医院，看患者、问百姓，第一时间将疫情防控各类信息送到老百姓的指尖上、心坎儿里。他们用镜头和文字强信心、暖人心、聚民心，传递着必胜的信心和希望。

武汉归来记者说①

战“疫”名片：

杨远高是河南日报农村版摄影记者，现年55岁，长期从事农村经济、农业生产、农民脱贫攻坚方面的新闻报道工作。今年2月24日作为河南省赴武汉疫情防控宣传报道摄影小分队成员逆行武汉，为全国援鄂医疗队医务人员拍摄人物肖像。在武汉的35天里，他不顾个人安危，行程数千公里，克服困难、认真工作，圆满完成此次拍摄任务。

逆行武汉，无怨无悔

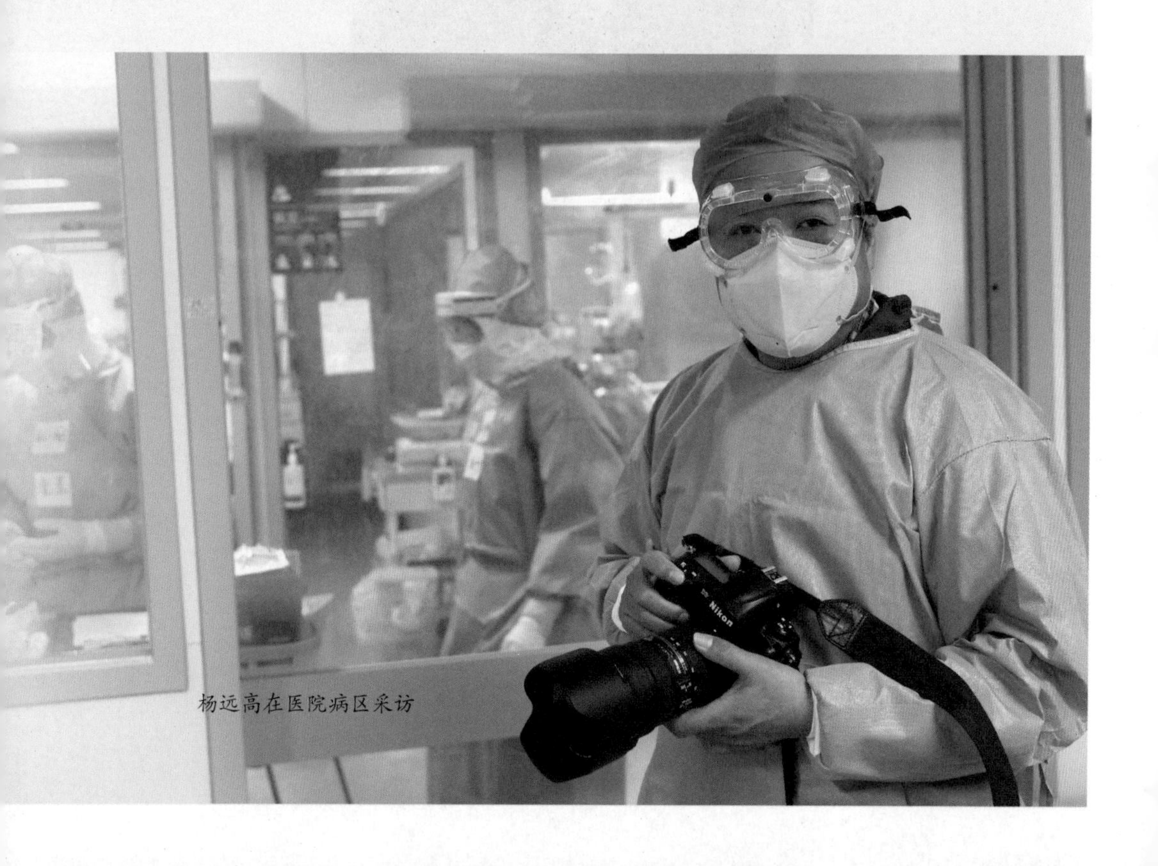

杨远高在医院病区采访

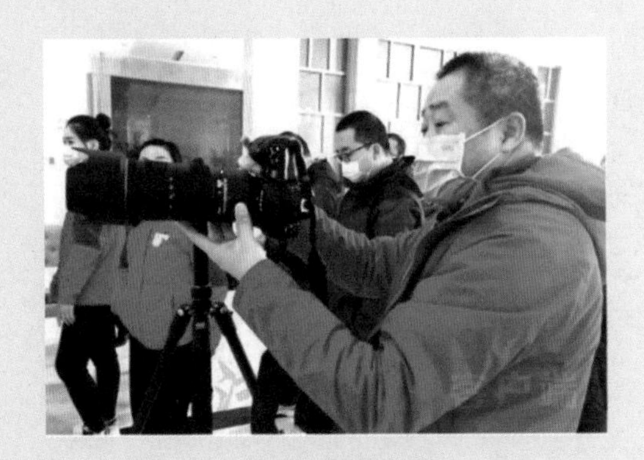

杨远高在进行拍摄

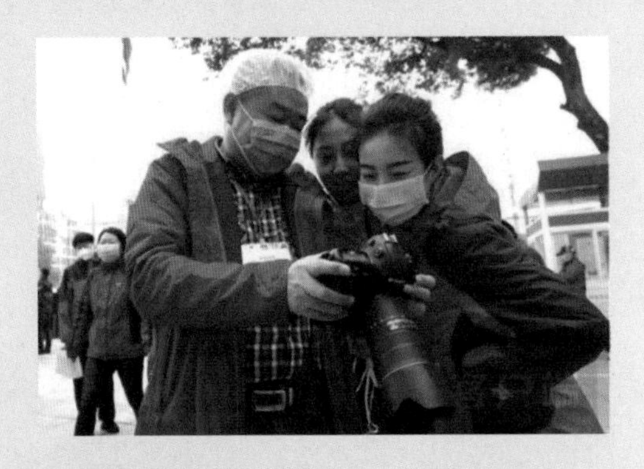

杨远高在给医疗队查看拍摄效果

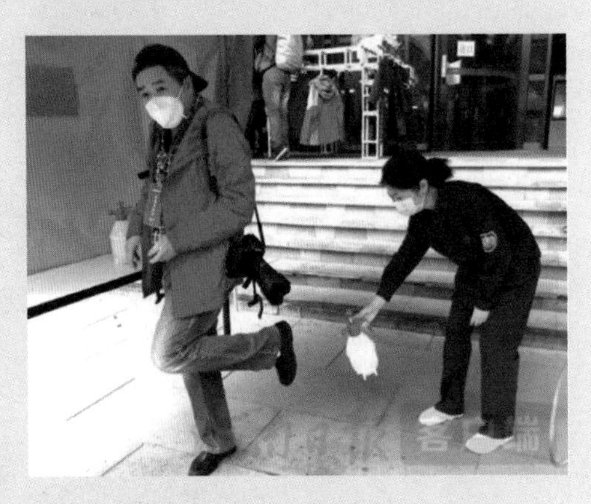

酒店工作人员在给杨远高进行消毒

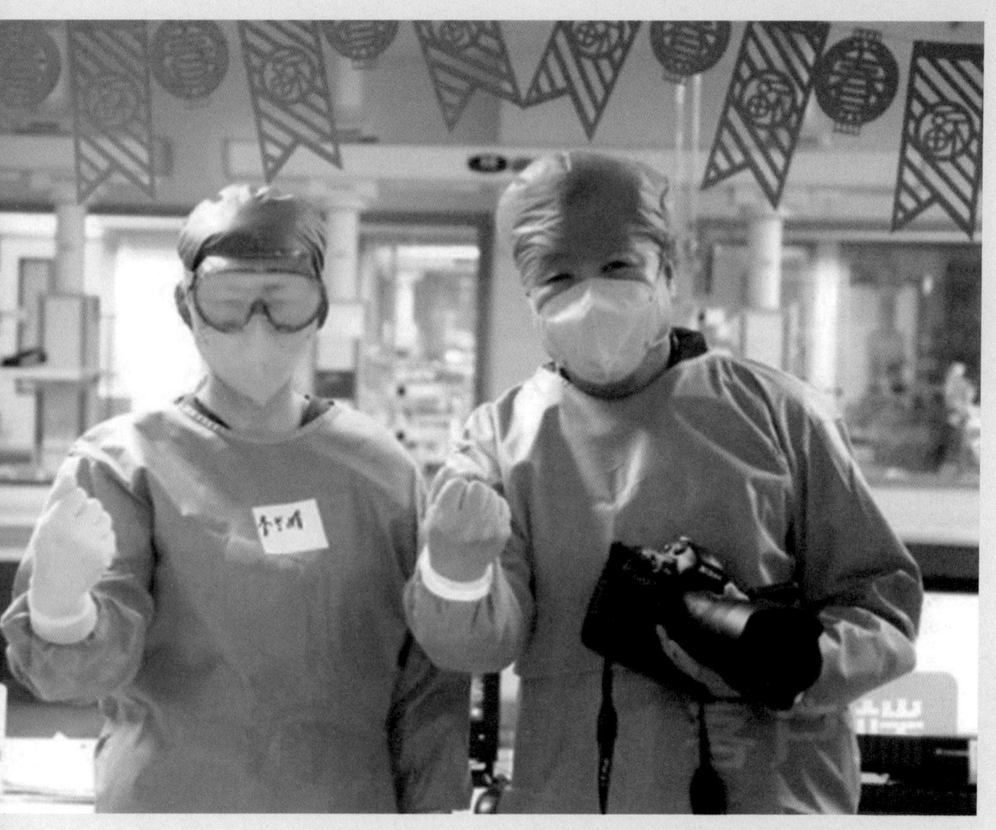

在武汉大学人民医院，杨远高（右一）与李兰娟院士合影

2020 鼠年春节注定要载入史册。春节前夕，武汉新冠肺炎疫情突然暴发。为了阻止病毒传播、控制疫情，武汉不得不封城。来自全国各地、解放军各军种援鄂医疗队却纷纷以大无畏的英雄气概逆行武汉，抗击疫情、救治病人。国人也不得不被“圈”在屋子里，全国人民打响了抗击疫情的阻击战。

忽接通知奔赴武汉

2 月 23 日中午，我突然接到记者部主任王东亮打来的电话，他告诉我，省委宣传部要派一支新闻宣传报道组去武汉采访，并点名要摄影记者参加。

作为河南日报农村版的一名摄影记者，我曾经参加了 2008 年赴汶川地震的采访报道工作。武汉疫情发生后，我一直关注着事态的发展，看着每天的疫情通报，心情无比沉重。此时，报社要派人去武汉采访，虽然明知武汉疫情仍十分严重，但我觉着作为一名有着 35 年党龄的共产党员已责无旁贷，必须挺身而出，当即报了名。

2 月 24 日下午 2 点 30 分，在省广电大厦，我们这支由报业集团、省广电、省摄影家协会组成的河南省赴武汉疫情防控宣传报道摄影小分队，在省委宣传部、报业集团等领导的声声祝福中踏上了逆行武汉的征程。在这支 12 人组成的小分队中，我是年龄最大的一位。

武汉街头难见行人

下午 6 时，G69 高铁列车准时抵达武汉站。在乘车去宾馆的路上，车窗外华灯初上，而街头空无一人，偶尔有零星的汽车驶过，车厢里，大家默默无语，感觉到了丝丝恐惧。

到达下榻的水神客舍宾馆后，中央指导组宣传组负责人、中国摄影家协会主席、人民日报摄影记者李舸立即召集大家开会，给我们下达的任务是给来自全国各地的援鄂医疗队医务人员拍摄肖像，要求在限定的时间里，完成这项光荣的任务。李舸同时再三叮嘱大家，武汉的疫情还相当严重，要大家一定小心、小心、再小心，切实做好个人防护和杀菌消毒，并给每人发了 13 个口罩和 2 套防护服。

克服困难迎难而上

2 月 25 日一早，我们就开始了工作。由于出发时并不知道是什么样的任务，也不知道要采访多长时间，走得又实在匆忙，因此连拍摄人物肖像用的三脚架和室内照明灯具也没有携带，我们只好克服困难，迎难而上。

我们首先是给工作在雷神山医院的援鄂医疗队拍照，1796 名医务人员分别来自辽宁、吉林、上海等多支医疗队，仅上海医疗队就分住在 3 个酒店。在武汉维也纳酒店，得知摄影师来给他们拍照，辽宁医疗队的队员们早早就等候在大厅。因条件限制，只好在室外拍摄，以酒店的墙壁作为背景。当天，气温较低，可是，为了能把自己最美的形象留下来，许多队员都脱去外套，穿着单薄的手术服，兴高采烈、精神抖擞地依次等候着拍照。一位刚下夜班的小姑娘激动地说：“叔叔，等等我，我去洗把脸、画个口红、描下眉！”为担心他（她）们着凉，我赶紧站好位置，快速地取景、对焦，一个、一个、又一个——稳稳地按下了快门。

忘不了辽宁小护士

2月25日是“龙抬头”。可是，从临近春节以来，我已经40多天没有理发了。这一天下午，我在给辽宁省鞍山医疗队拍照时，美丽的张入月护士说：“杨老师，今天是龙抬头，看你头发老长了。咋不理一下呢？”“理发店都不开门，没地方理啊！”我笑着说。“我们队有一把理发推子，如果你不嫌弃，我给你理理。”

于是，在等待下一班医护人员下班的间隙，小张“师傅”将一个黑色的塑料袋挖了个洞，套在我的脖子上，手法麻利地启动了理发推子。不一刻，我的长头发便一缕缕落到地下。手摸着剪短的头发，顿觉神清气爽。

条件改善积极工作

得知我们在防疫和拍摄方面的困境后，报业集团及时为我们寄来了口罩、灯具、三脚架等物资。这让我们拍摄起来更加得心应手了，拍摄效率和照片的质量也提高了。

3月12日，我接到了给宁夏医疗队170名队员拍摄的任务。因为我们相距50多公里，早上7点，我来不及吃早饭就带车往那里赶，可是，由于车辆没有高速通行证被交警拦了下来，经过反复沟通与交涉，到达他们驻地已是上午10点多。支好灯架、三脚架，安装好背景纸立即投入工作。一口气，拍摄了130多人，腰酸了、背痛了，我全然不顾。为了等待最后的4名医护人员下班，我从下午2点一直等到晚上8点，回到驻地已是晚上10点多钟。

在武汉的日子里，我们每天穿行在武汉三镇，顾不上观赏江城美景，也只是在途经时方能望上一眼寂静的长江和黄鹤楼，行程数千公里，先后给辽宁、吉林、江西、江苏、黑龙江、湖南、上海、河南等援鄂医疗队进行了拍摄。有时为了把每个医疗队队员都拍齐，不落下一个人，要去拍两三次；有时为了整理当天拍摄的照片常常忙到凌晨一两点。但我为能有幸成为这批英雄群谱的拍摄者而倍感自豪。逆行武汉，我无怨无悔！

告别武汉返回郑州

一个多月来，在全国各地援鄂医疗队卓有成效的救治下，武汉的疫情得到大大缓解，方舱医院陆续休舱，一批批援鄂医疗队开始返程。

3 月 29 日是我们返程的日子，从奔赴武汉到返回郑州，历时 35 天。中国摄影家协会为我们举行了简短的欢送仪式，李舸主席对于大家此次武汉之行，给予了充分肯定和高度评价。

如今，武汉已经全面解禁，百姓又恢复到了正常的生活状态。我决心以英勇的援鄂医疗队医护人员为榜样，发扬敢于担当、甘于奉献、不怕牺牲的精神，认真做好本职工作，为河南日报农村版的发展增光添彩！

（原载于河南日报客户端 2020 年 4 月 17 日，节选）

武汉归来记者说②

战“疫”名片：

吉小平是大河报记者，他是河南日报报业集团第一批派往湖北武汉报道组成员之一。他在武汉采访了58天，主要进行视频、图片和文字的全媒体采访。

他先后深入河南医疗队定点医院、武汉火神山医院、方舱医院、河南支援湖北医疗队驻地、武汉街头、超市等众多场所采访，还和同事一起，搭乘河南医疗队120急救车，通过文图和视频的方式，全程采访危重病人向火神山医院转诊的现场。在武汉采访期间，刊发视频和文图新闻60多篇。

“90后”用爱心与坚守，宣示河南人的担当

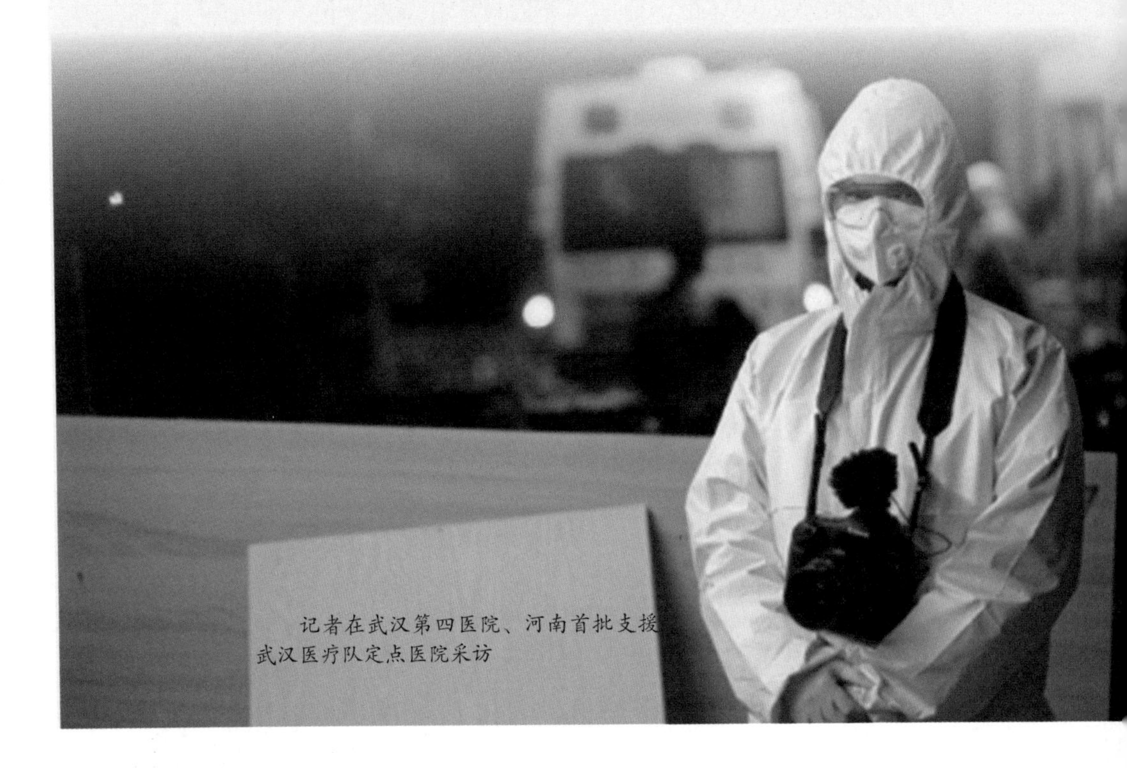

记者在武汉第四医院、河南首批支援武汉医疗队定点医院采访

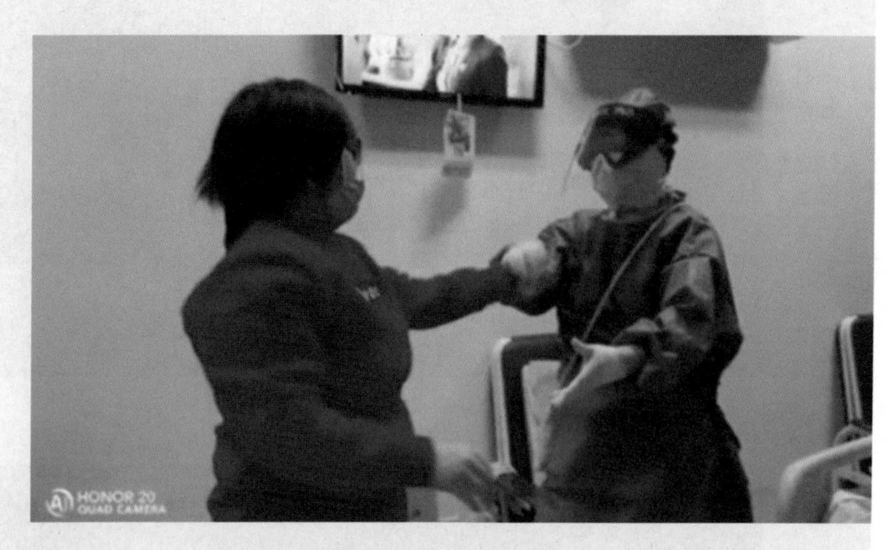

护士胡奔奔同患者跳舞（图片由受访者提供）

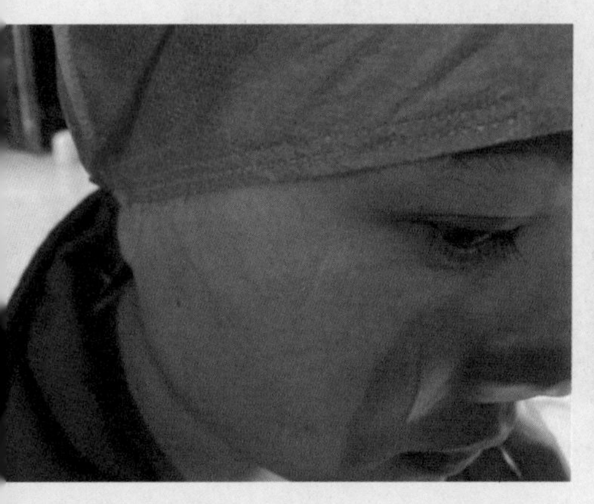

邵青青脸上的口罩勒痕（图片由受访者提供）

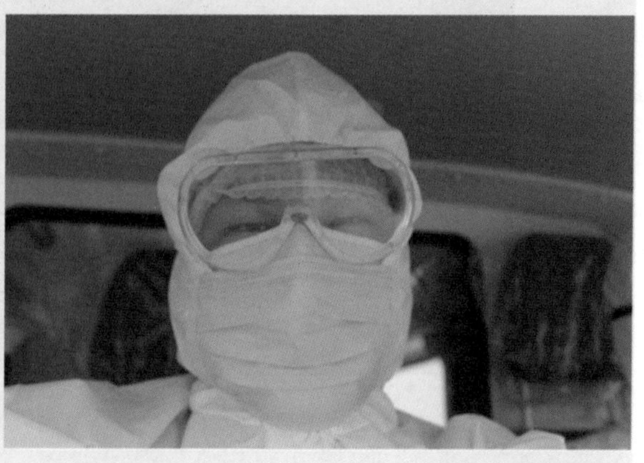

记者随河南医疗队新冠肺炎患者转运急救车采访

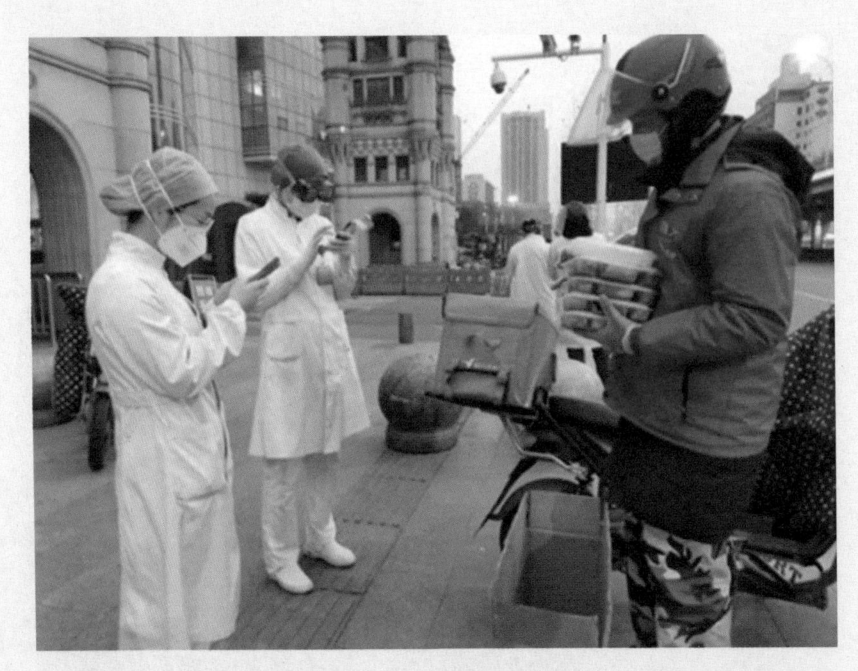

春节期间，赵彬和外卖同事一起为武汉医院送餐（赵彬　摄）

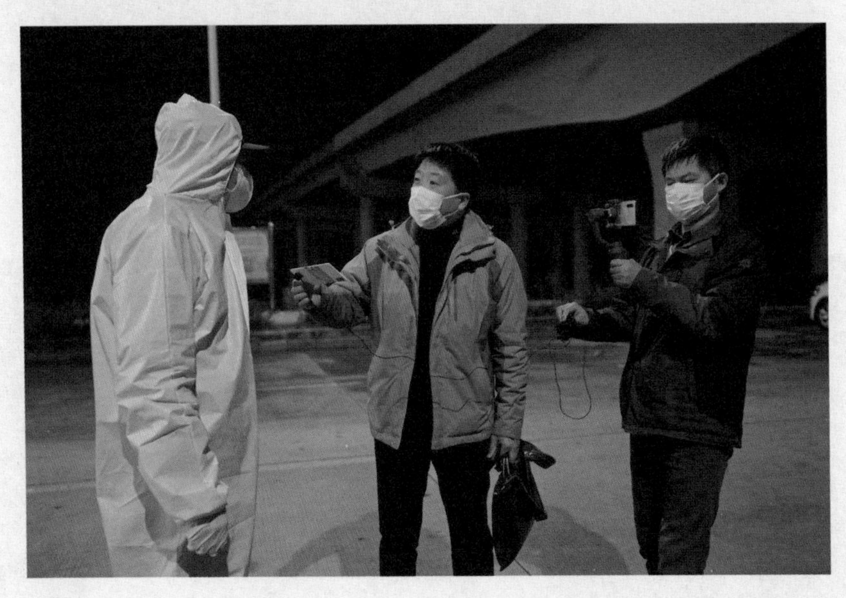

记者在武汉火神山医院附近卡点采访民警

第一次见到护士胡奔奔，我就把“福娃”这个形象和她紧密地联系在了一起。她性格活泼，喜欢与病号拉家常。援鄂期间，她拉着病号跳舞、拍视频段子，逗得大家开怀大笑，病区的气氛活跃了很多。

采访护士邵青青，是在一个阳光温暖的下午，而她也像春天的阳光，给大家传递着温暖。在青山方舱医院，曾经有一位护士蹲在墙角呼救，邵青青隔着三层手套，感觉到她的手冰凉，于是就把这双手，拉到自己的腋窝下，半蹲着，抱着她，暖了40分钟。

疫情初期，武汉长江大桥下，一名冬泳爱好者和他的狗狗，一起在长江中冬泳。恰巧路过此地的外卖小哥赵彬，掏出手机，抓拍下这一瞬间。疫情期间，外卖小哥摄影师，一边服务疫情一线，一边随手记录照片。武汉人的坚强打动了赵彬，而他的照片又感动了更多的网友。

他们三位都是河南人，武汉疫情，把像他们这样的“90后”推到了舞台前端。

降临到重症病区的“福娃”

29岁的周口护士胡奔奔，是河南省第11批支援湖北医疗队队员。她头发四周都剃了，只留着头顶的中发。胡奔奔活泼的性格加之可爱的发型，被病患戏称为“福娃”。

胡奔奔性格活泼，喜欢与病号拉家常，很快就与她们建立了信任。日常工作之余，她拉着一些病号跳舞。她还用手机给大家拍视频段子，群发给病患，因此逗得大家开怀大笑。重症病区因为“福娃”，气氛渐渐不再沉闷，活跃了很多。

在重症病房，穿着隔离服，即使完成日常的医疗动作已经很辛苦，“福娃”还要在空闲时尽可能地与病人聊天、逗她们开心，体力和精力付出更多。

3 月 21 日凌晨我跟踪采访胡奔奔。早上 8 点夜班结束，胡奔奔从医院返回驻地，在大巴车上路不久，她就瘫软地昏睡过去。那个瞬间，“福娃”的状态让人心疼。

“福娃”的用心付出，收获了患者的真诚回报。三八节那天，她在驻地收到了患者用网络快递送来的小礼物，上边收件人写着“胡奔奔天使”。

给“战友”带去温暖和力量

2 月 15 日，武汉降下大雪。那天，在青山方舱医院，一位护士蹲在墙角呼救。这一情形被护士邵青青发现，随后便发生了“战友”间感人的一幕。

邵青青今年 30 岁，是河南省第五批支援湖北医疗队队员，也是郑州人民医院急诊科护士长。

2 月 15 日晚，河南医疗队队员回到驻地后，呼救的女护士到处打听邵青青的房间号，非要当面感谢她。

那位呼救的女护士说，由于是第一天进舱，加之防护装备密闭，就出现了意外情况。邵青青给她取暖，抱着她，而且坚持了那么长时间，让她感到温暖和力量。

这位“90 后”的前线“战士”，也有自己的儿女情长。

2 月 9 日晚，郑州人民医院护理部主任曾给邵青青打来电话，让她征求家人意见，确定能否参加援鄂医疗队。当时，青青的老公还未完全清醒。

邵青青回忆，当她向老公说出自己的想法后，老公看了她足有 15 分钟，都没有说话。之后，老公把她搂到怀里说：“你到那儿之后，一定要照顾好自己，完全支持你，你要好好的回来。”

2 月 20 日，我采访邵青青。在说到家人、孩子时，这位性格活泼外向的“90 后”，多次淌下眼泪。

邵青青的家庭比较特殊，4 岁的孩子日常由夫妻两人独立照顾。孩子从小没有离开过母亲很长时间。

在去武汉之前，邵青青曾对孩子说：“妈妈要带你去长隆动物园，但是那里的小动物都生病了、感冒了，妈妈要去给小动物吃药、打针，之后咱们就去。”

邵青青希望疫情过后，她能给孩子兑现这个善意的谎言。

外卖小哥感动全国网友

2 月 10 日，武汉阴雨，我来到江夏区藏龙岛附近，采访外卖小哥赵彬。在送外卖之余，赵彬喜欢用手机拍摄照片。

去年 10 月，赵彬的二孩在南阳老家出生，他没在家待上几天，就返回了武汉。为了早点还清结婚时的贷款，今年农历春节期间，赵彬依然在马不停蹄地送着外卖。

春节期间，因为疫情外卖单子不多，赵彬有了更多的闲暇时间去拍照。在武汉长江大桥下、武昌中华门码头，他曾经拍到一名冬泳爱好者和他的狗狗，一起在长江中冬泳。这个瞬间打动了外卖小哥，使他感受到了武汉人的勇敢和坚持。

从 2 月 1 日下午开始，赵彬开始跟着平台的医院送餐团队，为协和医院和第四医院送单。傍晚 6 点左右他到了一家医院，发现门口有些直接送达的爱心物资。出于本能，他伸过手去帮一个护士搬东西，但这个举动被立即制止了，护士怕外卖小哥进到医院内有危险。

"我喜欢武汉的城市人文，对这个城市的感情很深。"采访赵彬时他伤感地对我说，"当我骑着电动车走过一条条熟悉的街道，回想着从前拍过的图片，我只希望这一切快点过去。"

4 月 8 日零时，离开武汉通道管控解除，赵彬决心继续留在武汉工作。近期他每天的订单量，渐渐上升到了 30~40 单，而疫情吃劲时期是 20~30 单。外卖小哥明白，随着社会人员有序流动，还有将来大学逐渐开学，武汉的人气也会逐渐恢复。

胡奔奔、邵青青和赵彬，这三位"90 后"河南人，当国家需要时，他们用实际行动告诉大家，自己早已承担起社会责任。他们在不同的岗位上，与疫情奋战，用实际行动宣示了自身的使命与担当。

武汉疫情期间，挂面、方便面、水饺、火腿肠等急需物资，源源不断从河南运抵荆楚各地。9640 万河南人为战"疫"提供了有力的后勤保障。1281 名援鄂医疗队队员，冲锋在疫情一线，令国人刮目相看。

在记者 58 天的武汉疫情采访中，武汉当地群众、医务工作者，都对我们伸出来大拇指，说"河南人真好"。作为河南人，我感受到了前所未有的自豪。

（原载于河南日报客户端 2020 年 4 月 21 日，节选）

武汉归来记者说③

战“疫”名片：

杨晓东是河南日报地方记者部记者，今年1月21日回武汉探亲，1月23日武汉封城，1月26日河南首批支援湖北医疗队抵达武汉，杨晓东就地转化为“战地”记者，跟踪采访首批医疗队60天，让全省人民第一时间了解到医疗队的工作状况和精神状态，刊发了《我们来就是要打硬仗的》《她是报春人》《谢谢你们给了我生的希望》《英雄的模样》等有温度、有真情的稿件，有力传递了豫鄂一家亲的深情厚谊。在汉期间，他还担任河南日报报业集团武汉前方报道组临时党支部书记。

珍惜当下
才能对得起这来之不易的伟大时代

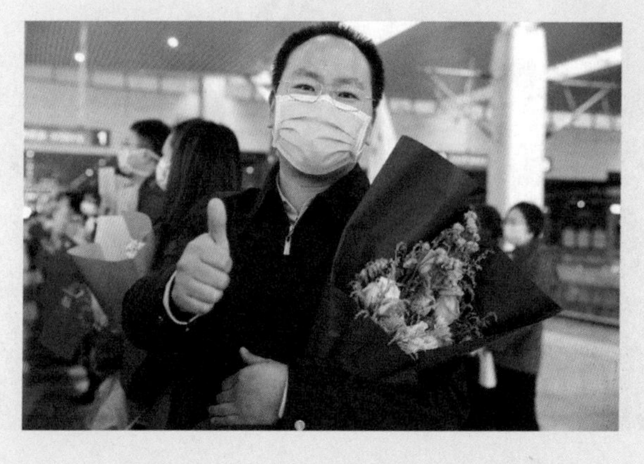

3月26日杨晓东跟随河南首批支援武汉医疗队乘坐高铁返回郑州

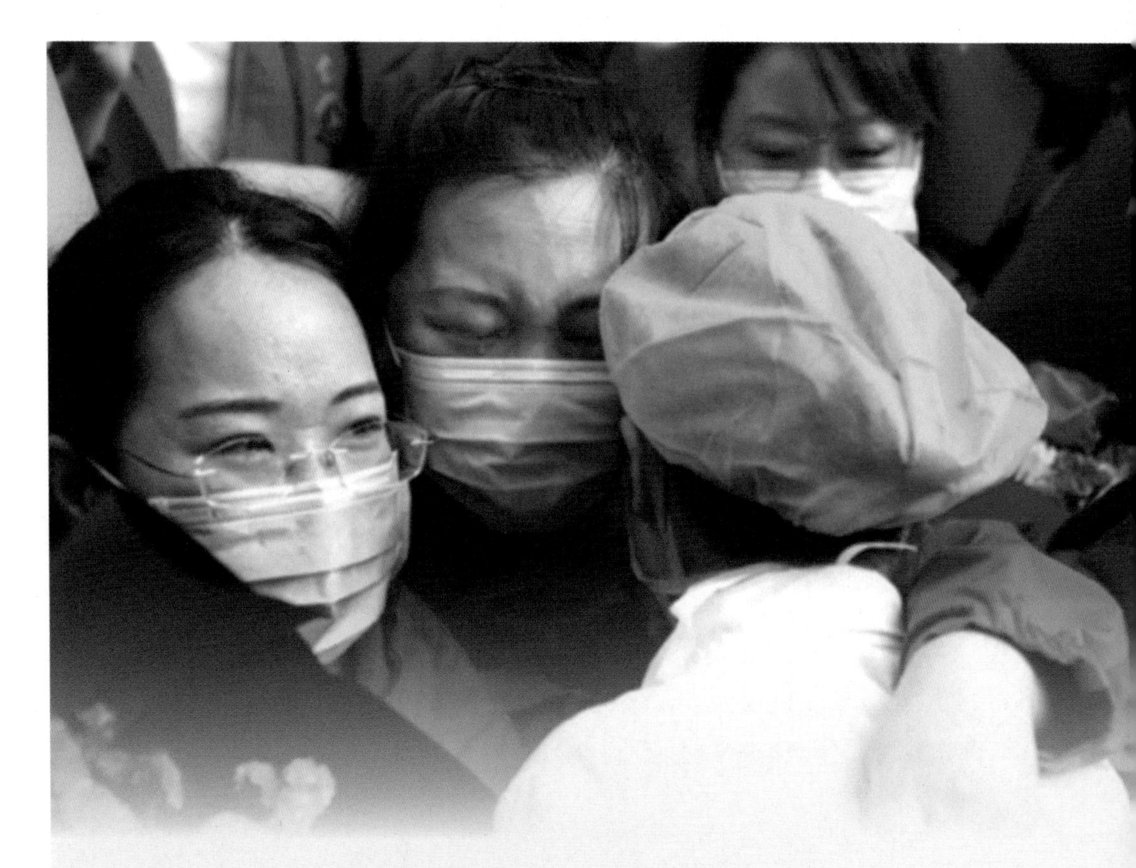

离汉前医疗队与对口支援的武汉第四医院深情告别

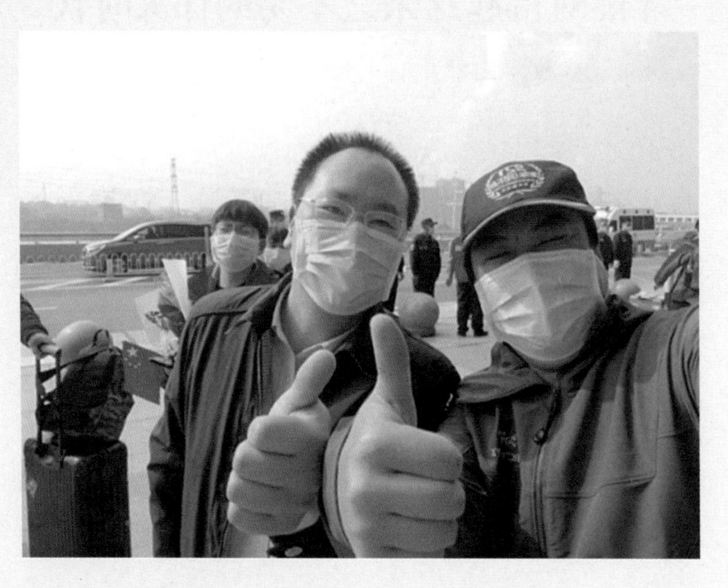

3 月 26 日离汉前杨晓东与武汉志愿者合影

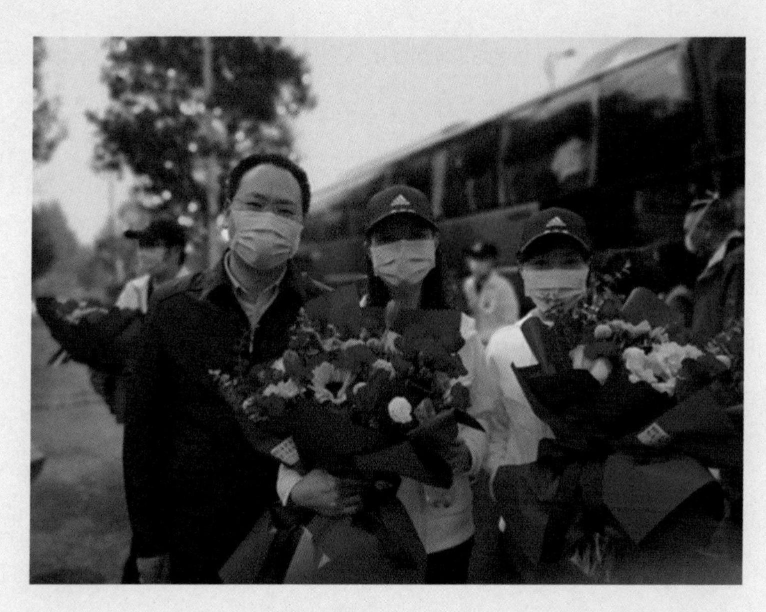

4 月 8 日解除隔离后杨晓东与医疗队同志合影

整理武汉的记忆，是一件稍觉沉重的事，特别是要回忆细节，难免有所伤感，但在这个微风轻扬的春天里，重新回到熟悉的工作岗位，有一种劫后余生的欣慰。总结在武汉期间的感受，主要是三个鼓舞。

第一个鼓舞就是，被报业集团党委的关怀所鼓舞。在疫情最紧张、最绝望的时候，社长、总编等领导，隔两天就打过来一个电话，或者发一个微信，让我在绝望和焦虑之中，感受到拯救的力量。领导和同事给我的鼓励，就像一束光，照在我的心里。有几天，武汉的天气很明媚，窗外粉红的茶花开得正浓艳，但院子里却寂静得出奇，任由阳光任意挥洒，却没有一个人敢走出去，那时候我就在想，什么时候才能够带着孩子出去爬爬山、呼吸呼吸大自然的芬芳，看看孩子恣意的欢笑打闹，最简单的事情一下子变得难以企及。就是在这样绝望的时刻，在我们物资最紧张、最缺乏的时候，社长 3 次安排集团医疗办寄来药品和口罩，刘总协调新华社湖北分社，一次给我们几个人协调了一大箱子一次性口罩和 20 多套防护服，省委宣传部新闻处也和湖北省委宣传部新闻处帮我们协调防护服和口罩，这都让我们心里充满温暖，也让我们在武汉前线备受鼓舞。

第二个鼓舞，被身边战友的职业精神所鼓舞。我、李凤虎、刘晓波、王铮等记者，各固定跟随一支医疗队，大河报李岩他们 4 个人是机动，大家作为一名新闻工作者的职业责任感和敬业精神让人特别感动。李凤虎理了光头，刘晓波的孩子在郑州住院却无法返回，特别是李岩他们，因为没有跟随固定的医疗队，武汉的商店和超市关门，他们有时候风餐露宿，经常一连几天吃泡面。有一件事情还让我和李凤虎惊心动魄，李岩、刘栋杰他们为了拍一个视频，在武汉社区转运重症病人的时候，穿着简易防护服，和七八个重症病人坐在 120 急救车的后车厢里，待了大概 2 个小时，那是密闭空间。为此，我和李凤虎知道后，担惊受怕了好多天，唯恐他们被感染，但是我们又非常矛盾，因为他们的职业精神是可敬的。但面临的风险也是极大的，因为我们没有专业的防护设备，医疗队有专业的感控人员，有一整套消杀流程，但是我们没有，如果我们当中有一个人感染了，是无法向集团和战友、家人交代的。我们又经常跟随医疗队采访，和医务人员接触，万一因为我们，感染了医疗队怎么办？甚至影响全省支援武汉的大局。就是在这样的情况下，我们一方面要完成任务，一方面要做好自我防护，但最后的结局是比较圆满的，我们完成了集团交给的任务。首批医疗队返程那天，省领导点名表扬了张卫青、李俊姗等几个人，都是我们最先报道关注的。河南日报前方记者共采写了200篇左右的报道，另外省委宣传部新闻处也直接给我们布置了不少任务，我们都完成了。

第三个鼓舞，被医疗队的奉献精神所鼓舞。如果我们是幕后英雄的话，医疗队是真正的英雄，他们是离病毒最近、帮助病人最多的人。这里有两个细节：一个是河南大学淮河医院的董凯，他出发之后，给媳妇打电话，说：“银行卡放在冰箱的上面，如果我回不来了，就照顾好爸妈和儿子。”还有一个，郑大五附院的李小乐，病人去世了，尸体已消毒处理，放到装尸袋里了，但病人家属想要病人的手机，当时李小乐在清理尸体时没发现有手机，他就壮着胆子，把尸体袋打开，好容易在病人脖子底下，找到了手机。这都是很震撼人心的。一个队员说，把恐惧变成勇敢，是人生中非常光彩的一面。采访期间，有一个病人在出院时候说，“有时候生命脆弱如纸，但更多的时候却坚韧如山”；有的病人对护士说，“说天上星星很亮的人，是因为没有看到过你们的眼睛”；还有的人说，“没有你们，我都走了不知道多少天了”。所以我一直被医疗队队员的精神所鼓舞着，感动着。

回到郑州隔离期间，就写了《英雄的模样》这篇文章，是哭着写着，因为这些人太让人震撼了，后来这篇文章被刊发后，赢得了不少人的点赞。最后离开武汉的时候，心中感慨万千，我们的大巴车一出宾馆大门，武汉市民主动停车，向我们鸣笛致敬，那个时候听到代表胜利的声音，神圣也好、感动也好，都无法形容起伏若潮的心情。当我们的车走上长江大桥的时候，是最有意义的，长江是武汉的代表，万里长江波澜不惊，桥下千吨巨轮缓缓驶过，可以说武汉依然岁月静好，充满了烟火气息。几万名医护人员用生命守护的城市，又重新恢复了生机，这真是一个值得纪念的历史时刻。这次战“疫”更凸显了党的光辉和伟大，凸显了社会主义制度的温情和优越性，凸显了中华民族是一个生生不息战无不胜的伟大民族，凸显了在灾难面前每一个普通人所奉献的涓滴细流也能汇成波澜壮阔的时代洪流。

最后，还要感谢报业集团党委和同事，他们是我们的强大后盾，感谢报业集团给我们提供了一个良好的平台，让我们在这个值得铭记的历史时刻发出了一点光和热，也感谢河南日报 70 多年来所积淀下来的精神因子，给我们提供了努力前行的强大力量。战“疫”之后，很多人都说要活在当下，享受生活，其实我的想法正好和他们相反，我更感觉生命的宝贵，更要用以后有限的生命，珍惜当下、珍惜生活，才能对得起这来之不易的伟大时代。

（原载于河南日报客户端 2020 年 4 月 27 日，节选）

一线“战疫”·摄影日记

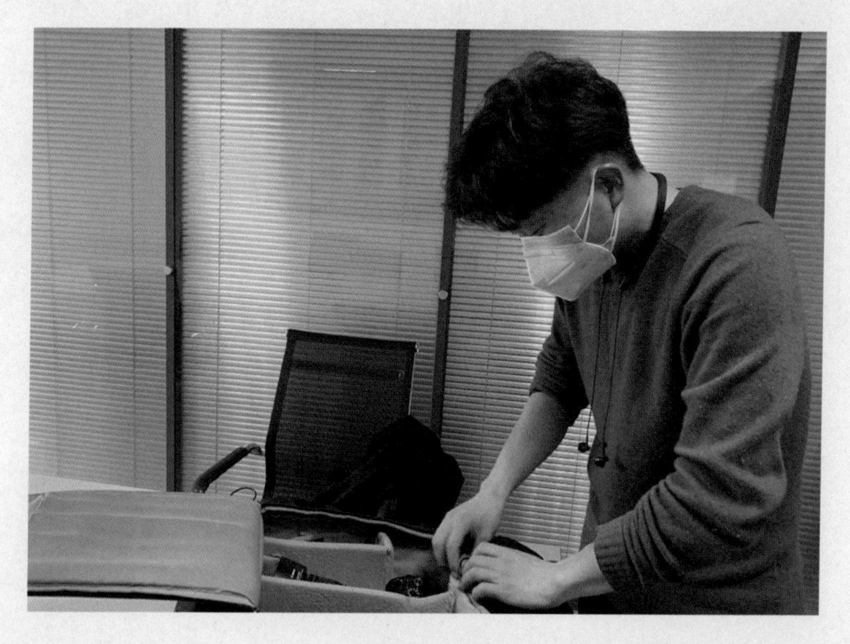

“90后”记者刘豪杰

2月24日—3月24日，河南广播电视台公共频道播出《一线“战疫”·摄影日记》节目，对武汉抗“疫”故事进行了深入挖掘，本着每一位英雄都应该被记录的原则，集中塑造了医者仁心，大爱无限的一线医务工作者的形象。

《河南首批摄影小分队出征支援湖北》报道，河南省赴武汉疫情防控宣传报道摄影小分队出征仪式在郑州举行，在武汉期间，摄影记者通过镜头记录武汉抗“疫”一线的感人故事，通过这样一次专业的拍摄行动，更好地用影像画面记录伟大时代、讴歌抗“疫”英雄。

《90 后摄影记者出征武汉 不问归期》报道，“90 后”摄影记者刘豪杰于 2 月 24 号随中共河南省委宣传部组织的第二批摄影小分队赶赴武汉。作为摄影团队中唯一一名“90 后”，他相信自己可以承担起这份重任。临行前，他说：“虽然我是这支队伍里年纪最小的，但论拍照我也是专业的。多年的一线采访经验，还是给了我很大的底气。既然已经出发，就要拍好每一张照片，用镜头记录下这个伟大的时代。”

到达武汉的第二天，刘豪杰所在的摄影小分队接到任务，要为 42000 余名医护工作者拍摄肖像照，分解到每个小组和每个人身上的工作量非常大，但刘豪杰拿出了“90 后”小伙的干劲，铆足马力，每天高强度工作。在武汉的日子里，刘豪杰为全国多个医疗队拍摄了 1000 余位医护工作人员肖像照。同时，刘豪杰在拍摄之余，还对一线医护工作人员进行了大量采访，每日的采访量均在 10 人以上，其中不仅有医疗队的队长，还有护士和医生。

（来源于河南广播电视台公共频道 2020 年 02 月 24 日—03 月 24 日）

若有战，战必胜！出发，武汉！

2月9日下午1点多，正在家办公的我接到了郑州报业集团的通知，有意去湖北参加新冠肺炎疫情防控报道的记者可以报名，我和媳妇商量后想报名，媳妇问：“你能去不？”

能不能去？这有什么不能去的。作为一名新闻人，走进现场，去发掘白衣天使的勇敢与坚守，去传播河南亿万人民对湖北人民的支援与爱心，去记录武汉这座英雄城市的坚守与勇毅，讲述我热爱的这片土地上发生的激动人心的事，为什么不能去呢？

很荣幸集团接受了我的报名，集团领导打电话：全集团就你一个人去湖北一线，责任重大，使命光荣。

20分钟收拾好行囊：相机、笔记本电脑、录音笔、采访本、SD卡、充电宝，拿走了家里最后的五个3M口罩。

我跟随的这批医疗救援队是河南省派出支援湖北的第五批救援队，共有300名医护人员，来自河南省人民医院、河南省儿童医院、郑州市二院、郑州市三院、郑州市中心医院、郑州人民医院、郑州市七院、郑州市九院、郑州市妇幼保健院、汝阳县中医院、新乡红旗区人民医院等河南省的49家医院，涉及呼吸科、感染科、重症监护、护理专科等多个科室。

下午4点多，进郑州机场安检时遇见来自郑州市七院的医疗队，队长、急诊科副主任涂小峰理了一个很酷的发型，他说郑州市七院男医护人员为了工作方便，全部都理了光头，没有理发师，互相用剪刀、理发推子剪短了头发。在记者看来，这是一队的型男。

在机场等起飞，坐在我旁边的是来自郑州九院的护士吴亚君，28岁的她已经在九院儿科工作了4年多，她说：“刚接到要去湖北救援的通知，我心里也很忐忑，毕竟那边的情况据说还挺严重的。现在我已经放松了心态，只想着到湖北之后能够尽最大努力帮助更多的人。”

“你去湖北参与医疗救援，家人有没有担心？”

“我还没有告诉家人，我是家里老小，父母已经60多岁了，怕他们担心，等到我胜利归来，我再告诉他们吧！”吴亚君说话声音不大，但语调坚毅。

若有战，战必胜！300勇士，出发，武汉！

（记者：王绍禹。原载于《郑州日报》2020年2月10日05版）

用镜头战疫情　用画面聚众力

——内黄县新闻工作者深入抗疫一线采访纪实

日前，新华社客户端一条时长 2 分零 1 秒的视频《隔离点直击：一天 6 万步　步步都是爱》在全国观众中刷了屏，不到一天时间，点击浏览量突破 10 万，目前已经突破 100 万大关，达到 101.7 万人次。

这条温情又富有力量的视频被许多人观看转发，并收获了无数点赞。它的产生，来自疫情防控中的另外一部分“逆行者”——新闻人。这条视频的拍摄者是内黄县融媒体中心的年轻记者赵利峰。

“疫情刚开始，在县第一人民医院看到各科室医护人员的请战书，我深刻体会到了什么叫大爱无疆。我觉得作为一名记者，在这个时候应该去记录下他们的工作，传播出去，凝聚起更多的力量。”3 月 1 日，说起当时的采访，赵利峰话语中仍充满激情。

赵利峰告诉记者，当时向县融媒体中心报新闻采访题目的时候，就想到了奋战在一线的医护人员，决定前往采访。调整好心态，2 月 4 日下午，赵利峰带上采访设备，做好相关防护，走进了隔离区，零距离探访坚守在前沿的“白衣战士”，深层次了解隔离区“白衣战士”工作的艰辛，用镜头记录下留观站一幕幕暖人瞬间。

“抗疫不光是医护人员的事，新闻记者也应该冲在最前面，作为党员，我先上。”内黄县疫情防控指挥部宣传组副组长刘超不仅以身作则，深入一线采访，还经常提醒大家要切实担当起自己的职责和使命。

“做党的政策主张的传播者、时代风云的记录者、社会进步的推动者、公平正义的守望者。”这是习近平总书记对广大新闻工作者提出的具体要求。内黄县融媒体中心的记者和全县广大新闻工作者牢记总书记的嘱托，用手中的笔和镜头践行着新闻人的使命和担当。面对来势汹汹的疫情，他们毫无惧色，同党员干部、医护人员、公安交警等“逆行者”一道，走乡村、进医院，看患者、问百姓，第一时间将疫情防控信息通过“云上内黄”和各级电台、电视台、网站送到老百姓的指尖上、心坎儿里。

截至 2 月底，中央、省级、市级主要媒体及“学习强国”学习平台先后刊播内黄县抗击疫情相关报道 560 余篇（条），县融媒体中心的县电台、电视台播发新闻 420 篇，“云上内黄”编发疫情防控新闻、信息、科普知识、文艺、公益广告等 2160 余条，充分展现了内黄县广大干部群众在疫情防控期间勇于担当的精神风貌。

“从疫情暴发到现在，我采写了几十条新闻，每一条都与老百姓的生活息息相关，涉及内黄县疫情防控工作各个领域。”内黄县融媒体中心记者张伟民说。张伟民新闻敏感性强，抓住一条线索就会深挖细追，不写出像样的报道决不罢休。凭着这股钻劲，他采访拍摄的很多报道都被上级媒体采用。

“通过连日来的采访，我深刻感受到医务工作者的艰辛，特别是乡镇一线干部，吃住在前沿，死守阵地，筑牢疫情防线。大家凝心聚力，为打赢疫情防控阻击战而努力。”内黄县融媒体中心记者张燊说。

“作为新闻记者，我也要发挥自己的作用，做好疫情防控相关新闻报道，当好防疫一线的宣传员。”内黄县融媒体中心记者彭志帅说。

阳光帅气的王文东是内黄县疫情防控指挥部宣传组成员，能写会拍，制作更是他的强项。从走进县医院隔离区采访拍摄，到深入疑似病例家中拍摄消毒杀菌镜头，他冲锋在前，毫不畏惧。

还有李小伟、郭元元……这些忠于职守的媒体记者深入隔离区，零距离采访，用镜头记录英雄背影，用话筒讲述英雄故事。他们白天采访，晚上回来加班写稿，饿了吃泡面，困了躺在办公室的椅子上眯一会儿。在大家的共同努力下，内黄县抗疫一线的一个个感人故事，全县上下一个个群防群控的动人乐章，生动鲜活地展现在 82 万内黄人民面前。

内黄县委宣传部副部长、县融媒体中心主任张庆普说：“我们将通过肩上的摄像机和手中的笔，讲好内黄抗击疫情的故事，展现枣乡儿女团结一心、同舟共济的精神风貌，凝聚全县上下众志成城、抗击疫情的强大力量。”

（记者：尚丽娟；通讯员：刘院军。来源于《安阳日报》2020 年 3 月 5 日 02 版）

第五章

抢抓时间，夺取疫情防控和经济社会发展双胜利

经济社会是一个动态循环系统，不能长时间停摆。

疫情发生后，如何在较短时间内整合力量、全力抗击疫情？在疫情形势趋缓后，如何统筹好疫情防控和经济社会发展？这都是很大的挑战。

两条战线，不能顾此失彼；两场战争，务必保持全胜。统筹做好疫情防控和经济社会发展工作，是能力的较量、智慧的比拼，既要有统筹兼顾之谋，又要有组织实施之能，善于结合实际“弹好钢琴”。

关山万千重，山高人为峰。我们扛起责任、经受考验，在大战中践行初心使命，在大考中交出合格答卷！

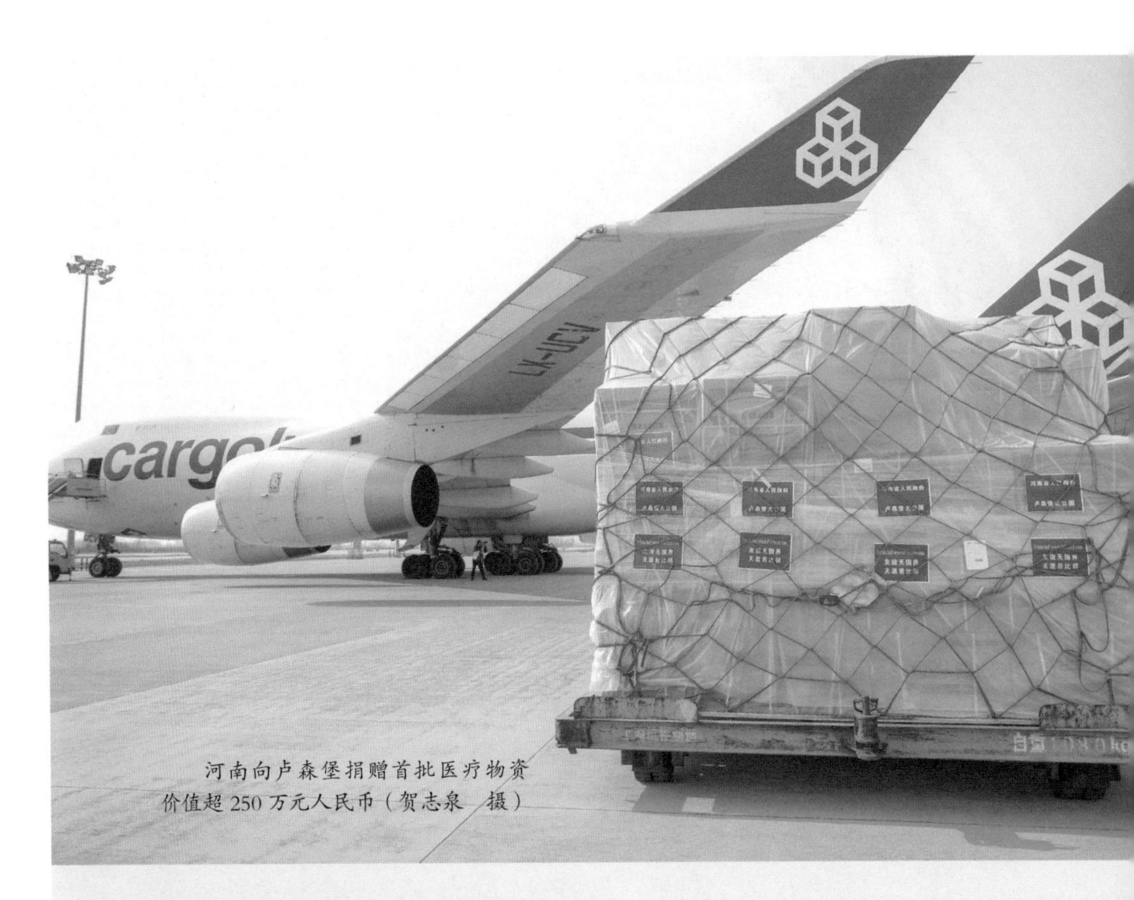

河南向卢森堡捐赠首批医疗物资价值超 250 万元人民币（贺志泉　摄）

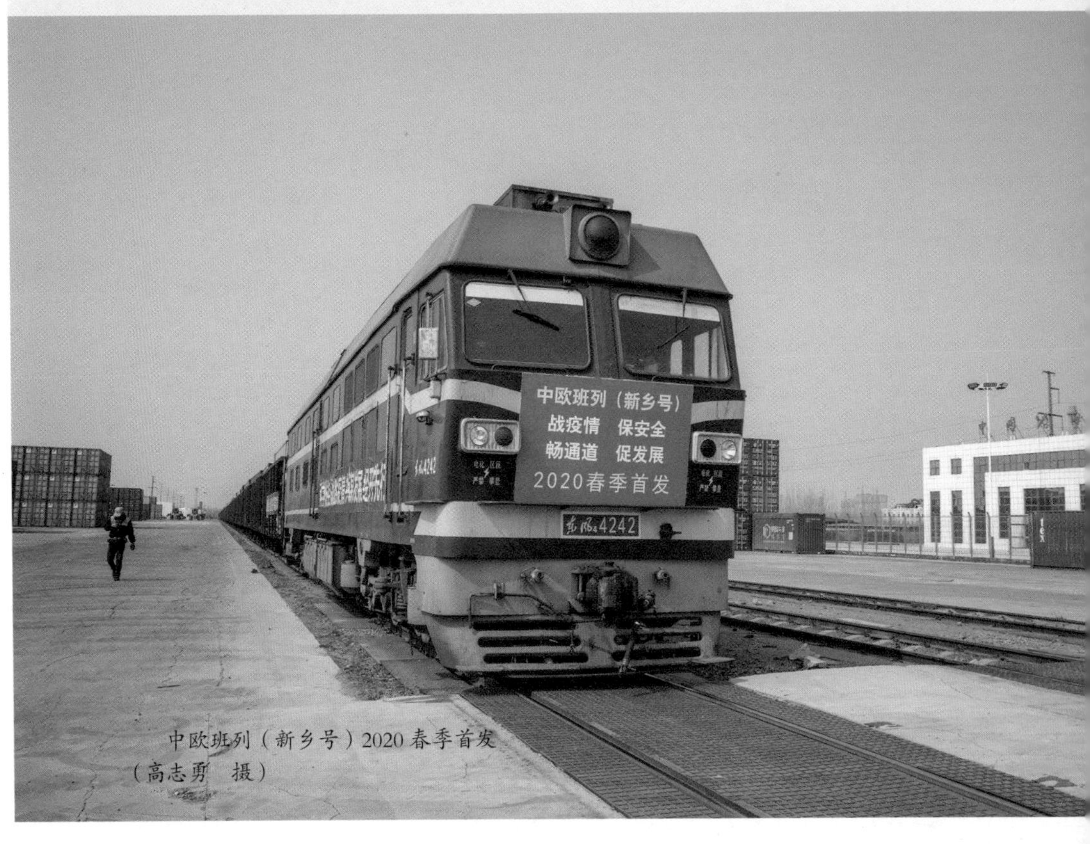

中欧班列（新乡号）2020 春季首发（高志勇　摄）

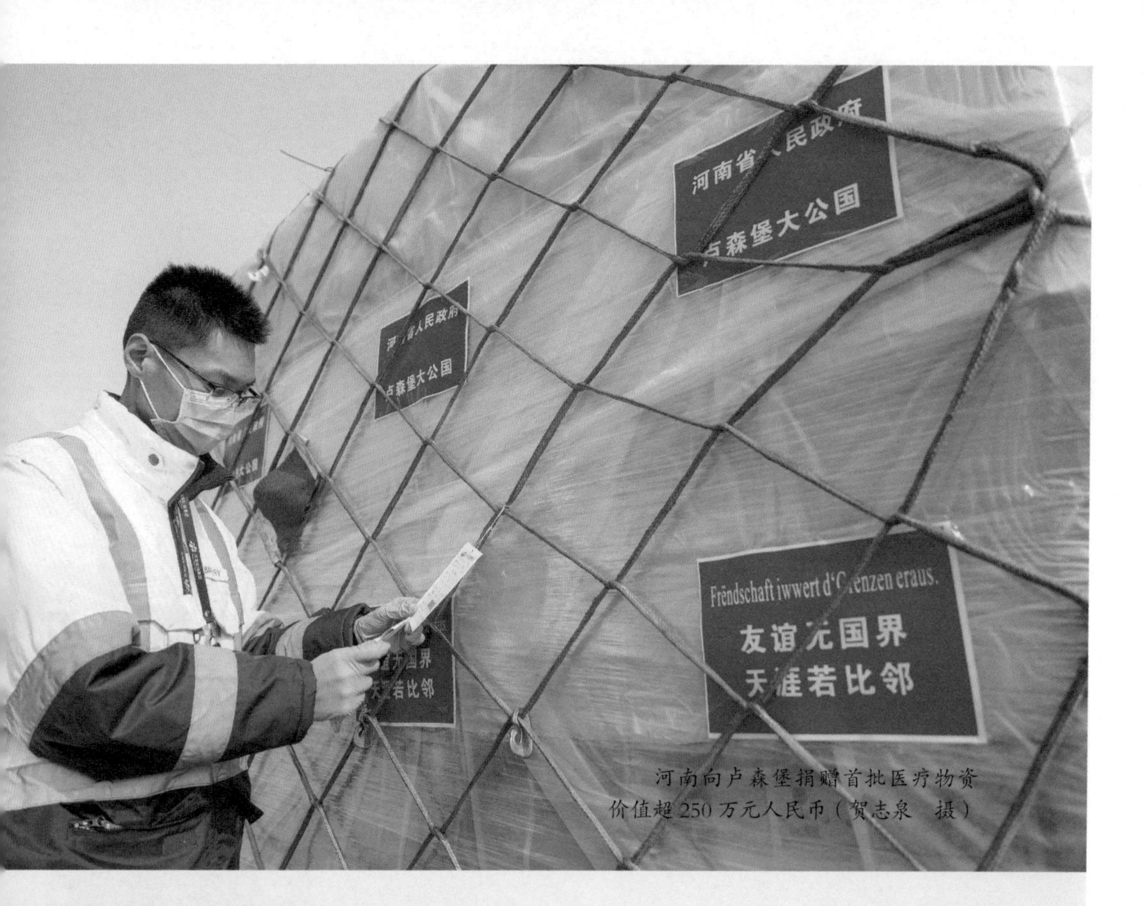

河南向卢森堡捐赠首批医疗物资
价值超 250 万元人民币（贺志泉　摄）

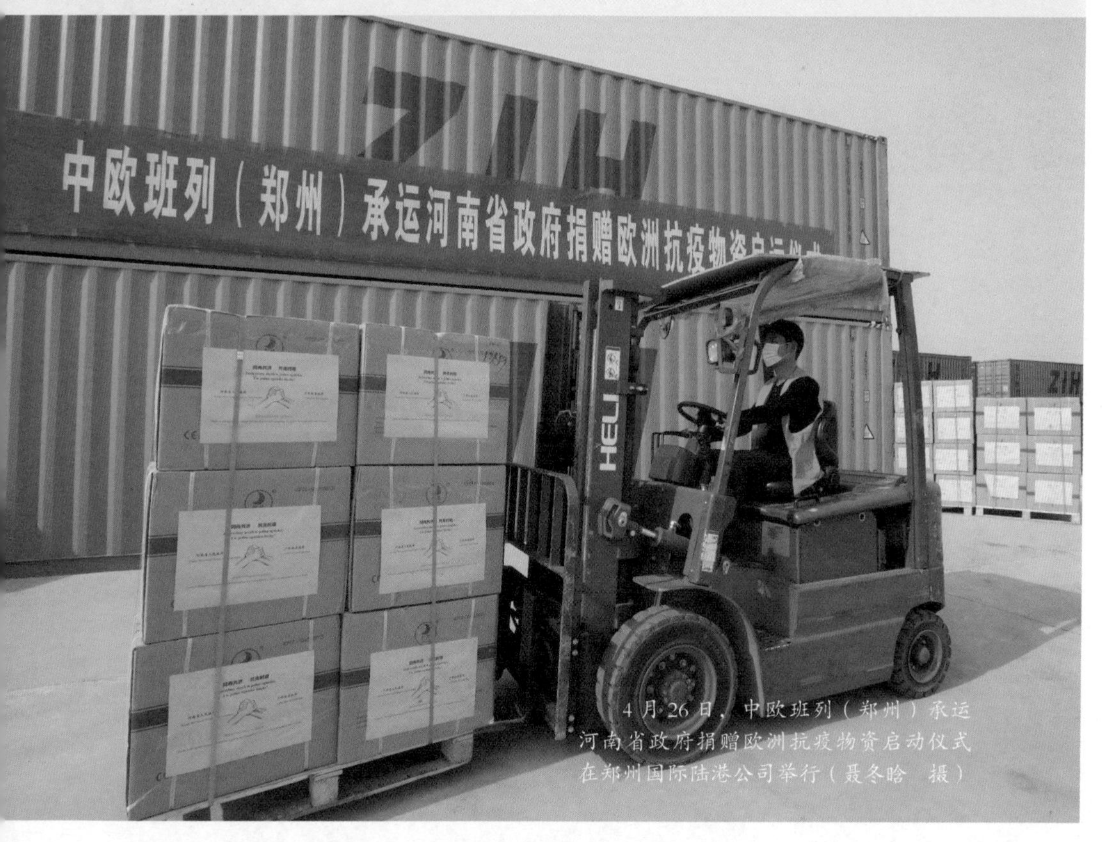

4 月 26 日，中欧班列（郑州）承运
河南省政府捐赠欧洲抗疫物资启动仪式
在郑州国际陆港公司举行（聂冬晗　摄）

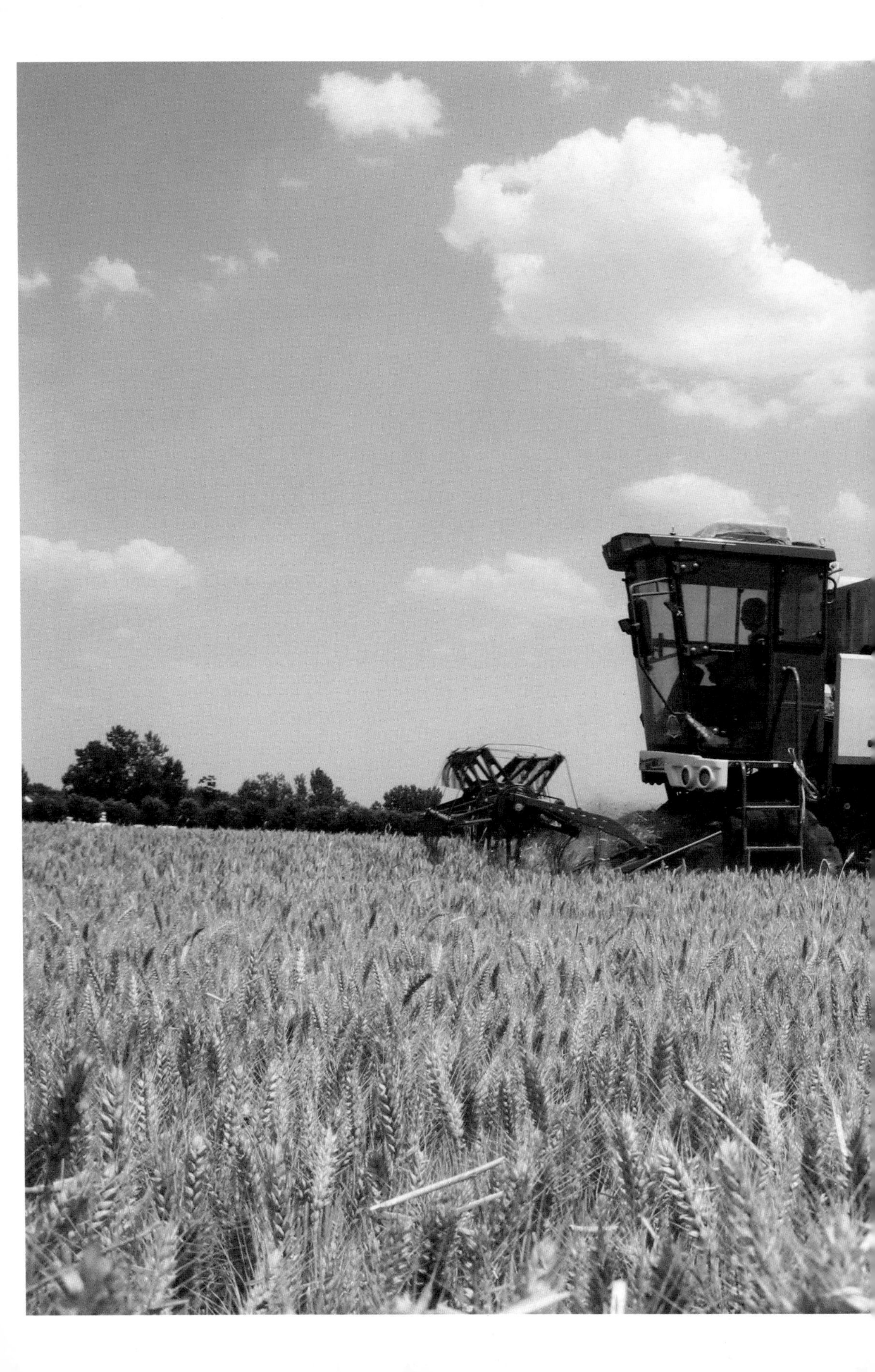

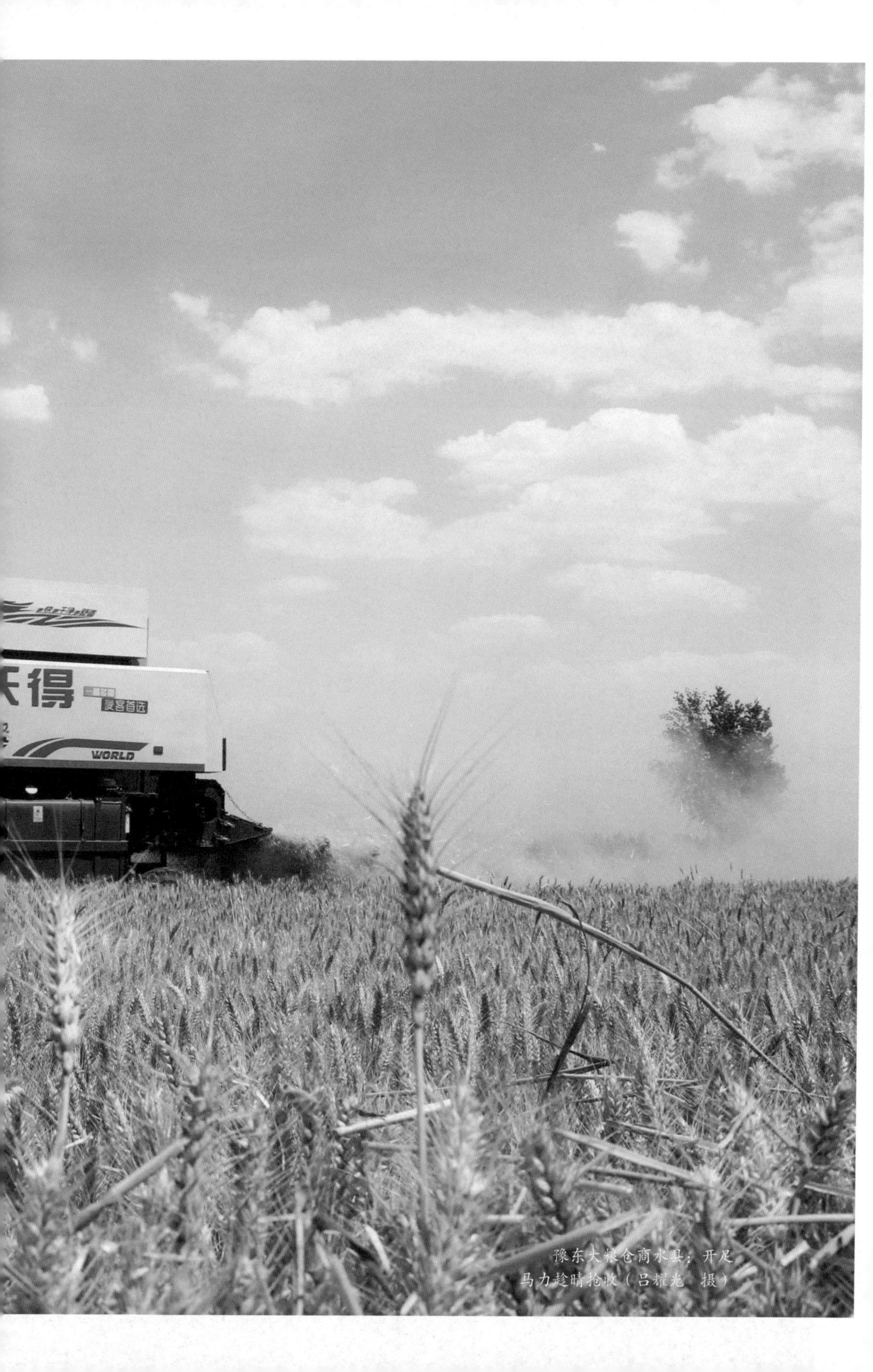

豫东大粮仓商水县：开足马力趁晴抢收（吕耀光　摄）

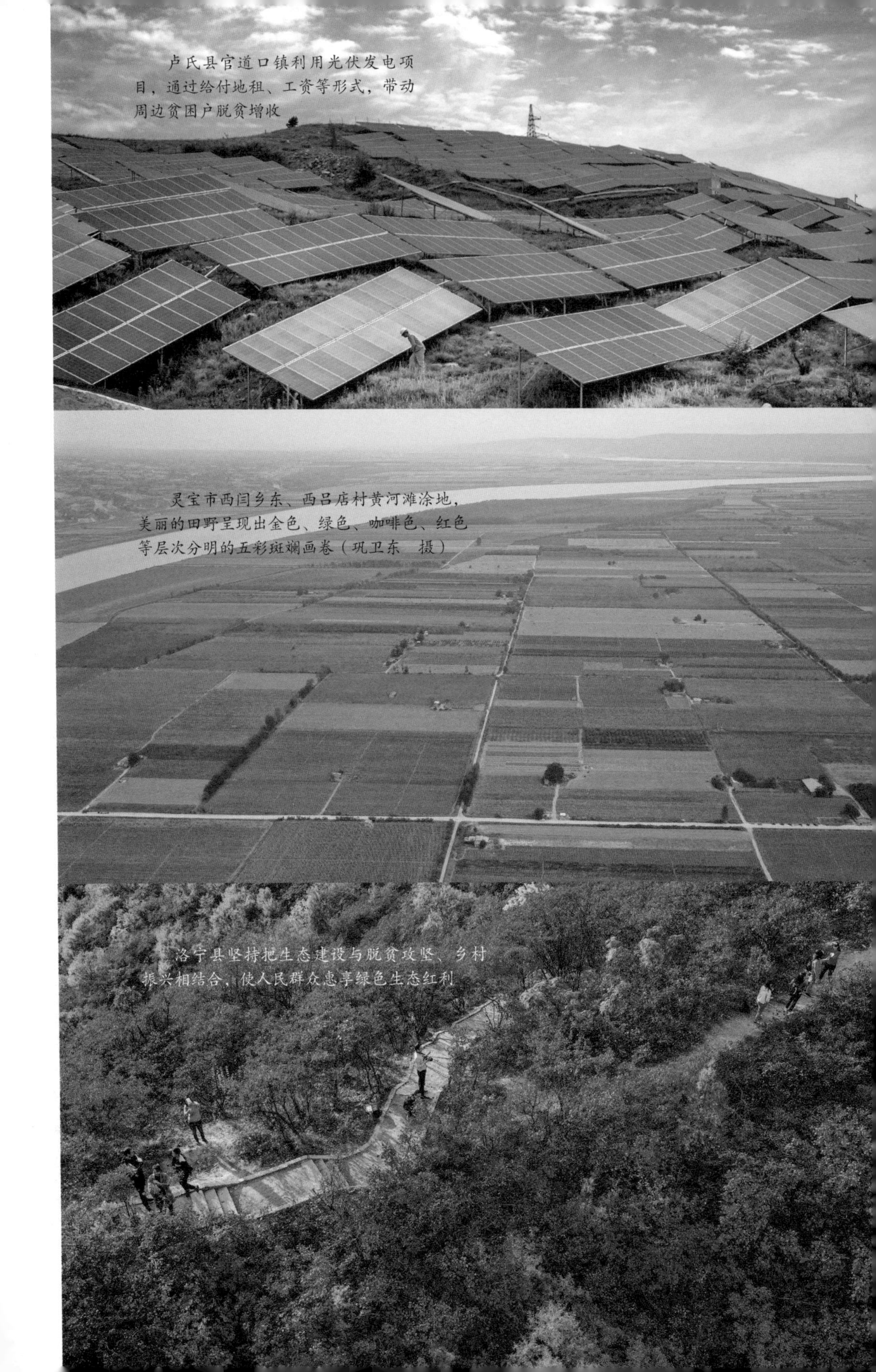

卢氏县官道口镇利用光伏发电项目，通过给付地租、工资等形式，带动周边贫困户脱贫增收

灵宝市西闫乡东、西吕店村黄河滩涂地，美丽的田野呈现出金色、绿色、咖啡色、红色等层次分明的五彩斑斓画卷（巩卫东　摄）

洛宁县坚持把生态建设与脱贫攻坚、乡村振兴相结合，使人民群众惠享绿色生态红利

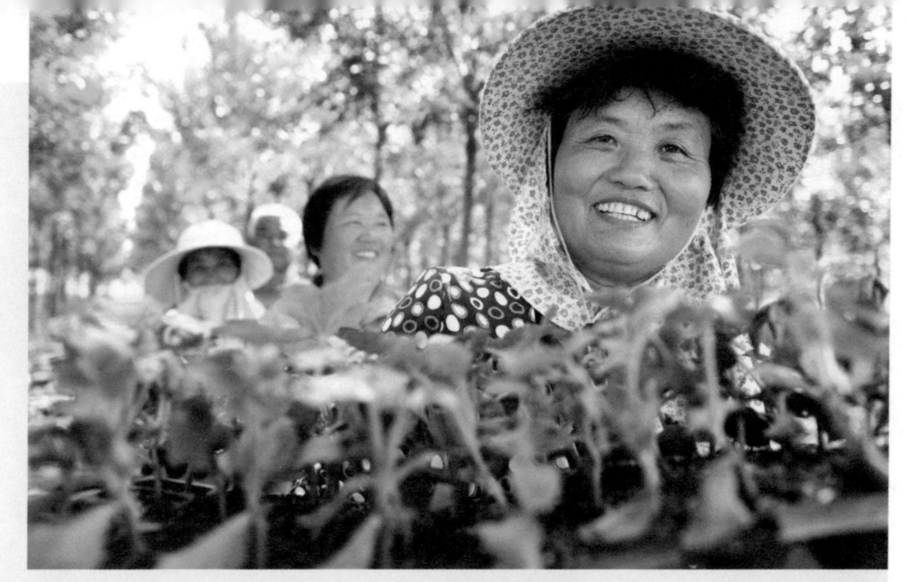

王屋山下新农村

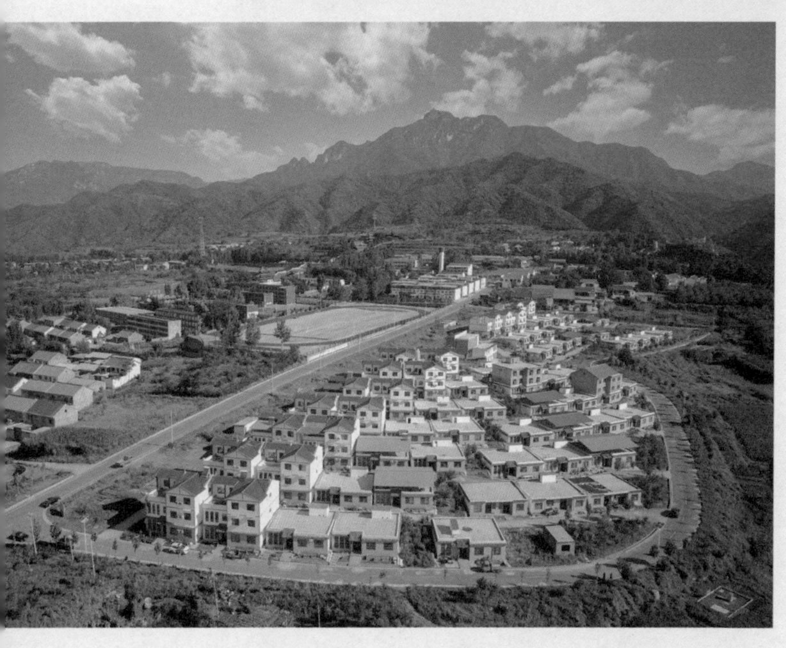

夏邑县业庙乡张各村村民在搬运西瓜苗。近年来，该乡支持村民发展大棚果蔬种植，打造了一批果蔬种植专业村，有效促进农民增收致富

光山县弦山街道办事处浩然合作社通过“产业＋合作社＋贫困户”方式大力发展现代生态渔业，带动贫困户脱贫增收

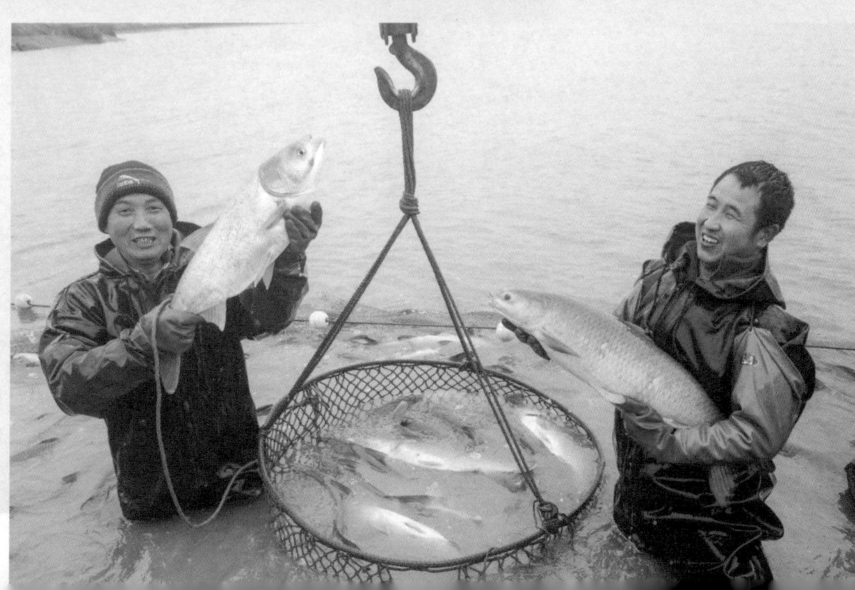

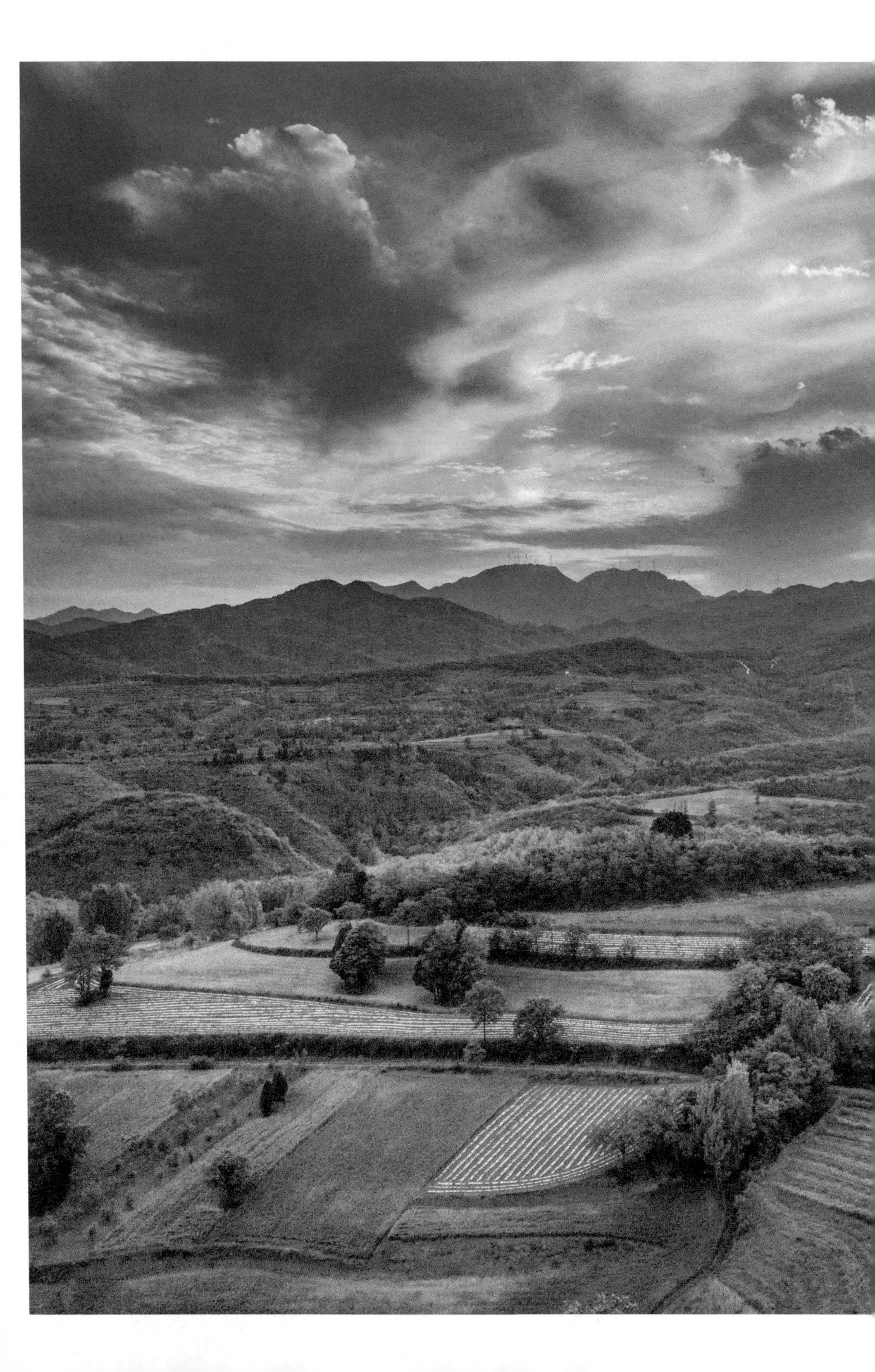

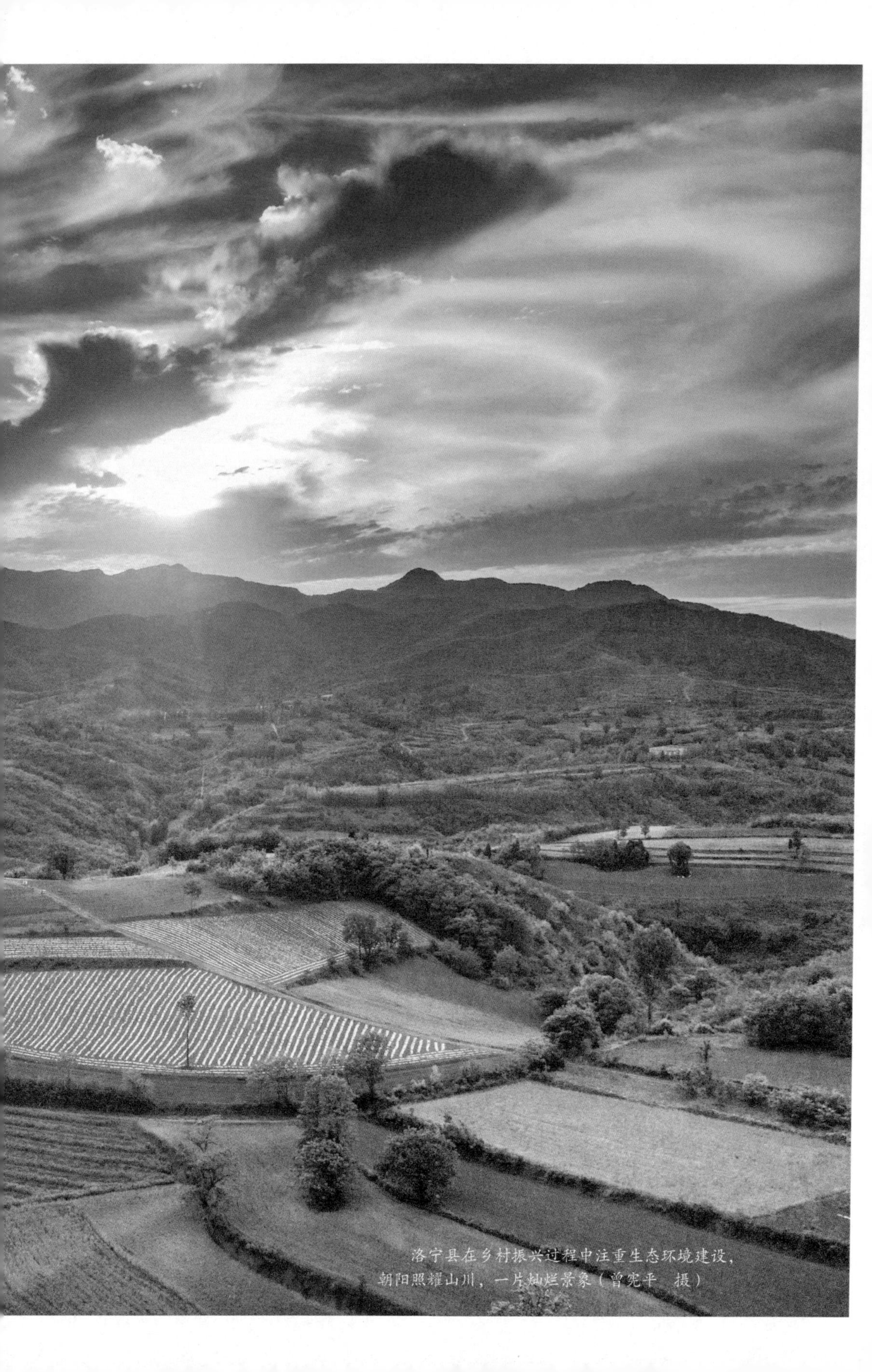

洛宁县在乡村振兴过程中注重生态环境建设，朝阳照耀山川，一片灿烂景象（曾宪平　摄）

跑出河南加速度

摆脱疫情羁绊，河南加速向前。从中欧班列（郑州）再出发，到空中丝路不停歇，从春季铁海快线班列首发，到河南向卢森堡捐赠首批医疗物资，响彻大地的鸣笛，划过天际的银翼，是我们的速度与激情，是河南的责任与担当，是负责任大省的信心和底气，是我们夺取最后胜利、加速拥抱世界的最美姿态。

中欧班列（郑州）恢复常态化开行

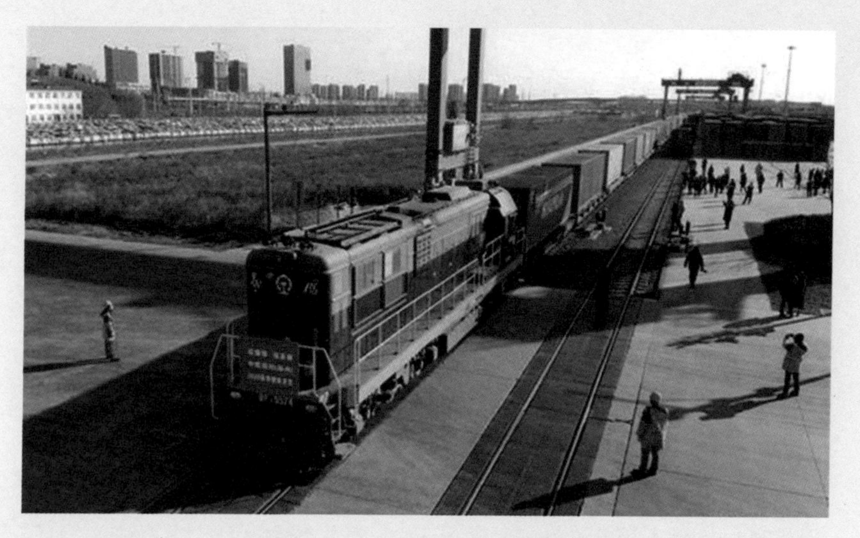

2 月 16 日，X9021 次中欧班列（郑州）驶出中铁联集郑州中心站（无人机照片）

2 月 16 日，中欧班列（郑州）春节后第一趟出口中亚班列发车，标志着中欧班列（郑州）开始恢复常态化开行。该趟班列装载 41 组集装箱，运输的货物包括机电设备、金属制品、精密元器件、生活日用品等，总重 600 多吨。

图为当日，X9021 次中欧班列（郑州）驶出中铁联集郑州中心站。

（记者：李安。原载于《人民日报》2020 年 2 月 17 日 01 版）

春潮涌动：中国铁路“十字路口”看复产

郑州，是我国铁路普速、高铁的双十字路口，是全国重要的综合交通枢纽和人流、物流、信息流中心。随着全国各地逐步开始复工复产，人流以及生产生活物资在这里交汇、中转和发至全国，也让这里成为观察我国当前复产形势的一个窗口。

记者14日在中国铁路郑州局集团有限公司开封车站货场内看到，3辆满载尿素的货车上，工人们冒着小雨，正忙碌地把一袋袋黄色包装的尿素送上传送带，装进一节节火车棚车。

“眼下正值春耕备耕时期，对化肥、种子、农机等春耕物资，我们24小时不间断敞开运输受理，想方设法尽快把物资送达目的地。”开封车站货装车间党总支书记包振勇指了指身后正在装车的春耕物资说，“这些化肥和种子，一天装30多车1980多吨。”

记者了解到，郑州铁路部门对承运的春耕物资优先配车、优先挂运、优先放行，确保春耕物资运输畅通无阻。自复工以来，仅开封火车站货场已发送春耕物资500多车3万多吨。

“26040次列车转下行出发场15道。”2月10日凌晨2时许，亚洲最大的铁路货运编组站郑州北站灯火通明，调度车间下行车站调度员张恩泽正通过对讲机下达调车作业转线计划，一趟编挂有9车化肥发往徐州北的货车被转入下行出发场15道等待发车。这些化肥最终将到达山东兖州的农民手中。

郑州北站担负着承运国内生产生活物资列车的到达、解体、编组、出发作业任务，办理京广、陇海两大干线四个方向的货物列车，是全国铁路网上的巨型物流中转站。

“受疫情的影响，我们车站货物列车办理量从每天 23000 辆左右直接下滑到 2 月 5 日的 14600 辆。”郑州北站运输副站长李坤营说，随着各行各业陆续复工复产，郑州北站的货物列车办理量也在回升，2 月 15 日货物列车办理量达到 18769 辆，运输的货物主要是钢材、煤炭、化肥等物资。

郑州圃田车站担当着陇海线上、下行方向列车接发作业和中欧班列，郑州地区集装箱、行包快运、特货货物以及郑州市周边县市区货物的发到工作。随着复工复产的推进，这里的货物运输量也正在回升。

“疫情发生以来，受企业停工和货源影响，圃田车站货物运输降幅较大，主要以承运防疫和保障物资为主，共计发送物资 81 车 1669 多吨。随着各地陆续复工复产，车站承运生产生活物资数量直线上升。”圃田车站党总支书记陈国辉说，2 月 10 日以来，该站共发送复工复产物资 308 车 9893 吨。

在确保复工复产物资运输的同时，郑州局管内的长治北站及时沟通联系管内大型煤炭生产企业，全力做好湖北地区电煤供应。据了解，春节节前 10 天、节后 19 天，长治北车站日均装车 2812 车，累计装车 81553 车；发送物资 541.76 万吨，发送吨数、装车数较去年同期分别增长 4.96%、4.91%。

中国铁路郑州局集团有限公司数据显示，2 月 10 日至 15 日，郑州铁路日均装车 6946 车，货物发送量 259.1 万吨，比节后 2 月 10 日前日均多装 960 车。铁路货物运输回升向好，而这背后是各地各行业复工复产的有序推进。

（记者：孙清清。原载于《新华每日电讯》2020 年 2 月 17 日 01 版）

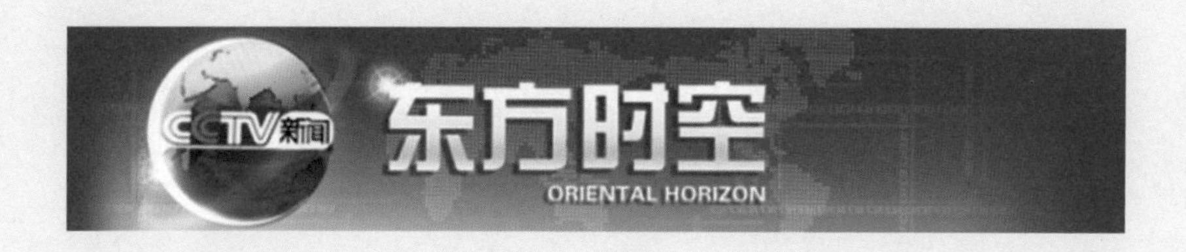

2 月 23 日，中央广播电视总台新闻频道《东方时空》报道河南郑州统筹疫情防控和经济社会发展各项工作，郑州新郑国际机场“货运航班不间断，空中丝路复工忙”。

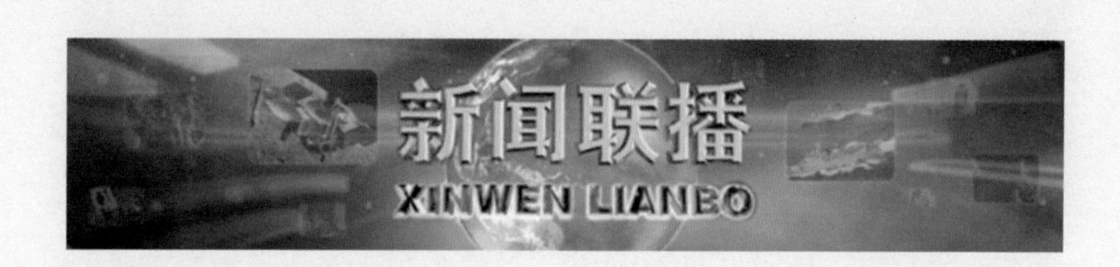

2 月 23 日，中央广播电视总台《新闻联播》报道《明确疫情分区分级标准　有序推动复工复产》：郑州新郑国际机场一架阿塞拜疆丝绸之路西部航空公司的货机上，数十吨来自欧洲的货物正在卸下飞机。随后，60 多吨的中国货物将装载到这架航班上，运到欧洲法兰克福、米兰、莫斯科等城市。

2 月 26 日，中央广播电视总台《新闻联播》报道河南铁海快线专列现已恢复运行，目前计划每周开行一列，首批包括玻璃管、汽车配件等在内的货物从郑州出发，通过“海上丝绸之路”发往东南亚、南美。

（来源于央视网）

空中丝路“不断航，不停飞！”
西部航空本月已三次承运援鄂医疗队

2 月 21 日下午 3 点，河南第十一批、第十二批支援湖北医疗队集结完毕，简单的出征仪式后，两支医疗队前往郑州新郑国际机场乘坐专机奔赴武汉。

“接河南省卫健委对接人电话，21 日医疗队人数 185 人，物资数量待统计，按照两架飞机准备相关保障工作，请尽快做好航班计划安排……”2 月 20 日晚，在西部航空疫情联防联控工作协调群里，郑州分公司副总经理李光伟向工作组做出了这样的工作提示。尽管这已经是西部航空本月内第三次承接河南省援鄂医疗队的承运工作，但对李光伟来说，依然紧张又兴奋。

2 月 21 日下午 16 时许，由 174 名医务人员组成的河南省援鄂医疗队乘坐大巴赶到郑州新郑国际机场，一进入出发大厅，郑州新郑国际机场和西部航空郑州公司的工作人员就开始忙活起来，帮助医务人员办理登机牌、托运行李等手续。在西部航空三次承运河南省援鄂医疗队的保障工作中，西部航空郑州分公司副总经理李光伟都担任现场总协调的工作，他介绍说，受疫情影响，目前全国所有通航湖北武汉的常规航班均已停止运营，对需要通过航空运输进入抗击疫情第一线的援鄂医疗队、援鄂医疗物资运输工作而言，从调机、临时航线及航班时刻申请、参与运输保障的飞机消毒，到空管及机场协调、执飞机组、乘务员、安保、机务及地服保障人员调集，再到工作人员的体温检测，西部航空在每个环节均设专人跟踪并严格监管，做到安全地把一线最需要的医疗队伍、医疗物资运送到位。

据河南省机场集团介绍，疫情发生以来，为保持客运航班通达性，郑州新郑国际机场多方协调，多策并举，保证了河南省通往外部的空中通道畅通，郑州新郑国际机场飞往国内外主要城市的客运航线均保持了不停航、不断航，主要措施有，积极与国内外航空公司加强沟通协调，出台市场优惠政策，最大限度保障航线运输网络的基本通达，满足旅客出行需求，重点保证日韩及东南亚国际航线，为进出港旅客提供便捷转机通道，着力提升机场保障能力。

阿塞拜疆丝绸之路西部航空公司总裁沃夫冈表示："疫情期间，我们和郑州新郑国际机场不仅是合作伙伴关系，更像是朋友。我们坚信通过中国政府以及河南省人民政府的努力，疫情将很快得到控制。在这段困难的时期，我们不仅不会停飞，而且还会继续支持郑州新郑国际机场。"

据初步统计，疫情发生以来，郑州新郑国际机场共完成运输飞行 7148 架次，运送旅客 58.74 万人次；其中保障防疫航班 939 架次，运送各类防疫物资 168378 件，共计 1442.8 吨；保障运送防疫医护人员航班 16 架次，运送医护人员 849 人次。

（中国日报河南记者站。来源于中国日报网 2020 年 2 月 22 日，节选）

“空中丝路”持续“在线”

北京时间2月20日21时45分，卢森堡货航执飞的747全货机从卢森堡芬德尔机场起航，飞往郑州；2月21日6时20分，阿塞拜疆丝绸之路西部航空公司一架从巴库飞来的全货机降落至郑州新郑国际机场。

“疫情发生以来，我们统筹疫情防控和生产发展，确保了国际货运航线不停航、无间断。”2月21日，河南省机场集团有限公司总经理康省桢说。

其中，阿塞拜疆航空不仅没有断航，还是疫情防控期间郑州新郑国际机场运输业务量最大的航空公司，仅运输的防疫物资就有50余吨。“国外的救援物品需要通过这条航线运到郑州来，欧洲市场需要的生产生活用品也要运出去，特殊时期我们和郑州新郑国际机场的合作更加密切。”来自阿塞拜疆航空的当天执飞机长阿玛多夫·阿莱夫说。

一直没有中断洲际货运航线飞行的不止这一家公司。据统计，自疫情发生以来，郑州新郑国际机场已完成货邮吞吐量1.1万吨，共有10家境内外货运航空公司（其中外籍6家）在郑正常运营，全货机累计运输货物7011吨，保障应急救援物资1400余吨、国际快邮件900吨，货物自欧美亚进口，快速分拨至京津冀、长三角地区以及疫情重灾区。

"空中丝绸之路"通道优势尽显，成为中部地区连接世界各地永不停歇的国际航空物流主力军。

在郑州新郑国际机场国际西货站，打包好的货箱码得整整齐齐，这都是即将出口的苹果手机。"富士康手机产品2月8日正常开展货物运输，2月17日出货量61吨已接近正常出货量六成，目前累计出口产品300余吨。"中外运（郑州）空港物流有限公司保税业务部经理李君蕊说。

"这是澳洲进境的防护服，这是墨西哥进境的10万只口罩，都是省内企业为复工复产采购的物资。"郑州机场海关综合业务科二级主办高辉介绍，"前期对海外捐赠应急防疫物资，我们开辟了绿色通道，特事特办、加急验放、即到即提；近期一般贸易进口逐渐恢复，民生物资市场供应充足。"

"空中丝绸之路"上穿梭的"银翼"，运输的是物资，传递的是信心。据悉，卢森堡货航已于2月14日恢复郑州航班，下周航班计划增至9班，并根据经济发展需要逐步增加航班量至2019年的水平。2月底前，郑州新郑国际机场航空货运企业将基本实现全面复航。

（记者：宋敏。原载于《河南日报》2020年2月22日01版）

2020 年河南春季铁海快线班列首发

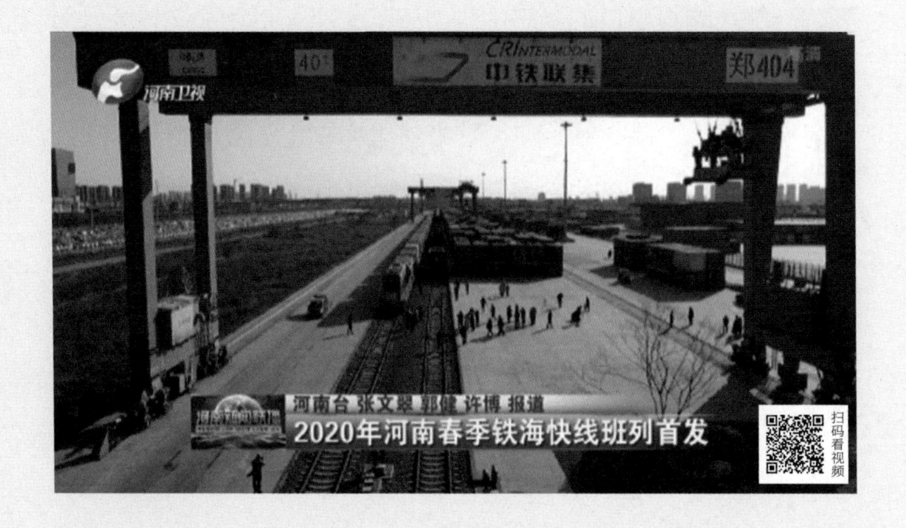

2 月 19 日，河南广播电视台《河南新闻联播》报道《2020 年河南春季铁海快线班列首发》：2 月 19 日上午，2020 年河南春季首趟铁海快线班列在郑州发车，随后通过“海上丝绸之路”，将中原货物发往全球。

（来源于河南广播电视台《河南新闻联播》2020 年 2 月 19 日）

郑欧班列首趟进口运邮班列抵达郑州
实现国际邮件陆路运输通道双向互通

疫情之下，郑州铿锵前行，对外开放发展频传好消息！昨日下午 3 点，中欧班列（郑州）首趟进口运邮班列顺利抵达郑州铁路集装箱中心站。这是 2018 年 11 月 20 日中欧班列（郑州）国际运邮去程班列常态化开行之后，迎来的首趟回程之旅。

时隔 15 个月，中欧班列（郑州）首趟进口运邮班列虽“姗姗来迟”，但意义非凡。中欧班列（郑州）国际运邮班列实现往返开行，意味着郑州国际邮件陆路往返运输通道全部打通，这对我省提升开放通道和开放平台优势，打造郑州国际邮件枢纽口岸，推进中欧班列（郑州）创新发展，丰富“陆上丝绸之路”的内涵都具有重要意义。

中欧班列（郑州）首趟进口运邮班列从德国汉堡发出，搭载 6896 件进口邮件，均为进口小商品，包括智能手环—穿戴式智能设备、小型家用电器、家用工具、日用品、数码产品、玩具、儿童用品等。

据介绍，郑州是继重庆、东莞、义乌之后中欧班列的第四个、中部第一个运邮试点城市。中欧班列运邮班列具有覆盖范围广、运行数量多、开行时间固定、禁限寄种类少和不受天气限制等特点，兼具时效性与安全性优势，时间比海运节约 20 多天，成本仅为空运的五分之一，能更好地满足不同客户需求。

郑州国际陆港公司相关负责人告诉记者，中欧班列（郑州）国际运邮班列往返常态化开行后，可发挥郑州区位和交通优势，通过双向运邮，将全国出口欧洲、中亚等方向的国际邮件在郑州集疏，同时将德国、法国、波兰等欧亚国家的进境邮件经郑州分拨全国，将进一步稳定形成华中与欧亚地区铁路邮件运输通道，大大增强郑州邮政口岸的集疏能力，进一步推动郑州邮政口岸成为全国航空、铁路邮政国际物流“双核心枢纽”。

记者了解到，郑州国际陆港公司一手抓疫情防控，一手保中欧班列（郑州）迅速复工转入平稳运营，自2月16日中欧班列（郑州）春季首班去程开行以来，郑州国际陆港货源迅速上升，班列班班爆满，开行频次不断提升。

业界专家表示，郑州作为全国交通枢纽城市，在疫情决战决胜时期，区位枢纽优势、开放优势更加凸显。中欧班列（郑州）往返常态化开行以及中欧班列（郑州）运邮班列实现往返开行，向世界传递出中国战胜疫情的信心和恢复生产的决心，为中部地区制造业恢复生产和郑州“买全球卖全球”电商产业发展无疑注入一剂强心剂，向世界表明了中国企业、中国经济的韧性和对外合作的不变承诺。

（记者：张倩、王译博。原载于《郑州日报》2020年2月29日01版）

中欧班列（新乡号）昨日起程

中欧班列（新乡号）
战疫情　保安全
畅通道　促发展
2020春季首发

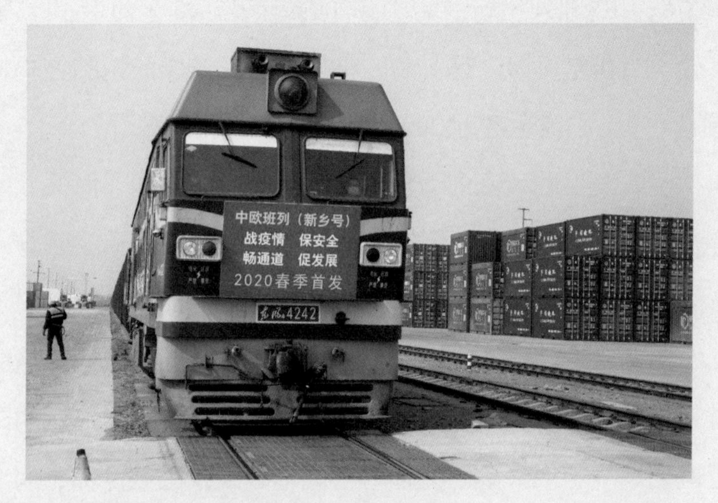

中欧班列（新乡号）徐徐出站（新乡日报记者高志勇　摄）

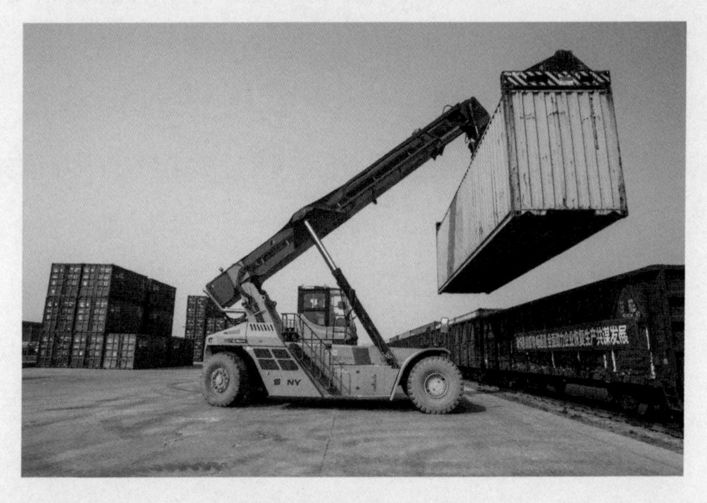

吊车正在将最后一个集装箱装上中欧班列（新乡日报记者高志勇　摄）

3 月 5 日 11 时许，声声汽笛响过，满载着 760 吨货物的中欧班列（新乡号）驶出经开区现代公铁物流港，预计 5 天后从新疆霍尔果斯口岸出境，直达乌兹别克斯坦塔什干集散。

这是中欧班列（新乡号）2020 年首车，45 个重装满载集装箱装载了 760 吨货物，有新乡的机械设备、焦作的轮胎、郑州的空调配件等，出口金额近 2000 万元人民币。

“疫情发生后，班列运营受到了影响。在铁路、海关、经开区等多方积极努力下，终于恢复常态化运营了。”班列运营方——新乡陆港开发建设有限责任公司副董事长代乾高兴地说。

2018 年 3 月 28 日，中欧班列（新乡号）首次开运。是继中欧班列(郑州)之后，中国内陆中原地区第二条通向中亚的国际货运班列。两年来，该班列辐射河南地区以及山东西部、河北南部等 500 公里半径范围区域，累计运行 68 列，货运量近 6 万吨，货运金额超过 1.88 亿美元，大批电子产品、机械设备及配件、橡胶制品、卫浴建材等产品安全地出口到欧亚地区，同时也带回了新能源设备、棉纱、粮食、矿产等产品。

据悉，经开区目前正在谋划开往日本、韩国的班列，或将实现“2 进 2 出”的运行频率，全力打造新乡国际陆港，为全市进出口企业“稳外贸”再添支撑。

（记者：刘军旗。原载于《新乡日报》2020 年 3 月 6 日 02 版）

把时间抢回来

重大项目打响“发令枪”，复工复产跑出“加速度”。随着疫情防控形势逐步向好，河南经济社会正按下“激活键”与“加速键”，不断巩固和拓展疫情防控成效，将迸发出来的抗疫精神转化为强大动力，千方百计抢时间、抢机遇、抢要素，把耽误的时间抢回来、错过的机会找回来、造成的损失补回来。

河南毫不动摇抓牢疫情防控，精准施策抓好复工复产

打好防疫复工组合拳

2月21日6时20分，郑州新郑国际机场一架从阿塞拜疆首都巴库飞来的全货班机稳稳降落。随后，它将承载60多吨货物飞回欧洲，经卢森堡运至法兰克福、哈恩、米兰等城市。

疫情防控，依然严峻。然而，不少像阿塞拜疆丝绸之路西部航空公司这样的货运公司却没有中断洲际货运航线。河南省机场集团会同海关、边检、空管等单位建立联防机制、开辟绿色通道，确保国际货运航线不停航、不断航。疫情发生以来，10家境内外货运航空公司正常运营，完成货邮吞吐量1.1万吨。

河南紧邻湖北，仅春节前，从湖北返回信阳市、南阳市的务工人员就达14万多人。作为工农业大省，抓生产、保供应，刻不容缓。河南要求，毫不动摇抓牢疫情防控这个前提，精准施策抓好复工复产这个重点，努力打好防疫复工组合拳。

“首席服务官”、大数据平台助力防疫安全

修武县五庆面业公司抢时复工，遇到两只“拦路虎”。一个是回厂工人隔离，有地没房间；一个是防疫物资紧缺，有钱买不到。“多亏了‘首席服务官’，麻烦很快化解。”企业负责人苏凯凯说。

苏凯凯说的“首席服务官”，是当地帮企业排忧的一项机制。

修武 14 名县领导、20 多名科级干部，为 36 家重点企业提供“一对一”服务，助力复工复产。到目前，全县开工企业 30 家，上工 6546 人。

企业复工，先要抓牢防疫。2 月中旬，河南制定方案，要求实行分类返岗，建立职工健康台账，设置临时隔离点。对重点区域，要安排专人每天早晚各消毒一次，关闭中央空调，推行分餐制、盒饭制。

防控过程中，务工人员返岗难、交通物流不畅通、防疫物资缺口大，如何解决？借助大数据、云平台，源头监测、专车接送、线上招聘、筹措物资。

在省内，通过“豫州行”平台，郑州交运集团派出 3 台专车，发往浚县、杞县等地，接回 47 名员工。对省外，河南专门建立省际合作机制，有序组织务工人员返岗。南召县的务工人员向村委会提出申请，经过村支书、村医、包村乡干部签字，到乡里备案，只用一天就能办好健康证明和居家隔离证明。

在南召县大数据中心，显示大屏滚动播放人员姓名、联系方式、家庭住址、就业创业地域、输出渠道等信息。全县有组织劳务输出人员信息一览无余。办理“三签字”手续、开具外出务工健康证明的已有 3507 人，2500 多人顺利抵达务工地。

分类分期，分区分批，有序错峰复工复产

花花牛乳业集团的车间里，26 条生产线正加快赶工。目前，企业复工 564 人，产能 250 吨，达产率 50% 左右。

在郑州市二七区，规模以上企业通过线上申报、提交承诺书，在政府帮助指导下即可全面复工。同时，相关单位对复工企业开展日常督导、突击抽查，确保疫情防控、企业生产两不误。全区规上工业企业累计复工 79 家，复工率达 100%。

在洛阳，中信重工复工后研发出防疫喷雾消毒机器人。它具备远程遥控喷雾作业、视频监控、智能语音播报等功能，可有效降低交叉感染风险。中国一拖集团一手抓内部物资供应，一手抓外部市场开拓，近日拿下复工复产后首个超千万元订单。

“从全省来说，既不能盲目自信，全面推动复工复产，也不能过于恐慌，紧紧捂着生产经营的‘封条’。”河南省发改委副主任李迎伟说，“河南分区域、分类别、分批次安排企业有序复工。”

根据省电力公司采集数据，2 月 20 日，河南省电力公司直供的全省规模以上工业企业共 1.66 万家，复工 8125 家，复工率 48.81%；日用电量 2.16 亿千瓦时，达产率 64.91%。

河南省委常委、常务副省长黄强介绍说，目前医用防疫类企业开足马力，能源保障类企业全面复工，食品加工企业、大型的蔬菜批发市场大部分复工，外贸企业四成复工，其他行业复工陆续有序推进。

解决企业痛点难点，协调推进复产达产

漯河双汇第一工业园内，90% 的员工已经到岗。集团下属 31 家公司陆续复产，产能将达到春节前的 80%。

有效复工，需要产业链上下游联动。在省内，双汇集团的产业链涉及原材料、辅料、包装材料等 25 家企业。省发改委向漯河、洛阳等 12 个市下发通知，积极协调供应商复工。

对不少企业而言，资金短缺直接影响复工。新乡麦津缘食品公司生产干吃面、方便面，在疫情期间，市场需求旺盛，但因流动资金不足，只能开 1 条生产线。延津农商银行主动联系企业，授信 100 万元，帮其扩大规模。

为给企业补充资金“血液”，河南统筹金融资源，发放近 50 亿元专项再贷款。同时要求各金融机构，在达成展期、续贷、分期还款等情况下，不简单采取资产查封、账户冻结等措施。

中小微企业占河南企业总数 95% 以上。河南聚焦中小微企业反映突出问题，出台 20 条扶持政策，包括减免房租、缓缴“两险一费”、用气用水“欠费不停供”等，帮企业渡过难关。

“对企业来说，时间就是金钱。特殊时期，用电这么快恢复，信心更足。”双鹤华利制药公司有关负责人说，供电部门听说企业复工，开通绿色通道，恢复生产用电。同时，企业用户减容、暂停及恢复业务不受原有时间限制，可按实际天数免收基本电费。仅在新乡市，该政策一个月内将为工业企业减少支出 700 万元。

（记者：龚金星、马跃峰、朱佩娴。原载于《人民日报》2020 年 2 月 25 日 07 版）

疏通人流物流　打通产业链条

——工业基地洛阳复工复产观察

新冠肺炎疫情防控期间，物流交通不畅、人员出行受限、产业链条不通成为制约工业企业节后复工复产的难题。为企业恢复生产纾困解难，工业基地洛阳“对症下药”，疏通人流物流，打通产业链条，助力企业复工复产，同时，生产企业各显“神通”，积极“自救”，抢夺被疫情耽误的工时。

复工复产　疫情之下存挑战

作为“一五”期间落户洛阳的重点工业项目，历经风雨的中国一拖集团有限公司正面临建厂60余年来的新挑战。“2月底至4月初是农机市场的传统旺季，仅3月就要完成全年任务的约1/4。”新冠疫情突发，打乱了一拖春节后的生产节奏，该公司主管生产的副总经理苏文生说，“抓不住3月，全年任务就完了。”

2月12日，苏文生在洛阳市政府召开的复工复产会上火急火燎地抛出了复产难题，上下游配套企业不复工，供应链没保证，严格疫情管控下，员工返岗受限，物流交通不畅，这些问题不解决，复工就是假象。

对于2月10日就复工复产的一拖而言，春节前的库存零部件仅够一周生产所用，而万余名员工的大厂需要庞大的供应链支持，一拖仅省内外配套企业就有约600家。苏文生说，配套企业不复工，我们干一周就得停产，干着急也没用，这是最大的难题。

国内连接器龙头企业中航光电科技股份有限公司面临和中国一拖相似的困境。“首先就是供应链问题，我们有 700 余家配套厂家，理顺供应链是复工复产的关键。”该公司副总经理王艳阳说，“我们订单非常充足，复工之后就想尽快理通产业链，提产能，赶订单。”

而另一家用工 2000 余人的阿特斯光伏电力（洛阳）有限公司首先在员工返岗上遇到问题。“疫情严重，员工害怕或者家人劝阻返岗，加之一些员工出行受限，我们 2 月 3 日复工后，员工返岗率仅 20% 左右。”该公司总经理熊震说，此外辅材供应企业不复工也加剧了企业复产的难度。

政府对症下药　疏通全产业链条

面对企业在供应链条、物流交通、员工返岗等方面碰到的难题，洛阳市政府随即给出了承诺和行动。

在中国一拖，洛阳市委主要领导表示，洛阳市内的 162 家配套企业，政府明确责任，分片包干，逐一推动其复工复产，洛阳市工信局按轻重缓急，帮一拖解决复工难题。2 月 20 日前后，洛阳市内的一拖配套企业复工率就达 70% 以上。

中航光电同样向洛阳市工信局提供了市内 120 家配套厂家的名单，如今洛阳配套厂家的复工率达 95% 以上。“随着疫情缓和，各地都在推动复工复产，截至 2 月底，我们 700 多家配套厂家复工率达 93%，供应链基本通畅。”王艳阳说。

针对企业提出的员工返岗复工问题，洛阳市政府决定，复工企业员工持工作证明经体温检测、登记信息后即可跨县域通行返岗。同时洛阳引导企业租赁酒店，解决外地员工住宿问题，鼓励企业错峰就餐，保障员工就餐安全。“经过政企共同努力，我们的员工返岗率由复工之初的 20% 提升到 2 月底的 90% 以上，接近满产。”阿特斯光伏电力（洛阳）有限公司总经理熊震说。

同时，为满足企业复工复产后对防疫物资的需求，洛阳优先保障 13 家重点防疫物资生产企业持续生产，目前基本满足本地消杀用品需求。为保障物流通畅，洛阳为生产企业办理各类通行证 1.08 万张（次），全市货运物流企业复工率达 92.3%。

洛阳市工信局副局长卫树红说，通过一企一策，对症下药，我们和企业共渡难关，帮助企业纾困解难，增强企业发展信心。

企业积极自救　加班加点赶生产

面对疫情造成的生产困境，政府在帮助企业纾困解难的同时，企业也在积极“自救”。

中航光电提前采购防疫物资，目前仅一次性口罩就储备 26 万余只，后续持续采购可满足疫情防护需求。同时，因疫情对 2 月份生产影响较大，企业将欠交计划拉条挂账，加班加点，提高效率，提升产能。“我们的关键点在 3 月份，如果 3 月份把急难订单搞定，4 月份就能满足客户的正常需求，之后就能步入正轨，为全年产能打下良好基础。”王艳阳说。

阿特斯光伏电力（洛阳）有限公司正尽力把失去的一个月夺回来。为赶订单，该企业将原计划今年 8 月份进行的设备改造工程提前进行，通过技术改造提升产能，同时寻找代加工企业协助生产，保证订单按时完成。

中国一拖则通过社会招聘和机关人员下沉生产一线，补足少量技工缺口，保持生产效率的同时，加班加点抢时间，抢产能。“开足马力把 3 月份拿下来，咬定年度目标不放松，争取完成任务。”苏文生说。

卫树红介绍，目前，洛阳 1796 家规上工业企业复产率已超 90%，复产企业都在争分夺秒抢产能、补损失，完成年度计划目标是企业的基本追求。

（记者：韩朝阳。来源于新华网 2020 年 3 月 7 日）

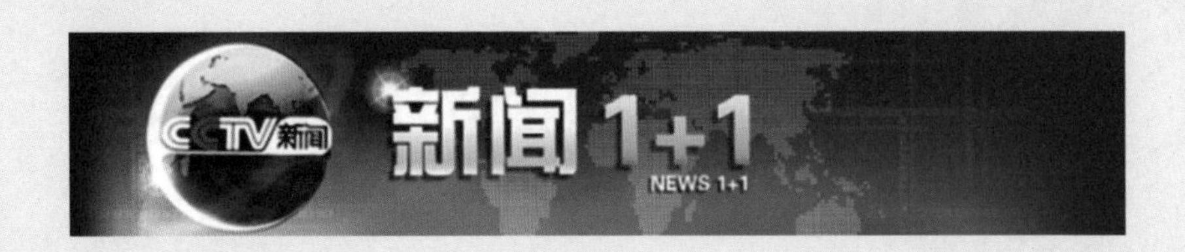

2月14日，中央广播电视总台记者白岩松在《新闻1+1》栏目中对话河南省委常委、常务副省长黄强，就河南省如何做好边防疫边复工等问题展开对话。

（来源于央视网2020年2月14日）

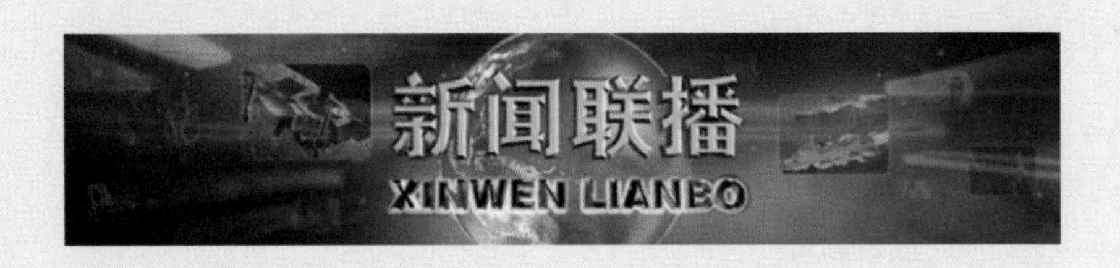

2月24日，中央广播电视总台《新闻联播》报道，全国各地不断增开复工专列，为复工复产助力。目前郑州铁路增开7列发往长三角等地区的复工专列，发送务工人员超过5500人。

3月1日，中央广播电视总台《新闻联播》报道，为保障疫情期间务工人员有序复工，劳务输出大省河南近日与浙江签署了共同推动务工人员安全有序返岗合作备忘录，建立了两省疫情防控“健康码”互认合作机制。

3月4日，中央广播电视总台《新闻联播》报道，河南洛阳出台“应对疫情稳定经济运行”八条政策措施，缓解企业在融资、防疫体系建设、加速提能扩产等方面遇到的困难。

3 月 7 日，中央广播电视总台《新闻联播》报道，疫情发生后，河南对装备、食品、电子等 10 个行业，以产业链为单位，摸排调研企业复工情况，打通产业链上下游的梗阻，并在金融、用工等方面因地因时因业因企施策。截至目前，河南省规模以上工业企业复工率超过 90%，全省经济正在逐步恢复良性运转。

（来源于央视网）

"务工专列"助力复工复产

"体温正常，请您到第三候车厅专用候车区候车……"3 月 6 日中午，在服务人员的引导下，家住河南郑州中牟县的马志勇走进了郑州车站务工专区候车，与 500 余名河南老乡一同乘坐 G549 次高铁定制专列前往深圳返岗复工。郑州车站值班站长朱更介绍："河南是劳务输出'大户'，随着生产战线的号角吹响，'务工定制专列'成为复工复产的重要途径。"

据了解，为在疫情防控的基础上做好企业复工复产工作，连日来，各地铁路部门积极配合政府和用工企业开行务工专列，服务复工人员安全有序返岗。"针对各地企业复产复工需求，我们对管辖范围内的各大车站进行大数据分析和电话回访，并对接地方政府和用工企业，了解劳务输出动态，灵活安排运输方案、错峰制订计划，明确流向、按需开车。"郑州铁路局相关负责人表示。

为尽快解决各企业用工需求、各行各业返工返岗人员的输送力度和行业生产原材料的物资储备问题，铁路部门发挥了重要作用。数据显示，2 月份全国铁路累计发送货物 3.1 亿吨，同比增加 1332 万吨，增长 4.5%。从 2 月 16 日全国铁路开行首趟"务工专列"以来，截至 3 月 6 日，铁路部门共组织开行专列 246 列，包车厢运输 1100 辆次，运输人数达到 27 万人次。

"铁路作为运输人流物流的交通'大动脉'，在疫情防控期间发挥着不可或缺的作用。”国铁集团货运部主任赵峻表示，接下来，铁路部门将在高效运送疫情防控物资的基础上，加大企业原材料、电煤、春耕备耕等经济社会发展重点物资运输供给。

（记者：訾谦。原载于《光明日报》2020 年 3 月 11 日 04 版）

规模以上工业企业复工率超八成——

河南织密防控网答好发展题

河南省坚持以“咬定青山不放松”的韧劲抓牢新冠肺炎疫情防控，以“不破楼兰终不还”的拼劲，防疫、发展两个战役一起打，不断巩固成果、扩大战果。

政府人员下沉企业提供“保姆式”服务，保障对外开放全通道畅通，出台减税减租等措施支持中小微企业平稳健康发展……通过一系列抓防疫、促发展政策措施，河南着力协调解决生产企业所需的原料供应、生产资金、劳动力、产品运输等要素保障，省内医用防疫类企业开足马力，能源保障类企业全面开动，各行业复工复产有序推进。

“要统筹好新冠肺炎疫情防控与复工复产，因地制宜、精准施策，既要勇于担当作为，又要科学组织实施。”河南省委书记王国生表示，要再加一把劲，巩固成果、扩大战果。

防控网覆盖城乡

房间一角摆着几张行军床，床下是几箱快要见底的方便面……这是河南省疫情防控指挥部里的场景。指挥部下设 7 个工作组，120 余位来自省直各厅局的工作人员，已经在这里工作了一个多月。这里连接着全省疫情防控的每一个角落。

为筑牢防控新冠肺炎的“铜墙铁壁”，河南各地纷纷出实招、解难题，底气十足，数万名基层干部、党员共同筑牢疫情防控的安全堤。

每一个乡镇、每一个村庄、每一个社区、每一个网格，都成为一方“战场”，党员干部身先士卒，像钉钉子一样，钉在各自岗位上，织密覆盖城乡的疫情防控网。信阳市各级基层党组织闻令而动，内防扩散、外防输出，筑牢市县乡村四级联防联控、群防群控的坚实防线。平顶山采取前移核酸检测关口、实行集中隔离医学观察、严格医护人员安全流程、居家隔离人员实行健康管理、治愈病例继续集中隔离观察、强化地企联动等10项举措。

打赢疫情防控阻击战，物流必须高效通畅，河南“空陆网海”四路建设齐头并进、叠加发力，服务国内外众多的外贸企业和市场。“口罩航班”“防护服航班”……一次次“逆飞”为疫情应急物资打开空中“绿色通道”。

两个“战役”一起打

2月23日，位于新乡辉县市孟庄镇的先进高端装备制造产业园标准化厂房施工现场，车辆穿梭、机器轰鸣，一派繁忙景象。新乡市在此举行了今年第一批重大项目集中开工仪式。

在漯河双汇第一工业园车间，新鲜的肉泥被灌装到肠衣里，经烘烤、切割、包装、冷藏等工序，变成了一箱箱美味的火腿肠。“我们早就复工了，春节期间一直不间断发货，全力保障市场供应。”漯河双汇进出口贸易公司总经理万子豪说。

连日来，河南一家家企业“火力全开”，生产持续、保障供货。截至2月29日，全省规模以上工业企业20664家，累计复工率达 83.9%；全省规模以上工业企业正常生产人数 443.4 万人，累计到岗人数 216.6 万人，员工到岗率约 49%。

帮助企业协调解决复工复产中运输、资金和人员到岗难题；建立复工复产企业信息沟通平台和企业纾困快速解决机制；鼓励企业运用信息化手段加快复工复产……河南坚持以“咬定青山不放松”的韧劲抓牢疫情防控，以“不破楼兰终不还”的拼劲，防疫、发展两个“战役”一起打。

日前，商丘市 2020 年第一批 70 个重大项目集中开工，总投资 500 亿元；南阳市 213 个重大项目集中开工，总投资 657 亿元，年度计划投资 256 亿元……河南各地各行业全面复工复产。

疫情防控期间，河南省商务部门已向企业发放通行证 3900 个，全力畅通农产品运销渠道。“截至 2 月 26 日，全省 244 家农批、农贸市场中，已复工开业 169 家。”河南省商务厅副厅长何松浩说。

针对目前农业企业面临原料供不上、物资运不进、产品销不出、用工回不来等问题，河南要求各地各部门要千方百计帮助企业复工复产，重点组织引导农产品加工企业特别是食品企业和农资企业，在做好自身防疫的前提下，优先实现复工复产。

河南春耕工作正有序展开。疫情发生以来，河南省科协启动应急科普机制，开展科技志愿服务活动 1800 多场次，组织科技志愿服务队进农村、社区播放疫情防控大喇叭 112.5 万次，指导田间管理。“我们已组织全省 1.5 万个科普组织和 14.8 万名科技志愿者构建全媒体科普矩阵，利用线上线下渠道，精准做好科普内容供给，助力春耕生产。”河南省科协党组书记、主席曹奎说。

扶持企业渡难关

“原以为转产手续慢，没想到不用我们操心，有专人送服务上门、解难题。”郑州豫力新材料科技有限公司相关负责人说，新郑市专门派来了复工复产的“服务员”，从正月初三开始一直在帮着协调解决企业生产原材料紧张等难题，并帮助企业订购生产设备、快速办理生产资质等，提供“保姆式”服务。

为帮助企业渡过难关，河南各地各部门群策群力，制定了疫情防控期间工业企业复工复产实施方案。“保姆式”服务一方面帮助企业开展地毯式的疫情防控宣传和摸排走访，使企业疫情防控工作全覆盖，不留死角；另一方面帮助企业解决各类复工复产遇到的用工、防疫、运输、原料、资金等问题。

河南移动等信息化企业还向全省发布了167个疫情防控软件产品和解决方案、198个助力企业复工复产的云产品服务和应用解决方案。

商丘市从加大金融支持力度、稳定职工队伍、减轻企业负担、强化运输保障、完善政策执行等5个方面，出台文件强化对企业健康发展的支持，尤其是支持农产品加工企业发展。商丘市农业农村局对全市农产品加工企业、畜禽产品生产企业等开展了调研，了解掌握了企业生产经营、市场供应和物资储备情况，并与多部门联合，帮助农产品加工企业解决人员不足、返岗不畅等问题。

信阳市淮滨港的建设工地上，正在开挖新航道的挖掘机长臂挥舞，很快就装满一台重型自卸车。据淮滨县交通运输局局长丁伟介绍，淮滨港项目于2月19日复工后，他们实行“五区三卡二监督一封闭”严格管理，派专人巡回宣传监督，随时掌握各工作面防控落实情况。

此外，安阳、孟津积极实施“一企一策”，精准有序复工；鹤壁市组织专班驻厂，为企业纾难解困；濮阳市瞄准企业关注的运营成本、道路运输、用工服务等问题，出台20条政策措施支持中小微企业发展……

（记者：夏先清、王伟、杨子佩。原载于《经济日报》2020年3月2日06版）

战“疫”复工两不误

——河南省创新工作机制促农民工安全有序返岗

2月15日，在河南省三门峡市卢氏县卢园广场内，贴有“万众一心战疫情，劳动就业最光荣”等字样的5辆大巴车依次排开，来自该县19个乡镇的140余名农民工在工作人员的引导下正有序乘车，即将赶赴青岛、芜湖、郑州等地去工作。

42岁的卢氏县朱阳关镇灌河村村民陈保朝直到坐上大巴车才松了口气。“本以为这回出不去了，然而就在前几天，村委会通知说县里给安排了就业专车，能直接到青岛一家电子厂上班，真的感谢政府的安排，在非常时期给我们提供了工作岗位。”陈保朝有些激动地说。

作为人口大省和劳务输出大省的河南，今年春节期间，全省返乡人员超过1500万。近期，从中央到各地都在部署推进复工复产工作，河南省坚决贯彻落实习近平总书记重要指示精神，多次专题调研，省委书记王国生指出，要科学研判今年疫情影响下全省外出务工形势，组织好农民工有序返程返岗。

时下正是农民工集中返岗复工的日子，为扎实做好防疫期间复工复产工作，河南省积极创新工作机制、优化为民服务，帮助务工人员安全有序返岗，推进企业顺利复工复产。

点对点“专车”接送，帮农民工安全有序返岗

2 月 17 日 8 时 55 分，春节过后河南首批农民工高铁专列从周口市西华站出发开赴杭州。中国铁路郑州局集团西华站站长赵建盈介绍，这趟务工人员专列是根据西华县政府请求临时加开的，为保障务工专列顺利开行，最大限度避免疫情传播，他们提前与当地政府和务工企业沟通联系，掌握了劳务输出动态，制订出错峰出行计划。

疫情期间，西华县提前与杭州一家电子公司对接，了解到对方需要招工几千人后，迅速组织有务工需求的群众，经过健康状况核查检测，由大巴车统一运送到高铁站，县里派出工作队全程陪同，分批次前往杭州。“现在由政府统一组织前往外地去打工，家里人都放心。”西华县农民工王刚是第一次坐着高铁外出打工。

人口过百万的西华县是劳务输出大县，每年有几十万人外出务工，此次与王刚一同前往杭州的还有他的 600 名西华老乡。西华县委书记林鸿嘉说：“我们详细精准落实了疫情防控、应聘人员体温检测、交通通行、防护消毒等具体事宜，确保了‘应聘人员无病患，病患人员不招聘’，为减少列车工作人员和工人的接触，也不再进行验票，座位是尽量隔一坐一。”

为方便群众外出就业创业，信阳市新县采取了统一安排、从源头把关，从 2 月 14 日上午就开通了从大广高速新县北站至高铁信阳东站的“外出就业直通车”，帮助务工人员安全有序返岗。

在新县北站高速路口，记者看到现场人员都自觉佩戴口罩，正有序上车。新县新冠肺炎疫情防控工作指挥部负责人介绍，所

有外出务工就业人员要有“两证一书一票”，即出行必备的工作单位或接收地盖章的复工或务工证明、乡镇开具的外出务工证明、本人签字的出行保证书、已购火车票信息，同时还要经过现场检测体温、消毒、核实人员信息等严密疫情防控程序后才能上车，控制每辆车入座率不超过50%，采取点对点运输方式，中途不上下旅客。

近日，河南省还印发了《关于应对新型冠状病毒感染的肺炎疫情做好农民工就业服务工作的通知》，为广大农民工返岗复工做好准备。河南省人力资源和社会保障厅厅长刘世伟介绍，对省内企业跨区域用工，企业所在地人社部门协调当地卫生健康部门对企业所需员工进行健康筛查，协调配合交通运输部门做好“点对点”输送；建立省际合作机制，与长三角、珠三角、京津冀等主要劳务输入地人社部门、用工企业密切联系，强化协同合作，共同做好农民工返岗工作，确保符合输入地疫情防控要求。

家门口提供岗位，吸纳农民工就地就近就业

“打工不用去远方，在家务工一样挣钱多。”连日来，驻马店市遂平县产业集聚区内的多家企业打出了这样的广告，吸引了不少返乡人员的关注。

在位于遂平县产业集聚区内的遂平领鑫农业科技公司大门外张贴着一张招工启事，一名工作人员正背着喷雾器在厂区内消毒。“我们主要生产粽叶，目前还需要招60名粽叶挑选与清洗工，欢迎广大返乡农民工、建档立卡贫困劳动力等前来，近期就可以上班。”公司招聘负责人王慧说。

在遂平领鑫农业科技公司不远处的益康面粉公司已经于2月13日正式复工，每天早上从8点开始，50多名员工分批来厂报到，每名员工消毒、量体温、领口罩后，再进入相应车间上班。益康面粉公司副总经理张辉说：“早在复工前，我们就制定了企业复工和疫情防控方案，将员工进厂登记、体温监测、就餐方式、消毒管理等具体防护方式标明标细；建立厂区、食堂、门卫等消毒记录和员工返工登记台账，每日更新、动态管理，保证公司生产的面粉、挂面正常供应市场。”

2月17日，在漯河市双汇第一工业园肉制品分厂车间内，工人们全都戴着口罩和一次性手套在有序忙碌。“目前，我们厂90%的员工已经到岗，原计划2月1日复工，受疫情影响，往后推迟了两天，如今人员已大部分到岗，现在正开足马力生产。”双汇肉制品分厂厂长周平介绍，“因为员工大部分招聘的是当地人，前来上班比较方便。”

在积极做好农民工安全有序返岗复工的同时，河南省还鼓励企业吸纳返乡农民工就地就近就业，引导因疫情防控一时不能外出的农民工在当地企业、扶贫车间或农民合作社等就近就业。春节期间，农民工集中返乡恰逢卫材企业生产战“疫”物资缺人手，新乡长垣市人社部门通过村村发动、工资激励等方式，帮助800多人实现了“家门口”就业。

线上平台利用好，拓宽就业有渠道

2月13日一大早，周口市商水县舒庄乡大张村村民郭润华在村党支部书记的带领下，来到舒庄乡政府参加由商水县人社局和产业集聚区共同举办的“春风送真情就业暖民心帮扶企业招聘会”。“在网上已经和企业谈妥了，这次来乡政府签一份合同，很快就能去上班了。”疫情期间，郭润华为能在家门口找到工作而高兴。

为帮助复工企业招聘工人，商水县改变过去传统的集中招聘形式，采取线上招聘和分散实地招聘两种方式。“当前，我们一边抓好疫情防控，一边帮本地企业招工恢复生产。”商水县委书记孔阳介绍，“线上招聘将各企业招工简章制成 APP，在全县村党支部书记招聘群中发布，村民在家中即可登录选定企业和岗位。实地招聘则在全县分 8 个会场，在没有武汉返乡人员、无发病史人员的村镇进行为期 3 天的公开招聘。”

连日来，开封市公共就业服务中心努力做好疫情防控和农民工、困难人员就业服务保障工作，打造“就业服务不打烊、网上招聘不停歇”的线上“春风行动”。中心负责人介绍，他们开设“不见面”的求职招聘业务办理，推行“网上办、掌上办、不见面、不打烊”的公共就业服务，通过网络平台渠道共收集全市 396 家用人单位提供的 11439 个岗位需求信息，并引导职工合理有序复工返岗。

疫情防控期间，河南省暂停举办各类现场招聘活动，积极引导鼓励各类人力资源服务机构大力开展线上招聘。对开展线上招聘服务的民营职业中介机构，为返乡农民工介绍服务后实现就业 3 个月以上的，发放 300 元 / 人职业介绍补贴。

河南省人力资源和社会保障厅党组成员、副厅长李海龙介绍，根据疫情防控的需要，河南省将所有招聘活动由线下转到线上，组织动员各级各类公共就业服务机构和人力资源服务机构主动收集岗位需求和求职信息，推动求职者和用人单位线上对接，推行视频招聘、远程面试等方式，对重点企业优先发布用工信息。截至目前，全省公共就业及人才服务机构网上累计发布岗位信息31.3万个。

疫情结束前，河南省还将暂停线下集中培训和职业技能鉴定活动，引导各类劳动者，依托河南终身职业培训服务平台、河南职教中心平台、郑州金蓝领网络大学等线上平台开展职业技能培训，帮工人充电，进一步提升就业创业能力。

（记者：张培奇、范亚旭。原载于《农民日报》2020年2月19日01版）

全省在建高速“复工忙”

3 月 4 日，位于栾川县庙子镇的尧栾西高速公路庙子互通立交施工现场，工人们正在紧张有序地进行现浇箱梁施工。庙子互通立交是尧栾西高速的控制性工程，建成后将实现洛栾高速、郑尧高速与尧栾西高速的互联互通。

“年后由于疫情原因，工人到岗复工受到影响。但得益于浙豫两省疫情防控健康码互认，目前该标段人员到岗率达 80%，有效降低了疫情对工程建设的影响。”该项目施工方浙江交工负责人孔世调介绍。

连日来，记者走访了多个复工的年内通车高速公路项目。“目前全省交通重点项目中，22 个高速公路在建项目全部复工，复工率 100%。”3 月 5 日，省交通运输厅有关负责人说。

其中，郑西高速尧栾西段作为今年通车项目，自建设以来备受关注。该项目贯穿我省“三山一滩”的伏牛山区腹地，连接沿线 47 处景区，对助推沿线脱贫攻坚、带动豫西南经济社会发展等具有重要意义。

在尧栾西高速公路项目公司，记者见到了正月初五就到岗的项目副总经理高继平。“为了缩短复工周期，我们利用到岗后的隔离时间，通过网上办公，准备复产复工方案、到岗人员信息备案等资料。”她说。截至目前，项目全线已复工 46 处，施工劳务人员已进场1393人；全线各参建单位分批次陆续进场，将在3月15日掀起施工高潮。

连接洛阳、济源两地的济洛西高速公路项目也是一阵“复工忙”。3月3日，在济洛西高速公路黄河小浪底大桥施工现场，记者看到，大桥上一派繁忙的挂篮施工场景。

据了解，济洛西高速公路是《河南省高速公路网规划调整》中新增的高速公路规划项目，预计今年10月底建成通车。其中黄河小浪底大桥是整条高速的控制性工程，73.4米的墩高，是目前河南在建墩高较高的黄河桥之一。

面对疫情防控和建设任务的双重压力，项目建设者们排查工程建设中的困难点，倒排节点和工期。拿出真金白银，采取奖励、补贴费用、领导干部分片包干等措施，在保证疫情有效防控的同时，帮助各参建单位尽快复工复产。

“根据复工时间节点，对复工复产的土建工程给予50万元、30万元、10万元三档奖励，对房建工程给予15万元、10万元、5万元三档奖励。”济洛西高速公路建设有限公司董事长杨新民说。初步统计，项目公司将发放总计165万元的复工复产奖励。

“虽然受到疫情影响，但我们仍有信心，按照‘投资目标不减、通车目标不变、施工组织合理、措施保障有力、质量安全可控’的原则，高质量完成在建高速公路的通车任务。”省收费还贷高速公路管理中心有关负责人说。

（记者：宋敏。原载于《河南日报》2020年3月6日05版，节选）

河南：促返岗助企业复工复产
保就业大局稳定

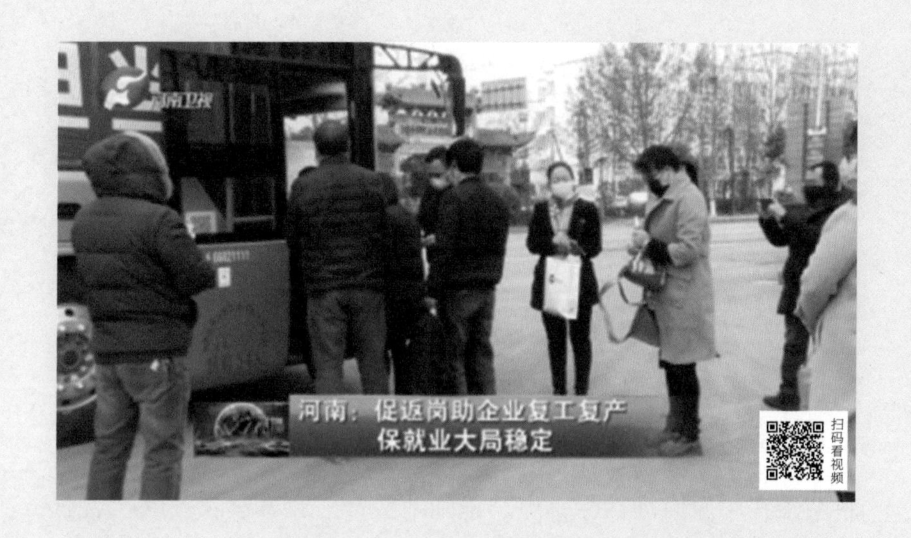

2 月 19 日，河南广播电视台《河南新闻联播》报道《河南：促返岗助企业复工复产　保就业大局稳定》：随着部分生产服务类劳动密集型行业陆续复工复产，企业面临用工紧张问题。河南采取积极措施，加大援企稳岗力度，有序组织返岗复工，保障全省就业大局稳定。

（来源于河南广播电视台《河南新闻联播》2020 年 2 月 19 日）

人勤春来早　春耕备耕忙

“越是面对风险挑战，越要稳住农业，越要确保粮食和重要副食品安全。”农业大省河南牢记总书记嘱托，一手抓疫情防控，一手抓春耕备耕，两手抓，两不误，从南到北，一幅人勤春早春耕图景在中原大地徐徐铺展，田间地头，一股春季农业生产热潮在广袤农村尽情涌动。

河南安阳党员干部下沉基层

防疫春耕两不误

2月下旬，河南安阳市的气温回到10摄氏度以上。地里绿油油的小麦又该打药、浇水了。滑县白道口镇西河京村党支部委员黄国兴戴着口罩，在田间帮贫困户康学才打药。

黄国兴是党员科技示范户，为服务好春耕，他和村两委干部、50多名党员志愿者组成“防疫助耕小分队”，帮村民打除草剂、追返青肥。田野里，随处可见党员忙碌身影。

“党组织勤服务、解难题，党员亮身份、当表率。”日前，河南省委组织部印发通知，要求全省党员在复工复产中发挥基层党组织战斗堡垒作用和党员先锋模范作用，将疫情防控和复工复产各项要求落实到一线，做到防疫、复工“两不误”。

安阳是农业大市，疫情防控期间，全市450万亩小麦春耕备耕如何开展？安阳抓紧抓实抓细防控工作，要求农民和各类经营主体“有序下田、分时下地、分散干活”。西河京村党支部书记侯超悦介绍，村两委干部每天拿着大喇叭喊话提醒：“到地里干活，一家只去1个人，至少相隔1米远。”同时做到错峰下田“不聚堆”，购运农资“不聚堆”，充卡浇地“不聚堆”。目前，全村没有一例疑似和确诊病例。

春耕春播，农资供运要跟上。安化集团化肥公司党总支书记仇玉梅说，公司的尿素生产线24小时开足马力，日产尿素600吨以上，可满足春耕期间周边县市需求。安阳市供销合作社储备化肥3万多吨，采取电话预约、上门服务等措施，把农资送到村疫情防控卡口或地头。此外，安阳向河南省申请办理省内运输证65件，为运输饲料、种子、农药、化肥的特种车辆开辟农资保供“绿色通道”，“点对点”配送。

“上农资吃紧，关键时候党员上。”安阳市供销合作社合作指导科科长刘国强说，疫情防控期间，供销社各级配送单位的党员当起装卸工、安全员。农民一个电话，党员立刻响应，统一配送。

农业服务、科技先行。立春刚过，安阳开始部署春耕备耕工作，组织以党员为主的农技人员到田间指导。“往年，‘田保姆’到地头服务，今年主要用手机、网络指导。”市农科院小麦研究所所长杨春玲介绍，农业技术人员分区分片开展农情调查，以最小规模的人员流动为春季麦田管理“开方”，并在线服务春耕生产。

这段时间，杨春玲成了“网红”，“一天最少接10个电话”。不少种粮大户打电话、发微信“提问”。她干脆把课堂搬到线上，随时答疑解惑、指导生产。“目前，安阳麦田中，品质较优的一、二类苗占比高达85.9%，苗情长势良好，夏粮丰收基础牢靠。”她说。

（记者：马跃峰、李杉。原载于《人民日报》2020年3月3日19版）

从“高产”到“优质”
农业大省河南的春耕新图景

惊蛰过，仲春到。沃野千里的中原大地上8550万亩冬小麦返青吐绿，生机盎然。疫情之下，农民一边防疫，一边按时抓好春管春耕。令人欣喜的是部分地区小麦还长在田里，但是一幅一二三产业融合、“粮头食尾”的新图景已经绘就。

在“中原粮仓”河南省驻马店市的遂平县优质小麦省级现代农业产业园，集中连片的冬小麦一望无际。“飞手”杜双操作两台无人机，给遂平县绿野种植专业合作社的麦田打药。在手持终端上，杜双输入地块信息后，点击植保作业APP，无人机按照设定航线，自动喷洒农药。

一旁的绿野种植专业合作社理事长姚新领两眼盯着无人机。在切身感受到科技赋能农业生产的同时，他更高兴的是合作社1000亩优质专用小麦早早有了买家。

“合作社流转的2600亩耕地全部种了小麦，其中优质专用小麦有1800亩。”姚新领说，合作社的1000亩优质专用小麦还长在田里，已经与克明面业股份有限公司签了订单，未来由企业以高于市场价的价格收购。

克明面业股份有限公司种植中心经理葛胜修介绍，公司采取“公司+种植户+政府”模式进行小麦订单种植，在驻马店市的小麦订单面积从2017年的3550亩增至去年的5.5万亩，3年增加了15倍，而今年计划发展小麦订单面积10万亩。

“小麦专种、专收、专储、专用才更有效益和竞争力。”葛胜修说，公司现有的4个优质专用小麦品种对应的面粉、挂面等品类多达数百个，线上、线下销售，实现一二三产业深度融合。

从“高产”到“优质”，是河南小麦种植结构调整的真实写照。近年，河南不断优化粮食生产结构，优质专用小麦种植面积由2016年的600万亩发展到今年的1350万亩。

在河南省新蔡县麦佳食品有限公司，小麦精深加工成20多种专用面粉，后续产出馒头、面条、速冻水饺、烧麦等80多个品种的食品，其中馒头根据花色、口感等的不同就有10多个品种，成品通过冷链运输进入省内外60多家零售企业进行销售。

“我们企业就建在县城边的农田旁，临近小麦主产区，上游与农民合作发展了万亩优质小麦基地，下游凭借企业的加工和零售业务，实现一二三产业融合发展，‘粮头食尾’让消费端与生产端紧密对接。”麦佳食品有限公司董事长张志良说。

今年，河南省进一步调优小麦种植结构，全省小麦长势良好，预示着又一个丰收年。河南省农业农村厅副厅长刘保仓介绍，今年河南全省小麦种植面积达8550万亩，与上年基本持平，目前全省小麦长势良好，其中一二类苗比例达87.2%，比上年增加1.8%，比常年增加4.1%。

（记者：孙清清。来源于新华社2020年3月7日，节选）

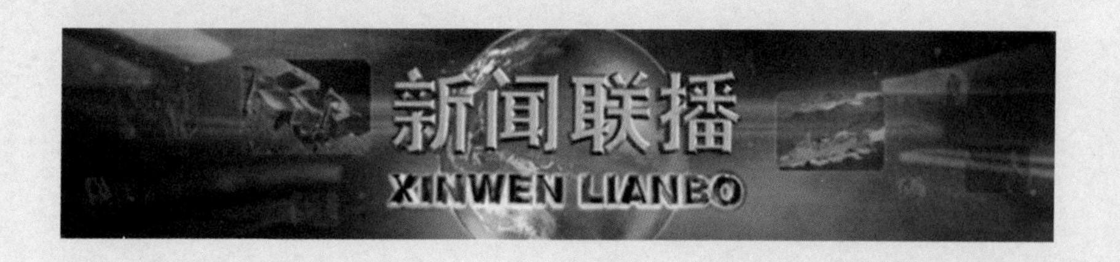

2 月 28 日，中央广播电视总台《新闻联播》报道，随着小麦进入返青拔节期，河南全省各地在做好疫情防控的同时，积极组织开展春灌。截至目前，河南省 13 个大型灌区、16 个中型灌区开闸放水，累计引水量约 4 亿立方米。

2 月 29 日，中央广播电视总台《新闻联播》报道，值田间管理关键时期，受疫情影响，河南清丰不少种粮大户遭遇用工短缺，当地及时组织合作社结对子帮扶。

3 月 9 日，中央广播电视总台《新闻联播》报道，在河南，18 万台节水灌溉机正在助力小麦田间管理，作业面积超过 1800 万亩。为高效有序开展春耕生产，农业农村部已通过线上培训农机手 200 万人次，20 多万个农机服务组织就近开展代耕代种。

（来源于央视网）

河南：农民种地花样新　春耕春管省力气

季节不等人，春日胜黄金。对农业大省河南省来说，抓好春耕春管生产对夺取夏粮丰收、确保国家粮食安全具有十分重要的意义。当前，如何正确面对疫情，引导农民科学处理防控疫情与不误农时的关系？

连日来，记者行走于中原大地乡间，看见农人在田里忙碌的身影，运送农资的三轮车在乡间道路上来回穿梭，植保无人机在天上飞行，大型拖拉机在地里翻耕。所见所闻让记者看到了河南农业的底气，也找到了答案。

据河南省委农办主任、省农业农村厅厅长申延平介绍，河南省今年小麦种植面积达到 8550 万亩。当前全省小麦长势好于上年，明显好于常年，一二类苗比例达 87.2%，比上年增加 1.8%，比常年增加 4.1%。目前，小麦正处于返青起身期，墒情总体适宜，各地中耕、追肥、化除、浇水等措施正在及时跟进，麦田管理从南到北陆续展开。

种田主打农技牌，明明白白忙生产

3 月 3 日，在商水县平店乡程岗村，种粮大户程小忠来到田间查看麦苗长势。“有了县农技人员的技术支持，这块地已经用植保无人机喷洒了除草剂，一部分晚茬麦也追施了化肥，看长势比前几天好很多，接下来就准备浇返青水了。”流转种植了 200

多亩小麦的程小忠看着绿油油的麦田，心里乐开了花。

在温县祥云镇大玉兰村田间，裕田种植专业合作社负责人朱乐军正指挥着社员为小麦追施化肥。“随着气温回升，现在抓好水肥、病虫害防治等麦田管理，才能打下丰产基础，各级农业农村部门及时组织农技员通过微信群、网络平台等发布麦田管理技术要点，指导我们因地制宜把春管工作真正落到了实处。”朱乐军说。

“授人以鱼不如授人以渔，只有让农户真正掌握了实用技术，让农民去认识问题，对症下药，才能少花冤枉钱，提高小麦产量，目前我们通过线上线下方式给 500 多户农户讲解了春季小麦病虫害防治技术。”舞阳县农业农村局农民培训骨干教师、特聘农技专家杜莹莹深入田间地头查苗情，以电话、微信等形式给农户开出了“良药”。

在长葛市大周镇双庙李村，村党支部书记李红强在各级农业农村部门的指导下，调整了种植思路，通过建立垃圾分类中心，把餐厨垃圾制作成酵素，把树叶、杂草等做成农家肥，用酵素代替农药，用农家肥代替化肥，试种了 30 亩有机小麦。“有机小麦的价格比普通小麦贵了近 10 倍，而且还能解决垃圾的出路问题。目前小麦长势很好，等几天再追加有机肥，今年又是一个丰收年！”李红强说。

俗话说，人勤地不懒。在唐河县，当地农民坚持统筹抓好抗“疫”和春耕，在参与群防群控的同时，一边除草，一边为小麦弱苗追施氮肥、培根壮苗，为长势较旺的小麦追施复合肥。唐河县农业农村局副局长杨立新介绍，他们加强对农民的技术指导，108名农业技术骨干分片包乡，引导农民进行网格化、低密度作业，通过电话、微信等对农民进行“空中指导”，为春耕提供技术支撑。

线上管好自家田，不误农时又清闲

连日来，清丰县古城乡乔营村农户王俊美的手机上经常收到麦田管理的相关知识信息。这是当地农业农村部门在疫情防控期间开通的专家线上“问诊”服务，利用微信、短信等手段灵活开展远程农技指导和视频培训。“什么时间打药，何时追肥，缺墒地块如何灌水预防‘倒春寒’，都讲得清清楚楚。”有了专家服务，王俊美种地省了不少心。

3月4日，在滑县白道口镇西河京村，高级农艺师、种粮大户黄国兴正在他的“新型职业农民”微信群里做农技直播，指导群里的农户做好“线上”小麦春管工作。为帮助农民科学种地，2019年，滑县农业农村部门在小麦、玉米等领域招聘了10名特聘农技员，有着真把式的“土专家”黄国兴就是其中之一。“今年虽受疫情影响没出门，但有老黄的指导，春管备耕工作一点儿也没耽搁。”西河京村村民段中朝说。

为方便农民管好农田，滑县还在河南省率先将传统的农技服务与移动网络结合起来，推出了“滑县农管家”现代农业信息服务平台，主要为农民种地提供产前、产中、产后等全程化“保姆式”服务，让农民“线上”下单，足不出户就可以完成农事管理。

“在平台上可以与专家视频互动，共同解决农业技术难题，在‘小麦服务’栏里，有播种、旋耕、浇水、打药等服务项目，点击购买后，平台会通知附近的农管家服务点进行服务。”在滑县万古镇杜庄村，种粮大户杜焕永负责的农管家服务点作为全县526个服务点之一，早已为当地农户提供春耕春管服务忙碌了起来。

为抓好疫情防控和生产恢复，河南省农科院及时开展非接触式科技指导、科普宣传和关键生产技术推广，推出了“云春管”“农科大讲坛”直播课堂，为农民抓好春耕生产提供技术指导。河南省农科院科技成果示范推广处处长王强介绍，我们组织小麦、果蔬等方面的专家，围绕田间生产管理、病虫害防治等关键技术措施及注意事项进行在线直播授课，并与广大农民朋友、基层农技员开展视频连线、在线互动等交流，现场答疑解惑。

农资输送“点对点”，“无接触”对接生产

眼下正值春耕备耕关键期，农资采购和运输成为农户关心的问题。为此，河南省各地第一时间将种子、化肥、农药等农资生产企业纳入复工复产重点企业名单，支持农资企业加快复产，增加市场供应。同时，加强农资供需情况监测调度和调剂调运，鼓励农资企业和各村直销点开展“点对点”配送，并为农资运输开辟“绿色通道”，确保把优质高效的农资及时送达田间地头，送到农民群众手中。

正阳县真阳镇的种粮大户黄磊，今年种了2800多亩优质强筋小麦。“疫情防控期间也是小麦病虫害防治的关键期，而当时农资门店尚未开业，弄不来农药、化肥，真是犯了愁，后来农业农村部门及时调运了农资，解决了难题。”黄磊高兴地说。除此之外，正阳县还强化社会化服务，组织引导农机、植保等服务组织，开展代耕代种、统防统治等社会化服务，为夏粮丰收夯实基础。

气温回暖，春耕在即。疫情防控期间，遂平县各乡镇积极引导村委、合作社、农资部门等搭建供需对接平台，开展"点对点"农资上门配送服务，确保农民有农资可用。该县石寨铺镇每村均成立抗击疫情志愿者队伍，为群众采购农药、化肥、地膜等农资；沈寨镇制定"三统一"制度，统一帮群众购买除草剂等物资、统一调配打药机等机器设备、统一指定人员到场对参与人员和耕作机械消毒，确保春耕春管工作顺利开展。

在淮滨县期思镇曹圩村，村党支部书记杨春新正忙着根据村民需要分组分批为大家对接旋耕备播的信息。为适应疫情防控需求，减少聚集作业，曹圩村党支部主动对接有旋耕机、植保机等机械的农户，集中为村民进行耕田管理。"根据村民需要，统一征用分配机器，开展整地备播管理，不需要村民出面。这样不仅省了事、提高了工作效率，每亩地的耕作费还能节省一部分，深受大家欢迎。"杨春新解释。

时令不等人。在清丰县城关镇，种了1000多亩小麦的种粮大户姚玉萍依靠该县惠农农机农民合作社推出的"无接触"农业生产托管服务，解了招工难的燃眉之急。该合作社负责人周建士介绍，疫情防控期间制定了农机、农资、农技等农事综合服务套餐，农户根据需要通过电话、微信预约下单，就可以做到买农资、用农机、问专家、看农田、备春耕。

（记者：张培奇、范亚旭。原载于《农民日报》2020年3月14日01版）

抗“疫”进行时　春管不放松

春争日、夏争时。近期，随着气温攀升，我省小麦陆续进入返青期，小麦田间管理进入除草和病虫害防治关键时期。近日，记者联系多个种粮大户，了解小麦田间管理情况。

除草和病虫害防治同步

“现在气温升高，小麦除草和病虫害防治要同步进行。”2月10日，在商水县舒庄乡杜店村，河南发达高产种植专业合作社理事长杜卫远组织社员，正在对有机小麦开展春季麦田管理。

“200亩有机小麦，我们严格按照有机小麦管理要求开展田间管理，进行人工除草，同时用生物制剂防治病虫害。”杜卫远说，由于种植的小麦全部是订单小麦，必须严格按照技术规范来管理，才能达到优质高产。

作为商水县的种粮大户，杜卫远今年共托管土地7万多亩，全部种植优质专用小麦。

在一望无际绿油油的麦田里，杜卫远托管的小麦长势喜人。“年前的雨雪和前几天的大雪，让田里墒情充足，但是小麦容易发生纹枯病和茎腐病。”他说。合作社10台自走式打药车全部出动，一周左右即可将7万多亩小麦全部喷防一遍。

省农业农村厅农情调度显示，当前，我省小麦种植面积在8500万亩以上，其中优质专用小麦1350万亩，较上年增加146

万亩。当前小麦长势不仅好于去年，也明显好于常年，为夏粮丰收奠定了基础。

统筹疫情防控和春管

我省是农业大省、产粮大省，抓好春耕生产对夺取夏粮丰收、增加农民收入、确保国家粮食安全，都具有十分重要的意义。目前，全省各地要统筹疫情防控和春管，在抓好新冠肺炎疫情防控的同时，以麦田管理为重点，毫不放松地抓好春季田间管理。

黄磊是正阳县的种粮大户，去年秋播，种植了 2800 多亩优质强筋小麦。小麦病虫害防治进入关键时期，而当下的疫情防控形势，却让黄磊为小麦喷防犯了愁。

“春节过后就筹备开展病虫害防治，目前疫情防控形势这么紧张，村里人员限制出入，部分道路设卡，农资门店尚未开业，现在弄不来农药、化肥。”黄磊一脸愁容。

在我省，像黄磊这样无药可打、无肥可用的农户并不是个例。值得庆幸的是，相关部门已注意到此类问题，省农业农村厅、省交通运输厅联合下发通知，要求各地保障物资供应，重点做好道路保通工作，确保农资正常运输流通；各级农业农村部门要强化社会化服务，组织引导农机、植保等服务组织，积极开展代耕代种、统防统治等社会化服务，为夏粮丰收夯实基础。

（记者：刘红涛。原载于《河南日报》2020 年 2 月 12 日 04 版）

开闸放水保春灌

我省 29 个大中型灌区累计引水 2.7 亿立方米

2 月 24 日，记者从水利部门了解到，为了满足小麦春季灌溉需要，我省 29 个大中型灌区已开闸放水，全力保障农业生产。

当前正值黄河下游引黄灌区冬小麦返青灌溉的关键时期，在做好疫情防控工作的同时，水利部黄河水利委员会决定，自 2 月 11 日起，小浪底水库下泄流量每秒增加 100 立方米，2 月 21 日再次加大下泄流量，为黄河下游春灌提供充足水源。

省水利厅日前发出通知，要求各级水利部门严格强化疫情防控，有力有序推动复工复产，不误农时抓好春季农业灌溉，保障夏粮丰收；各大中型引黄灌区要密切关注黄河流量变化，优化配置水资源，全力保障冬小麦春灌用水，同时兼顾生活、生产、生态用水需求。

全省各灌区管理单位积极行动，开展春灌工作。新乡市大功引黄灌区管理局组织开展引水渠清淤工作，确保大功灌区“大动脉”安全平稳运行。据统计，截至目前，我省有 29 个大中型灌区开闸放水，其中大型灌区 13 个，累计引水 2.7 亿立方米。

（记者：高长岭；通讯员：国立杰、彭可。原载于《河南日报》2020 年 2 月 25 日 01 版，节选）

这个“土地保姆”有点酷

像管理车间一样管理田地，即使遇到疫情，郑州荥阳市新田地种植专业合作社理事长李杰，托管的10万亩小麦春季管理，一步也没落下。系列报道《不一样的春耕》请听第一篇《这个“土地保姆”有点酷》。

（来源于河南广播电视台新闻广播）

河南：春管正当时　一手抓防疫一手忙春耕

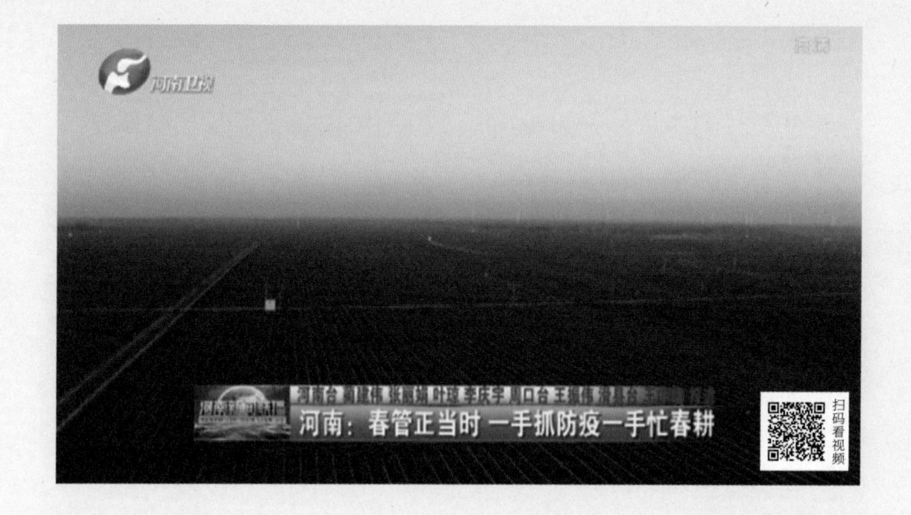

2 月 22 日，河南广播电视台《河南新闻联播》报道《河南：春管正当时　一手抓防疫一手忙春耕》：在抓好新冠肺炎疫情防控的同时，河南以麦田管理为重点，毫不放松地抓好春耕生产。

（来源于河南广播电视台《河南新闻联播》2020 年 2 月 22 日）

春耕备播战犹酣

伴随着丹参收获机轰隆轰隆的作业声，一簇簇朱红色的丹参在经过长长的冬眠后，纷纷迫不及待地探出身来，伸展着懒腰，感受着大美春光。日前，在渑池县张村镇漏泉村，村民们正忙着采收丹参，勤劳的仰韶儿女奏响了“疫情防控”与“春耕生产”的交响曲。

眼下既是疫情防控的关键时期，也是春耕备播的关键时节。渑池县在做好疫情防控的同时，积极有序推进春耕生产，确保疫情防控与春耕备播“两不误、两促进”。广袤的仰韶大地，一幅幅“人勤春来早，农民春播忙”的美丽画卷正徐徐展开。

农业培训，及时给予技术支持。手机屏幕上，该县农业农村局花椒种植专家王石磊的抖音短视频火了，许多花椒种植户纷纷关注他，收看学习花椒种植技术；田间地头，高级农艺师董晓红正在指导群众修剪花椒。线上“面对面”提技能、线下“手把手”作指导，是该县为切实解决农民春耕中的“疑难杂症”，为种植户“传经送宝”、保障春耕顺利进行的重要举措。

在抓紧抓实农村疫情防控工作的同时，该县严把农时节令，创新农技推广服务方式，组织成立了花椒、辣椒、中药材、畜牧养殖等产业农技专家服务团，通过微信群、微信公众号、抖音短视频等平台，抓紧抓实“双椒一药”等春耕备播技术培训指导，积极引导农民专业合作社、家庭农场和农民分时下田、分散干活，确保春耕生产的技术服务不断档、不缺位。

农资供应，提供充足物资保障。春耕时节，农资保障是关键。英豪镇王家坪村的村民宋小虎喜笑颜开地说："镇政府安排专人专车，为 32 个行政村代购发放新品种辣椒种子 700 余亩，并对我们进行育苗技术辅导，这下，我一点也不发愁了。"宋小虎是当地返乡创业的大学生，积极响应政府大力发展"双椒一药"产业的号召，承包了 100 亩地种植辣椒，吃下"定心丸"的他对未来发展更有信心了。在疫情防控期间，为解决农户农资供应难题，该县开辟农资运输绿色通道，采取村组集中购买、专人专车代购、农资商户配送到村等方式，服务春耕生产。目前，该县春耕市场农资储备物资丰富，能够满足春耕生产需要。

"正值农耕好时节，我县正科学有序地开展春耕生产工作。截至目前，我县新发展中药材 4600 亩，完成辣椒、红薯、烟叶等育苗 1300 余亩，完成花椒整枝修剪 28.5 万亩，为贫困户稳定脱贫、实现增产增收打下了坚实基础。"该县农业农村局相关负责人说。

（记者：秦静。原载于《三门峡日报》2020 年 3 月 20 日 02 版）

滑县：抗疫生产双到位　不误农时忙春耕

肆虐的疫情挡不住万物萌发的春意，冬小麦健硕地返青、起身、拔节。近段时间，在抓好疫情防控的同时，滑县全县科学部署，引导群众分散春耕，田间地头到处是忙碌的身影，追肥、浇水、喷洒农药……广大农民迅速进入“追梦”状态，书写春天的故事。

春耕岁岁有，农情年年变。当春耕遇上防控新冠肺炎疫情，“双线作战”的滑县丝毫不敢懈怠。在今年春节前，滑县就下发了《2020年小麦早春管理技术意见》，提出以“控旺促弱转壮，保苗稳健生长”为目标，对弱苗及时进行肥水管理，对旺苗开展化控。农业部门积极组织农技人员深入田间开展农情调查，及时掌握苗情、墒情、虫情信息，为小麦春管提供参考。与此同时，全县大力推广“农管家”手机 APP 软件，使传统农技服务与移动互联网结合起来，搭建农户与专家对话平台，鼓励群众使用无人机、自走式打药机等新设备错峰开展春耕生产，切实做到春管不误时、技术不缺位、物资有保障。

此外，电力部门全力做好疫情防控保供电工作，通过电话、微信等形式，了解村民用电需求，开通支付宝、手机 APP 业务，为村民提供报装用电、电费缴付等业务，确保疫情防控期间春耕春灌生产用电。

作为全国粮食生产核心区，全县始终坚持疫情防控和农业生产两手抓、两不误，统筹抓好脱贫攻坚、乡村振兴等工作，加大农业生产指导力度，把藏粮于地、藏粮于技落到实处，坚决扛稳粮食安全重任。

（原载于云上滑州客户端 2020 年 3 月 9 日）

撸起袖子加油干

不闯过猝然降临的挑战和危机，无以鲜明地看出中原儿女在这个大时代舍我其谁的担当与力量。亿万中原儿女不断在磨难中成长、从磨难中奋起，他们以“咬定青山不放松”的韧劲、“不破楼兰终不还”的拼劲，坚持在常态化疫情防控中加快推进生产生活秩序全面恢复，力争把疫情造成的损失降到最低限度，确保实现决胜全面建成小康社会、决战脱贫攻坚目标任务。

古老乡村的小康图景（总书记来过我们家）

——回访河南新县田铺乡田铺大塆韩光莹家

发展乡村旅游不要搞大拆大建，要因地制宜、因势利导，把传统村落改造好、保护好。

依托丰富的红色文化资源和绿色生态资源发展乡村旅游，搞活了农村经济，是振兴乡村的好做法。

——习近平

八百里大别山，古老村落多，红色故事多，绿色森林多。

离开新县县城，乘车进山，见绿缓缓涌上来，又缓缓伏下去。路如绳一般，甩入深山，串起一个个红色景点。半小时后，闪出一道青龙岭，挽着八十来户，黑片瓦、黄泥墙，倒影在小池塘……

“田铺大塆到了！”

2019 年 9 月 16 日，习近平总书记沿着这里的村间小路，走进一家家创客小店，了解乡村旅游、乡村振兴。在“老家寒舍”民宿店，总书记仔细察看服务设施，同店主韩光莹一家围坐，亲切交谈。

穿长廊，过工坊，记者慕名寻访，既想看看总书记关心的事有啥进展，也想听听韩家人的所喜所盼。

古老乡村存留，颜值更上层楼

“不想要牛粪满街、房屋破败的村，也不想要看似气派、千篇一律的村，想让老村看上去没变化，走进来变化可大了。”

“老家寒舍”门口有竹、门头挂匾、院里设茶，虽是农家，淳朴中却透着高雅。进堂屋，一切如总书记来时的陈设：对面悬一幅《蕉岭烟云图》，下方、两侧是长条案、老桌椅。

“小院、堂屋，体现北方民居的硬朗；斜顶、阁楼，追求南方民居的灵秀。中原文化、楚文化、徽派文化，在我家融合。”韩光莹笑道。

说起韩家，今非昔比。20世纪90年代，韩光莹开始外出打工，家里一天比一天空落。老宅年久失修，门外“晴天一脚牛屎，雨天一腿污泥”。

转机起于2014年。韩光莹获知老家成功入选第三批中国传统村落名录。随后，新县规划“九镇十八湾”，发展全域旅游。县乡整合资金，为田铺大塆修路排水、整理池塘、建垃圾中转站，打造“创客小镇”。正在韩国打工的韩光莹敏锐地意识到，回国开店的机遇来了。

“在山沟里开民宿，谁会来？”“是跟风建楼，还是保留原貌？”面对质疑，韩光莹没有退缩。在政府帮助下，他投入20多万元，改造房屋，又通过网上销售，年收入10多万元。

在韩光莹的带动下，10户乡亲开办民宿。他张罗成立合作社，避免拉客、宰客。村头建立游客中心，统一承接订单、登记结算。

“总书记来过后，村里又有几户装修民宿，准备开业。”韩光莹说，现在都是按照总书记说的，把传统村落改造好、保护好，不搞大拆大建。“不想要牛粪满街、房屋破败的村，也不想要看似气派、千篇一律的村，想让老村看上去没变化，走进来变化可大了。”

红色经典传扬，旅游精品成链

“村里有很多像我们这样的‘光荣之家’，附近还有刘邓大军千里挺进大别山的落脚点、许世友将军故里，一代代流传下来好多故事。”

韩光莹的母亲夏世梅，已是八旬高龄。老人怎么也没想到能见着总书记。“总书记很和气，握着我的手，问多大岁数、身体咋样、家庭情况。”

这是一个红色家庭。夏世梅的公公韩家苏 1928 年参加红军，在战斗中身负重伤，回乡休养，直至去世。韩家苏的弟弟韩家文，1932 年随红军转战川陕，两年后牺牲，年仅 19 岁。夏世梅的丈夫韩文宏是村里的老党员，当过大队会计、公社综合厂厂长。最让老人骄傲的，是孙子韩建东。他从小梦想和太爷爷一样，参军报国，2019 年如愿考入军校，将成长为一名空军飞行员。

“我们一家四代传下的红色家风，是最大财富。”夏世梅让韩光莹写了一份“我的红色家史”，挂在墙上，游客进来就能看到，受到熏陶。韩光莹说：“村里有很多像我们这样的‘光荣之家’，附近还有刘邓大军千里挺进大别山的落脚点、许世友将军故里，一代代流传下来好多故事。”

大别山是一座丰碑。鼎盛时，以新县为首府，鄂豫皖革命根据地人口达350万，主力红军4.5万余人，是土地革命战争时期仅次于中央苏区的全国第二大革命根据地。在战争年代，新县有5.5万人为革命献出生命。

在田铺大塆，习近平总书记指出，依托丰富的红色文化资源和绿色生态资源发展乡村旅游，搞活了农村经济，是振兴乡村的好做法。如今，新县挖掘红色遗址遗迹365处，打造旅游精品工程40多个。

韩光莹的二嫂曾祥英瞅准商机，开了一家“英子饭店”。3桌饭，节假日一天3次翻台，每天挣2000元。“现在，幸福的烦恼来了，就是有点累。”曾祥英笑道，女儿马上辞工，从外地回家，一起创业。

绿色生态优先，美丽经济富民

“总书记给我们指明方向、优势、做法。一定按照总书记的要求，保护、利用好家乡的森林、温泉和山花，努力实现乡村振兴。”

同很多村子一样，田铺大塆一度守着绿水青山，却找不到饭碗。绿水青山，怎么变成金山银山？

“总书记给我们指明方向、优势、做法。一定按照总书记的要求，保护、利用好家乡的森林、温泉和山花，努力实现乡村振兴。”韩光莹的大哥韩光志说，自家民宿就是印证，紧靠池塘，推窗见水，远望见绿。坐在阳台上，摆一壶茶，拉几段二胡，练几幅书法，甚至发一会儿呆，都是享受。

因为山美水美，许多摄影师走进田铺大塆，流连忘返。日子久了，韩光志家成了“摄影师之家”。从迎春花开，到桃花开、樱花开……一年四季，摄影师扛着器材，拍累了，休息两天，找朋友，晒晒照片。主人坐在一旁，悠悠闲闲就能赚钱。

不只是韩家，卖手绣鞋垫的“匠艺工坊”、卖竹编的“不秋草”店、卖蜂蜜和豆腐乳等土特产品的“田铺伴手礼”店，20 多家创客店就地取材，各具特色。2019 年，田铺大塆接待游客 63 万人次。

田铺乡党委书记邵燕算了一笔账：除了民宿、农家乐、创客店，农民还将从“三块地”刨金。全乡 12 万亩林地计划入股，成立合作社；6000 亩耕地即将整合，发展观光农业；108 户易地搬迁后，流转宅基地，建设康养、度假村。林地、田地、宅基地均可分红。由此，农区变景区、民房变民宿、产品变商品、农民变技工。

好山好水，怎么保护好？新县县委书记吕旅说，新县“视山如父、视水如母、视林如子”，保证不挖山、不砍树、不填塘，保持 76% 以上的森林覆盖率。百里绿色画廊、国家登山健身步道、大别山露营公园，一个个生态旅游项目落地，成为乡村振兴的推动力。

古老乡村、红色经典、绿色生态，在此交相辉映，共绘小康图景。

（记者：马跃峰。原载于《人民日报》2020 年 2 月 17 日 01 版）

脱贫户王洪周的翻身“账”

距离南水北调中线工程渠首6公里的张河村中，70岁的王洪周头戴鸭舌帽，在广场上锻炼身体。如果不经人介绍，很难想象他5年前被识别为建档立卡贫困户。

疫情当前，很多人为收入犯了愁。王洪周说，如果要放在过去，他肯定比谁都慌，但自从村里搞起了石榴种植，他心里很踏实。

王洪周所在的河南省淅川县地处丹江口水库的核心水源区。作为一个深度贫困县，淅川守着“大水缸”，握着“水龙头”，但也因此带上“紧箍咒”，有水不能养鱼，有山不能放牧，有矿不能开发。

生态压力倒逼淅川走上绿色发展之路。2014年，河南仁和康源农业发展有限公司以张河村为中心，发展软籽石榴种植。王洪周家曾经种植小麦、玉米等传统农作物的土地被流转，他也从农民摇身一变，成了家门口的“产业工人”。

此前，王洪周经济拮据，天天为上学、就医问题发愁。一家7口人中，有3个在读学生和1个瘫痪在床的女婿，女儿常年在外打工，老伴儿患有高血压。

脱贫攻坚战打响后，王洪周实现了“咸鱼翻身”。帮扶干部张家星算了笔账，仅种石榴树就能给王洪周家带来5份收入：10亩土地年流转费用8000元，生态产业助力贷收益每年3000元，到户增收项目分红每年500元，从石榴基地返租倒包49亩林果管理费每年2.1万元，闲暇时在石榴基地务工日均还能收入60元。

“给返租倒包的石榴地除草，活儿也不重，农忙时镇村干部还会来帮忙，现在日子终于好起来了。”提起石榴产业，王洪周连声称赞。

张河村产业发展得好，贫困劳动力基本没有外出务工。一年之计在于春，有机肥运进来后，张河村人又该忙起来了。

目前，仁和康源软籽石榴扶贫基地已经扩展到淅川3个乡镇16个行政村，面积达1.8万亩，按照“政府+公司+基地+合作社+农户”的模式，惠及贫困人口近千人。

“小农户进入农业产业化链条，政府的手、市场的手牵起农民的手，抗风险能力增强。中国经济有韧性，俺村发展应该不会出问题。”全国人大代表、张河村党支部书记张家祥说。

据介绍，环绕丹江口水库，淅川已发展软籽石榴、杏李、薄壳核桃、大樱桃等生态林果30余万亩，实现既“生态”又“生财”。

“日前，淅川退出贫困县完成公示。我们将以扎实的产业为基础，保证每个贫困户有2项以上产业叠加，确保真脱贫、不返贫。”淅川县委书记卢捍卫说。

（记者：冯大鹏。来源于新华网2020年3月4日）

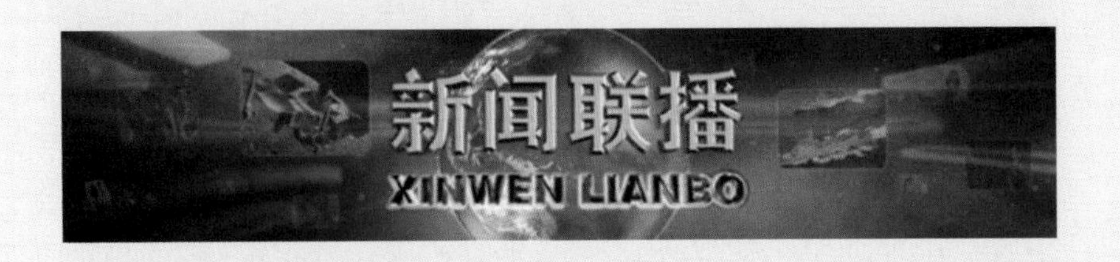

3 月 8 日，中央广播电视总台《新闻联播》报道，河南兰考县委书记蔡松涛说：“听了总书记的讲话，我备感振奋。几年来，我们正是牢记嘱托践行嘱托，在脱贫攻坚中推动了民生改善各项工作，现在我们兰考干部群众的发展信心更足了，我们将克服疫情影响，加快恢复生产，补短板、强弱项，稳步推进高质量发展。”

3 月 11 日，中央广播电视总台《新闻联播》报道，在河南光山县东岳村，技术人员正在指导农民种油茶。东岳村 2018 年脱贫，当地政府正帮农民扩大种植。

3 月 12 日，中央广播电视总台《新闻联播》报道，河南省沿黄生态廊道示范工程在郑州、开封等 8 个地市同时启动，省市县三级联动，植树 160 多万株。河南省沿黄生态廊道建设工程总投资额超过 170 亿元，国土绿化面积 24.7 万亩。

3 月 20 日，中央广播电视总台《新闻联播》报道《扶上马送一程　让脱贫群众不掉队》：河南省实现 53 个贫困县全部脱贫摘帽后，继续统筹推进疫情防控和脱贫攻坚，两手抓、两不误，让贫困群众能稳定脱贫。

（来源于央视网）

绿满张弓铺

“今年俺村下手早、行动快，2000多棵树种上浇过一遍水了，这就往树坑里回填土。”73岁的河南省焦作市修武县周庄镇张弓铺村护林队队长常文亮对记者说。在抗击新冠肺炎疫情中，张弓铺村迎来了植树造林季。

常文亮所在的这支张弓铺村护林队可追溯到20世纪80年代初，由党支部组织村里的老干部、老党员、老电工等人员成立，坚持树木集体管理至今。

土地承包到户了，种树的效益也不是立竿见影，个别不配合、不自觉的村民还毁坏树木。一年又一年，张弓铺村从以罚促管、以罚促改中走了出来，出台护林公约，党员干部大会说、小会讲，大喇叭不断吆喝，村民代表大会上大力表扬爱树者、公开通报批评毁树行为。护林队精心管护，轮耕轮伐，每年按照林木蓄积总量十分之一的比例，伐老树、种新树。

村民植树护树自觉性提高了，张弓铺村在不断健全完善村级治理体系中，探索出新方法，根据分包管护原则，规定每户村民看护自家地边的树木，成材后按照每年每棵树5元钱的看护费予以补贴，这一举措极大地调动了村民护林积极性，全村380多户1870多口人，人人成了护林员，实现了由专人看树向全民护树的自治管理转变。

法治、德治、自治，让同为平原村的张弓铺村显得与众不同，路边、地边、河边和沟边等空地，见缝插针都种了树，全村最多时树木达 3 万棵，林木蓄积量有 1.83 万立方米。尽管由于区域调整，村里土地减少，村里树木仍有 1 万多棵的保有量。40 多年，张弓铺村每年成材千余棵树，至少有 10 万元入账，2019 年收益达到近 60 万元。

“绿色银行”的红利，把张弓铺村变得越来越生态宜居。村内，规划建设了整齐划一的民居，免费提供葡萄树苗，每家每户在门前发展起庭院经济，又投入 80 万元整修村内主要街道，道路两旁桂花飘香；村外，1000 多米的山门河河堤两岸，2800 多棵杨树与松柏错落有致，搭配花草成为村民休闲的绿色游园，也是孩子们嬉戏的好地方。

为更好地服务群众，提升群众获得感、幸福感，村党支部按照美学理念，投入 30 余万元打造开放、共享的党建综合体，除具备政务服务功能之外，还提供幼教、医疗、养老、购物等生活服务功能，营造出“百步生活圈”。

宜居又宜业，树成林、林成网，为张弓铺村及周边村庄筑起了一道防护墙，较好地改善了田间生产小气候，形成了旱能浇、涝能排的良性生态循环系统，为农业生产提供了良好的生态环境。

张弓铺村党支部书记常保军说：“‘绿色红利’让村里发展更有支撑，村党建综合体越建越美，服务群众越来越好。”

（记者：崔志坚；通讯员：高艺菡。原载于《光明日报》2020 年 3 月 14 日 03 版）

河南贫困县全部实现脱贫摘帽

河南省政府新闻办28日召开新闻发布会，宣布卢氏县、嵩县等14个国定贫困县正式脱贫摘帽，这标志着河南53个贫困县全部实现脱贫摘帽。

河南省扶贫办党组书记、主任史秉锐介绍，通过市级初审、省级专项评估检查，结果显示，河南14个县脱贫人口无错退，贫困人口无漏评，群众认可度平均值为98.56%；2019年农村居民人均可支配收入增长幅度平均为10.3%，高于全省平均水平0.7个百分点；县域内贫困村退出比例平均为99%。14个县脱贫退出的核心指标、参考指标及基本公共服务主要领域指标均达到国家规定的标准和条件，符合河南省高质量脱贫摘帽要求。经河南省脱贫攻坚领导小组审议，正式批准卢氏县、嵩县等14个县退出贫困县序列。

至此，河南省53个贫困县全部实现脱贫摘帽，退出贫困县序列，河南全省也累计实现651.1万农村贫困人口脱贫、9484个贫困村退出，贫困发生率由2013年年底的8.79%下降到2019年年底的0.41%。下一步，河南将紧盯剩余任务，坚持标准、狠抓落实，全力做好剩余贫困村、贫困人口脱贫退出工作，并严格落实“四个不摘”要求，持续巩固脱贫成果，有效防止返贫。

（记者：杨子佩。原载《经济日报》2020年2月29日01版）

万众一心夺取全面胜利

——写在我省贫困县全部脱贫摘帽之际

在全省上下携手并肩抗击新冠肺炎疫情的关键时刻，省政府召开的新闻发布会传来好消息，嵩县、卢氏县等14个贫困县正式摘帽。这意味着，我省再无贫困县；也意味着，党中央做出的“确保到2020年我国现行标准下农村贫困人口实现脱贫，贫困县全部摘帽”战略指示，我省已取得重大胜利。

53个贫困县全部清零；651.1万贫困人口甩掉贫困帽；9484个贫困村出列；贫困发生率由2013年年底的8.79%，下降到2019年年底的0.41%……这是一份沉甸甸的答卷，它凝聚着省委省政府的坚强领导、扶贫干部的呕心沥血，以及中原父老的勤劳汗水。

党建为引领，红旗飘扬脱贫战场

“围绕脱贫抓党建，抓好党建促脱贫”，我省把党的建设贯穿脱贫攻坚全过程，指导工作、带动群众，取得了经得起历史和人民检验的脱贫成效。

以上率下，政治责任抓稳扛牢。坚持“五级书记抓扶贫”。省委书记王国生遍访“三山一滩”贫困地区，即使疫情严峻也坚持到基层一线指导工作；省长尹弘到河南履职第二天，就深入兰考、新县调研脱贫攻坚；多位省级领导干部担任重大专项的“施工队长”，靠前指挥。

筑牢堡垒，组织建设持续强化。新一轮脱贫攻坚战打响以来，全省先后选派2.5万名驻村第一书记，选派2.1万个驻村工作队、6.6万名驻村队员，成立3.8万个村级脱贫责任组，消灭了“软弱涣散”，培育了“带头能人”，为打赢脱贫攻坚战夯实了基础。

植根群众，优良作风不断锤炼。结合党的群众路线教育实践活动和“不忘初心、牢记使命”主题教育，我省把脱贫攻坚主战场作为检验党员干部作风的“试金石”，挖掘、培养出一大批被群众称为“闺女”书记、“狗不咬”书记、“铁人”书记的基层扶贫干部。党的优良作风回来了，融洽的干群关系也回来了。

精准作药方，不落一人不漏一户

脱贫攻坚，贵在精准，重在精准，成败也在精准。我省坚持精准扶贫精准脱贫基本方略，因人因户施策，下足绣花功夫。

精准识别奠定基础。刚刚宣布摘帽的14个县，群众认可度平均值高达98.56%，秘诀何在？“精准识别是关键。”上蔡县邵店镇高李村第一书记李佩阳认为。这位由省委宣传部派驻的年轻干部到村后，选择的第一个“抓手”，就是“过筛子”。“一进二看三算四比五议六定”公开公正，群众心服口服。

精准施策靶向发力。既要保水质，又要战贫困，淅川县结合当地实际，确定了“短中长”三线结合的生态扶贫发展道路，10万多农民吃上“生态饭”；卢氏县精准实施易地扶贫搬迁、金融扶贫、产业扶贫等政策，让群众搬出穷窝窝、迈向新生活。

精准聚焦务求全胜。脱贫攻坚是场“运动战”，2018年以后，帮扶深度贫困地区和特殊贫困群体成为我省工作的“重中之重”。上蔡县推行贫困家庭重度残疾人集中托养模式，入住托养人员619人，解放贫困家庭劳动力800多人；平舆县探索“互联网+分级诊疗”健康扶贫，帮助7500余名群众脱贫，这两个县“接力”拿下2018年和2019年的全国脱贫攻坚奖组织创新奖。

精神聚合力，万众一心决战决胜

伟大的时代造就伟大的精神。注定载入史册的脱贫攻坚战，凝聚出内涵丰富、影响深远的精神。

——这是党员干部公而忘私、不怕牺牲的奉献精神。6年间，叶县常村镇西刘庄村党支部原书记刘随伸、驻马店市扶贫办干部王林昶等38位扶贫干部，为了群众的福祉，牺牲在脱贫攻坚一线。

——这是人民群众艰苦奋斗、不屈不挠的拼搏精神。卢氏县瓦窑沟乡“铁拐硬汉”杨树春、桐柏埠江镇“独臂支书”李建……越来越多的群众战天斗地，不等不靠蹚出脱贫路。

——这是社会各界一方有难、八方支援的大爱精神。省扶贫协会的数据显示，我省社会扶贫公益捐赠爱心榜的数额连年“看涨”，2018年和2019年，均突破5亿元。

“万人操弓，共射一招，招无不中。”脱贫攻坚凝聚的伟大精神，召唤亿万中原儿女勠力同心，向贫困堡垒发起最后决战。

专项扶贫、行业扶贫、社会扶贫“三位一体”。在省脱贫攻坚领导小组组织协调下，31家省直责任单位齐心协力，产业扶贫、健康扶贫、教育扶贫等14个重大专项握指成拳。工商联、妇联、共青团等群团组织积极行动，“千企帮千村”“巾帼脱贫行动”“八方援”工程深入实施。

定点扶贫与结对帮扶各显神通。2019 年以来，24 家中央单位在河南直接投入资金 2.09 亿元，帮助引进各类资金 3.5 亿元，帮助定点扶贫县销售农产品 4.89 亿元。同时，我省组织 19 个经济实力较强的省辖市、县（市），结对帮扶 19 个脱贫任务较重的贫困县，落实产业投资 22.48 亿元；53 所省属高校结对帮扶 53 个贫困县，选派科技扶贫团、科技特派员、科技顾问 2423 人次。

胜利在望，然全功未竟。全省贫困县摘帽后，我省还面临着 35 万人脱贫和 52 个贫困村退出的任务。小康路上，一个也不能少。万众一心加油干、不获全胜不收兵，河南必将谱写新时代中原更加出彩的绚丽篇章。

（记者：归欣。原载于《河南日报》2020 年 2 月 29 日 02 版）

河南：贯彻省委一号文件精神 补农业基础设施建设短板

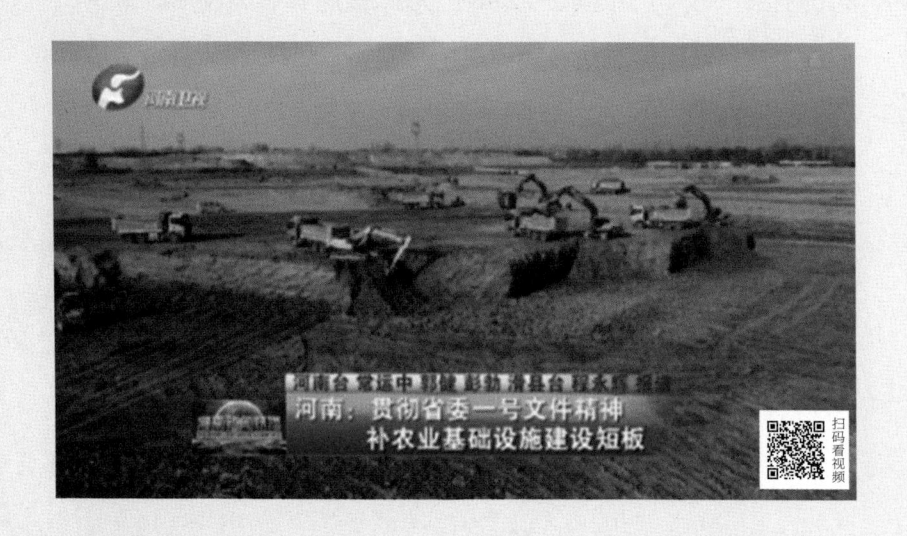

2月29日，河南广播电视台《河南新闻联播》报道《河南：贯彻省委一号文件精神　补农业基础设施建设短板》：农业基础设施建设滞后，是影响农业农村发展的主要制约因素。今年的省委一号文件提出，要把加强现代设施农业建设作为一项战略性任务来抓，集中资源、强化保障、精准施策，加快补上“三农”领域这块短板。

（来源于河南广播电视台《河南新闻联播》2020年2月29日）

河南：防疫扶贫两不误　积极推进产业扶贫

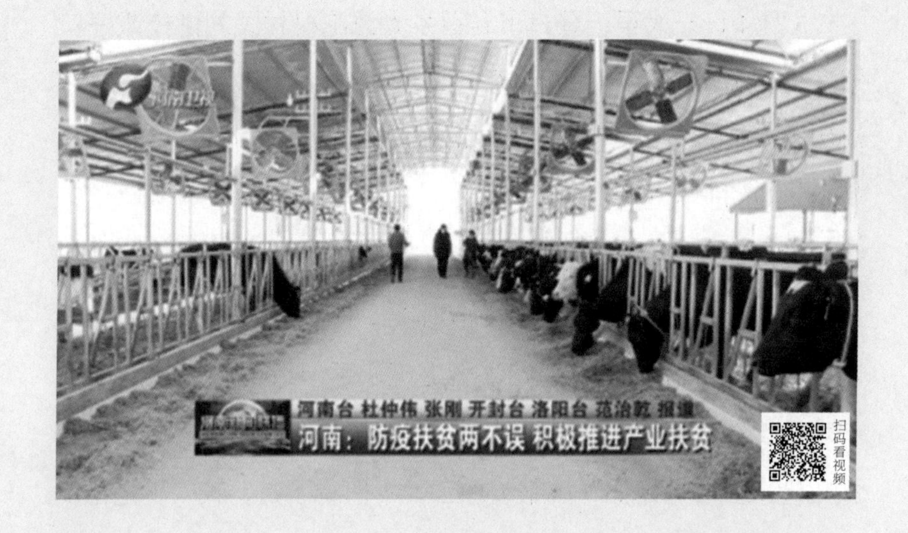

2 月 20 日，河南广播电视台《河南新闻联播》报道《河南：防疫扶贫两不误　积极推进产业扶贫》：脱贫攻坚决战决胜的关键之年，洛阳、开封等地市在毫不放松抓好疫情防控的同时，推进产业扶贫。

（来源于河南广播电视台《河南新闻联播》2020 年 2 月 20 日）

扶贫基地春意浓

3 月 4 日一大早，登封市君召乡大滹沱村村民刘桃枝戴好口罩，来到离家门口不远的社区“巧媳妇”扶贫就业基地，在经过测体温、消毒灯一系列防疫程序后，走进车间，坐在自己的机位上，开始了新的一天工作。

“以前村里没有企业，远处打工又照顾不到家，家里收入仅靠爱人一个人打工维持，生活确实困难，俺家曾被确定为贫困户。现在可以了，在这‘巧媳妇’里上班，不但每个月能拿到 3000 多块的工资，而且还能照顾到家。”刘桃枝说，在村委的推荐下，去年她来到“巧媳妇”搞服装加工，不但脱了贫，收入也是稳步增加。

刘桃枝所说的“巧媳妇”，就是君召乡建设的扶贫产业就业基地。

“通过调研，我们发现，有部分贫困群众有就业意愿，但苦于没有就业门路。2018 年我们与河南省服装协会合作，政府投资兴建了 7000 平方米的标准化厂房，省服装协会提供技术、设备和管理，共同打造了这个‘巧媳妇’扶贫就业基地。”君召乡乡长王磊介绍。“巧媳妇”服装基地可提供就业岗位 350 多个，年产值达 1500 万元。

除了刘桃枝等长期员工在“巧媳妇”基地工作，今年这里又多了些“特殊”的员工，那就是受疫情影响，以前在外工作无法返岗的村民。据扶贫基地车间主管彭丽敏介绍，为了解决因疫情不能外出务工人员就业问题，就业基地拿出 200 个岗位面向乡里近期无法外出务工的农民工定向招聘。

“我过去在江苏常熟打工，今年受疫情影响，工厂那边现在还没通知上班，我看这边还可以，所以就到这里先上着班，既有了收入，还能就近照顾家人和孩子，感觉也挺好的。”在外务工没有返岗的张志平就是其中的一位。

在君召乡大滹沱村的草莓基地，仝变丽正在草莓大棚里采摘新鲜的草莓。“疫情发生时，正好草莓也成熟了，销售成了俺家人的一块心病。”仝变丽说，正在她家为销售发愁时，乡政府、村干部等通过朋友圈、线上电商帮助销售草莓。“俺种的草莓卖到周边的乡镇里头比较多，可受欢迎了，今天已经都预订完了，虽然出现了疫情，但俺的收入没受一点影响。”仝变丽采摘着草莓，脸上露出了灿烂的笑容。

“村里现有的 12 个草莓大棚，其中 5 个是贫困户承包的，平均每个大棚能带来 2 万多元的收入。”大滹沱村党支部书记赵淑萍说，“今年村里再投资 132 万元建设 17 个草莓大棚，引导村民走特色种植发展之路，让更多的贫困户脱贫致富奔小康。”

据了解，君召乡全乡 21 个行政村，14 个村为省级贫困村。近年，君召乡把发展产业作为脱贫攻坚的主抓手，每年将 60% 的财政扶贫资金用于扶贫产业。2017 年以来，先后整合 11 个贫困村财政扶贫资金，建立了“中国巧媳妇”君召扶贫转移就业基地。

整合8个村扶贫资金，采取公司+农户的模式，建设香菇大棚115座，种植香菇90万棒，年产200万斤，带动全乡251户贫困户实现就近务工增收，增加村级集体经济收入35万元。鼓励村两委引导创办鞋帮加工、服装加工、吨包加工、手套加工等劳动密集型特色加工点36个，达到了14个贫困村产业项目全覆盖，2019年全乡贫困人口全部脱贫。

（记者：李晓光。原载于《郑州日报》2020年3月5日06版）

疫情防控是硬任务　推进发展是硬道理

春潮涌动处，奋进正当时。

洛阳地铁 2 号线下穿洛河作业 24 小时在线，银隆新能源洛阳产业园大步提质扩能，全省率先启用“洛康码”让返岗复工人员“一码走洛阳”……初春的河洛大地，人们“戴着口罩抓发展”，全力以赴与时间赛跑，传递出一座城市“疫情防控慎终如始、锚定发展时不我待”的责任感与紧迫感。

新冠肺炎疫情，这场新中国成立以来我国发生的传播速度最快、感染范围最广、防控难度最大的重大突发公共卫生事件，不仅给人民群众生命健康安全带来了严重威胁，也不可避免地对经济社会发展造成较大冲击，如何统筹抓好疫情防控和经济社会发展，成为摆在我们面前的一场大战大考。

疫情发生以来，洛阳坚决贯彻落实习近平总书记重要指示和中央、省部署要求，坚持把人民群众生命安全和身体健康放在第一位，把疫情防控工作作为当前最重要的工作，全面打响疫情防控人民战争、总体战、阻击战。在这一进程中，我们准确分析把握疫情和经济社会发展形势，以防控为前提、以平稳为基石、以发展求长远，统筹推进疫情防控和经济社会发展，最大限度降低疫情影响。经过艰苦努力，全市疫情防控形势持续向好，生产生活秩序加快恢复。

疫情防控是硬任务，推进发展是硬道理，两手抓，两手都要硬！

说防控是硬任务，是因为“疫情就是命令，防控就是责任”，是因为没有什么比“人命关天”更重，没有什么比“人民至上”更高，没了人民群众的生命健康安全，发展也将失去价值与力量。说发展是硬道理，是因为战胜疫情要有发展保障，实现城市定位要靠发展，不断改善民生也要靠发展。

今年是决胜全面小康、决战脱贫攻坚之年，也是我们谱写新时代中原更加出彩的洛阳绚丽篇章的关键之年，既是决胜期，也是攻坚期，任务本就艰巨繁重，来不得半点“缓一缓、等一等”的思想。更要看到，疫情对全市经济社会发展的冲击较为明显，完成全年目标任务的难度明显加大，而当前人员流动和聚集增加带来的疫情传播风险在加大，对疫情的警惕性不能降低，防控要求不能降低。越是这个时候，越要全面、辩证、长远地看待形势，展现责任担当之勇、科学防控之智、统筹兼顾之谋、组织实施之能，坚决夺取疫情防控和实现经济社会发展目标“双胜利”，在服务全省全国大局中做出应有的贡献。

沧海横流，方显英雄本色。不只是闪耀于平常时刻，更挺身于危难之际，这才是“副中心”的“英雄本色”，这才是“新引擎”的“硬核担当”。

两手抓、两手硬，就要突出精准施策，慎终如始抓防控，把各项措施抓紧抓实抓细，坚决防止疫情形势出现反弹，不获全胜决不轻言成功。就要着眼统筹发力，加快建立同疫情防控相适应的经济社会运行秩序，特别是紧盯全年经济社会发展目标，有力推动经济运行恢复发展、致力打好打赢“三大攻坚战”、协力保障城市正常运转和基本民生、着力推动转型发展取得新突破，把疫情损失降到最小，努力实现“一季度止降反升、二季度补上欠账、三季度夺回损失、全年完成目标不折不扣”。

莫道浮云终蔽日，严冬过尽绽春蕾。在双重考验中锤炼作风能力，在真抓实干中展现担当作为，我们一定能实现疫情防控和经济社会发展“两必胜”。

（作者：洛平。原载于《洛阳日报》2020 年 3 月 12 日 01 版）

撸起袖子干　夺取双胜利

万众一心加油干，越是艰险越向前。

2020 年春节，注定是一个不寻常的春节。突如其来的新冠肺炎疫情，不仅威胁着人民群众的生命安全和身体健康，还给不少行业和企业带来严重影响，对我们实现经济社会发展目标造成严峻挑战。

统筹做好疫情防控和经济社会发展，既是一次大战，也是一次大考：既考验许昌的治理能力和治理水平，也考验许昌各级领导干部的执政能力……

疫情就是命令，防控就是责任。疫情发生以来，我市坚决贯彻习近平总书记系列重要讲话指示精神，全面落实党中央、国务院和省委、省政府各项决策部署，把人民群众生命安全和身体健康放在第一位，坚决扛起疫情防控政治责任，紧紧依靠广大群众，打响了疫情防控的人民战争，吹响了经济发展保卫战的号角，奋力夺取疫情防控和实现经济社会发展目标双胜利。

“没有一个冬天不可逾越，没有一个春天不会到来。”我们坚信，严冬已过，春天就在路上。我们要坚定信心往前走，咬紧牙关向上冲，牢记初心使命，主动担当作为，把疫情控制住、把经济赶上来，打赢两场战、夺取双胜利。

一

今年是全面建成小康社会和“十三五”规划收官之年，也是脱贫攻坚决战决胜之年，具有里程碑意义。新年伊始，新冠肺炎疫情“突袭”，危及人民群众身体健康和生命安全，直接影响到经济发展和社会秩序。

面对“疫情大考”，既要坚决打赢疫情防控阻击战，又要全面完成今年经济社会发展目标任务，高质量打赢脱贫攻坚战，全面建成小康社会，这成为一道摆在全市干部群众面前的“两难”考题。

破解这道题，习近平总书记亲自部署、亲自指挥，做出一系列重要指示，为我市做好疫情防控和各项工作提供了强大思想武器和科学行动指南。2 月 21 日，习近平总书记主持中央政治局会议，研究部署统筹做好疫情防控和经济社会发展工作。会议强调，要统筹做好疫情防控和经济社会发展工作，把疫情影响降到最低，努力实现全年经济社会发展目标任务，实现决胜全面建成小康社会、决战脱贫攻坚目标任务，完成“十三五”规划。

破解这道题，河南省委、省政府落实中央部署坚决有力、科学精准，毫不松懈筑牢疫情防控坚固防线，有序推进复工复产、脱贫攻坚等工作。2 月 4 日、2 月 14 日，省委书记王国生、省长尹弘先后到许昌调研指导疫情防控和复工复产工作，要求我市“在做好防控前提下，有序推动企业复工复产”。

破解这道题，市委、市政府科学调度、精准施策，立足抓早抓细抓实，建立健全领导工作机制，制定完善政策举措，积极推进各项任务落实，打出了应对疫情影响、稳定经济运行的“组合拳”，坚决打赢疫情防控阻击战和经济发展保卫战。

旌旗猎猎，战鼓催征。市主要领导以身作则、率先垂范，各级党员干部闻令而动、迎难而上，广大群众积极响应、主动配合，全市上下万众一心、众志成城，疫情防控工作取得了积极成效，疫情形势出现积极变化，企业复工复产掀起高潮，经济社会秩序正在逐步恢复。

回顾一个多月来的工作，打赢两场战、夺取双胜利，许昌重在科学精准，第一时间认真学习贯彻习近平总书记重要讲话精神，把中央、省各项决策部署不折不扣落细落实；重在行动迅速，第一时间周密部署，以许昌防控的成效为全省、全国大局做出贡献；重在执行有力，党旗高高飘扬，紧紧依靠人民，坚持立足实际，见事早、判断准、出手快，扛稳了重大政治责任，经受住了双重严峻考验。

二

窗外，迎春花已开；战“疫”，好消息不断：截至 2 月 22 日，我市连续 4 天没有新增确诊病例，近 10 天新增确诊病例仅 2 例（2 月 15 日、18 日各 1 例）；全市累计治愈出院 26 例，超过确诊人数 39 例的一半，疫情形势出现积极变化。

夺取双胜利，胜在坚决扛起重大政治责任，科学防控精准防控，把各项工作抓实、抓细、抓落地。

善谋者因时而动，能弈者顺势而为。

2 月 20 日，市委书记胡五岳主持召开市委常委会会议，传达贯彻习近平总书记重要讲话精神，研究部署疫情防控、复工复产等工作，进一步分析形势，统一思想，明确要求全市各级各部门一手抓防控，一手抓发展，复工复产要“因应形势，能复尽复”。

坚决的态度、果断的措施，来自市委、市政府的科学研判、精准分析：从全市来看，鄢陵县、市城乡一体化示范区没有发现疫情，禹州市、长葛市、经济技术开发区仅1例确诊病例；从过程上看，有些县（市、区）虽发生过疫情，但患者已经治愈，没有新增的疑似病例和确诊患者。可以说，在全市上下的共同努力下，我市疫情防控进入新的阶段，整体形势平稳有序。

2月19日，省疫情防控指挥部印发《关于科学防治精准施策分级分区做好新冠肺炎疫情防控工作的实施意见》，将全省各县（市、区）分为三种类型，实行分区分级精准防控。就许昌而言，禹州市、长葛市、鄢陵县、市城乡一体化示范区、经济技术开发区被列为三类地区，实施“外防输入”策略，全面恢复正常生产生活秩序；襄城县、魏都区、建安区、东城区列为二类地区，实施“外防输入、内防扩散”策略，尽快恢复正常生产生活秩序。

基于此，我们要严格落实中央“分区分级精准防控”的要求，坚持“突出重点、统筹兼顾、分类指导、分区施策”，以县域为单元，分级实施差异化防控策略，落细落实精准防控措施，统筹疫情防控与经济社会秩序恢复。

为将精准防控落到实处，日前，我市制定出台了涉及工业、服务业、建筑业企业复工复产和交通运输、社区（村）管理等多项具体办法：规模以上工业和建筑业企业复工复产实行承诺制；

商贸、餐饮、住宿、美容美发等传统服务业从2月21日起有序恢复经营；2月20日零时起全部取消高速公路收费站交通管制，撤除所有防控检查点，撤除农村公路上所有硬隔离措施，有序恢复公共交通运营；对小区（村组）居民（村民）实行扫码比对、测量体温，保证人员和车辆正常进出，恢复正常生活秩序……

许昌，正拿出科学化、系统化的防控措施，打出夺取双胜利的精准“组合拳”。

三

发展须臾不可放松——它是解决一切问题的总钥匙，是打赢疫情防控阻击战的重要支撑。也只有把经济社会发展工作做好，才能把疫情的影响降到最低。

夺取双胜利，胜在全力抢抓企业项目复工复产，努力把疫情影响降到最低，确保全年经济社会发展各项目标任务顺利实现。

突如其来的疫情，对全市经济社会发展带来巨大冲击。我们必须深刻认识到，时间一分一秒地过去，如果不采取超常规措施，抢抓时间进度，创新思路办法，把耽误的时间抢回来，把遭受的损失补回来，就很难打赢经济发展保卫战，确保全年经济社会发展目标圆满实现。

企业是经济发展的主体。面对疫情，无论是工业企业，还是服务业企业都受到严重影响，甚至是致命打击。为此，有人说，眼下有两场“战争”，一场关于人的生命，另一场关于企业的生存。

非常时期，当有非常之策。面对生死存亡的残酷考验，如果没有直面困难的勇气，就无法走向远方；如果没有醒得早、起得快的意识，将会被淘汰出局。

与时间赛跑，2 月 6 日，我市在全省率先出台《关于应对新型冠状病毒感染的肺炎疫情支持企业健康发展的若干政策意见》，共包含 4 大项 18 条具体措施，主要支持受到新型冠状病毒感染的肺炎疫情影响，生产经营遇到困难的各类企业以及疫情防控重点保障企业，让企业吃上了“定心丸”，为经济发展注入了“稳定剂”。

2 月 7 日，我市又下发《关于新型冠状病毒感染的肺炎疫情防控期间规范企业复工复产工作的通告》，明确了细则适用范围、复工时间要求、申请条件、审核批准流程、疫情防控要求、信息报送等环节，为各地顺利开展复工复产审核提供了翔实的指导性意见。

市人社局会同市总工会、市工商联、市企业家协会联合下发《关于做好新冠肺炎疫情防控期间稳定劳动关系支持企业复工复产的意见》；市工商联主动与金融机构协调沟通，及时推出“云义贷”等一批纾解企业资金困难的金融产品；市自然资源和规划局下发《许昌市自然资源和规划局关于疫情防控期间支持保障全市经济发展若干措施的通知》，制定 12 条措施支持我市经济发展和房地产业的平稳运行……连日来，我市各级各部门结合自身工作职能，出台了一系列支持企业复工复产、健康发展的“硬核”措施和“暖企”政策，打出了一套漂亮的“组合拳”。

同时，我市还充分发挥“四个一百”专项行动这一服务企业平台和抓手的重要作用，市委书记胡五岳、市长史根治等市级领导身先士卒、以上率下，深入企业、车间调研指导，详细了解企业所急所需，帮助协调解决企业遇到的务工人员返岗难、防疫物资缺口大、流动资金短缺等难题。

一批批企业陆续复工投产，一个个项目加快开工建设……在各级党委、政府和有关部门的大力支持帮扶下，全市企业复工复产的集结号已经吹响，正在安全可控的基础上，千方百计恢复生产、适度调整生产经营策略、保障员工待遇和健康，应复尽复、应动尽动，以期早日迎来“春天”。

四

唯其艰难，方显勇毅。

夺取双胜利，胜在敢于担当尽责，善于统筹协调，勇于迎难而上，拼搏创新、务实重干，在大战中践行初心使命，在大考中交出合格答卷。

疫情发生以来，许昌大地处处斗志昂扬、激情燃烧——

全市广大医务工作者勇敢“逆行”，冲锋在前，以患者安危为重，以遏制疫情为重，将生死置之度外；

广大基层党组织和党员，充分发挥战斗堡垒和先锋模范作用，奋战在疫情防控第一线；

保障群众日常生产生活需要的企业职工，坚守岗位，连续奋战，为确保疫情防控期间稳定供应贡献力量……

每一场无声的战斗，都需要一批无畏的战士；每一次生死搏斗，都会涌现一批平凡的英雄。

长葛市董村镇新王庄村村医王土城、禹州市颍川街道办事处机关职工艾根立、鄢陵县大马镇朱庄社区居委会委员陈国铭牺牲在疫情防控一线；

疫情发生后，市中心医院党委刚发起自愿到疫情防控第一线的倡议书，响应声、报名声便源源不断，1459 名医务人员先后在请战书上签下自己的名字；

全市公安民警节日期间放弃休息、全员上岗，坚守疫情防控第一线，全力以赴保障群众平安……

狭路相逢勇者胜。全市上下正团结奋进、顽强拼搏，凝心聚力、共克时艰，凝聚起万众一心打赢疫情阻击战、众志成城打赢经济发展保卫战的磅礴力量。

春风温暖大地，冰雪即将消融。

我们更加笃定，只要坚定信心、同舟共济、科学防治、精准施策，定会看到疫情退去后的春暖花开；

我们更加坚信，只要勇于担当负责，积极主动作为，定能快马加鞭、迎头赶上，书写出圆满收官的出彩答卷。

只争朝夕，不负韶华；不惧艰险，勠力前行。让我们在以习近平同志为核心的党中央坚强领导下，坚定信心、众志成城，迎难而上、共克时艰，咬定青山不放松，撸起袖子加油干，以时不我待的紧迫感、责无旁贷的使命感、不进则退的危机感，抓住每一天，打好每一仗，坚决打赢疫情防控阻击战和经济发展保卫战，夺取疫情防控和实现经济社会发展目标双胜利！

（作者：许平。原载于《许昌日报》2020 年 2 月 24 日 01 版）

中医药事业发展、爱国卫生工作等社会关切问题

省卫健委、省爱卫办、省疾病预防控制中心

4 月 17 日

重点发布我省促进消费市场扩容提质工作情况，积极主动回应促进商贸流通行业回暖、农产品品牌消费、文化旅游消费、网络订餐食品安全监管、体育消费等社会关切问题

省卫健委、省发展改革委、省文化和旅游厅、省市场监督管理局、省体育局、省农业农村厅、省商务厅

4 月 21 日

邀请我省支援湖北医疗队队员代表回答记者提问，讲述他们在武汉前线开展新冠肺炎重症救治工作情况和战“疫”故事

援鄂医疗队

4 月 30 日

“县域强音”系列新闻发布会第 1 场，围绕我省贯彻落实总书记县域治理“三起来”重要指示精神推进成效以及下步安排进行信息发布和政策解读

省卫生健康委、省文化和旅游厅

4月1日

发布我省安全生产工作情况

省卫健委、省应急管理厅、省工信厅、省住建厅、省交通厅、省消防救援总队、省能源化工集团

4月3日

发布我省农业生产工作情况

省卫健委、省农业农村厅、信阳市、郑州市、牧原集团

4月7日

发布信阳市统筹推进疫情防控和经济社会发展情况

省卫健委、信阳市

4月8日

发布我省粮食安全和粮油供给相关情况

省卫健委、省粮食和物资储备局

4月10日

发布南阳市统筹推进疫情防控和经济社会发展情况

省卫健委、南阳市

4月13日

重点发布我省利用大数据助力疫情防控和复工复产情况

省政府办公厅、省卫健委、三门峡市人民政府、郑州市大数据管理局、中原银行、省大数据管理局

4月14日

重点介绍方舱医院、中医诊疗和重症救治相关工作情况，讲述医护人员在湖北武汉一线的战“疫”故事和感悟体会

援鄂医疗队

4月15日

重点发布我省卫生健康工作情况，积极回应健康中原建设、完善公共卫生安全防控体系、健全重大疫情救治体系、中医药事业发展、爱国卫生月工作等社会关切问题

第六章

礼赞英雄

以国家之名，授光荣之誉，这是对抗疫英雄的礼赞！

时间做证，历史铭记。危难面前，是他们用肩膀扛起如山的责任，临危不惧，困难面前豁得出、关键时刻冲得上，以生命赴使命，用大爱护众生。

在看不见敌人的战场上，是他们用实际行动践行着“随时准备为党和人民牺牲一切”的入党誓言，用忠诚擦亮初心本色，书写下最为可歌可泣、荡气回肠的壮丽篇章。

在最为紧要的关头，是他们以“为有牺牲多壮志”的英雄气概和“越是艰险越向前”的斗争精神，永远激励我们在艰难险阻甚至惊涛骇浪中无畏无惧、坚定前行。他们的名字和功绩，国家不会忘记，人民不会忘记，历史不会忘记，将永远铭刻在共和国的丰碑上！

掌声响起来！

河南这些个人和集体获抗疫国家级表彰

全国抗击新冠肺炎疫情先进个人（河南省）

乔伍营　郑州市紧急医疗救援中心副书记、主任

赵清霞　郑州市第六人民医院艾滋病大科兼感染一科主任，主任医师

付桂荣　郑州市卫生健康委员会党组书记、主任

樊树锋　郑州市公安局东风路分局治安大队四级警长

李拥军　开封市中心医院急诊 ICU 主任，主任医师

毛毅敏　河南科技大学第一附属医院常务副书记、副院长，主任医师

王　燕　洛阳市孟津县第二人民医院护士长

曹　飞　平顶山市第一人民医院感染管理科主任，副主任医师

刘成武　平顶山市公安局矿工路分局案件侦办大队一级警长

徐江海　安阳市第五人民医院感染三科主任，主任医师

王新国　鹤壁市人民医院呼吸内科主任，主任医师

王好义　新乡市第一人民医院全科医学科副主任，副主任医师

裴春亮　新乡市辉县市张村乡裴寨社区党总支书记、裴寨村党支部书记、村委会主任

王国胜　新乡市长垣市驼人控股集团有限公司总裁

赵　童　焦作市人民医院内四党支部书记、ICU 北区副主任

宋舒娟　濮阳市油田总医院主管护师

王三宝　许昌市中心医院党委书记，主任医师

马　静　许昌市魏都区南关街道七一社区党委书记、居委会主任

李叶宁　漯河市中心医院重症医学科主任，主任医师

乔瑞云　三门峡市中心医院感控办主任，副主任护师

赵　江　南阳市中心医院呼吸内科二病区主任，主任医师

郭宏杰　南阳医学高等专科学校第一附属医院呼吸与危重症医学科副主任，主任医师

金　虎　南阳市宛城区汉冶街道办事处党政办主任

闫旭升　南阳市公安局犯罪侦查支队大要案侦查大队四级警长

杨秋敏　商丘市第一人民医院肿瘤科二病区主任，主任医师

何家荣　信阳市传染病医院（信阳市第五人民医院）党支部副书记、院长，主任医师

易浩宇　信阳市中心医院呼吸与危重症医学科副主任，副主任医师

吕惠荣　信阳市疾病预防控制中心卫生检测检验科主任，副主任技师

王亚玲　信阳市卫生健康委员会党组书记、主任

段雪亚　周口市中心医院感控科主任，副主任护师

王国辉　周口市沈丘县白集镇田营村党支部书记

崔海燕　驻马店市疾病预防控制中心检验科副科长，副主任技师

李桂霞　驻马店市卫生健康体育委员会党组书记、主任

卢一明　济源市万洋冶炼（集团）有限公司党委书记、董事长

杨晓东　河南日报报业集团驻驻马店记者站站长

张改平　河南农业大学党委副书记、校长

赵　松　郑州大学第一附属医院副院长，主任医师

张国俊　郑州大学第一附属医院内一党总支书记、呼吸与危重症医学科主任，主任医师

陈传亮　河南省人民医院党委常委、副院长，主任技师

李　慧　河南省新乡医学院第三附属医院副主任医师

徐　瑾　河南省疾病预防控制中心副所长，副主任医师

郑福增　河南省中医院（河南中医药大学第二附属医院）副院长，主任中医师

魏兆勇　河南省安钢集团公司职工总医院副院长、工会主席，主任医师

阚全程　河南省卫生健康委员会党组书记、主任

郭春霞　河南省固体废物和化学品技术管理中心党支部书记、主任

全国抗击新冠肺炎疫情先进集体（河南省）

郑州圆方集团党委

洛阳市涧西区天津路办事处电厂新村社区党委

安阳市疾病预防控制中心微生物检验科

河南亚都实业有限公司

濮阳市第五人民医院临时党委

南阳市疾病预防控制中心检验科

商丘市立医院党委

信阳市光山县人民医院

周口市淮阳区在京务工创业人员党支部

驻马店市平舆县卫生健康体育委员会

河南广播电视台新闻对外联络部重点报道组

河南大学抗体药物开发技术国家地方联合工程实验室

河南公安支援随州工作队党总支

河南省人民医院党委

河南省疾病预防控制中心应急办公室

全国抗击新冠肺炎疫情优秀共产党员（河南省）

何家荣　信阳市传染病医院（信阳市第五人民医院）党支部副书记、院长，主任医师

樊树锋　郑州市公安局东风路分局治安大队四级警长

裴春亮　新乡市辉县市张村乡裴寨社区党总支书记、裴寨村党支部书记、村委会主任

赵　松　郑州大学第一附属医院副院长，主任医师

赵　江　南阳市中心医院呼吸内科二病区主任，主任医师

王国辉　周口市沈丘县白集镇田营村党支部书记

全国抗击新冠肺炎疫情先进基层党组织（河南省）

河南省人民医院党委

郑州圆方集团党委

河南公安支援随州工作队党总支

商丘市立医院党委

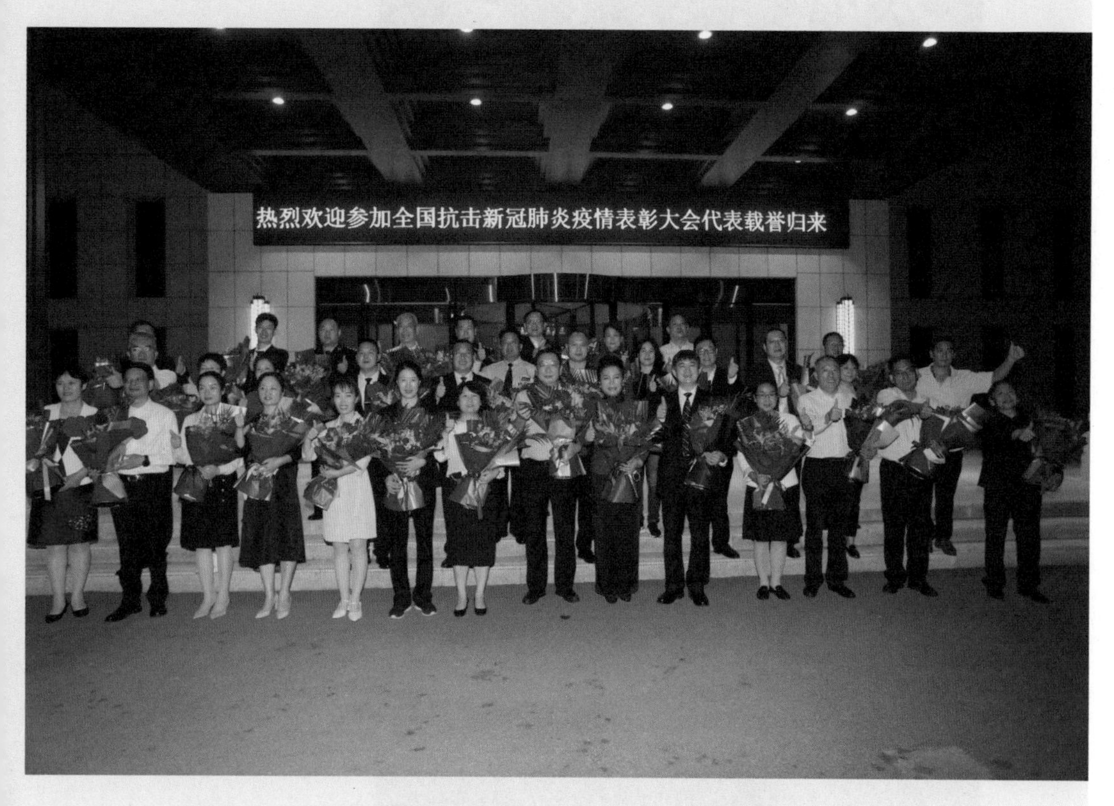

全国抗击新冠肺炎疫情表彰大会代表载誉归来

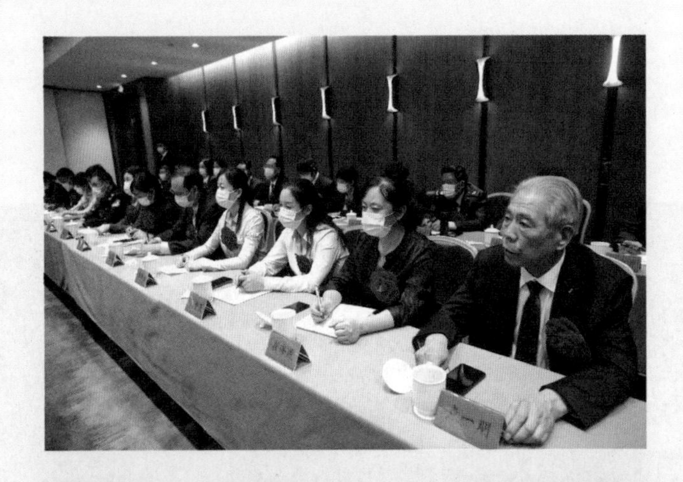

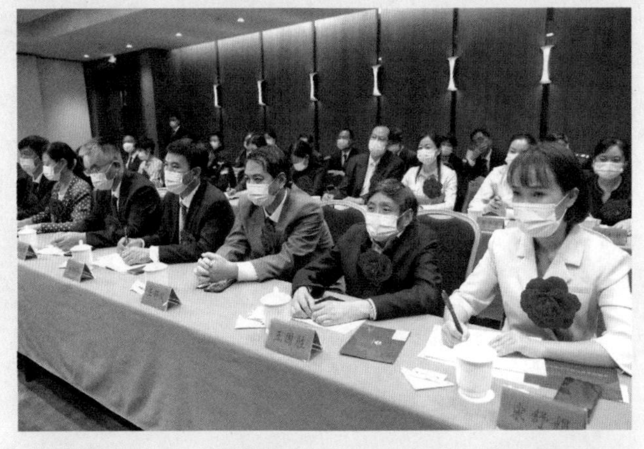

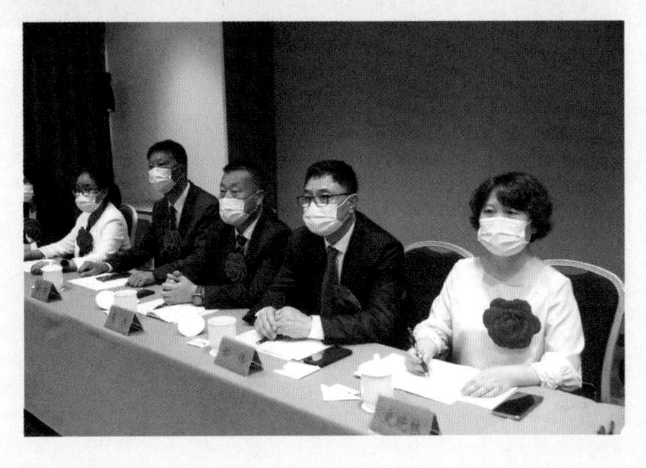

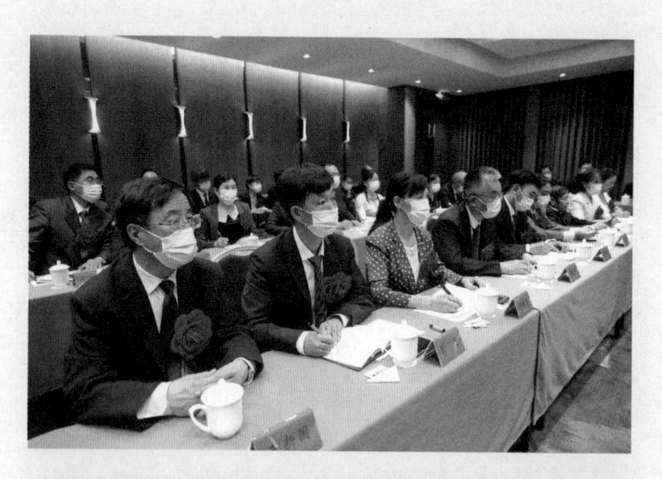

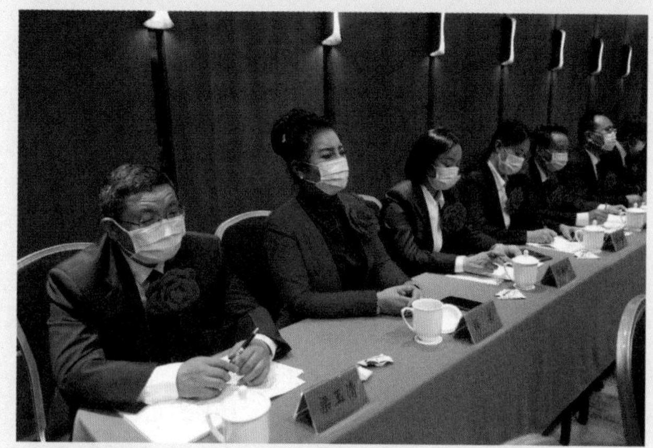

9月8日，省委召开出席全国抗击新冠肺炎疫情表彰大会先进代表座谈会（董亮 摄）

省委召开出席全国抗击新冠肺炎疫情表彰大会先进代表座谈会

认真学习习近平总书记重要讲话精神 自觉当好弘扬伟大抗疫精神的践行者

王国生主持　尹弘出席

9月8日，省委召开出席全国抗击新冠肺炎疫情表彰大会先进代表座谈会，认真学习习近平总书记在全国抗击新冠肺炎疫情表彰大会上的重要讲话精神，畅谈心得体会，研究部署下步学习贯彻工作。省委书记王国生主持，省长尹弘出席。

“聆听总书记重要讲话，浑身充满力量”“党的领导是战胜一切风险挑战的定海神针”“青年人要用臂膀扛起责任”“做中国人真幸福”“当好挺身而出的凡人”“加快补齐短板弱项，推动健康河南建设”……在座谈会上，赵童、裴春亮、薛荣、王国辉、张改平、王国胜、阚全程、赵清霞等代表先后发言，分享聆听习近平总书记重要讲话所感受到的巨大鼓舞，交流心得体会。大家一致认为，现场聆听习近平总书记重要讲话，回顾这场亲身参与的抗疫大战、历史大考，对党的主心骨地位认识更加深刻，对人民群众是真正的硬核力量体会更加深刻，对中国特色社会主义制度优越性感受更加深刻。实践再次证明，以习近平同志为核心的党中央的坚强领导是战胜一切艰难险阻的根本保证。习近平总书记从抗疫实践中总结出的伟大抗疫精神，是新时代的宝贵精神财富，是指引我们攻坚克难、从胜利走向更大胜利的动力源泉。

王国生、尹弘在向受到表彰的个人和集体表示祝贺和敬意后指出，大家能够现场聆听习近平总书记重要讲话，既是巨大的荣誉，也是沉甸甸的责任。要更加自觉当好“两个维护”的践行者，紧密团结在以习近平同志为核心的党中央周围，把党的领导体现在工作各领域、各方面、各环节，坚定不移听党话、跟党走。要更加自觉当好重要讲话精神的宣讲者，结合亲身经历，生动讲述好身边抗疫故事，深刻阐释好伟大抗疫精神，推动学习贯彻习近平总书记重要讲话精神走深走心走实，凝聚起全省上下共谋出彩的强大合力。要更加自觉当好造福人民群众的奉献者，带头树牢以人民为中心的发展思想，始终和人民群众想在一起、干在一起，用心用情为群众办实事解难题。要更加自觉当好伟大抗疫精神的示范者。当前，疫情仍在全球蔓延，国内零星散发病例和局部暴发疫情的风险仍然存在，要慎终如初、再接再厉，把学习贯彻习近平总书记重要讲话精神所感受到的巨大鼓舞，转化为抓好常态化疫情防控工作的坚定信心，转化为全面建成小康社会、决战决胜脱贫攻坚的具体行动，转化为做好“六稳”“六保”工作、统筹推动经济社会发展的实际成效。

孔昌生、穆为民、戴柏华出席座谈会。

（记者：李铮、冯芸。原载于《河南日报》2020 年 9 月 9 日 01 版）

唱响新时代的“英雄赞歌”

——习近平总书记在全国抗击新冠肺炎疫情表彰大会上的重要讲话在河南引起热烈反响

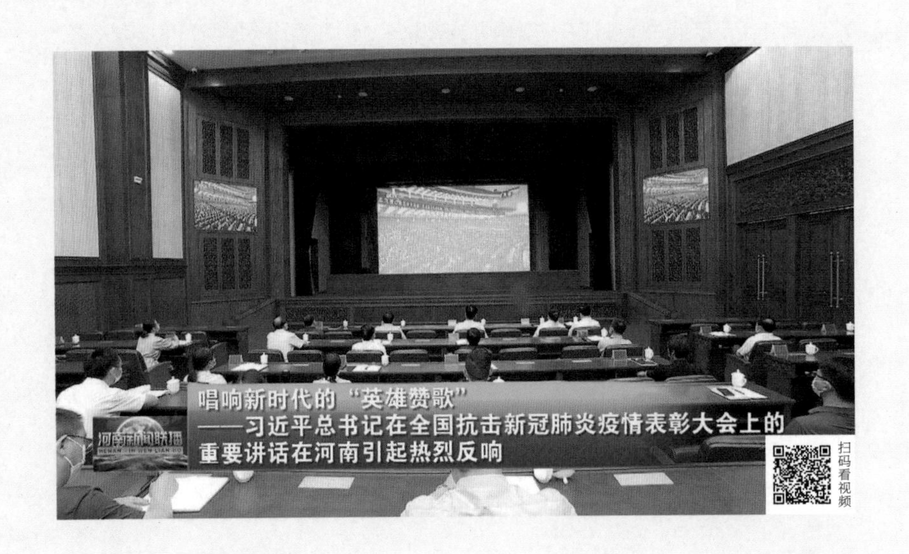

9月8日，河南广播电视台《河南新闻联播》报道《唱响新时代的“英雄赞歌”——习近平总书记在全国抗击新冠肺炎疫情表彰大会上的重要讲话在河南引起强烈反响》：省政协主席刘伟，省委常委、统战部部长孙守刚，省委常委、省纪委书记、省监委主任任正晓，省委常委、宣传部部长江凌，省政协副主席李英杰、周春艳、谢玉安，分别与省政协、省委统战部、省纪委、省委宣传部机关党员干部一起收看了全国抗击新冠肺炎疫情表彰大会。

省委办公厅、省人大常委会机关、省政府办公厅等省直部门，也组织干部职工收看全国抗击新冠肺炎疫情表彰大会直播，向英雄致敬。

“河南青年五四奖章”获得者邵青青在接受采访时说：“在这次表彰大会上，总书记特别提到了青年在此次抗疫过程中发挥的重要作用，并向我们点赞。作为亲身经历过抗疫战斗的年轻医务工作者，我感同身受，备受鼓舞。”

（来源于河南广播电视台《河南新闻联播》2020 年 9 月 8 日）

张国俊：没有什么比挽救患者生命更重要

“特别激动，特别受鼓舞！”9月8日，获得“全国抗击新冠肺炎疫情先进个人”荣誉称号的郑州大学第一附属医院呼吸与危重症医学科主任张国俊，第一时间接受了记者电话采访。

今年54岁的张国俊是河南省新冠肺炎医疗救治专家组组长。疫情防控期间，他带领专家组成员加班加点研究出台疫情应对方案；会诊救治危重症患者；连续一个多月坚守在信阳疫情防控的最前线，创下了成功救治省内最小新冠肺炎患儿的纪录……难以想象，这是一位多年患有糖尿病的中年人的工作状态，但张国俊说：“没有什么比挽救患者生命更重要。”

“感谢党和国家给予的这份荣誉，今后我一定按照总书记的重要要求，慎终如始、再接再厉，为取得抗击新冠肺炎疫情斗争的最终胜利做出贡献。”张国俊表示。

（记者：王平。原载于《河南日报》2020年9月9日02版）

薛荣：弘扬伟大抗疫精神，再立新功

9 月 8 日下午 3 点半，参加完全国抗击新冠肺炎疫情表彰大会的郑州圆方集团党委书记薛荣，怀着激动的心情登上了返郑的高铁。

“特别激动，特别感动，特别振奋，这份荣誉是对河南千千万万基层党组织和平凡劳动者的褒扬。”薛荣用 3 个“特别”来形容自己的感受。

疫情发生以来，在郑州圆方集团党委带领下，圆方集团下属多个公司的 6 万名职工坚守岗位，服务全国 126 家医院，其中 1.6 万名职工奋战在疫情高风险岗位，以实际行动为抗击疫情做出了积极贡献。郑州圆方集团党委获得了“全国抗击新冠肺炎疫情先进集体”和“全国抗击新冠肺炎疫情先进基层党组织”两项荣誉称号。

“今后，我们要大力弘扬伟大抗疫精神，加油干、好好干，再立新功。”薛荣说，“郑州圆方集团全体员工将继续在平凡岗位上续写不平凡的故事。”

（记者：王延辉。原载于《河南日报》2020 年 9 月 9 日 02 版）

杨晓东：奋力为伟大时代放歌

9月8日，全国抗击新冠肺炎疫情表彰大会在北京召开，河南日报报业集团驻驻马店记者站站长杨晓东参加大会，并获得“全国抗击新冠肺炎疫情先进个人”荣誉称号。“聆听习近平总书记的讲话，我深刻感受到什么是‘中国精神、中国力量、中国担当’。”杨晓东说。作为一名新闻工作者，他更坚定了用生动的笔触、隽永的画面，为祖国书写、为时代放歌的信念。

疫情发生后，正在武汉探亲的杨晓东就地转为战“疫”记者，先后推出《我们来就是要打硬仗的》等50余篇稿件。“亲历武汉战‘疫’，我深深感受到这个充满生机、充满力量、充满希望的新时代来之不易。”杨晓东说，作为一名党报记者，要牢固树立“四个意识”，坚定“四个自信”，认真践行“四力”要求，多采写有思想、有温度、有品质的新闻，为这个伟大时代放歌！

（记者：刘一宁。原载于《河南日报》2020年9月9日02版）

郑福增：把抗疫精神转化为前进动力

在 9 月 8 日上午举行的全国抗击新冠肺炎疫情表彰大会上，河南省中医院副院长、我省支援湖北中医医疗队队长郑福增荣获“全国抗击新冠肺炎疫情先进个人”称号。

“接过证书的那一刻，感到非常光荣和自豪，这沉甸甸的荣誉不是我一个人的，是属于我省支援湖北中医医疗队的，是属于全省所有中医医务人员的。”郑福增说。

在武汉疫情最紧张的时候，郑福增带领我省唯一一支中医医疗队逆行出征，进入江夏方舱医院，在张伯礼院士的带领下与全国多支中医医疗队并肩作战，为武汉取得抗击疫情的胜利贡献了河南的中医力量。

荣誉属于过去，表彰只是起点。已经年近花甲的郑福增依然干劲十足，他说：“在今后的工作中，一定把抗疫精神转化为前进的动力，不忘医者救死扶伤的初心，勇于担当护佑生命的使命！”

（记者：曹萍。原载于《河南日报》2020 年 9 月 9 日 02 版）

王国胜：努力守护国人健康

“这次抗击新冠肺炎疫情斗争充分展现了中国共产党领导和我国社会主义制度的显著优势！”9月8日，刚刚在北京人民大会堂参加了全国抗击新冠肺炎疫情表彰大会的长垣驼人控股集团有限公司总裁王国胜对记者说。

今年年初，新冠肺炎疫情暴发，作为一家医疗耗材民营企业负责人，王国胜立即结束休假返回河南，组织企业职工加班加点生产，支援抗疫。王国胜说，驼人集团第一时间成立应急攻关项目组，承接了两项河南省2020年新型冠状病毒疫情防控应急攻关项目。其中完成的“针对疫情急需防护产品的快速无残留灭菌方法”项目，使防护产品出库时间从14天减至几个小时。

王国胜说，我们将会利用自己的研发平台，不断突破技术瓶颈，研发出更舒适、安全的防护装备，努力守护国人健康。

（记者：李虎成、袁楠。原载于《河南日报》2020年9月9日02版）

张改平：扎根中原沃土躬耕奋斗

“习近平总书记的重要讲话让人深感振奋，为我们弘扬伟大抗疫精神、接续奋斗指明了方向、增添了力量，为我们扎根中原沃土躬耕奋斗鼓舞了干劲儿。”9月8日，刚从北京载誉归来的河南农业大学校长、中国工程院院士张改平激动地说。

“作为一名科技工作者，用自己所学所长为抗击新冠肺炎疫情贡献一点微薄力量，是应尽的职责和义务，更是一名中国科学家应有的情怀和担当。在未来的工作中，我将会以此次受到表彰为契机和新的起点，坚持弘农报国、科技报国，接续奋斗。”张改平说。

（记者：史晓琪；通讯员：郭治鹏。原载于《河南日报》2020年9月9日02版）

王国辉：守望依旧，不负戎装

“作为一名基层干部、退役老兵，今天能有幸见证这一幕，实在是太激动了！”9月8日，全国抗击新冠肺炎疫情表彰大会结束后，受到表彰的周口市沈丘县白集镇田营村党支部书记王国辉在电话中告诉记者。

疫情发生，武汉告急，三赴武汉捐献爱心蔬菜、生活物资上百吨……退役老兵王国辉虽然脱下军装，但是军旅生涯培养出的报国热情依然高涨。

“军队磨炼了我的意志，赋予了我迎难而上、永不畏惧的精神。”王国辉说，自己在武汉服役17年，武汉是他的第二故乡，能够在危急关头，给需要帮助的人贡献一份力量，自己深感自豪。

“中国的抗疫斗争，充分展现了中国精神、中国力量、中国担当。”在大会现场听到总书记的讲话，王国辉深受鼓舞，心中充满力量。

（记者：李昊；通讯员：王向灵。原载于《河南日报》2020年9月9日02版）

樊树锋妻子：感谢国家，没有忘记他！

“收看全国抗击新冠肺炎疫情表彰大会的时候，我的心情久久不能平静。遗憾的是，树锋再也看不到了，树锋用生命履行了一名人民警察的职责和担当。”9月8日中午，在郑州的家中，樊树锋的妻子张华激动地说。

樊树锋生前是郑州市公安局东风路分局治安大队四级警长。从1月26日开始，樊树锋连续17天奋战在疫情防控一线。2月11日下午，樊树锋累倒在抗击新冠肺炎疫情一线，生命指针永远定格在39岁。

在受表彰的名单里，樊树锋获得“全国抗击新冠肺炎疫情先进个人”“全国抗击新冠肺炎疫情优秀共产党员”两项荣誉称号。“感谢国家，没有忘记他。”张华说，“树锋是千千万万警察中的一员，他这次受到表彰，是国家对疫情期间全体民警工作的肯定，是大家共同的荣誉。”

（记者：李凤虎。原载于《河南日报》2020年9月9日02版）

省疾控中心免疫规划所副所长：徐瑾

离病毒最近的人

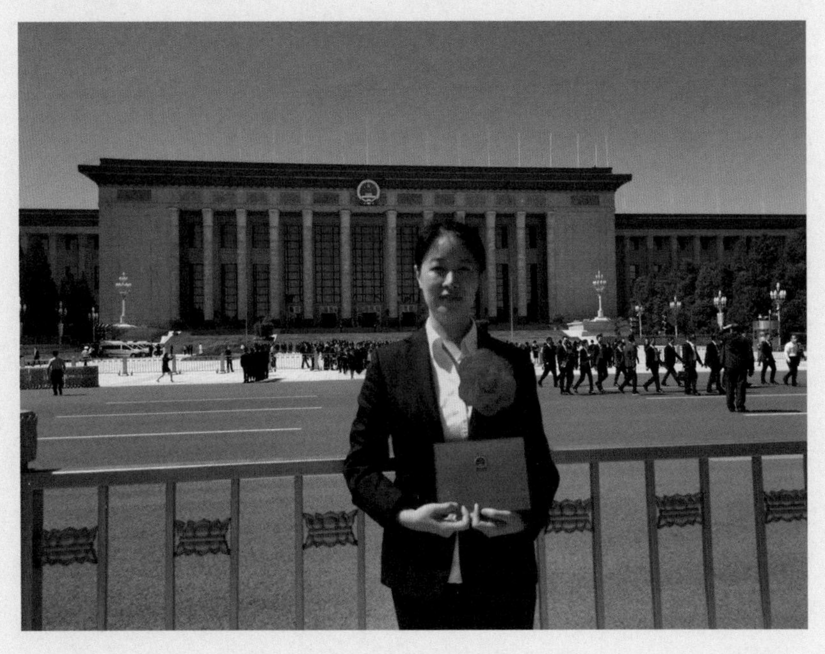

全国抗击新冠肺炎疫情先进个人　徐瑾

9月8日下午4点，当《大河报》记者联系上徐瑾时，她正在从北京回郑州的高铁上。“心情很激动，作为一个疾控人，职业的自豪感更强了。”徐瑾说。

对于刚刚荣获的“全国抗击新冠肺炎疫情先进个人”称号，徐瑾说：“这个奖章不是授予我一个人的，是授予整个河南疾控人的。”

徐瑾是省疾控中心免疫规划所副所长，在疫情中，临危受命为省疾控中心新冠肺炎防控实验室检测组组长。在此之前，她已在实验室岗位上工作了26个年头，带领团队应对过2009年新甲型H1N1流感和2013年H7N9禽流感疫情。

今年的1月19日，省疾控中心实验室收到了第一份新冠肺炎病例标本，经检测为新型冠状病毒核酸阳性。1月21日，经国家卫生健康委专家组评估，确认该病例为我省首例新冠肺炎病例，从此，河南省这场没有硝烟的战争——抗击新冠肺炎疫情正式拉开了序幕。

为了尽快让全省各省辖市掌握新型冠状病毒的实验室检测方法，1月20日，徐瑾在全省视频会上对18个省辖市进行了新型冠状病毒检测技术的培训，并在短短几天内组织团队制定了检测技术方案，规范了各种流程，明确了全省实验室的检测任务，提出了标本包装及运输要求和实验室生物安全要求，保证全省新冠病毒的检测工作顺利进行。

作为抗击疫情战线上的“健康守门人”，作为新冠肺炎患者确诊“一锤定音”的“隐形战士”，徐瑾和她带领的团队，自疫情发生以来，开始了以实验室为家的生活。截至目前，省疾控中心实验室指导全省疾控机构完成新型冠状病毒感染疑似病例和密切接触者等检测60多万份。

（记者：李晓敏；通讯员：刘占峰。原载于《大河报》2020年9月9日AI–03版，节选）

郑州市第六人民医院感染大科主任：赵清霞

疫情面前的“钢铁霞”

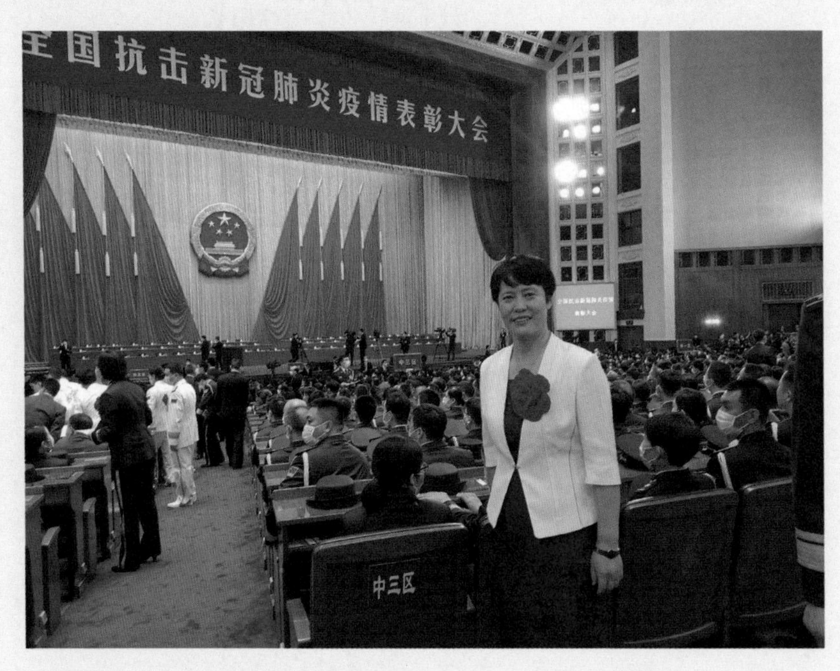

全国抗击新冠肺炎疫情先进个人　赵清霞

“现场气氛非常地热烈，非常地振奋。”昨天下午6时许，乘坐高铁返郑的郑州市第六人民医院（河南省传染病医院）感染大科主任赵清霞，在电话中难掩激动心情。

“这是对所有‘抗疫战士’的高度肯定，我仅仅是其中的一员。”作为郑州市新冠肺炎医疗救治专家组组长，赵清霞十分肯定地说，如果有需要，隔离病房随时都可以重新开展工作，她也将随时投入其中。

而她之所以被大家称为“钢铁霞”，是因为今年的新冠肺炎疫情，再一次验证了赵清霞在保护群众生命健康安全的工作中，钢铁般的意志。

今年大年初一，郑州市第六人民医院在感染楼成立了5个隔离病区，按照国家救治方案并结合医院实际，赵清霞制定了疑似病例、确诊病例的接诊、诊断治疗流程，使工作忙而不乱。最多的时候，她连续在隔离区工作超过了40天。

疫情期间，他们医院收治了郑州一半以上的确诊患者。最多时，仅感染一科就收治了38例患者。

按要求，隔离区的医护人员两周后要进行轮转，医院领导希望赵清霞走出隔离区做些协调工作，但被她拒绝了。“就算离开隔离病房，也还是惦记着里面的患者，还不如就待在病房里。”赵清霞说。

（记者：魏浩；通讯员：王璞。原载于《大河报》2020年9月9日AI-03版）

全国抗击新冠肺炎疫情先进集体、先进基层党组织——郑州圆方集团

郑州圆方集团作为民营企业，在抗击新冠肺炎疫情期间，多次请战、冲在一线，被授予“全国抗击新冠肺炎疫情先进集体”“全国抗击新冠肺炎疫情先进基层党组织”。

今年2月12日，郑州圆方集团党委书记薛荣得知湖北十堰人民医院隔离病房急需保洁员，她毅然带领党员突击队驰援，以每天十五六个小时超负荷工作，圆满完成28天的战“疫”任务。

抗疫期间，郑州圆方集团党委先后组建了以集团高管为队长的9支党员突击队，奔赴武汉方舱医院、十堰市人民医院、北京301医院等多家新冠肺炎定点医院，贡献了6万圆方人的力量和担当，并且做到了零感染，在平凡的工作岗位上创造出不平凡的成绩。

采访中，薛荣表示，党组织是企业发展的定海神针，奋战在抗疫一线的还有不少“90后”，这段难忘的抗疫时光在年轻人心里扎了根、发了芽。

（记者：新迪。来源于河南广播电视台新闻广播《河南新闻》2020年10月2日）

全国抗击新冠肺炎疫情先进个人、全国优秀共产党员——赵松

获得“全国抗击新冠肺炎疫情先进个人”“全国抗击新冠肺炎疫情优秀共产党员”称号的赵松，是我省第三批援助湖北医疗队暨河南国家紧急医学救援队队长、郑大一附院副院长。驰援武汉，竟成了他和父亲的永别。他只有让自己忙到疲惫，才能缓解思亲的悲痛。在武汉的 45 个日夜，他以实际行动温暖着患者和队员的心。

这个中秋节，对赵松来说，格外感慨。驰援武汉，他没敢告诉年迈的父母。可让他没想到的是，他到武汉的第 15 天，父亲病重去世。

为了不影响队员的情绪，赵松在武汉驻地房间失声痛哭。可作为医疗队的“大家长”，他深知队员的安危是他的牵挂和责任。

工作期间，河南国家紧急医学救援队是入舱时间最长、分管区域最大、分管床位最多、收治病人最多、病历书写质量最优的医疗队，实现了江汉方舱医院患者“零死亡、零回头”、全体队员“零感染”的目标。赵松把对父亲的思念埋在心底，带领队员完成任务，安全返回。

（记者：新迪。来源于河南广播电视台新闻广播《河南新闻》2020 年 10 月 2 日，节选）

全国抗击新冠肺炎疫情先进个人

乔伍营：抗疫一线的生命“摆渡人”

河南卫视
郑州市紧急医疗救援中心主任 乔伍营
这是我们必须完成的使命与担当
扫码看视频

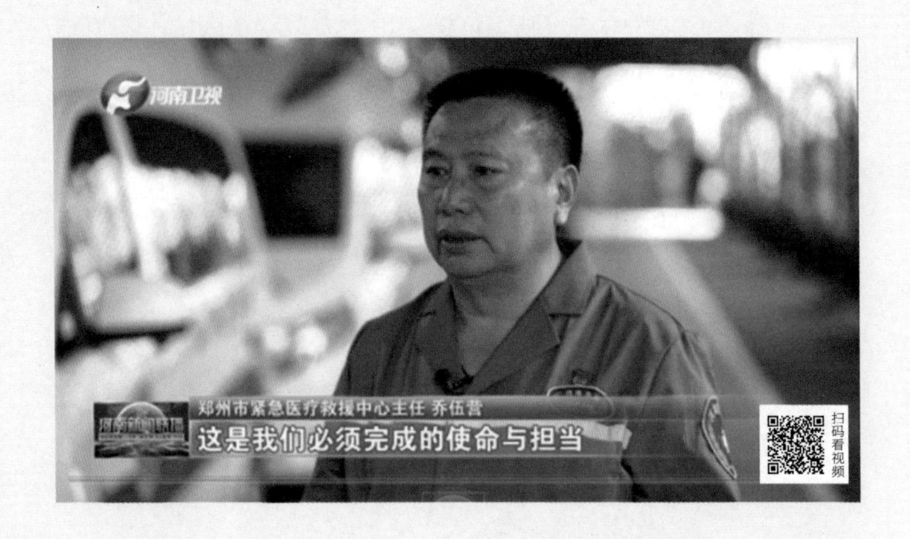

10 月 2 日，河南广播电视台《河南新闻联播》报道《全国抗击新冠肺炎疫情先进个人　乔伍营：抗疫一线的生命“摆渡人”》：新冠肺炎疫情期间，来自河南的支援湖北医疗急救转运车队穿梭在武汉街头，队长乔伍营带领着队员，用车轮与时间赛跑，成为奋战在抗疫一线的生命“摆渡人”。

51 岁的乔伍营是郑州市紧急医疗救援中心的一名工作人员，也是一名老党员，新冠肺炎疫情暴发后，他带领由 81 名队员和 21 辆急救车组成的转运队，2 月 5 日到达武汉，成为全国第一支挺进武汉的医疗急救转运队。参加异地确诊、重症患者的急救转运任务，他们要克服通信、道路不熟、消杀等诸多问题，在不到3平方米的急救转运车上，往往一干就是十几个小时。

接受采访时他说道："这个防护服只要穿到身上，必须把这个任务完成，我们的生理需要怎么解决，只有顺着裤腿尿到裤腿里面。武汉有一天的温度高达20多度，大家都虚脱了，但没有一个人喊苦喊累。""作为一线的急救工作者，这是我们必须完成的使命与担当。这次疫情充分体现出我们这个民族是一个伟大的民族，是一个团结的民族，也充分体现出我们有一个强大的祖国。"

（来源于河南广播电视台《河南新闻联播》2020年10月2日）

金虎：生命最美留人间

10 月 5 日，天空依然下着淅沥小雨。在南阳市一处老旧单元房里，就在进门的桌子上，大红色的证书和金光闪闪的奖章格外显眼，旁边摆放的就是金虎的遗像。

2020 年 9 月 8 日，在全国抗击新冠肺炎疫情表彰大会上，南阳市宛城区汉冶街道办事处党政办主任金虎被授予“全国抗击新冠肺炎疫情先进个人”。

“俺家虎子热爱生活，喜欢爬山、骑行、看书，还喜欢侍弄花花草草，现在我也继续喜欢花草了，你看养得可好了……”林玲痴痴地看着一盆多肉植物，跟记者说。

说来并不遥远，距今不过 8 个月，对于林玲而言，却是无数个难眠的夜晚和流不尽的眼泪。林玲无法忘记，那是 2020 年的 2 月 4 日，她挚爱的丈夫永远留在了春天即将到来的时刻。

那时正逢新冠肺炎疫情肆虐的时刻，宛城区从湖北回来的人员有 4000 多人，汉冶街道是中心城区最大的办事处，辖区人口近 20 万，设置了 100 多个卡点。

作为党政办主任，金虎既要上情下达、下情上传，又要负责具体落实。他每天和同事要步行 20 多公里，实地勘察，设置卡点；给值班的干部采购、配发防疫物资；对辖区 13 个居民小区和 165 个楼院进行检查，送防疫物资……

从大年三十起，金虎连轴转工作了11天，其间只回家住过两晚，其余都是在办公室的沙发上凑合。疫情期间大小饭店都关门了，单位又没有食堂，他一日三餐基本是吃泡面。

2月4日，立春。一大早，汉冶街道办事处的工作人员却始终打不通金虎的电话，因为疫情防控形势严峻，大家都没有往不好的方面想。

汉冶街道党政办副主任惠华先情急之下给金虎的妻子林玲打电话，林玲第一反应就是“出大事了”。她骑着电动车赶到办事处，雨点般的拳头砸在金虎办公室门的玻璃上，玻璃碎了，往里面看，发现三天两夜没有回家的金虎躺在沙发上，45岁的生命已戛然而止。在他的办公桌上，会议记录还没有写完，14本工作笔记旁放着5盒降压药。

正值十一小长假，金虎生前居住小区的院子里，桂花的香味是那样浓郁，曾经无数次从树下匆匆走过的金虎再也回不来了，他就如这棵桂花树，默默生长，把最美的香味留给了人间……

（记者：孟向东、刁良梓。来源于河南日报客户端2020年10月5日）

裴春亮：裴寨人的主心骨

村民说：“有春亮在，我们就有了主心骨！”

裴春亮说：“我只是履行了一个党员应尽的职责。”

今年春节，新冠肺炎疫情发生后，辉县市张村乡裴寨村党支部书记裴春亮第一时间召集村两委商讨制订防控措施。同时，成立由党员、退役军人、民兵预备役组成的志愿者服务队，24小时三班轮换值班，联防联控。联系对接超市，定点采购米、面、油等生活用品，由专人分批次、分时段配送到家。每天通过大喇叭、微信群及时发布权威信息，消除群众恐慌，宣传防护知识。谁家没菜了，谁家小孩没奶粉了……只要在群里说一声，党员志愿者有求必应，第一时间服务到家。

整个疫情防控期间，裴春亮坚守在村里，跟志愿者一起消杀、防控，走遍了村里每个角落；新乡版“小汤山”建设之际，身为民营企业家的他一次性捐赠500万元，成为该市红十字会成立以来接收的最大一笔单笔捐赠；疫情得到控制后，他又马不停蹄地投身复工复产，带领群众抓田间管理、搞大棚种植、规划建设薯品产业园，并成功引进服装企业入驻裴寨服装产业园，让周边群众挣钱顾家两不误。

在裴春亮的影响下，裴寨村39名党员不到两小时捐款12400元。全村乡亲们自发为疫情防控点捐款捐物，139名村民捐款

36805元，39户家庭捐出各类生活、防疫物资价值3万余元。只有805口人的裴寨村，志愿者人数多达179名，还有6名年轻志愿者递交了入党申请书。

“是党员，就应该在关键时刻冲到前面，在父老乡亲们需要我的时候，兑现我的入党誓言，尽我所能，为党分忧，为群众解难，这是我该有的担当。”在全国抗击新冠肺炎疫情表彰大会上，裴春亮同时荣获先进个人和优秀共产党员两项殊荣。

（记者：代娟；通讯员：原志强。来源于河南日报客户端2020年10月6日）

最美“逆行者”：魏兆勇

“我获得‘全国抗击新冠肺炎疫情先进个人’称号，既感到无比荣幸，又深感责任重大，由衷感恩党和人民的培养。”10月4日，安钢集团公司职工总医院副院长魏兆勇深情地告诉记者。

新冠肺炎疫情突袭，魏兆勇迅速报名请战。可前两批医疗队队员名单中都没有他，第三批队员即将出征，名单上还没有他的名字。2月3日凌晨2点多，魏兆勇焦急万分，辗转难眠。

“这是人命关天的大事啊！等不得！”魏兆勇奋笔疾书：“尊敬的领导，我从事传染病防治工作多年，在重症救治上具有丰富经验……恳请领导批准我上前线。”

魏兆勇第一时间将加急快件发给河南省卫健委负责同志。

十多天后，一通电话打破了魏兆勇办公室的宁静：“省卫健委已经批准你支援湖北，并任命你为支援湖北第十医疗队队长。”听到这一消息，魏兆勇如释重负。

2月19日，魏兆勇肩负重托，率领来自安阳、开封、平顶山等地10多家医院的148名医护人员星夜驰援武汉，整建制接管了武汉市中心医院的新冠肺炎重症隔离病区。

“我是队长，我是党员，我先上！”这是魏兆勇直面疫情时最常说的话。每当遇到棘手问题，魏兆勇总是冲在前、抢在先。

一名艾滋病合并症患者转到他们医疗队所在病区，队员们担心处理不慎，染上疾病。“我不怕，我去治！”魏兆勇为病人输血、雾化、喂服汤药，使这位病人逐渐康复。

“我一定将全部人员平安带回来！”这是魏兆勇出发前对组织的承诺。到达武汉后，他把培训放在首位，同时增设感控督导员，设立“感控督导岗”，实现了全员“零感染”。

“这段经历永生难忘，也将激励我在治病救人的路上勇敢前行。”如今，魏兆勇每天查病房、安排医疗物资，依然在工作岗位上忙碌着。

（记者：任国战、张遂旺。来源于河南日报客户端 2020 年 10 月 6 日）

刘成武：战“疫”一线的“鹰城卫士”

10 月 4 日，平顶山市公安局矿工路分局，49 岁的刘成武牺牲了休息时间，又来到办公室处理案子。虽然被授予“全国抗击新冠肺炎疫情先进个人”称号，但他丝毫没有懈怠。

刘成武是平顶山市公安局矿工路分局案件侦办大队教导员、扫黑专业队负责人、一级警长。疫情期间，刘成武要天天上街执勤，于是就搬进了分局安排的集中住宿地点，几乎没有回过家。

2 月 4 日，平顶山市某企业出现确诊病例，由市公安局牵头成立流行病学调查指挥部，矿工路分局担任主攻任务。刘成武带领 3 名同志组成“尖刀班”，当晚便进入隔离病房，成为该市深入确诊患者病房进行流调的第一人。

随后，刘成武带领流调工作组采取数据研判轨迹、图谱分析线路、流调分代开展、管控分类实施等措施，对该企业 6900 名在职职工进行全面排查，并督促企业迅速采取分类隔离管控、医学筛查等措施。由于每天要与数百名职工进行谈话，为了节省时间和口罩，他一口水也不敢喝。

高强度的工作之下，刘成武总结出“公安 + 疾控”流调工作法，提炼出流调工作排查法，带领工作组指导督促市区各大型企业按照集中隔离第一代、居家隔离第二代、关注第三代的管控原则，分代排查、分区隔离、分类管理，牢牢把握疫情防控主动权。

随着疫情防控常态化，刘成武迅速参与到案件侦查和扫黑除恶线索办理工作中。从警 20 多年来，无论面对穷凶极恶的歹徒还是疯狂肆虐的病毒，刘成武都毫无惧色，先后获得了“中原卫士”“鹰城卫士”“最美退役军人”等荣誉称号，并荣立个人三等功一次。

“为党和人民奉献一切，是我从警之初许下的誓言，我将用一生去践行。”刘成武说。

（记者：张建新、王冰珂。来源于河南日报客户端 2020 年 10 月 6 日）

“小巷总理”的假期

“天气转冷，疫情防控工作可不能降温，除了日常的防疫措施，还得加大防疫宣传。”10月5日，洛阳市涧西区天津路办事处电厂新村社区党委书记胡利霞已进入了工作状态。谈起工作，这位“小巷总理”有着操不完的心、使不完的劲儿，完全忘了自己都快60岁了。

胡利霞所在的电厂新村社区老旧小区多，3000多户居民，8500余人分散在15个院落，疫情防控工作任务十分繁重。

在社区工作多年，胡利霞经验丰富，工作事无巨细。新冠肺炎疫情发生后，社区党委第一时间吹响战斗“集结号”，发挥“社区党委—小区党支部—楼栋党小组—居民党员”上下联动、一贯到底的组织体系优势，把257名党员干部和群众志愿者编成5个小组，当好防疫防控宣传员、监督员、劝导员、采购员、送货员。

正是有胡利霞这样的“小巷总理”，社区疫情防控工作有条不紊。可抗“疫”的紧要关头，胡利霞却患上了“急性带状疱疹”，忍痛在医院里边输液边布置社区抗疫。得知这个消息，一大批热心的党员、群众、志愿者站了出来，积极投身疫情防控工作。

9月8日，全国抗击新冠肺炎疫情表彰大会举行，涧西区天津路办事处电厂新村社区党委荣获“全国抗击新冠肺炎疫情先进集体”称号，这是全省唯一一个获此殊荣的社区党组织。

“这些年，社区大力弘扬焦裕禄精神，平时种下的一颗颗种子，这时悄悄地生根、发芽、开花。只要紧紧依靠群众、发动群众，就能形成战胜一切艰难险阻的强大合力。”胡利霞说。

从宣传疫情防控知识，到对社区重点部位进行消杀；从小区门口设置卡点，到排查外地返洛人员……假期还没结束，这位“小巷总理”又开始了新一轮的忙碌。

（记者：田宜龙、王雪娜。来源于河南日报客户端 2020 年 10 月 6 日）

全国抗击新冠肺炎疫情先进个人

李叶宁：抗疫天使有担当

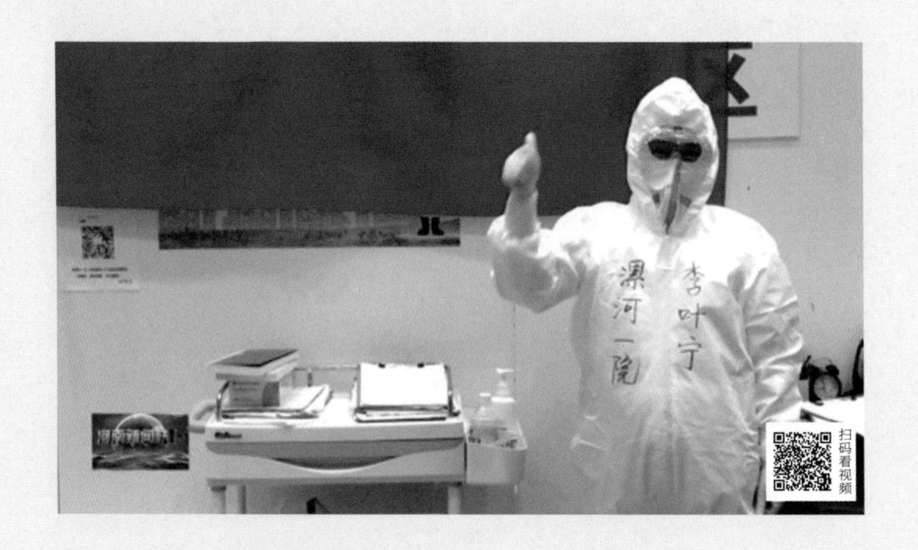

10 月 7 日，河南广播电视台《河南新闻联播》报道《全国抗击新冠肺炎疫情先进个人　李叶宁：抗疫天使有担当》：李叶宁是漯河市中心医院重症医学科（ICU）主任，新冠肺炎疫情发生后，她带领 31 名队友，随河南省援助湖北医疗队奔赴武汉抗击疫情的最前线，用无畏精神诠释了医者担当。

作为漯河市中心医院重症医学科主任，疫情一开始李叶宁就递交了“请战书”。随河南省第八批援助湖北医疗队奔赴武汉江汉区方舱医院后，李叶宁被大家一致推选为漯河市医疗队队长。

为及时了解舱内病人的情况、熟悉环境和工作的流程，李叶宁向组织提出了第一个进舱的请求。

她说道："考虑最多的还是如何带领大家全力救治患者。压力还是非常大的。""作为一个医务工作者，作为一名老党员，当党和国家需要的时候，我们义无反顾，责无旁贷，应该去扛起这份责任。"

（来源于河南广播电视台《河南新闻联播》2020 年 10 月 7 日）

李桂霞：心系群众冲在抗疫最前线

“‘全国抗击新冠肺炎疫情先进个人’这个称号，既是份闪着光的荣誉，也是份沉甸甸的责任。”10月8日，在接受采访时，驻马店市卫健体委党组书记、主任李桂霞表示，要时刻心系群众生命安全与身体健康，将之放在第一位，要守岗尽责。

地处豫南，与武汉相隔不远，仅一个小时的高铁车程。今年疫情暴发以后，驻马店成为我省疫情形势较严峻的地市之一。面对复杂局面，李桂霞当机立断，在当地市委、市政府统一指挥下，立马组织市、县最好的综合性医院作为定点医院分级救治。

抗疫最吃劲的关头，李桂霞参与所有确诊病例“一对一”诊疗全过程，亲自核实每一个上报数据，还创新实施了“双向排查”、流调前移、中西医协同等措施，使得全市确诊病例临床中药方剂使用率达100%。

“最后全市139例患者全部治愈出院！”说起抗疫最后的成果，李桂霞很是欣慰。由此，驻马店市也成为全国确诊患者超百例中首个全部治愈的地级市，并实现“患者零死亡”“医护人员零感染”。

回想起抗疫经历，李桂霞觉得既艰辛又自豪，还有对家人的亏欠。春节战“疫”期间，李桂霞从除夕到正月十五全部吃住在办公室，当时93岁的老母亲入院治疗半个月，直到快出院家人才告知她；而女儿新婚第一次回娘家，8 天时间也没吃到一顿囫囵的团圆饭。

“有国才有家，必要时只能舍小家顾大家。”国庆期间，李桂霞终于有时间好好陪陪家人，但在疫情防控常态化的当下，她还是时刻保持手机畅通，一旦有突发情况，要第一时间冲在最前线。

（记者：杨晓东、祁道鹏。原载于《河南日报》2020 年 10 月 9 日 03 版）

全国抗击新冠肺炎疫情先进集体

南阳市疾控中心检验科：和病毒“共舞”的白衣逆行者

10月9日，国庆假期后的第一个工作日，南阳市疾控中心检验科已充满“备战”的氛围。检验科科长史晓林语气郑重地提醒同事们：“大伙儿打起精神，防止疫情在秋冬季进行反扑。”

“每逢重大节日假期，我就要给科室拉拉‘警报’。”回忆起今年年初与新冠肺炎疫情的那场“遭遇战”，曾经应对过“非典”、H7N9型禽流感等重大流行病的史晓林记忆犹新：“1月21号晚上10点，我们接到全市第一例报送疑似病例，经过8个小时检测、复查后排除。第二天的中午，第二例样本送来了，这次是阳性，战斗就是在这时正式打响的。”

送检样本都是令人闻之色变的活性病毒，但检验人员却要和它们长时间紧密贴身“共舞”。外形娇小柔弱的史晓林，带领同事们义无反顾地冲锋在战“疫”的特殊战场。

南阳市疾控中心检验科承担着南阳城区和全市13个县区的新冠病毒检测任务，是南阳市疫情防控指挥中枢的“眼睛”。在疫情发展中期，病毒送检样本和日检测量由最初的每天几份上升到几百份。几个月来，检验科全体人员24小时在岗，确保准确、安全和及时完成检测，为疫情防控和感染者救治提供了硬核依据。

截至今年 6 月 20 日，南阳市疾控中心检验科共检测全市疑似、确诊等各类样本近 2 万份。除了病毒检测工作，检验科还对南阳各县区疾控部门开展培训，整个疫情期间，全市检验队伍无一人感染，所有送检样本未发生一起生物安全事故。

（记者：孟向东、司马连竹；通讯员：王航。原载于《河南日报》2020 年 10 月 10 日 03 版）

后　记

庚子年年初，在决胜全面小康、决战脱贫攻坚的关键时刻，我们经历了新中国成立以来最严峻的一场疫情挑战。河南省委、省政府深入贯彻落实习近平总书记重要指示精神和中央各项决策部署，带领全省广大干部群众万众一心、众志成城，全力筑起抗击疫情的“中原防线”，与荆楚人民守望相助、共克时艰，用情书写心手相牵的豫鄂情深，统筹推进疫情防控和经济社会发展，坚决攻克最后的贫困堡垒，奋力谱写新时代中原更加出彩的绚丽篇章。

全省宣传思想战线在省委、省政府的坚强领导下，不忘初心、牢记使命，冲锋在前、奋战在先，以及时有效的宣传引导占领舆论高地，以精准精细的新闻策划提升舆论引导实效，以有力有序的报道厚植党的执政根基，以走心暖心的宣传展现黄河儿女百折不挠的刚健风骨，中央、省、市、县四级媒体融合传播，打通服务群众、引导群众“最后一公里”，线上线下、内宣外宣全面联动，呈现全省宣传思想工作“一盘棋”，凝聚起了紧跟党走、群防群控、团结奋战、坚定抗疫的磅礴力量。

全省412名记者奋战在疫情防控一线，其中32名记者逆行出征，奔赴武汉。他们把笔墨、镜头、话筒对准抗疫最前线，对准不畏艰险迎难而上的故事和瞬间。一篇篇感人肺腑的报道、一张张震撼心灵的图片、一个个凝聚人心的镜头，无不彰显着出彩河南人厚重朴实、忠勇无畏的赤子之心，塑造着出彩河南、大义河南、担当河南的伟岸形象，在中原大地上描绘出了一幅中原战“疫”的波澜画卷。

在疫情防控常态化、生活生产秩序稳步恢复之际，将优秀新闻作品结集出版为《2020——中原“战”疫》一书，在记录这段历史的同时，激励黄河儿女在磨难中成长，从磨难中奋起！在图书编写的过程中，我们时时被习近平总书记重要讲话精神所鼓舞，被伟大的抗疫精神所感动，被基层一线抗疫人员的事迹所感动，被记录下感人瞬间的新闻媒体所感动，每位参与编辑的人员都经历了一次难忘的精神洗礼。

本书的编写得到了全省各级各类媒体的大力支持和全力配合，人民日报河南分社、新华社河南分社、光明日报河南记者站、经济日报河南记者站、中国日报河南记者站、中央人民广播电台河南记者站、中央电视台河南记者站、科技日报河南记者站、中新社河南分社、工人日报河南记者站、中国青年报河南记者站、中国妇女报河南记者站、农民日报河南记者站、法制日报河南记者站等中央驻豫媒体和河南日报报业集团、河南广播电视台等省直主要媒体提供了丰富、翔实的报道材料，各省辖市党委宣传部、济源示范区党工委宣传部协调所属主要媒体提供了许多生动鲜活、接地气的新闻素材，大象出版社为本书编排提供了不少出版工作上的建议，在此一并表示感谢！在书稿编辑过程中，为保留史实性，在排版上尽量还原新闻报道的原貌，但受篇幅限制，根据每章主题对内容进行了取舍，各级各类媒体选送的报道素材未能全部收录。时间所限，书中难免有不足之处，敬请批评指正！

本书编委会

2020 年 9 月